AF452665

NOUVELLE BIBLIOTHÈQUE
DE
L'ÉTUDIANT EN MÉDECINE
PUBLIÉE SOUS LA DIRECTION DE
L. TESTUT
Professeur à la Faculté de Médecine de Lyon

CHIMIE PHYSIOLOGIQUE

ET

PATHOLOGIQUE

Diagnostic médical et de Séméiologie (Précis de), par Pavlot, professeur agrégé à la Faculté de médecine de Lyon, médecin des hôpitaux. 2ᵉ édit. 1 v. de 1300 p. avec 52 fig. dans le texte.   12 fr.

Dissection (Précis de) (Guide de l'étudiant aux travaux pratiques d'anatomie), par P. Ancel, professeur d'anatomie à la Faculté de médecine de Nancy. 1 vol. de 330 pages, avec 71 figures dans le texte, dont 47 en couleurs.................... 6 fr.

Embryologie (Précis d'), par F. Tourneux, professeur d'histologie à la Faculté de médecine de Toulouse. 2ᵉ édit. 1 vol. de 600 pages, avec 248 figures, dont 59 tirées en couleurs, dans le texte.   9 fr.

Gynécologie (Précis de), par A. Boursier, professeur de clinique des maladies des femmes à la Faculté de médecine de Bordeaux, chirurgien des hôpitaux. 2ᵉ édition. 1 vol. de 1160 pages, avec 311 figures dans le texte... .... 12 fr.

Hématologie et de Cytologie (Précis d'), par Rieux, médecin-major de l'armée, professeur agrégé au Val-de-Grâce. 1 vol. de 950 pages, avec 157 figures dans le texte et 8 planches en couleurs, hors texte.................... 10 fr.

Histologie (Précis d'), par F. Tourneux, professeur d'histologie à la Faculté de médecine de Toulouse. 2ᵉ édition. 1 vol. de 1050 pages, avec 537 figures, dont 99 en couleurs, dans le texte...... 12 fr.

Hygiène publique et privée (Précis d'), par J.-P. Langlois, professeur agrégé à la Faculté de médecine de Paris. 4ᵉ édition. 1 vol. de 650 pages, avec 79 figures dans le texte........... 8 fr.

Législation et d'Administration militaires (Précis de), par le Dʳ A. Boisson, médecin-major à l'École du service de santé militaire à Lyon. 1 vol. de 672 pages, avec 26 figures dans le texte et une planche chromolithographique hors texte.... 8 fr.

Maladies du cœur et de l'aorte (Précis des), par P. Gallavardin, médecin des hôpitaux de Lyon. 1 vol. de 900 pages, avec 203 figures, dont une partie en couleurs, dans le texte... 10 fr.

Maladies de l'estomac et de l'intestin (Précis des), par Cade, médecin des hôpitaux de Lyon. 1 vol. de 1020 pages avec 162 figures dans le texte, et 2 planches en couleurs hors texte........ 12 fr.

Maladies du foie (Précis des), par Ch. Mongour, professeur agrégé à la Faculté de médecine de Bordeaux. 1 volume de 656 pages, avec 75 figures dans le texte.................... 8 fr.

Maladies des oreilles, du nez, du pharynx et du larynx (Précis des), par R. Lannois, professeur adjoint à la Faculté de médecine de Lyon, médecin des hôpitaux. 2 vol. formant 1700 pages, avec 445 figures dans le texte................ 18 fr.

Maladies des reins (Précis des), par Jacques Carles, médecin des hôpitaux de Bordeaux. 1 vol. de 660 pages, avec 93 figures dans le texte et 4 planches en couleurs hors texte........ 8 fr.

Maladies vénériennes (Précis des), par A. Augagneur, ancien professeur de clinique des maladies cutanées et syphilitiques, et M. Carle, chef de laboratoire de la clinique des maladies cutanées et syphilitiques de la Faculté de médecine de Lyon. 1 vol. de 700 pages, avec 57 figures dans le texte et 16 planches chromolithographiques hors texte......................... 10 fr.

Maladies des vieillards (Précis des), par A. Pic, professeur à la Faculté de médecine de Lyon, médecin des hôpitaux, et S. Bonnamour, chef de laboratoire à la Faculté de Médecine de Lyon. 1 vol. de 900 pages avec 80 figures dans le texte.. 10 fr.

Maladies des voies urinaires (Précis des), par A. Pousson, professeur adjoint à la Faculté de médecine de Bordeaux, chirurgien des hôpitaux. 3ᵉ édit. 1 vol. de 1120 pages, avec 318 fig. dont 25 en couleurs dans le texte..................... 12 fr.

Matière médicale (Précis de), par H. Causse et B. Moreau, professeurs agrégés à la Faculté de médecine de Lyon. 1 vol. de 800 pages, avec 150 figures dans le texte et 4 planches en couleurs hors texte........................... 9 fr.

Médecine infantile (Précis de), par E. Weill, professeur de clinique des maladies des enfants à la Faculté de médecine de Lyon, médecin des hôpitaux. 3ᵉ édition. 2 vol. formant 1500 pages, avec 100 figures en noir et en couleurs dans le texte, et 16 planches en couleurs hors texte..................... 18 fr.

Médecine opératoire (Précis de). (Manuel de l'Amphithéâtre), par M. Pollosson, professeur de médecine opératoire à la Faculté de médecine de Lyon. 3ᵉ édition. 1 vol. de 420 pages, avec 457 figures dans le texte..................... 6 fr.

Obstétrique (Précis d'), par Ch. Maygrier, professeur agrégé à la Faculté de médecine de Paris, accoucheur de la Charité, et A. Schwab, ancien interne des hôpitaux, ex-chef de clinique d'accouchement à la Faculté de médecine de Paris. 1 vol. de 1325 pages, avec 326 figures, dont une partie en couleurs, dans le texte..................... 12 fr.

Opérations d'urgence (Précis des), par M. Gangolphe, professeur agrégé à la Faculté de médecine de Lyon, chirurgien en chef de l'Hôtel-Dieu. 1 vol. de 450 pages, avec 138 figures en noir et en couleurs dans le texte..................... 7 fr.

Ophtalmologie (Précis d'), par F. Lagrange, professeur agrégé à la Faculté de médecine de Bordeaux, chirurgien des hôpitaux. 3ᵉ édition. 1 vol. de 870 pages, avec 310 figures en noir et en couleurs dans le texte et 5 planches en couleurs hors texte.. 10 fr.

Orthopédie (Précis d'), par Nové-Josserand, professeur agrégé à la Faculté de médecine de Lyon, chirurgien des hôpitaux. 1 vol. de 600 pages, avec 266 figures dans le texte et 8 planches en photogravure hors texte......................... 8 fr.

PRÉFACE

DE LA TROISIÈME ÉDITION

La chimie physiologique évolue avec une rapidité trop grande et l'importance qu'elle a acquise dans le groupe des Sciences médicales, en multipliant les recherches, a trop étendu le champ de son action pour qu'une troisième édition de ce Précis, rédigée dix ans après la seconde, ne porte pas l'empreinte d'une sorte de rénovation qui a entraîné de profonds remaniements dans la plupart des chapitres de l'ouvrage. C'est un livre refait.

On en jugera par les acquisitions nouvelles sur la constitution si importante des protéiques, le biochimisme digestif, la coagulation et les pigments du sang, les lipoïdes en général, ceux qui dérivent de la cholestérine et les phosphatides du tissu nerveux, les fonctions chimiques du foie si variées et si complexes, enfin tout le chapitre de l'urine et, plus spécialement, l'histoire de l'acide urique beaucoup mieux connue depuis les travaux de ces dernières années, celle des composés aromatiques que nous savons rattacher aujourd'hui au complexe du tryptophane dans la molécule des protéiques, l'urobiline et les matières colorantes en général, etc., etc.

J'ai cherché à compléter cet exposé en y ajoutant des renseignements aussi précis que possible sur les nouveaux procédés techniques qui, de plus en plus, donnent à nos procédés d'investigation la rigueur habituelle aux méthodes de la chimie minérale ou organique.

Il n'est que juste de citer ici les auteurs auxquels j'ai fait les plus larges emprunts, qu'il s'agisse des travaux de G. BERTRAND, de G. DENIGÈS, des publications et des recherches d'A. MOREL, du remarquable Précis de Biochimie de E. LAMBLING.

Toutes ces acquisitions ont entraîné des suppressions nécessaires. Il a fallu sacrifier des chapitres d'un intérêt moins immédiat. L'unité de l'ouvrage y a gagné.

Enfin, une légère modification a été apportée à la notation des symboles dans les formules : pour désigner l'azote, on a substitué la lettre N à Az. Ce mode de notation qui rappelle que l'azote a été autrefois désigné sous le nom de *nitrogène*, s'est aujourd'hui répandu partout et, en raison de sa simplicité, il est usité dans la plupart des mémoires publiés au *Bulletin de la Société chimique de France*.

L. HUGOUNENQ.

Lyon, mai 1912.

NOUVELLE BIBLIOTHÈQUE

DE

L'ÉTUDIANT EN MÉDECINE

PUBLIÉE SOUS LA DIRECTION

DE

L. TESTUT

Professeur à la Faculté de Médecine de Lyon.

PAR MM. LES PROFESSEURS ET AGRÉGÉS

ABADIE (de Bordeaux), ANCEL (de Nancy), ARNOZAN (de Bordeaux),
AUGAGNEUR (de Lyon), BOISSON (de Lyon),
BORDIER (de Lyon), BOULUD (de Lyon), BOURSIER (de Bordeaux),
CADE (de Lyon), CARLE (de Lyon), J. CARLES (de Bordeaux),
CASSAET (de Bordeaux), CAUSSE (de Lyon),
COLLET (de Lyon), J. COURMONT (de Lyon), Paul COURMONT (de Lyon),
DENUCÉ (de Bordeaux), DUBREUILH (de Bordeaux),
FORGUE (de Montpellier), GALLAVARDIN (de Lyon), GANGOLPHE (de Lyon),
HEDON (de Montpellier),
HERMANN (de Toulouse), HUGOUNENQ (de Lyon), L. IMBERT (de Marseille),
O. JACOB (du Val-de-Grâce), LAGRANGE (de Bordeaux),
LAMARQUE (de Bordeaux), LANGLOIS (de Paris), LANNOIS (de Lyon),
LE DANTEC (de Bordeaux), LESIEUR (de Lyon), LYONNET (de Lyon),
MAYGRIER (de Paris), MONGOUR (de Bordeaux), MOREAU (de Lyon),
A. MOREL (de Lyon), NOVÉ-JOSSERAND (de Lyon),
PATEL (de Lyon), PAVIOT (de Lyon), PIC (de Lyon), PIÉCHAUD (de Bordeaux),
M. POLLOSSON (de Lyon), POUSSON (de Bordeaux), RÉGIS (de Bordeaux),
RICHE (de Montpellier), RIEUX (de Lyon), SCHWAB (de Paris), TESTUT (de Lyon),
THOINOT (de Paris), TOUBERT (de Paris), TOURNEUX (de Toulouse),
VERDUN (de Lille), VIALLETON (de Montpellier), WEILL (de Lyon).

Cette bibliothèque est destinée avant tout, comme son nom l'indique, aux étudiants en médecine : elle renferme toutes les matières qui, au point de vue théorique et pratique, font l'objet de nos cinq examens de doctorat.

Les volumes sont publiés dans le format in-18 colombier (grand in-18), avec cartonnage toile et tranches de couleur. Ils comporteront de 400 à 1.300 pages et seront illustrés de nombreuses figures en noir et en couleurs.

Le prix des volumes variera de 6 à 12 francs.

La Nouvelle Bibliothèque de l'Étudiant en Médecine comprend actuellement (le nombre pourra en être augmenté dans la suite) soixante-cinq volumes qui se répartissent comme suit :

VOLUMES PARUS :

Anatomie descriptive (Précis d'), par L. TESTUT, prof. d'anatomie à la Faculté de médecine de Lyon. 7e édit. 1 vol. de 820 pages.   9 fr.

Anatomie topographique (Précis d'), par L. TESTUT, professeur d'anatomie à la Faculté de médecine de Lyon, et O. JACOB, médecin-major de l'Armée, professeur au Val-de-Grâce, 4e édition. 1 vol. de 550 pages............................ 7 fr.

Art de formuler (Précis de l'), par B. LYONNET, médecin des hôpitaux de Lyon et B. BOULUD, pharmacien des hôpitaux de Lyon. 1 vol. de 400 pages............................ 6 fr.

Auscultation et de Percussion (Précis d'), par E. CASSAET, professeur agrégé à la Faculté de médecine de Bordeaux, médecin des hôpitaux. 2e édition. 1 vol. de 800 pages, avec 208 figures dont 104 en couleurs dans le texte...................... 10 fr.

Bactériologie (Précis de), par J. COURMONT, professeur d'hygiène, à la Faculté de médecine de Lyon, médecin des hôpitaux. 4e édition. 1 vol. de 1000 pages, avec 449 figures en noir, dont 104 en couleurs, dans le texte............................ 10 fr.

Chimie physiologique et pathologique (Précis de), par L. HUGOUNENQ, professeur de chimie à la Faculté de médecine de Lyon. 3e édition. 1 vol. de 612 pages avec 133 figures dans le texte et 8 planches chromolithographiques hors texte...... .... 9 fr.

Chirurgie d'armée (Précis de), par J. TOUBERT, professeur agrégé au Val-de-Grâce. 1 vol. de 550 pages, avec 234 graphiques ou figures, dont 104 tirés en couleurs, dans le texte...... 8 fr.

Chirurgie infantile (Précis de), par T. PIÉCHAUD, 2e édition revisée par M. DENUCÉ, professeur de clinique chirurgicale infantile et orthopédie à la Faculté de médecine de Bordeaux, chirurgien des hôpitaux. 1 vol. de 1050 pages, avec 210 figures dans le texte.   10 fr.

Consultations médicales (Précis de), par X. ARNOZAN, professeur de clinique à la Faculté de médecine de Bordeaux, médecin des hôpitaux. 1 volume de 480 pages.................... 7 fr.

Dermatologie (Précis de), par W. DUBREUILH, professeur agrégé à la Faculté de médecine de Bordeaux, médecin des hôpitaux 3e édition. 1 vol. de 550 pages, avec figures dans le texte.   7 fr.

PRÉCIS

DE

CHIMIE PHYSIOLOGIQUE

ET

PATHOLOGIQUE

PAR

L. HUGOUNENQ

Professeur de Chimie médicale à la Faculté de Médecine
de l'Université de Lyon.

TROISIÈME ÉDITION ENTIÈREMENT REMANIÉE

Avec 133 figures dans le texte et 8 planches en couleurs hors texte

PARIS

OCTAVE DOIN ET FILS, ÉDITEURS

8, PLACE DE L'ODÉON, 8

1912

Parasitologie humaine (Précis de) (Parasites animaux et végétaux, bactéries exceptées), par P. VERDUN, professeur de zoologie médicale et pharmaceutique à la Faculté de médecine de Lille. 1 vol. de 750 pages, avec 310 figures et 4 planches en couleurs hors texte.. 8 fr.

Pathologie exotique (Précis de), par A. LE DANTEC, professeur de pathologie exotique à la Faculté de médecine de Bordeaux. 3ᵉ édition entièrement revisée. 2 vol. formant 1350 pages, avec 234 figures, dont une partie en couleurs dans le texte, et 3 planches en couleurs hors texte........................ 18 fr.

Pathologie externe (Précis de), par E. FORGUE, professeur de clinique chirurgicale à la Faculté de médecine de Montpellier. 5ᵉ édition. 2 vol. formant 2325 pages, avec 789 figures en noir et en couleurs dans le texte............................ 24 fr.

Pathologie générale (Précis de), par Paul COURMONT, professeur de pathologie générale à la Faculté de médecine de Lyon, médecin des hôpit. 2ᵉ édit. 1 vol. de 1200 p., avec 121 fig. dans le texte.   12 fr.

Pathologie interne (Précis de), par F.-J. COLLET, professeur à la Faculté de médecine de Lyon, médecin des hôpitaux. 6ᵉ édition 2 vol. formant 1840 pages avec 256 figures, dont 46 en couleurs dans le texte et 4 planches en couleurs hors texte......... 18 fr.

Physiologie (Précis de), par E. HÉDON, professeur de physiologie à la Faculté de médecine de Montpellier. 6ᵉ édition. 1 vol. de 728 pages, avec 198 figures dans le texte................. 8 fr.

Physique biologique (Précis de), par H. BORDIER, professeur agrégé à la Faculté de médecine de Lyon. 2ᵉ édition. 1 vol. de 650 pages avec 288 figures dans le texte, dont 20 tirées en couleurs, et une planche chromolithographique hors texte.... 8 fr.

Manipulations de physique biologique (Précis de). (Guide de l'étudiant aux travaux pratiques de physique biologique), par H. BORDIER. 1 vol. de 325 pages, avec 82 fig. dans le texte.   5 fr.

Psychiatrie (Précis de), par E. RÉGIS, professeur adjoint à l'Université de Bordeaux, chargé du cours de clinique psychiatrique, 4ᵉ édition. 1 volume de 1226 pages, avec 90 figures et 6 tracés dans le texte.. 12 fr.

Technique chimique (Précis de), à l'usage des Laboratoires médicaux (Guide de l'étudiant et du praticien dans les recherches de chimie, de physiologie et de clinique), par A. MOREL, professeur agrégé à la Faculté de médecine de Lyon. 1 vol. de 800 p., avec 160 figures dans le texte et 2 planches hors texte.... 9 fr.

Technique histologique et embryologique (Précis de) (Guide de l'étudiant aux travaux pratiques d'histologie), par L. VIALLETON, professeur d'histologie à la Faculté de médecine de Montpellier. 2ᵉ édition, 1 vol. de 480 p., avec 86 fig. dans le texte et 12 planches en couleurs hors texte.. 9 fr.

Thérapeutique (Précis de), par X. ARNOZAN, professeur de thérapeutique à la Faculté de médecine de Bordeaux, médecin des hôpitaux, et CH. MONGOUR, agrégé à la même Faculté, médecin des hôpitaux. 4e édition, 2 vol. formant 1250 pages, avec figures dans le texte.. 15 fr.

Thérapeutique chirurgicale (Précis de), par L. IMBERT, professeur de clinique chirurgicale à la Faculté de médecine de Marseille. 1 vol. de 950 pages avec 292 figures dans le texte.   10 fr.

VOLUMES EN COURS DE RÉDACTION OU D'IMPRESSION

Anatomie pathologique (Précis d'), par G. HERMANN, professeur à la Faculté de médecine de Toulouse (*sous presse*)...... 1 vol.

Chirurgie journalière (Précis de), par M. PATEL, professeur agrégé à la Faculté de médecine de Lyon (*sous presse*)... 1 vol.

Chirurgie opératoire (Précis de), par E. FORGUE, professeur à la Faculté de médecine de Montpellier, et V. RICHE, professeur agrégé à la même Faculté.............................. 1 vol.

Consultations chirurgicales (Précis de), par E. FORGUE, professeur de clinique chirurgicale à la Faculté de médecine de Montpellier... 1 vol.

Consultations gynécologiques (Précis de), par X... 1 vol.

Déontologie médicale (Précis de), par L. THOINOT, professeur à la Faculté de médecine de Paris..................... 1 vol.

Hydrologie médicale (Précis d'), par X. ARNOZAN, professeur à la Faculté de médecine de Bordeaux, et LAMARQUE, ancien chef de clinique à la même faculté....................... 1 vol.

Maladies de l'appareil respiratoire (Précis des), par F.-J. COLLET, professeur à la Faculté de médecine de Lyon, médecin des hôpitaux.. 1 vol.

Maladies des Dents et de la Bouche (Précis de), par X... 1 vol.

Maladies du système nerveux (Précis de), par ABADIE, professeur agrégé à la Faculté de médecine de Bordeaux... 2 vol.

Médecine journalière (Précis de), par X........... 1 vol.

Médecine légale (Précis de), par L. THOINOT, professeur à la Faculté de médecine de Paris, médecin expert des tribunaux (*sous presse*).................................. 1 vol.

Microscopie clinique (Précis de), par LESIEUR, professeur agrégé à la Faculté de médecine de Lyon............. 1 vol.

PRÉCIS

DE

CHIMIE PHYSIOLOGIQUE

ET PATHOLOGIQUE

INTRODUCTION

La vie, à tous les degrés de l'échelle des êtres, se manifeste par des actions chimiques indissolublement liées au fonctionnement de la vie elle-même. Tout être vivant est le siège de phénomènes d'ordre chimique qui ont concouru à la genèse de son organisme, ont assuré le plein développement de l'individu, puis la reproduction de l'espèce, enfin, après la mort, ont restitué au milieu extérieur les éléments chimiques de ses tissus. C'est là une constatation générale en biologie : elle s'applique à tous les êtres vivants de l'un et de l'autre règne sans exception, soit qu'il s'agisse d'organismes inférieurs réduits à une cellule unique, soit qu'on envisage les agrégats cellulaires les plus compliqués, l'économie de l'homme par exemple.

Les phénomènes chimiques qui se poursuivent chez les êtres vivants, l'étude de leur mécanisme, celle des produits que la vie met en œuvre, qu'elle transforme, assimile et rejette, constituent le domaine de la chimie biologique. Longtemps ces phénomènes ont été regardés comme les manifestations d'une activité spéciale, d'une chimie propre aux êtres vivants, tout à fait distincte de la chimie des corps minéraux ou organiques, entourée de ce mystère qui enveloppe l'origine et l'essence même de la vie.

A la lumière des grandes découvertes qui ont donné un si prodigieux développement à la chimie organique, ces idées erronées ont fait place à des notions plus justes. La séparation artificiellement dressée entre la chimie générale et la chimie biologique a disparu peu à peu devant les faits. Comment pouvait-il en être autrement, après que WŒHLER avait, en 1828, obtenu, à l'aide d'un corps exclusivement organique, l'isocyanate d'ammoniaque, le principe immédiat le plus abondant de l'urine, l'urée ? Plus tard, BERTHELOT préparait de toutes pièces, en partant du charbon, de l'oxygène et de l'hydrogène, l'alcool, considéré jusqu'alors comme le produit spécial de l'activité chimique d'un être vivant, la levure de bière. La glycérine, les corps gras, la créatine, l'acide hippurique, les uréides, l'acide lactique viennent bientôt après. Plus près de nous, les synthèses de la xanthine par A. GAUTIER, de l'acide urique par HORBACZEWSKI, des corps puriques, des sucres et des peptides par FISCHER et ses élèves, ont définitivement démontré que les principes immédiats des êtres vivants peuvent être produits, en dehors de toute action vitale, par des forces purement chimiques. L'identité est, d'ailleurs, parfaite entre les composés extraits de l'économie et ceux que le chimiste obtient dans son laboratoire, à l'aide des méthodes générales de la synthèse organique. Le glucose synthétique est bien le même glucose que celui qui existe dans le jus de raisin ou qui, dissous dans le sang, circule dans nos vaisseaux. On ne peut trouver la plus légère différence entre la stéarine de la graisse humaine et la stéarine obtenue en vase clos et à haute température, par l'action de la glycérine sur l'acide stéarique. Qu'on la retire de l'urine ou qu'on la prépare en traitant le carbonate d'éthyle par l'ammoniaque, l'urée n'en constitue pas moins une seule et même espèce chimique. A ce point de vue, on ne saurait établir aucune ligne de démarcation précise entre le domaine de la chimie pure et les phénomènes qui ressortissent à la chimie biologique.

Il n'en est pas de même si, au lieu de considérer les résultats, on s'attache aux réactions qui, au laboratoire ou dans l'organisme vivant, aboutissent à des fins identiques.

De part et d'autre, les corps sont les mêmes, mais le mode d'obtention diffère, comme on le verra par quelques exemples.

Quand nos tissus fabriquent de l'urée, c'est en vertu de réactions complexes que nous savons être absolument différentes de quelques-uns de nos procédés de synthèse. Pour faire de l'urée artificielle, le chimiste a recours à des composés tels que le carbonate d'éthyle, qui n'existe pas dans l'économie, ou l'oxychlorure de carbone, poison violent qui ne s'y rencontre pas davantage. En faisant réagir la benzamide sur l'acide monochloracétique, nous obtenons l'acide hippurique, que nous préparerions, du reste, tout aussi bien en traitant le chlorure de benzoyle par le glycocolle argentique ? Qui ne sait que l'organisme de l'homme, pas plus que celui des herbivores, ne dispose ni de chlorure de benzoyle, ni d'acide monochloracétique, ni de glycocolle argentique ? Horbaczewski a réalisé une synthèse élégante de l'acide urique en fondant de l'urée avec l'amide trichloro-lactique, et cette synthèse, nous le verrons plus tard, éclaire la formation physiologique de l'acide urique, bien que cette formation soit, chez les animaux, le résultat d'un processus différent où n'intervient pas l'amide trichloro-lactique, produit exclusif des laboratoires.

Un dernier exemple fera mieux saisir la différence des procédés. Quand nous ingérons du sucre de canne, de la saccharose, ce composé est d'abord dédoublé par fixation d'eau en deux molécules de glucose : le dextrose ou glucose proprement dit et la lévulose. Ce dédoublement, nous le reproduisons très facilement *in vitro* par l'action simultanée de l'acide chlorhydrique dilué et d'une température voisine de + 70°. Mais ce n'est pas là le mode opératoire de l'organisme : celui-ci met en œuvre un agent spécial qui a résisté jusqu'à présent à tous les efforts de la chimie, un ferment soluble, dont le mode d'action cependant ne diffère peut-être pas autant qu'il le paraît du mode d'action des réactifs chimiques habituels, HCl, SO^4H^2, etc., etc.

En chimie biologique, on rencontre à chaque instant ces ferments solubles. Ce sont eux qui, sans le secours d'une température élevée, sans l'intervention de réactifs énergiques, transforment l'amidon en sucre, la saccharose en dextrose et en lévulose, l'albumine en peptone, le glycogène en glucose, l'urée en carbonate d'ammoniaque, certaines albumines du plasma ou du lait en produits coagulés. C'est par eux que les substances alimentaires sont dédoublées, digérées, fixées, puis éliminées de l'économie ; c'est grâce à eux que la plupart des réactions chimiques s'effectuent dans l'organisme ; c'est par eux que s'explique souvent l'apparition de troubles morbides. Ce sont les agents par excellence de la chimie biologique ; ils lui donnent une physionomie propre et, tant que le mécanisme de leur action n'aura pas été élucidé, ils justifieront la place spéciale qu'on attribue à la biochimie dans le groupe des sciences chimiques.

Si ce n'est par le résultat de leur intervention, les ferments solubles ou diastases ne ressemblent à aucun groupe d'agents chimiques. Ceux-ci, d'ordinaire, montrent une énergie d'autant plus grande que la température est plus élevée : il n'en est ainsi pour les diastases que jusque vers 40° ou 50° ; au delà, leur action se ralentit et s'arrête complètement non loin de 100°. Contrairement à ce qui se produit d'habitude, des traces impondérables de ferment soluble peuvent transformer des poids de substance incomparablement plus grands, cinquante et cent mille fois supérieurs au poids de la diastase elle-même. Ces agents d'une si grande puissance sont restés jusqu'à présent à peu près insaisissables ; nous ne connaissons bien que leurs effets, et nous ne pouvons pas affirmer qu'ils constituent de véritables espèces chimiques, au sens qu'on attache à cette expression. D'ailleurs, ce n'est pas seulement par la puissance de leur activité que les diastases se présentent à nous comme un groupe de réactifs unique dans toute la chimie ; ces corps singuliers participent, par la facilité extrême avec laquelle ils sont influencés par les divers agents physiques ou chimiques, des phénomènes de la vie. Nous verrons plus tard de nombreux exemples qui nous montreront les actions des ferments solubles soumises à des conditions aussi complexes et aussi délicates que celles qui règlent le fonctionnement d'un être vivant ; le parallélisme entre les deux ordres de phénomènes est parfois si accusé qu'on a pu se demander si les diastases sont autre chose qu'une sorte de matière vivante, et s'il n'y a pas, dans leur activité chimique, comme une forme rudimentaire de la vie.

Quoi qu'il en soit de ces hypothèses sur la nature et le mode d'action des ferments solubles, il n'en est pas moins vrai que leur intervention suffirait à caractériser la chimie biologique, alors même qu'à un autre point de vue, cette science ne s'affirmerait pas par la nature toute particulière des problèmes que soulève un de ses principaux objets, nous voulons parler des matières albuminoïdes.

La chimie biologique commence aux albumines, à ces corps si difficiles à caractériser par des constantes précises, si prompts à se modifier sous les plus légères influences, et qui nous représentent, en somme, le degré de complication le plus élevé des édifices moléculaires. Bien des matériaux sont indispensables aux êtres vivants ; les sucres, les corps gras, l'acide phosphorique, d'autres composés encore. Aucun d'eux cependant ne paraît avoir l'importance des substances protéiques : c'est la matière première de tous nos tissus sans exception, l'élément fondamental du protoplasma, le substratum chimique de la vie. De tous les problèmes biologiques, la question des matières albumidoïdes est une des plus importantes ; elle contient en germe presque toutes les autres, et on peut dire, sans trop s'avancer, que le jour où l'histoire des albumines sera élucidée dans toutes ses parties, la biologie générale, la physiologie et la pathologie humaines pourront devenir des sciences exactes.

Pour le moment, la chimie réduite à ses seules forces ne peut entreprendre l'étude des albumines ; c'est encore un terrain commun où le chimiste et le physiologiste ont le devoir de s'entr'aider. Si des procédés chimiques, tels que l'action prolongée des agents d'hydratation, ont donné de beaux résultats et fait entrevoir le plan général du groupement moléculaire des albumines, la plupart des transformations qu'on peut faire subir à la matière protéique, celles surtout qu'il nous importe d'approfondir, reconnaissent pour causes des agents physiologiques, des réactifs que la vie met en action : c'est la

transformation des albumines en peptides et acides aminés
dans le tube digestif sous l'influence de divers ferments solubles;
c'est ensuite, à l'aide de ces débris moléculaires, la reconstitution des matières albuminoïdes que l'économie fixe, modifie,
adapte à telle ou telle fonction physiologique, dont elle fait ici
de l'hémoglobine, ailleurs de la caséine, un peu plus loin les
éléments caractéristiques du muscle ou du tissu nerveux.

Peut-être pourrons-nous quelque jour reproduire le cycle de
ces transformations ; longtemps encore nous les étudierons sur
place, là où nous les voyons se produire ; nous demanderons à
la physiologie des renseignements et quelques-unes des ressources de sa technique. Comment étudier les phénomènes chimiques de la digestion stomacale ou intestinale, ceux de la
coagulation du sang, de l'origine des graisses, sans être à la
fois chimiste et physiologiste ? Il n'est pas jusqu'à la formation
des principes relativement très simples, comme l'acide urique,
qui n'exige, pour être étudiée et comprise, cette double éduca-
tion. C'est là un dernier caractère qui, rapproché des autres,
achève de différencier la chimie biologique de la chimie générale.

Tel est, du moins, l'état actuel de l'évolution à laquelle nous
assistons. Il ne faudrait pas se dissimuler que cet état est transitoire, que la délimitation qui se justifie si bien aujourd'hui,
s'effacera peu à peu, et que la chimie biologique sera absorbée
dans un avenir plus ou moins lointain par la chimie générale.
Le progrès scientifique unifie de jour en jour les idées et les
méthodes qui paraissaient autrefois les plus distinctes ; la chimie biologique n'échappera pas à la loi commune ; certains
signes s'accusent déjà qui ne permettent pas d'en douter. La
chimie empiète de plus en plus sur le domaine de la biologie
proprement dite, d'abord parce qu'à cause de la simplicité
même de son objet et du nombre immense de faits accumulés,
elle est de toutes façons une science plus avancée que la physiologie, ensuite parce qu'elle dispose d'une technique plus précise et mieux pourvue. Quand on compare les moyens d'action
du physiologiste et du chimiste, il semble que ce dernier soit
mieux armé pour atteindre le but.

La chimie biologique générale embrasse un vaste champ de

recherches qui s'étend à la fois sur les deux règnes, sur les êtres inférieurs, les ferments, les plantes, les animaux, et comprend une foule d'applications : la chimie industrielle des ferments , la chimie agricole, la chimie physiologique proprement dite, consacrée à l'étude des animaux supérieurs et de l'homme. C'est à cette dernière définition que nous nous restreindrons. Dans les Facultés de médecine, c'est avant tout l'homme qu'il faut connaître ; nous ne perdrons pas de vue le but à atteindre ; encore faut-il, avant d'aborder les réactions de la chimie humaine, avoir quelques notions sur les matériaux les plus importants de l'économie (albumines, sucres, corps gras, etc.). Nous y joindrons une étude d'ensemble des phénomènes fermentatifs, d'abord parce que les fermentations interviennent fréquemment dans l'organisme, ensuite parce qu'il n'est pas de meilleure introduction à la chimie cellulaire.

Ces généralités indispensables occuperont la première partie du volume. La chimie physiologique suivra immédiatement ; elle sera divisée en trois sections principales : le milieu extérieur, le milieu intérieur, les excreta.

Dans le *milieu extérieur*, nous comprendrons, non seulement l'atmosphère et les aliments, mais encore toute la chimie du tube digestif. Malgré les apparences, ce rapprochement se justifie aisément : quoique intérieur anatomiquement, le tube digestif est, aux yeux du physiologiste, un terrain mixte où se rencontrent, avec des sécrétions glandulaires, des aliments et des microorganismes venus de l'extérieur. Dans l'intestin, des décompositions chimiques se poursuivent où la part est difficile à faire et n'est pas encore rigoureusement faite entre l'action des diastases sécrétées par le tube digestif ou ses dépendances et celle des ferments solubles élaborés par les infiniment petits apportés du dehors. L'organisme ne commence qu'à l'épithélium de la muqueuse intestinale.

Sous le titre de *milieu intérieur*, nous exposerons la chimie du sang, de la lymphe, des différents tissus : conjonctif, osseux, nerveux, etc., etc.

Enfin, nous consacrerons à l'étude chimique du *lait* et de l'*urine*, la dernière partie de ce traité.

PREMIÈRE PARTIE
PRINCIPES IMMÉDIATS DE L'ORGANISME

Chez les animaux supérieurs et par conséquent chez l'homme, l'entretien de la vie exige la mise en œuvre d'un grand nombre de composés chimiques dont l'organisme emprunte les éléments à l'alimentation. On ne saurait, à l'heure actuelle, dresser la liste complète des principes immédiats indispensables ; mais on sait que les substances, qui constituent nos aliments ou nos tissus, se groupent en un petit nombre de catégories : les albumines et leurs dérivés azotés, les hydrates de carbone, les graisses, quelques corps gras phosphorés, des sels.

Ces divers composés ont une telle importance en chimie biologique, ils reviendront si souvent dans le cours de ce livre qu'une étude générale de leurs propriétés s'impose dès le début. Nous commencerons par les principes immédiats les plus complexes, ceux dont le rôle est prépondérant : les matières albuminoïdes.

CHAPITRE PREMIER

PROPRIÉTÉS GÉNÉRALES

DES MATIÈRES ALBUMINOIDES

L'albumine est la matière fondamentale de toute cellule vivante ; aussi la rencontrons-nous, plus ou moins différenciée, dans tous les tissus et dans toutes les humeurs de l'économie. La fibre musculaire lisse ou striée, la trame organique de l'os,

la substance du cartilage, le tissu conjonctif, la cellule nerveuse, le globule rouge et le globule blanc, la lymphe et le
plasma sanguin, tous les éléments anatomiques sont constitués
par des albumines.

Ces albumines présentent entre elles des différences ; mais
elles participent d'un ensemble de propriétés communes qui
permet de les grouper en une famille très naturelle d'espèces
chimiques.

§ 1. — PROPRIÉTÉS PHYSIQUES

Les matières albuminoïdes sont des corps qui, à l'état

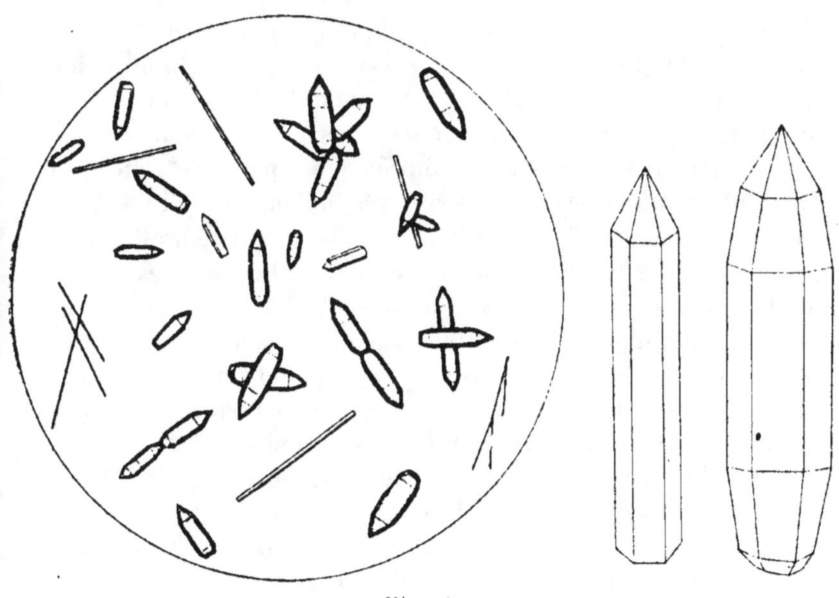

Fig. 1.

Sérum-albumine de cheval cristallisée, d'après MAILLARD.

solide, apparaissent sous la forme de masses opaques ou translucides, inodores et insipides, habituellement incolores ou jaunâtres, sauf l'hémoglobine, dont la coloration est liée à la présence d'un noyau ferrugineux. Le blanc d'œuf desséché, tel qu'on

1.

le trouve dans le commerce, les plaques de colle forte donnent une idée exacte de l'état physique des albumines sèches. Néanmoins, on a réussi à faire cristalliser plusieurs substances albuminoïdes. Ainsi, on peut obtenir l'albumine de l'œuf en petites aiguilles cristallines en traitant le blanc d'œuf neutralisé et filtré par son volume d'une solution saturée de sulfate d'ammoniaque. Un dépôt ne tarde pas à se former : on le sépare et on le dissout dans l'eau ; on sature la liqueur de sulfate d'ammoniaque jusqu'à opalescence ; au bout de quelques jours, la cristallisation se produit (HOFMEISTER, BONDZYNSKI et ZOJA, PANORMOFF).

Les matières albuminoïdes sont insolubles dans l'alcool fort, l'éther, la benzine, le chloroforme et les dissolvants organiques. La plupart ne sont pas solubles dans l'eau pure ou tout au moins ne s'y dissolvent qu'à la faveur d'une base, d'un acide ou d'un sel, qui probablement les modifient. Quelques-unes cependant paraissent se dissoudre dans l'eau, le blanc d'œuf par exemple ; mais cette dissolution n'est pas identique à la dissolution aqueuse d'un corps véritablement soluble (sel, sucre, etc.). L'eau chargée d'une certaine quantité d'albumine est visqueuse et filante ; elle mousse par agitation : c'est le cas de la bile, des mucosités bronchiques, du blanc d'œuf. Ces liqueurs albumineuses présentent une autre particularité : elles ne dialysent pas ; en d'autres termes, quand on les introduit dans un récipient dont le fond, formé par une feuille de papier parchemin, plonge dans l'eau d'un vase extérieur, la matière albuminoïde ne traverse pas le septum, comme le ferait un composé cristallisé, minéral ou organique : elle ne filtre qu'avec une extrême lenteur, à la façon d'un *corps colloïdal*.

L'état colloïdal est commun aux matières albuminoïdes, au glycogène, aux solutions de savon, etc., etc. Le protoplasme cellulaire, le sérum sanguin, la lymphe, les sucs organiques, etc., etc., sont des solutions colloïdales. Ce ne sont pas seulement des corps organiques qui affectent l'état colloïdal ; des corps minéraux (peroxyde de fer, sulfure d'arsenic, etc.) peuvent se présenter à l'état de colloïdes. Les métalloïdes et les métaux eux-mêmes affectent parfois l'état colloïdal; ils sont alors doués de propriétés particulières qui ont fait utiliser en thérapeutique quelques-uns d'entre eux (argent colloïdal ou collargol, sélénium). On voit par ces quelques exemples toute l'importance de la question.

Les colloïdes ne sont pas des substances homogènes : ils sont constitués par de fines granulations en suspension dans un liquide interstitiel. Ces granulations sont de trop faible dimension pour être visibles au microscope ordinaire, même avec les plus forts grossissements. Mais si, au lieu d'éclairer la préparation par transparence de bas en haut, on l'éclaire à la lumière rasante d'un faisceau lumineux horizontal, les granulations imbibées de lumière se détachent comme des points brillants, sur le fond obscur de la préparation. C'est un phénomène comparable à celui que présentent les étoiles qui, invisibles le jour, se détachent la nuit, comme des points lumineux, sur le fond noir du ciel, bien que leur diamètre apparent soit bien au-dessous des limites de la visibilité.

Un faisceau de lumière qui traverse un liquide homogène et limpide (eau, solution de chlorure de sodium, de sucre, d'urée), traverse ces solutions sans que rien, dans la masse liquide, décèle son passage aux yeux d'un observateur placé latéralement. Ce même faisceau donne à travers les solutions colloïdales (glycogène, albumine) une traînée lumineuse, opaline, souvent bleutée. Le *vide optique* existe dans le premier cas ; il n'existe pas dans le second. Le rayon lumineux est visible, parce qu'il éclaire les particules en suspension (*micelles*) du colloïde comme le rayon de soleil dessine son trajet dans une chambre obscure, en éclairant les grains de poussière en suspension dans l'atmosphère de cette chambre.

Les micelles d'une solution colloïdale sont chargés d'électricité, positive pour certaines matières, négative pour d'autres : le courant électrique les transporte, suivant le cas, au pôle — ou au pôle +. Ainsi, les albumines sont négatives en milieu alcalin et positives en milieu acide. La charge électrique d'un colloïde peut être neutralisée par la charge de signe contraire d'un ion provenant d'un sel dissous, par exemple ; cette neutralisation s'accompagne de la coagulation du colloïde.

Ainsi peut s'expliquer la précipitation de certains colloïdes (albumine, par exemple) par addition d'un colloïde de signe contraire, d'un sel, par passage du courant électrique, sous l'influence des rayons β du radium, etc., etc.

Les matières albuminoïdes agissent toutes sur la **lumière polarisée**, qu'elles dévient presque toujours vers la gauche. Ce pouvoir rotatoire, que nous retrouverons chez un grand nombre de composés chimiques formés dans l'économie, est un caractère des plus importants par les déductions qu'on en tire. Autrefois il était regardé, à tort, comme un attribut des substances fabriquées par les êtres vivants ; on le rattache aujourd'hui à la dissymétrie de la molécule, à la suite de Pasteur qui, le premier, a vu les corps doués du pouvoir rotatoire présenter une asymétrie dans la forme de leurs cristaux. Plus tard, Le Bel et Van't Hoff ont établi qu'un composé chimique agit sur la lumière polarisée, quand sa molécule renferme un atome de carbone asymétrique, c'est-à-dire lié par ses quatre valences à quatre radicaux monovalents, tous quatre différents les uns des autres.

§ 2. — Propriétés chimiques

1° Composition chimique. — L'analyse élémentaire démontre que les matières albuminoïdes contiennent toujours cinq éléments au moins : carbone, oxygène, hydrogène, azote et soufre. La proportion varie suivant les espèces, mais ne s'écarte guère des chiffres extrêmes donnés ci-dessous :

Carbone	45	à 55	p. 100
Oxygène	21	à 22	—
Hydrogène	6,5	à 7,5	—
Azote	13	à 19	—
Soufre	0,3	à 2,3	—

La plupart des albumines renferment, en outre, du phosphore : plusieurs contiennent du fer ; toutes retiennent énergiquement de petites quantités de sels alcalins ou alcalino-terreux qui résistent aux tentatives de purification.

2° Actions des agents physiques. — Nous étudierons sous ce titre : la chaleur, l'électricité, etc.

a. *Chaleur.* — A l'état sec, les albumines paraissent résister sans modification appréciable à l'action de la chaleur jusque vers 100° ; au delà, elles s'altèrent de plus en plus et au rouge sombre ou même un peu avant se décomposent en dégageant des bases pyridiques, de l'ammoniaque, des corps aromatiques, des produits pyrogénés à odeur de corne brûlée. Elles abandonnent alors un charbon poreux qui brûle à son tour, ne laissant qu'un faible résidu de cendres.

En présence de l'eau et à l'abri des ferments, les albumines ne sont que très lentement modifiées, à la température ordinaire ; cependant, la solution d'hémoglobine se décompose spontanément à froid, au bout d'un temps assez court.

b. *Coagulation.* — Vers 50° et surtout au delà, vers 60°-75°, plusieurs albumines en solution aqueuse se modifient profondément : elles passent de l'état liquide, transparent, à l'état de masse blanche, opaque : elles se *coagulent* et deviennent insolubles. Cette coagulation s'accompagne de réactions chimiques. Les sels influencent le phénomène ; la coagulation s'effectue avec une grande difficulté, quand ils ont été éliminés par la dialyse ou que leur action a été diminuée d'intensité par la dilution. Quand l'élimination des sels est à peu près complète, la coagulation n'a plus lieu (ROSENBERG). Ce qui a été dit plus haut sur l'état colloïdal rend compte de ces particularités.

Au delà de 100°, en présence de l'eau, en vase clos, les albumines s'hydratent et donnent des produits analogues aux peptones, des acides aminés, de l'acide carbonique et de l'acide oxalique, etc.

c. *Electricité.* — L'action du courant électrique sur les albumines est complexe ; l'électrolyse des sels qui les accompagnent toujours complique le phénomène, par la mise en liberté d'acides ou de bases qui influent directement sur ces corps instables, en dehors même de l'action propre du courant.

Dans un milieu privé de sels, le colloïde est transporté vers le pôle + ou le pôle —, suivant la nature de sa charge.

d. *Filtration sur porcelaine.* — Le passage des solutions

albumineuses sur la porcelaine dégourdie d'un filtre Chamberland modifie profondément certaines albumines, celle de l'œuf, par exemple, qui perd sa coagulabilité et abandonne des gaz. Avec la caséine, on observe des faits de même ordre. Une solution alcaline de cette albumine, précipitable par les acides, cesse, après filtration sur porcelaine, d'être précipitée, tant que l'alcalinité de la solution primitive, mesurée en acide sulfurique, est inférieure à 1^{gr},50 par litre. Au delà de cette limite, la proportion de caséine précipitable après filtration croît progressivement, sans jamais atteindre cependant la teneur du liquide en caséine avant le passage sur bougie. Une partie de la caséine se fixe sur ou dans la porcelaine, le reste passe et se retrouve dans la liqueur filtrée ; mais la majeure partie de la caséine est modifiée et ne se coagule plus par les acides (L. Hugounenq).

Les bases alcalines agissent en diminuant les dimensions des granulations micellaires et en favorisant leur diffusion dans les liquides interstitiels. Ce phénomène a été bien mis en évidence par Holderer.

3° Actions des agents chimiques.

3° **Actions des agents chimiques.** — Ce sont : les acides, les bases, les sels, les oxydants, les ferments.

a. *Acides.* — A chaud, les acides minéraux forts, convenablement dilués, provoquent une hydratation profonde avec formation de produits aminés : glycocolle, acides aspartique et glutamique, leucine, tyrosine, arginine, lysine, histidine, tryptophane, alanine, valine, cystine, ammoniaque, etc.. Nous reviendrons plus loin avec détails sur ces composés.

b. *Bases.* — Elles agissent comme les acides, en libérant par hydratation des acides aminés identiques à ceux qui se forment avec les acides. Néanmoins, les alcalis altèrent un certain nombre de corps (l'arginine par exemple) dont on ne retrouve plus que les produits de décomposition (Schützenberger, Hugounenq et Morel).

c. *Sels.* — La présence de nombreux sels alcalins ou terreux modifie, à la température ordinaire, les propriétés de la plupart des albumines. Suivant la nature de l'albumine et du sel en présence, on observe une augmentation ou une diminution de la solubilité. Quelquefois, un sel à l'état de solution diluée dissout une matière protéique qui est précipitée par un excès de ce même sel (chlorure de sodium, sulfate de magnésie). Beaucoup d'albumines sont précipitées par le sulfate d'ammoniaque en excès. En général, les sels favorisent la coagulation ; les sels des métaux lourds (cuivre, mercure, argent, plomb, platine) précipitent immédiatement, à froid.

d. *Oxydation*. — Les agents d'oxydation ne produisent pas de dédoublement aussi régulier que les alcalis. BÉCHAMP a trouvé un peu d'urée parmi les produits d'oxydation des albumines par le permanganate dilué. Ses résultats ont été confirmés depuis par HOFMEISTER, HUGOUNENQ, JOLLES. D'après ce dernier auteur, l'hémoglobine, oxydée par le permanganate, fournirait 90 p. 100 de son azote à l'état d'urée.

Les agents oxydants plus énergiques fournissent des aldéhydes, des acides de la série grasse et quelques-uns de leurs nitriles, des acides succinique et benzoïque.

e. *Ferments*. — L'action des ferments solubles ou figurés présente un grand intérêt ; elle sera approfondie dans le chapitre consacré aux fermentations.

A un point de vue général, on peut dire que les diastases du tube digestif (pepsine, pancréatine) décomposent les matières albuminoïdes à la façon des acides bouillants, par voie d'hydratation.

GAUTIER et ETARD ont constaté, parmi les produits de la putréfaction bactérienne des albumines : l'hydrogène, l'ammoniaque, l'acide carbonique, des acides gras, des acides aminés, de la leucine, de la tyrosine, des corps aromatiques (phénol, indol, scatol), enfin de véritables alcaloïdes, composés toxiques dont plusieurs appartiennent à la série pyridique ou hydropyridique (*ptomaïnes*).

Tandis que les albumines modifiées par la digestion, les peptones, subissent très rapidement la putréfaction, se prêtent bien au développement des microorganismes et, à cause de cette propriété, sont utilisées par les bactériologistes dans la préparation des bouillons de culture, les albumines intactes, à molécule complète, telles que l'albumine de l'œuf, fermentent plus difficilement : on dirait qu'elles résistent à la façon d'un organisme vivant.

4° Réactions des matières albuminoïdes. — Les matières protéiques présentent un certain nombre de réactions communes qui caractérisent le groupe. Ces réactions, qui peuvent quelquefois être rapportées à la présence de tel ou tel groupement atomique déterminé dans la molécule de l'albumine, se divisent naturellement en deux catégories : réactions de précipitation, réactions de coloration.

a. *Réactions de précipitation.* — Les matières albuminoïdes sont précipitées par les acides minéraux forts, spécialement par les acides nitrique et métaphosphorique, par l'acide acétique en présence du chlorure ou du sulfate de sodium et surtout du ferrocyanure de potassium. Ce dernier sel donne, avec les solutions d'albumine additionnées au préalable d'acide acétique, un précipité visible dans les liqueurs diluées à 1/50 000 ; c'est une des réactions les plus sensibles. L'alcool fort, le chloral, l'acide trichloracétique, le phénol, l'acide taurocholique, l'acide sulfosalicylique précipitent également les albumines, de même que le sulfate d'ammoniaque en solution saturée.

Avec les sels des métaux lourds, on obtient des combinaisons insolubles : c'est ainsi que les matières albuminoïdes sont précipitées par le sous-acétate de plomb, le sulfate de cuivre, le sublimé, les azotates d'argent, de mercure ou d'uranium, etc.

Un certain nombre de réactifs généraux des alcaloïdes précipitent les substances protéiques, d'où la qualification d'*alcaloïdiques* quelquefois donnée à ce groupe de réactifs : ce sont les acides phosphotungstique et phosphomolybdique, le tanin, l'iodure double de mercure et de potassium, l'iodure double de potassium et de bismuth, l'acide picrique, etc. Tous ces réactifs n'agissent bien qu'en liqueur acidifiée par l'acide acétique.

Enfin, une autre réaction peut être rapprochée des précédentes : c'est la coagulation par la chaleur que présentent plusieurs espèces, par exemple l'albumine de l'œuf ; mais ce caractère n'est pas général, les peptones ne le présentent pas ; il n'est pas constant, non plus, pour la même matière. Enfin, certains protéiques échappent à plusieurs des réactions qui viennent d'être énumérées.

b. *Réactions de coloration.* — On a indiqué un grand nombre d'agents chimiques susceptibles de colorer à chaud ou à froid les matières albuminoïdes ; nous ne citerons que les plus importants.

Quand on ajoute à une solution aqueuse d'albumine deux ou trois gouttes de sulfate de cuivre étendu, puis un léger excès de potasse, on obtient une coloration qui varie, suivant la nature de l'albumine, depuis le violet franc jusqu'au rouge violacé. Cette réaction, connue sous le nom de *réaction du biuret* ou *de Piotrowski*, paraît être due à la présence, dans la molécule protéique, d'un groupement aminé analogue à celui du glycocolle ou de l'acide aspartique.

La plupart des matières albuminoïdes (mais non toutes), préalablement dégraissées à l'éther, se dissolvent dans l'acide chlorhydrique concentré et bouillant, en communiquant à la liqueur une légère teinte rose violacé.

En dissolvant une matière protéique dans 5 cc. d'eau additionnée de deux ou trois gouttes d'acide glyoxylique et versant avec précaution sur 5 cc. d'acide sulfurique concentré placé au fond d'un tube, on observe, à la limite des deux liquides, un disque coloré en bleu violet magnifique. Par agitation, la coloration gagne toute la masse. Si on ne dispose pas d'acide glyoxylique [1], on peut dissoudre à chaud la matière protéique dans l'acide acétique cristallisable qui contient habituellement des traces d'acide glyoxylique. On opère comme ci-dessus. Cette réaction, dite d'*Adamkiewics*, est due à la présence du tryptophane ou acide indol-amino-propionique. Elle n'est positive qu'avec les matières albuminoïdes qui contiennent cet acide aminé : la caséine, par exemple, donne la réaction, mais non la gélatine.

---

1. On peut préparer un liquide contenant de l'acide glyoxylique en réduisant par l'amalgame de sodium une solution aqueuse saturée d'acide oxalique.

Les substances protéiques se colorent à chaud en rose ou en rouge plus ou moins intense, au contact du *réactif de Millon*, qu'on obtient en dissolvant, vers 50°, du mercure dans son poids d'acide azotique concentré et ajoutant au réactif le double de son volume d'eau. La réaction de Millon se rattache à la présence de la tyrosine.

Du reste, l'acide nitrique seul se combine énergiquement aux albumines en les colorant en jaune ; en présence de l'ammoniaque, la teinte se fonce. Cette réaction, qui se manifeste bien sur l'épiderme imprégné d'acide nitrique, porte le nom de *réaction xanthoprotéique* ; elle est due aux groupes phénylés de l'albumine.

Tous les caractères précédents n'ont pas, à beaucoup près, la même importance : il en est de fréquemment utilisés ; plusieurs ne répondent qu'à des nécessités particulières. Voici, à peu près par ordre de fréquence, les plus employés, en même temps que les chiffres qui expriment approximativement leur degré de sensibilité : la coagulation par la chaleur et la précipitation par l'acide nitrique (1/20 000), le chlorure de sodium concentré et acétifié (1/20 000), le ferrocyanure acétique (1/50 000), la réaction du biuret (1/10 000), de Millon (1/10 000), l'action du tanin et des réactifs alcaloïdiques (1/200 000, au moins).

§ 3. — Constitution des matières albuminoïdes, acides aminés

1° Généralités. — La formule brute de l'albumine de l'œuf serait $C^{240}H^{392}N^{65}O^{75}S^3$, suivant Schützenberger, ou $C^{250}H^{409}N^{67}O^{81}S^3$, d'après Gautier. Dans le premier cas, le poids moléculaire est égal à 5 478 ; dans le second, il atteint 5 739. La détermination expérimentale du poids moléculaire conduit à des nombres voisins de 5 800, ce qui est, pour des problèmes aussi difficiles, d'une concordance satisfaisante.

Ce poids moléculaire considérable s'augmente peut-être encore par la soudure de plusieurs de ces lourdes molécules : il est possible que les matières albuminoïdes coagulées, celles qui constituent les ongles, la corne (kératine), représentent des molécules condensées.

Par contre, certaines matières protéiques sont plus simples : c'est le cas de la gélatine qui ne donne ni tyrosine, ni tryptophane. Les protamines possèdent une molécule moins compliquée encore.

L'hydrolyse des albumines par les acides minéraux forts dilués et bouillants (SO^4H^2, HCl, HFl), continuée pendant quinze heures au moins, résout la molécule en un grand nombre de fragments. Ce sont d'abord des acides aminés : nous les étudierons en première ligne ; puis, d'autres composés moins importants. Enfin, il faut ajouter que certaines portions fragmentaires de la molécule sont jusqu'à présent restées inconnues.

2° Acides aminés. — Ce sont des corps cristallisés, bien définis, incolores, plus ou moins solubles dans l'eau ; tous, sauf le glycocolle, sont actifs sur la lumière polarisée [1] ; plusieurs

1. Ce qui caractérise les corps actifs sur la lumière polarisée, c'est la présence, dans leur molécule, d'un ou plusieurs atomes de carbone dits *asymétriques*, parce que leurs quatre atomicités sont saturées par quatre groupements différents : ainsi, l'alanine, l'acide aspartique, dont les atomes de carbone asymétriques sont imprimés en caractères gras dans les formules ci-dessous :

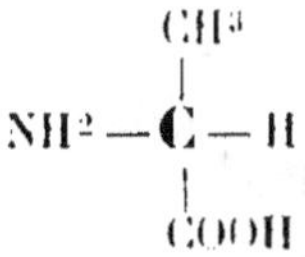
Alanine.

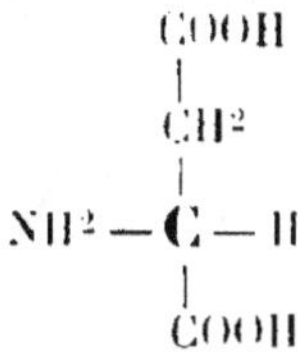
Ac. aspartique.

Les corps optiquement actifs, c'est-à-dire agissant sur la lumière polarisée, existent sous trois modifications : l'isomère droit ou *dextrogyre* (*d*), l'isomère gauche ou *lévogyre* (*l*) et le *racémique* (*r*) formé par l'union de l'isomère droit et de l'isomère gauche. Le racémique est, par conséquent, inactif par compensation.

Les lettres grecques α, β, γ, δ..., servent à numéroter à partir d'un chainon initial (COOH, p. ex.) les chainons successifs d'une chaîne, le chainon α étant le plus rapproché du carboxyle. Ainsi, l'acide β-oxybutyrique est représenté par la formule :

$$\underset{\gamma}{CH^3} - \underset{\beta}{CH.OH} - \underset{\alpha}{CH^2} - COOH$$

d'entre eux sont faiblement acides ; mais il en est qui, possédant plusieurs groupements NH^2, sont, au contraire, des bases énergiques.

La formule générale des acides aminés est $NH^2.R — COOH$, R désignant un radical variable suivant les espèces. Comme on le verra ci-dessous, certains amino-acides possèdent deux groupements NH^2 ; il en est qui présentent, au contraire, deux chaînons COOH :

$$(NH^2)^2. R — COOH \text{ et } NH^2.R' = (COOH)^2.$$

a. *Acides monoaminés.* — Les acides monoaminés (un seul NH^2)

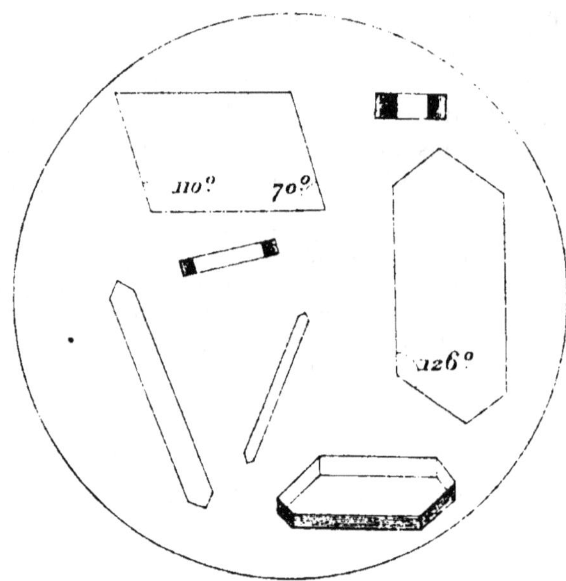

Fig. 2.

Glycocolle, d'après A. MOREL.

découverts parmi les produits de l'hydrolyse, par les acides ou

la lysine ou acide α-ε-diaminocaproïque s'écrira :

$$\overset{NH^2}{\underset{\varepsilon}{CH^2}} — \underset{\delta}{CH^2} — \underset{\gamma}{CH^2} — \underset{\beta}{CH^2} — \overset{NH^2}{\underset{\alpha}{CH}} — COOH$$

par les agents diastasiques, des matières protéiques sont les suivants :

α) Le *glycocolle* ou acide amino-acétique :

$$NH^2.CH^2 - COOH$$

corps blanc, bien cristallisé, soluble dans l'eau, de saveur sucrée. On le trouve : dans la bile à l'état d'acide glycocholique ; dans l'urine, en nature et combiné à l'acide benzoïque (acide hippurique).

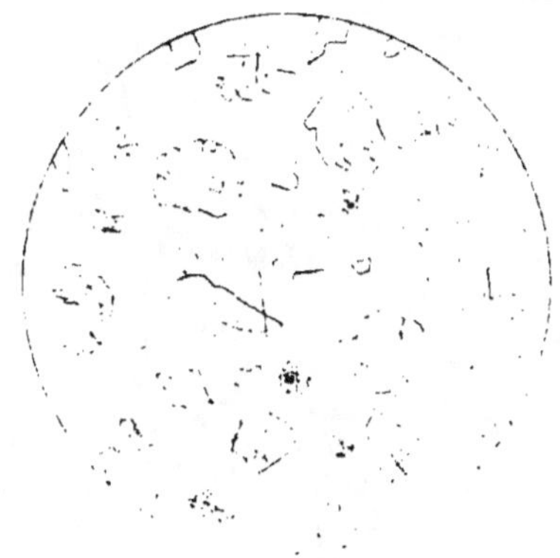

Fig. 3.
Leucine.

β) La *d-alanine* ou alanine dextrogyre :

$$CH^3 - CH.NH^2 - COOH$$

corps blanc, soluble, bien cristallisé.

γ) La *d-valine* ou acide α-amino-valérianique dextrogyre :

$$\begin{matrix} CH^3 \\ \end{matrix}\!\!\Big\rangle CH - CH.NH^2 - COOH$$
$$\,\beta\qquad\ \alpha$$

en paillettes d'un blanc mat, moins soluble que les corps précédents.

δ) L' *α-leucine* et l'*α-isoleucine*, l'une et l'autre dérivés α-aminés de deux acides caproïques distincts :

$$\begin{matrix} CH^3 \\ \quad \;\; \diagdown \\ \qquad\qquad CH - CH^2 - CH.NH^2 - COOH \;\text{(leucine)} \\ \quad \;\; \diagup \\ CH^3 \end{matrix}$$

$$\begin{matrix} CH^3 \\ \quad \;\; \diagdown \\ \qquad\qquad CH - CH.NH^2 - COOH \;\text{(isoleucine)} \\ \quad \;\; \diagup \\ C^2H^5 \end{matrix}$$

Écailles blanches, peu solubles, lévogyres, toutes deux

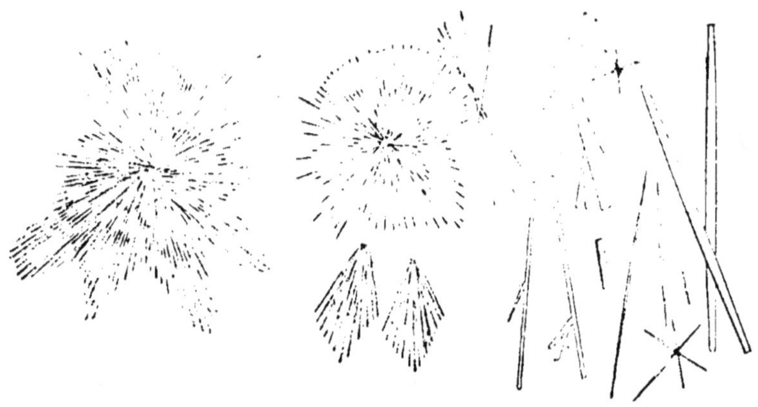

Fig. 4.

Tyrosine.

répandues dans l'économie (tube digestif, foie, rate, ganglions lymphatiques, etc., etc...).

ε) La *l-sérine* ou oxy-alanine lévogyre.

$$CH^2.OH - CH.NH^2 - COOH$$

composé cristallisé,

ζ) L'*acide aspartique* (*l*) ou lévogyre :

$$COOH - CH^2 - CH.NH^2 - COOH$$

en cristaux solubles, acides.

η) L'*acide glutamique* (*d*) :

$$COOH - CH^2 - CH^2 - CH.NH^2 - COOH$$
$$\gamma \qquad \beta \qquad \alpha$$

très soluble et qui ne diffère du précédent que par CH^2 en plus.

Trois dérivés aromatiques importants :

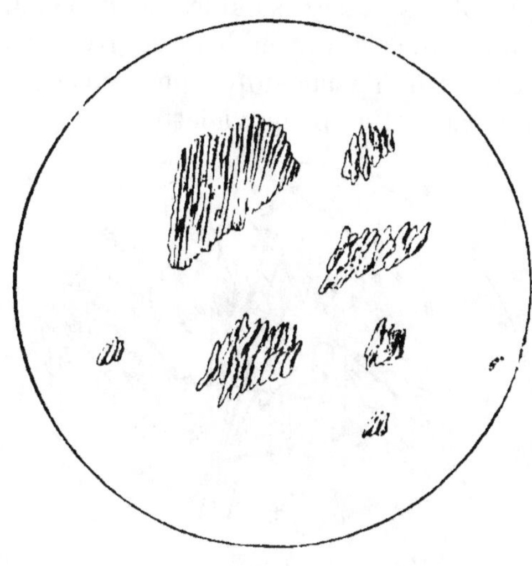

Fig. 5.

Arginine.

θ) La *d-phénylalanine* :

$$C^6H^5 - CH^2 - CH.NH^2 - COOH$$
$$\beta \qquad \alpha$$

ι) La para-oxy-phénylalanine lévogyre, ou *l-tyrosine* :

$$HO.C^6H^4 - CH^2 - CH.NH^2 - COOH$$
$$\beta \qquad \alpha$$

Aiguilles soyeuses, nacrées, enchevêtrées, en flocons légers d'un blanc éclatant.

Très peu soluble dans l'eau. Belle teinte rouge avec le réactif de Millon.

$\varkappa$) Le *l*-tryptophane ou *l*-indolalanine.

$$C^6H^4 \diagdown \overset{\displaystyle C - CH^2 - CH.NH^2 - COOH}{\underset{NH}{CH}}$$

Paillettes incolores, assez solubles dans l'eau, lévogyres. La solution additionnée d'une ou deux gouttes d'acide glyoxylique et versée sur de l'acide sulfurique concentré, développe une magnifique coloration bleue violette.

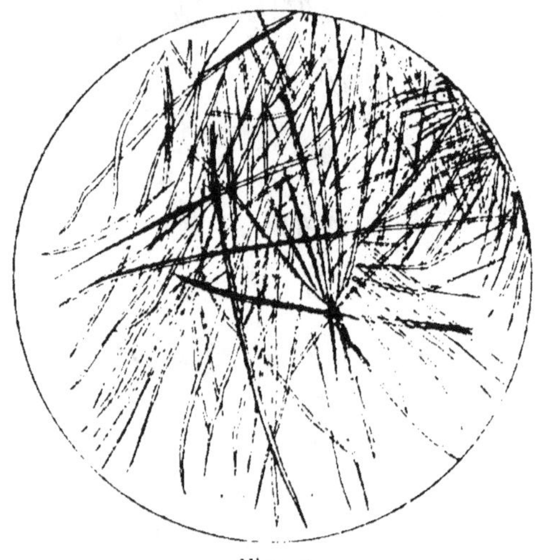

Fig. 6.

Picrate d'arginine.

Le tryptophane est la substance mère de divers chromogènes et pigments du contenu intestinal et de l'urine.

λ) Deux corps en chaîne fermée, dérivés de la pyrrolidine, lévogyres tous deux, la proline et l'oxyproline :

$$\underset{NH}{\overset{\displaystyle CH^2 - CH^2}{\underset{\displaystyle CH^2 - CH - COOH}{}}} \quad et \quad \underset{NH}{\overset{\displaystyle CH^2 - CH.OH}{\underset{\displaystyle CH^2 \quad CH - COOH}{}}}$$

Proline.   Oxyproline.

Ces composés se distinguent de la plupart des autres acides aminés par leur solubilité dans l'alcool fort ; ils réduisent, avec formation de miroir, l'azotate d'argent ammoniacal.

b. *Acides diaminés.* — Les acides diaminés (deux NH^2) sont, en dépit de leur nom, des bases énergiques donnant des sels bien cristallisés (chlorhydrates, picrates) ; à l'état libre, ils fixent l'acide carbonique de l'air.

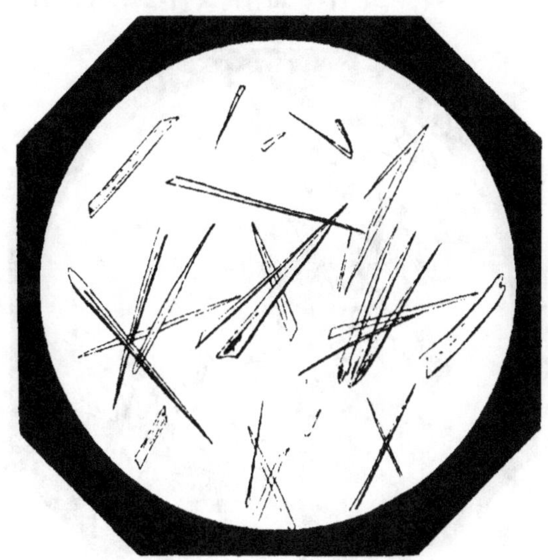

Fig. 7.

Picrate de lysine.

α) La *d-arginine* ou guanidine de l'acide α-δ-diamino-valérianique :

$$NH^2$$
$$|$$
$$NH = C - NH.CH^2 - CH^2 - CH^2 - CH.NH^2 - COOH$$
$$ \delta \gamma \beta \alpha$$

masse cristalline blanche, très soluble, fixant l'acide carbonique atmosphérique, se dédoublant par les alcalis et les diastases en urée $CO(NH^2)^2$ et acide α-δ-diamino-valérique ou *ornithine* :

$$CH^2.NH^2 - CH^2 - CH^2 - CH.NH^2 - COOH$$
$$ \delta \gamma \beta \alpha$$

Par la putréfaction, perd CO_2 et donne une base en C_4H_8. $(NH_2)_2$, la *putrescine*, ptomaïne de la putréfaction cadavérique.

β) La *l-histidine* ou imidazol-alanine :

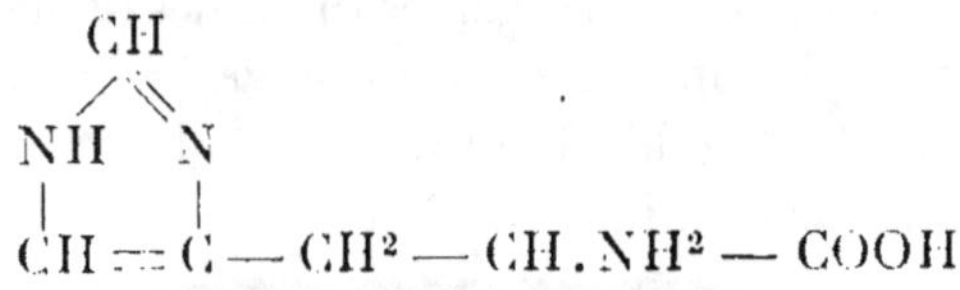

abondante dans l'hémoglobine qui en contient environ 10 p. 100.

γ) La *d-lysine* ou acide α-ε-diamino-caproïque :

$$NH_2.CH_2 - CH_2 - CH_2 - CH_2 - CH.NH_2 - COOH$$
$$\varepsilon \qquad \delta \qquad \gamma \qquad \beta \qquad \alpha$$

δ) La *l-cystine* :

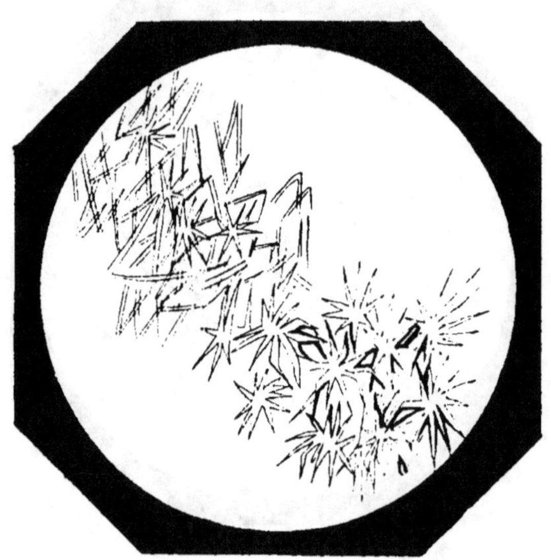

Fig. 8.

Chlorhydrate de lysine.

qui cristallise de l'ammoniaque par évaporation de cette dernière, en magnifiques prismes hexagonaux réguliers, réfringents.

C'est la substance mère des produits sulfurés odorants qui prennent naissance au cours de la putréfaction des albumines.

La cystine se rencontre assez fréquemment dans l'urine et, dans certains cas, elle forme des concrétions (calculs) dans la vessie.

ε) Citons encore un acide en $C^{12}H^{25}N^2O^5$ qui a été rencontré quelquefois (caséine) : l'acide *diamino-trioxy-dodécanoïque*.

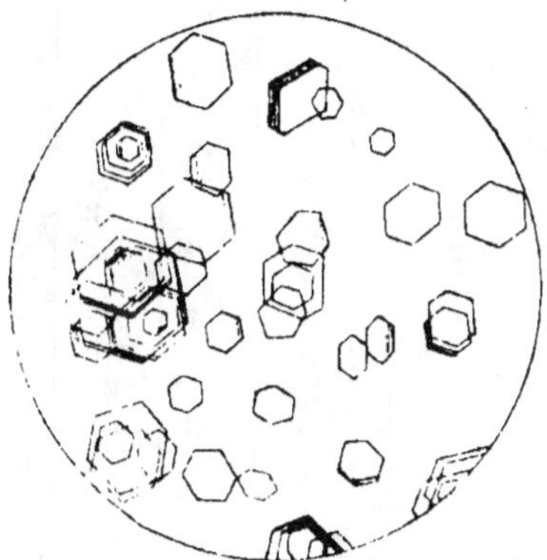

Fig. 9.

Cystine.

Tous ces acides aminés appartiennent à des séries différentes. Il est toutefois intéressant de constater que six d'entre eux peuvent être considérés comme des dérivés de l'alanine :

$$CH^3 — CH . NH^2 — COOH.$$

Ce sont : la phénylalanine, la tyrosine (oxyphénylalanine), le tryptophane (indolalanine), l'histidine (imidazolalanine), la sérine (oxyalanine), la cystine (dithio-alanine) et, à la rigueur, l'acide aspartique qui ne diffère de l'alanine que par CO^2 en plus, soit au moins six espèces ; c'est presque le tiers des amino-acides découverts jusqu'à présent dans les produits d'hydrolyse des substances albuminoïdes.

Il s'en faut que tous ces dérivés soient également répartis

dans les albumines différentes, ainsi que le montre le tableau ci-dessous :

	Caséine.	Sérine.	Kératine.	Élastine.	Globine de l'hémoglobine (cheval).	Gliadine du gluten.	Zéine du maïs.	Gélatine.	Protamine (salmine).
Glycocolle........	0	0	0,3	25,75	0	0.9	0	16,5	»
Alanine..........	0,9	2,7	1,2	6,6	4,19	2,7	2,23	0,8	»
Valine...........					⎰ 29,04		0,29		4,3
Leucine	10,5	20,0	18,3	21,4	⎱	6,0	18.60	2,1	»
Sérine..........	0,23	0,6	0,7	+	0,56	0,12	0,57	0,4	7,8
Ac. glutamique..	11,0	7,7	3,0	0,8	1,73	31,5	18,28	0,88	»
Ac. aspartique...	1,2	3,1	2,5	+	4,43	1,3	1,41	0,56	»
Tyrosine	4,5	2,1	4,6	0,3	1,33	2,4	3,55	0	»
Phénylalanine...	3,2	3,1	3,0	3,9	4,24	2,6	4,87	0	»
Tryptophane.....	1,5	+	+	+	+	+	0	0	»
Proline..........	3,1	1,0	+	1.7	2,34	2,4	6,53	5,2	11,0
Oxyproline	0,25	+	+	+	1,04	+	»	3,0	»
Arginine	4,84	+	2.25		5,42	3,4	1,16	7,62	77,4
Histidine	2,59	+	+	0,3	10,96	1,7	0,43	0,40	0
Lysine	5,8	+	+		4,28	0	0	2,75	0
Cystine..........	0,06	2,3	+	+	0,31	+	»	+	

Ce tableau appelle les remarques suivantes :

1º Certaines albumines renferment du tryptophane, la caséine, par exemple; d'autres, comme la gélatine et la zéine, n'en renferment pas. Or, les animaux qui ne reçoivent comme aliment quaternaire que de la gélatine ou de la zéine, privées l'une et l'autre de tryptophane, ne tardent pas à succomber : si on vient à ajouter du tryptophane à la ration, la survie est prolongée. Il semble donc que ce composé soit indispensable pour donner à une matière protéique toute sa valeur alimentaire ;

2º Le glycocolle est absent ou ne se rencontre qu'en très petites quantités dans les albumines altérables et d'une digestion facile (albumine de l'œuf, vitelline, caséine, etc.). Il abonde dans des matériaux peu attaquables par les sucs digestifs (élastine) ;

3º Les protamines du sperme sont très riches (près de 80 p. 100) en diamines (arginine, histidine, lysine). Cette proportion s'abaisse à quelques centièmes pour la plupart des autres protéines, sauf pour l'hémoglobine, dont la teneur en histidine est élevée ;

4° On remarquera la richesse en acide glutamique des albumines végétales (zéine, gliadine) par rapport aux albumines d'origine animale.

Il résulte de ces observations que les matières protéiques présentent entre elles de profondes différences de constitution chimique qui se traduisent par des oppositions non moins accusées dans l'ordre biologique. Au point de vue de leur digestibilité, de leur valeur alimentaire, elles ne sont pas équipollentes, et l'étude de leur constitution permettra, sans doute, de substituer un jour aux classifications actuelles une classification plus rationnelle.

Si on considère que les acides aminés dont il vient d'être question se rencontrent partout dans l'économie au cours de la dégradation physiologique des matières protéiques (le glycocolle dans la bile ; la leucine et la tyrosine dans le foie ; les dérivés du tryptophane, le glycocolle, la cystine, dans l'urine ; tous ces acides aminés dans le tube digestif, etc., etc.) ; si on ajoute enfin que l'étude de ces composés est indispensable à la connaissance de la digestion intestinale des albumines, inintelligible quand on n'a pas recours à ces notions, facile à comprendre quand on les possède, on se convaincra aisément de l'importance primordiale des acides aminés en biochimie.

Les produits libérés par l'hydrolyse acide des matières protéiques se retrouvent identiques quand, au lieu d'attaquer ces substances par des acides minéraux à l'ébullition, on les soumet à une digestion prolongée, à 37°, au contact du suc pancréatique et du suc intestinal. Les deux méthodes, chimique et physiologique, aboutissent aux mêmes termes et des résultats de l'une on peut déduire des notions applicables à l'autre. C'est encore un point dont il n'est pas besoin de signaler l'importance.

c. *Autres dérivés.* — Il n'y a pas que des amino-acides dans le complexe moléculaire des albumines. Certaines espèces, la mucine des divers mucus, la sérum-albumine, etc., donnent.

.2

parmi leurs produits de décomposition, un sucre réducteur azoté, la glucosamine $CH^2OH — CH.OH — CH.OH — CH.OH — CH.NH^2 — CHO$ et aussi d'autres composés appartenant au groupe des hydrates de carbone (FISCHER, HUGOUNENQ et MOREL).

D'autres substances albuminoïdes renferment, en même temps que les acides aminés habituels, des groupements dits prosthétiques : l'hémoglobine donne par décomposition un pigment noir ferrugineux, l'hématine ; les nucléo-albumines libèrent par hydrolyse de l'acide phosphorique, des corps puriques, des sucres ; d'autres protéines contiennent des complexes spéciaux où entrent l'iode, l'arsenic, etc., etc.

3° Conclusions. — Les acides aminés que l'hydrolyse acide ou la décomposition par les sucs digestifs détache des matières protéiques y préexistent soudés les uns aux autres pour former des sortes de chaînes dont les amino-acides représenteraient les chaînons.

Ainsi, par exemple, l'alanine et le glycocolle s'unissant avec perte d'eau pourront former un complexe, l'alanyl-glycocolle.

$$CH^3 — CH.NH^2 — COOH + NH^2.CH^2 — COOH$$
$$= CH^3 — CH.NH^2 — CO — NH.CH^2 — COOH + H^2O$$

Alanyl-glycocolle.

Cette combinaison pourra s'unir à son tour à un troisième acide aminé, la leucine

$$\begin{matrix} CH^3 \\ \\ CH^3 \end{matrix}\Big\rangle CH — CH^2 — CH.NH^2 — COOH$$

pour former une chaîne plus longue, l'alanyl-glycyl-leucine.

$$CH^3 — CH.NH^2 — CO — NH.CH^2 — CO — NH.CH \underset{\underset{\overset{|}{CH}}{\underset{CH^3\;CH^3}{\wedge}}}{\overset{\overset{COOH}{|}}{\underset{|}{CH^2}}}$$

Alanyl-glycyl-leucine.

Toujours par la même voie, on peut souder à ce corps déjà compliqué une, deux, trois, quatre..., etc., molécules d'acides aminés nouveaux ou identiques, et on obtient ainsi des complexes très lourds dont les propriétés se rapprochent de plus en plus de celles des matières protéiques proprement dites. On donne le nom générique de *peptides* à ces combinaisons d'acides aminés obtenues par condensation avec perte d'eau du groupe NH^2 de l'un des acides avec le carboxyle $COOH$ de l'autre. De telle sorte que $NH^2.R — COOH$ représentant un acide aminé, la formule générale des peptides sera :

$$NH^2.R — CO — NH.R' — CO — NH.R'' — CO$$
$$— NH.R''' — CO\dots, \text{etc.}$$

Quand deux acides seulement sont ainsi condensés, le produit est une *dipeptide* ; si trois viennent à se souder, ils forment une *tripeptide* ; une *tétrapeptide*, s'ils sont au nombre de quatre, et ainsi de suite. Le terme de *polypeptides* s'applique aux groupements formés par l'union de plusieurs amino-acides, qu'ils soient différents ou identiques.

FISCHER et ses élèves ont réussi à préparer, en partant des acides aminés libres, des polypeptides très nombreuses et dont quelques-unes ne contiennent pas moins de 18 molécules amino-acides élémentaires, réalisant ainsi une chaîne à 18 maillons (*octodécapeptide*). MAILLARD a pu également condenser des acides aminés en les chauffant à température élevée, au sein de la glycérine.

D'autre part, au cours de l'hydrolyse acide comme aussi de la décomposition par les sucs digestifs des matières protéiques, tous les acides aminés ne se séparent pas à l'état de liberté ; des groupes entiers se détachent, formés de deux, trois, quatre..., etc., acides ayant conservé leurs connexions réciproques. En d'autres termes, quand la chaîne moléculaire se rompt, à côté des chaînons isolés, on trouve des fragments de la chaîne primitive formés par deux, trois, quatre, ou un plus grand nombre de maillons : ce sont des *polypeptides naturels*, par opposition aux *polypeptides artificiels* ou *synthétiques* dont on a parlé plus haut (FISCHER et ABDERHALDEN).

Or, naturels ou artificiels, ces peptides ont entre eux les plus grandes analogies et la synthèse a permis de reproduire identiquement des espèces rencontrées parmi les produits d'hydrolyse d'une matière protéique. Inversement, on a identifié à des produits synthétiques des peptides naturelles.

Le nombre des peptides théoriquement possibles est immense ; avec un nombre relativement restreint d'acides aminés (une vingtaine), la nature peut réaliser l'infinie variété des matières albuminoïdes qui diffèrent selon les espèces, peut-être suivant les individus et, chez le même individu, d'après les catégories de cellules.

Les peptides les plus simples sont des corps susceptibles de cristalliser, plus ou moins solubles dans l'eau, de saveur amère, actifs sur la lumière polarisée. À mesure que la molécule se complique et que de nouveaux maillons viennent s'ajouter à la chaîne, la solubilité dans l'eau s'accentue, en même temps que les caractères des peptones apparaissent : la solution aqueuse mousse facilement, donne la réaction du biuret, précipite par le tanin, l'acide phospho-tungstique, le sulfate d'ammoniaque solide ajouté en excès, etc., etc.

Si on soumet ces peptides à une hydrolyse énergique et prolongée, elles se scindent en donnant les acides aminés qui les constituent.

La ressemblance des peptides avec les matières protéiques va jusqu'à la digestibilité. On a réussi à obtenir par synthèse des peptides qui sont hydrolysées par le suc pancréatique (FISCHER et ABDERHALDEN). Mais cette intéressante propriété est influencée par des facteurs en apparence insignifiants, en réalité de première importance. Il suffit, dans une peptide déterminée, attaquable par les sucs digestifs, de substituer un acide aminé à son isomère optique, l'alanine gauche par exemple à l'alanine droite ou vice versa, pour voir disparaître la digestibilité. Ainsi, le suc pancréatique, qui attaque la *d*-alanyl-*d*-alanine, est sans action sur la *d*-alanyl-*l*-alanine ; de même pour la *l*-leucyl-*l*-leucine d'une part, et la *l*-leucyl-*d*-leucine de l'autre, etc., etc. Les actions diastasiques distinguent donc les détails de structure moléculaire les plus délicats et se montrent, suivant les cas, efficaces ou inactives, de même que certaines serrures ne peuvent être ouvertes que par des clefs dont la forme est exactement adaptée aux pièces de leur mécanisme.

Il est des polypeptides, surtout parmi celles qui sont riches en glycocolle et en acide glutamique, qui sont remarquablement résistantes à l'action hydrolysante des acides comme à celle des sucs digestifs. Kühne avait désigné sous le nom d'*antipeptones* ces fragments de la molécule protéique réfractaires à la digestion.

En résumé, les matières protéiques nous apparaissent comme constituées surtout, sinon exclusivement, par des acides aminés soudés les uns aux autres. Ces différents acides entrent dans la molécule, suivant des proportions très variables : l'un y sera représenté n fois, l'autre 20, 30, 40, n fois ; les molécules d'un même acide peuvent n'être pas groupées en un bloc, mais, au contraire, inégalement réparties, tantôt soudées ensemble, tantôt avec des acides aminés différents. Ce sont là des particularités qu'on n'est pas encore en état d'élucider avec précision ; mais, ce qu'il importe de retenir, c'est que :

1° Les peptides ou produits de condensation d'acides aminés identiques ou différents sont des fragments de la molécule protéique ;

2° Celle-ci, à son tour, comparable à une longue chaîne dont les acides aminés sont les maillons, doit être considérée comme une polypeptide extrêmement complexe.

CHAPITRE II

PRINCIPAUX TYPES DE MATIÈRES ALBUMINOIDES
CLASSIFICATION

A défaut d'une classification rationnelle qui, dans l'état actuel de nos connaissances, n'est pas encore réalisée, on a groupé les substances protéiques autour de quelques types fondamentaux.

Pour créer de nouvelles espèces ou établir des rapprochements, on s'arrêtait autrefois à des caractères tirés de la précipitation par les sels alcalins ou alcalino-terreux (chlorure de sodium, sulfate de magnésie, acétate de potasse, sulfate d'ammoniaque). Ce système de classification n'a pas peu contribué à rendre extrêmement compliquée l'étude déjà si difficile des albumines, en introduisant dans les esprits l'idée fausse d'une précision scientifique que le sujet ne comporte pas. Duclaux a montré tout ce que ces caractères avaient de relatif et combien ils étaient insuffisants pour justifier la création de nouvelles espèces.

Si, au lieu de s'adresser à une action brutale, comme celle des agents de précipitation, on cherche des rapprochements basés sur les propriétés et la constitution chimiques, on réussit à dresser une classification plus naturelle.

1° Albumines. — Dans un premier groupe, celui des albumines vraies, nous confondrons, sans égard pour des différences plus apparentes que réelles : les albumines de l'œuf (blanc et jaune), du muscle, du globule sanguin, du lait, la fibrine et les albumines du plasma, les albumines végétales (le gluten, la légumine).

En groupant ces corps ensemble, on n'entend pas méconnaître leurs différences ; mais, toutes ces albumines présentent des propriétés communes très importantes, tirées de leur constitution chimique et devant lesquelles disparaissent les caractères distinctifs qui servent à les subdiviser.

Tout d'abord, leur composition chimique élémentaire diffère fort peu d'une espèce à l'autre, ainsi que le montre le tableau suivant :

	Albumine de l'œuf.	Sérine.	Légumine des fèves.	Fibrine.	Moyenne.
C	52,7	53,4	52,1	52,7	52,9
H	7,1	7,2	7,0	7,0	7,1
N	16,5	15,8	17,7	16,6	16,4
S	1,8	1,3	0,3	1,6	1,2
O	21,9	22,3	22,9	22,7	22,4

En second lieu, ces albumines se comportent de la même façon vis-à-vis des réactifs généraux. Elles se dédoublent par hydrolyse acide ou diastasique, en donnant à peu près les mêmes produits, mais non pas dans les mêmes proportions. Elles forment, en résumé, une classe naturelle, malgré quelques différences qui s'accuseront mieux, quand nous étudierons les milieux naturels où ces matériaux ont pris naissance et d'où on ne les extrait peut-être pas sans les modifier. De même, c'est à propos du lait que viendra l'étude de ses matières protéiques. On confond, du reste, sous le nom de caséine des corps très différents : les uns n'abandonnent après l'action de la pepsine que des traces de nucléines, ce sont des albumines ; les autres fournissent, après digestion, un résidu inattaquable de nucléine qui peut atteindre 5 et 6 p. 100.

On distingue habituellement dans le groupe des albumines celles qui se dissolvent dans l'eau (*albumines* proprement dites) de celles qui ne se dissolvent que dans les solutions étendues de divers sels (NaCl, SO⁴Mg) ; on désigne ces dernières sous le nom de *globulines*. Il ne faut pas attribuer beaucoup d'importance à cette subdivision fondée sur des caractères physiques, sans fixité et d'ailleurs arbitraires.

2° Nucléo-protéides. — Ces composés constituent la

matière principale des noyaux cellulaires ; on les rencontre aussi à l'état de fines granulations dans le protoplasma des cellules ; ils sont donc répartis dans tous les tissus de l'organisme. Ils jouent un rôle certainement très actif et peut-être prépondérant dans les procès chimiques qui donnent à une cellule ou à un tissu déterminé les caractères physiologiques qui lui sont propres. C'est ainsi que plusieurs réactions biochimiques provoquées par les globules blancs doivent être attribués aux nucléo-albumines ; il n'est pas jusqu'à leur rôle de défense contre les microbes et leurs produits de sécrétion qui ne puisse être mis sur le compte des nucléo-albumines ou de leurs dérivés. L'intervention des leucocytes dans la coagulation du sang est justiciable de la même explication. Beaucoup d'autres actions diastasiques, sinon toutes, paraissent devoir être rattachées à des nucléo-protéides.

Les nucléo-protéides sont des corps amorphes, blancs ou grisâtres, insolubles dans l'eau, solubles dans les alcalis, de nature acide, par conséquent. Ils contiennent C, H, O, N et, en même temps que ces quatre éléments, du phosphore. L'étude de leur dédoublement montre que ces corps sont constitués par deux ordres de composés :

1° Des substances albuminoïdes qui peuvent être des albumines proprement dites (sperme et noyaux cellulaires des animaux supérieurs), ou des matières protéiques spéciales, telles que les protamines des spermes de poisson, les histones ;

2° Un groupement azoté et phosphoré particulier, les *nucléines*.

Quand on soumet les nucléo-protéides à la digestion pepsique, les nucléines restent sous la forme de corps blancs grisâtres, solides, amorphes, insolubles dans l'eau, l'alcool et les acides, solubles dans les alcalis et les sels alcalins (carbonates, phosphates), azotés et phosphorés.

Les acides dilués dédoublent les nucléines, en donnant des matières albuminoïdes ou leurs produits d'hydrolyse et des *acides nucléiniques*, poudres blanches peu solubles qui diffèrent suivant la nature de la nucléo-protéide primitive.

Les *acides nucléiniques* sont des corps amorphes, blancs,

insolubles dans l'eau, solubles dans les bases alcalines, avec lesquelles ils se combinent pour donner des sels. Ils sont riches
en phosphore et plus pauvres en azote que les albumines,
comme le prouve l'analyse suivante qui est celle d'un acide
nucléinique provenant du thymus :

$$
\begin{aligned}
&C\dots\dots\dots\dots\dots\dots\dots\dots\dots\dots\ 37{,}4 \text{ p. } 100\\
&H\dots\dots\dots\dots\dots\dots\dots\dots\dots\dots\ \ 4{,}9\ \ —\\
&N\dots\dots\dots\dots\dots\dots\dots\dots\dots\dots\ \ 8{,}2\ \ —\\
&P\dots\dots\dots\dots\dots\dots\dots\dots\dots\dots\ 12{,}0\ \ —\\
&O\dots\dots\dots\dots\dots\dots\dots\dots\dots\dots\ 37{,}4\ \ —
\end{aligned}
$$

Ils se combinent avec les albumines et les précipitent :
ils jouissent de la propriété singulière de dissoudre l'acide
urique (MONOTOSUKE GOTO).

L'hydrolyse avec l'acide sulfurique étendu dédouble les
acides nucléiniques en donnant des dérivés nombreux et très
différents les uns des autres. Ce sont :

1° De l'acide phosphorique PO^4H^3 et quelquefois de l'acide
métaphosphorique $P^2O^6H^2$;

2° Des hydrates de carbone ordinaires en C^6 et parfois des
pentoses en C^5, tels que le *l*-xylose ou le ribose $C^5H^{10}O^5$ (HAM-
MARSTEN) ;

3° Le groupe des corps pyrimidiques : la *cytosine* et la *thymine* dérivés de la pyrimidine :

$$
CH \underset{\displaystyle N=CH}{\overset{\displaystyle N=CH}{<\quad>}} CH
$$

Pyrimidine.

$$
CO \underset{\displaystyle NH-CH}{\overset{\displaystyle N=C.NH^2}{<\quad>}} CH
\qquad\qquad
CO \underset{\displaystyle NH-CH}{\overset{\displaystyle NH-CO}{<\quad>}} C.CH^3
$$

Cytosine.   **Thymine.**

Ces composés, qui font défaut dans quelques acides nucléiniques, sont voisins des corps puriques dont nous allons maintenant parler ;

4° Des *corps puriques* au nombre de deux ; l'*adénine* et la
guanine, les seuls qui préexistent dans la molécule ; mais,
au cours de l'hydrolyse et aux dépens de ces deux principes,

deux autres composés, appartenant au même groupe, prennent

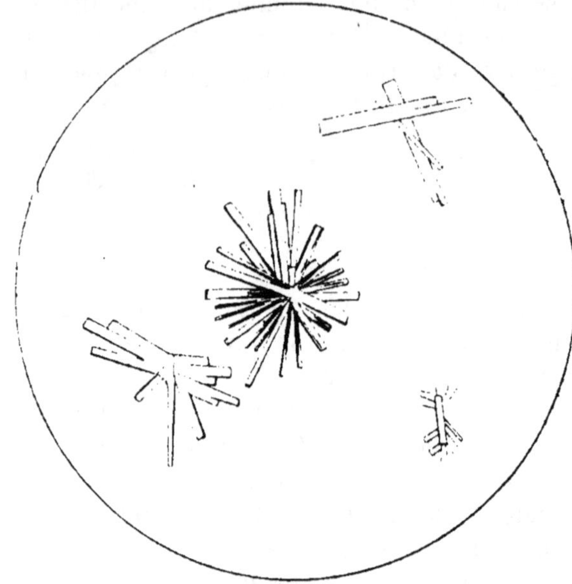

Fig. 10.
Guanine, d'après A. Morel.

naissance secondairement : l'hypoxanthine et la xanthine.
Tous les quatre dérivent de la purine :

$$N = CH$$
$$CH \diagdown \quad C - NH$$
$$\diagup \quad \| \quad \diagdown CH$$
$$N - C - N$$
Purine.

$$N = C.NH^2 \qquad\qquad NH - CO$$
$$CH \diagdown \quad C - NH \qquad C.NH^2 \diagdown \quad C - NH$$
$$\diagup \quad \| \quad \diagdown CH \qquad\qquad \diagup \quad \| \quad \diagdown CH$$
$$N - C - N \qquad\qquad N - C - N$$
Adénine.   Guanine.

$$NH - CO \qquad\qquad NH - CO$$
$$CH \diagdown \quad C - NH \qquad CO \diagdown \quad C - NH$$
$$\diagup \quad \| \quad \diagdown CH \qquad\qquad \diagup \quad \| \quad \diagdown CH$$
$$N - C - H \qquad\qquad NH - C - N$$
Hypoxanthine.   Xanthine.

Nous verrons plus tard que de ces composés provient l'acide urique urinaire, lequel est, lui aussi, un corps purique :

$$CO\Big\langle\begin{array}{l}NH-CO\\[2pt]C\;-NH\\[2pt]\|\;\\[2pt]NH-C\;-NH\end{array}\Big\rangle CO$$

Acide urique.

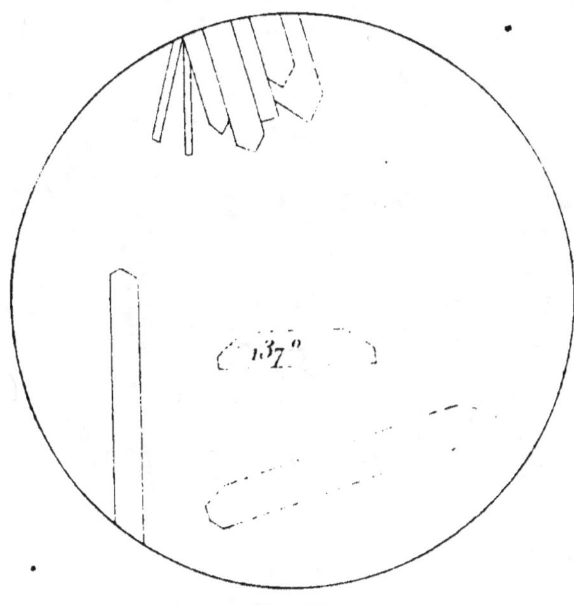

Fig. 11.

Chlorhydrate d'adénine, d'après A. MOREL.

Les corps puriques sont cristallisables, mais souvent amorphes, blancs, très peu solubles dans l'eau, susceptibles de se combiner avec les bases et aussi avec les acides ; plusieurs d'entre eux forment des dérivés bien définis avec l'acétate de cuivre, le chlorure de platine et le nitrate d'argent nitrique. Quelques-uns, oxydés par l'acide azotique ou par le chlore naissant, puis traités par l'ammoniaque, développent de belles colorations rouges (réaction de la murexide ; réaction de WEIDDEL). Nous retrouverons par la suite les corps de ce groupe important.

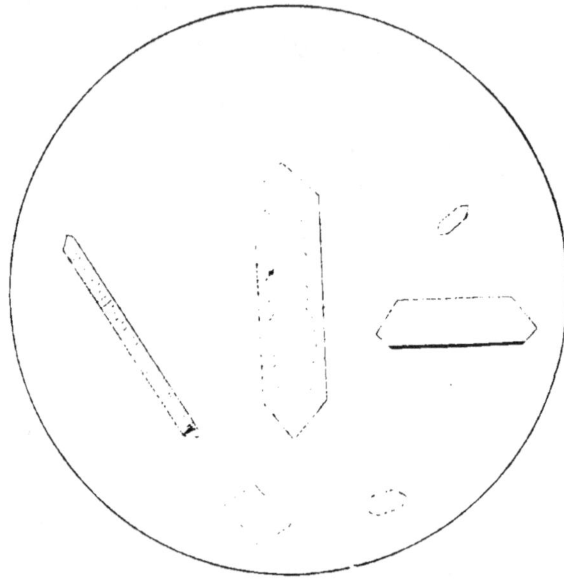

Fig. 12.

Hypoxanthine, d'après A. MOREL.

Le tableau suivant résume les transformations des nucléo-protéides :

Nucléo-protéides.

(moins de 1 % de Ph.)
dédoublées par pepsine + HCl
en :

ALBUMINES   NUCLÉINES (2 à 7 % de Ph.).
ou dérivés.   En solution alcaline alcoolique,
                   se dédoublent par les acides
                   en :

Albumines   Acides nucléiniques (9 à 10 % de Ph.).
ou dérivés.   Se dédoublent par les acides étendus
                   en :

Acide phosphorique ou méta-phosphorique.	Dérivés de la pyrimidine	Corps dérivés de la purine	Hydrates de carbone en C^6 ou en C^5
	$N = CH$	$N = CH$	
	$CH \quad CH$	CH $C - NH$	
	$N - CH$	$N - C - N$ CH	

3º Hémoglobines. — Ce sont des composés formés par l'union d'une matière albuminoïde incolore et possédant les propriétés générales des albumines ordinaires avec des pigments ferrugineux noir, les hématines.

Le groupe prosthétique, qui pour les nucléo-protéides était représenté par les nucléines, l'est ici par le pigment.

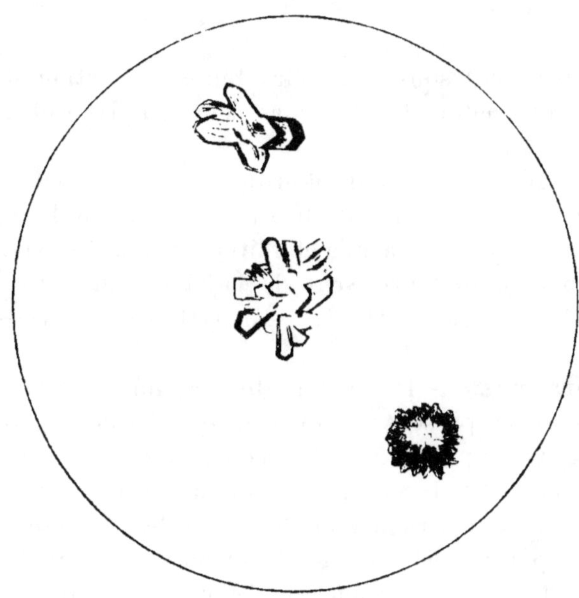

Fig. 13.

Nitrate de xanthine, d'après A. Morel.

4º Corps albumoïdes. — Dans une troisième classe de matières albuminoïdes figurent des matériaux plus simples, de poids moléculaire moins élevé que les précédents : ce sont des composés dont le dédoublement ne fournit pas de tyrosine. mais beaucoup de glycocolle. Les substances fondamentales de l'os et du cartilage, leurs principaux dérivés (gélatine, chondrine) sont les représentants les plus importants de ce groupe de corps habituellement désignés sous le nom de *matières collagènes*.

Leur composition élémentaire diffère déjà sensiblement de

celle des albumines vraies, comme l'indique le tableau suivant :

	Osséine.	Albumine.
C	50,1 p. 100	52,9 p. 100
H	7,1 —	7,1 —
N	18,5 —	16,4 —
S	⎰ 24,2 —	1,2 —
O	⎱	"

Ces substances sont très réfractaires à l'action des sucs digestifs, comme tous les protéides riches en glycocolle.

5° Mucoïdes. — On range d'ordinaire dans la même famille les mucines du mucus nasal, du suc gastrique, de la bile, etc. Les mucines, soumises à une ébullition prolongée avec l'acide sulfurique étendu, fournissent de la glucosamine :

$$CH^2.OH — CH.OH — CH.OH — CH.OH — CH.NH^2 — CHO.$$

6° Kératines. — Presque toutes les matières protéiques que nous avons passées en revue jusqu'ici sont digérées par la pepsine, y compris les matières collagènes, de digestion déjà difficile cependant. Il n'en est pas de même des albuminoïdes qui forment la quatrième famille, celle des matières kératiniques. La pepsine est sans action sur eux. Ce sont des corps insolubles dans l'eau et remarquablement résistants à l'action des réactifs.

A l'inverse des corps albumoïdes, les kératines contiennent des noyaux aromatiques (tyrosine, phénylalanine) et peu de glycocolle. Elles sont très riches en soufre, par suite de leur haute teneur en cystine.

L'épiderme, les cheveux, les poils, la corne des ruminants sont constitués par des substances de ce groupe.

7° Protamines et histones. — Les protamines sont des bases énergiques qui paraissent constituer le groupe des albumines les plus simples que nous connaissions ; elles contiennent jusqu'à 30 p. 100 d'azote. Comme les albumines, elles donnent la réaction du biuret, précipitent par le ferrocyanure acétique et sont dédoublées par la trypsine du pancréas en donnant des amino-acides. Traitées par les acides dilués à l'ébullition, les protamines donnent d'abord des composés comparables aux peptones et qu'on désigne sous le nom de *protones*, puis de l'arginine (80 p. 100 et plus de l'azote total) et très peu d'acides mono-aminés (sérine, valine, proline). Ces matières protéiques très simples sont des embryons d'albumine (Kossel). Les protamines constituent un des éléments les plus importants des spermes de divers poissons où elles sont combinées à l'acide nucléique.

On donne le nom d'*histones* à des albumines basiques précipitées de leurs dissolutions par l'ammoniaque et dont le dédoublement par les acides fournit une forte proportion de diamines, spécialement d'arginine (Kossel). Les histones sont peut-être des combinaisons de protamines avec des albumines.

8° Albumoses et peptones. — Ce groupe comprend des corps formant, pour ainsi dire, la transition entre les matières albuminoïdes et les acides aminés qui en dérivent.

Albumoses et peptones ne sont, en réalité, que des mélanges de polypeptides, c'est-à-dire de groupements fragmentaires provenant de la rupture de la molécule protéique par l'hydrolyse minérale ou par l'action des sucs digestifs. Comme nous le verrons plus tard, ces fragments, d'abord volumineux, se rompent à leur tour, et les produits formés se rapprochent de plus en plus des acides aminés, lesquels représentent les termes de cette régression. On a essayé d'établir des subdivisions dans cette catégorie touffue et confuse de matériaux complexes; elles sont, pour la plupart, artificielles.

On se contente de diviser en deux grandes catégories les dérivés qui proviennent de la désagrégation des albumines; on les distingue par la réaction du biuret (coloration violette par le sulfate de cuivre et la potasse) en : corps *biurétiques* et corps *abiurétiques*. Ces derniers comprennent les acides aminés ; les corps biurétiques ne sont autre chose que le mélange de polypeptides désignées autrefois sous le nom d'albumoses et de peptones. Rappelons cependant que certains auteurs distinguent encore aujourd'hui les albumoses des peptones, en ce que les albumoses sont précipitées par le sulfate d'ammoniaque ajouté à saturation, tandis que les peptones ne le sont pas. Il ne convient pas d'ajouter beaucoup d'importance à cette distinction.

Les peptones du commerce sont des corps amorphes, blancs, franchement solubles et avec un dégagement de chaleur sensible, dialysables dans une assez large mesure. Les peptones sont précipitées de leurs solutions aqueuses par un excès d'alcool fort. Elles sont lévogyres comme les albumines, dont elles se séparent par les propriétés suivantes. La chaleur, les acides (sauf l'acide métaphosphorique), le ferrocyanure acétique, les sels neutres alcalins ou magnésiens ne les coagulent ni ne les précipitent, du moins quand elles ne contiennent pas d'albumine. Par contre, les réactifs alcaloïdiques (tanin, iodures doubles, etc.) agissent très nettement en liqueur acide. La réaction du biuret fournit avec les peptones une coloration violet-rose, souvent utilisée en analyse.

La composition centésimale des albumines et des peptones ne diffère presque pas.

	Albumine de l'œuf.	Peptone d'albumine.
C...................	52,7	52.3
H...................	7,1	7,05
N...................	16,5	16,38
S...................	»	»
O...................	»	»

Le tableau suivant résume la classification exposée ci-dessus :

| I. — ALBUMINES PROPREMENT DITES. | Molécules très complexes. Composition chimique peu éloignée de : $C = 52,9$; $H = 7,1$; $N = 16,4$. Donnent de la tyrosine par hydrolyse. Subissent la peptonisation sous l'influence de la pepsine en liqueur acide. | Albumine de l'œuf. — du plasma. — du muscle. — du lait. Stroma des globules rouges. Fibrine. Gluten. Légumine. |
| II. — NUCLÉOPROTÉIDES. | Dédoublables en : 1° albumines et 2° acides nucléiniques, résolvant en : acide phosphorique, hydrates de carbone, corps puriques et corps pyrimidiques. | |

III. — HÉMOGLOBINES.	Formées par l'union d'une matière protéique avec un pigment noir, ferrugineux (hématine).	
IV. — KÉRATINE.	Matière cornée élastique, très résistante. Composition voisine de : $C = 51,0$; $H = 6,8$; $N = 17$; $S = 1,5$ à 5.	Matières protéiques des cheveux. — de la corne. — du tissu conjonctif. — de l'épiderme.
	Donne de la tyrosine par hydrolyse. Réfractaire à la digestion intestinale.	
V. — CORPS ALBUMOÏDES.	Molécules moins complexes. Composition voisine de : $C = 50,4$; $H = 7,4$; $N = 18,5$; $S = 1,0$	Osséine. Cartilagéine. Gélatine. Chondrine.
	Ne donnent pas de tyrosine par hydrolyse. Difficilement attaqués par les sucs digestifs.	
VI. — MUCOÏDES.	Fournissent par dédoublement un sucre azoté réducteur, la glucosamine.	Mucines diverses.
VII. — PROTAMINES.	Albumines relativement simples. Propriétés basiques énergiques. Fournissent beaucoup de diamines par dédoublement. Attaquables par la trypsine du pancréas.	Clupéine, sturine, salmine des spermes de poissons.
VIII. — ALBUMOSES ET PEPTONES.	Produits de la digestion pepsique ou pancréatique des albumines. Formées par hydratation de ces dernières. Solubilité dans l'eau. Dialysabilité. Peptones et albumoses ne sont que des mélanges de polypeptides.	Peptones du commerce.

CHAPITRE III

HYDRATES DE CARBONE

On donne le nom d'*hydrates de carbone* à des composés organiques ternaires plusieurs fois alcool, et qui renferment généralement, en dehors du carbone, l'hydrogène et l'oxygène, exactement dans les mêmes proportions que l'eau. Tels sont : le glucose $C^6H^{12}O^6$, le sucre de canne ou saccharose $C^{12}H^{22}O^{11}$, les pentoses $C^5H^{10}O^5$, etc.

A ces corps est dévolu dans l'organisme un rôle physiologique des plus importants, comme producteurs d'énergie calorifique et mécanique ; aussi, convient-il de faire une étude détaillée de ceux d'entre eux qui se forment dans l'économie et, auparavant, de déterminer la place qu'ils occupent dans la série, les rapports qui les relient aux substances voisines. Nous classerons les hydrates de carbone en deux groupes :

1° *Sucres*, tels que le glucose, le sucre de canne, la maltose ;

2° *Anhydroses*, tels que l'amidon, le glycogène.

§ 1. — SUCRES

1° Généralités. — Les recherches de FISCHER et de ses élèves ont élucidé la constitution des sucres et permis de faire la synthèse de la plupart d'entre eux.

Nous définirons les matières sucrées, du moins celles qui nous intéressent, en disant que ce sont des alcools polyatomiques possédant en même temps soit la fonction aldéhydique CHO, soit la fonction cétonique CO : le glucose $CH^2.OH — (CH.OH)^4 — CHO$ ou la lévulose $CH^2.OH — (CH.OH)^3 — CO — CH^2.OH$.

Il existe des sucres à molécule simple, pourrait-on dire,

non dédoublable, comme le glucose lui-même, $C^6H^{12}O^6$, l'arabinose $C^5H^{10}O^5$. D'autres sucres, au contraire, sont constitués par l'union, avec perte d'eau, de deux molécules des corps précédents : ainsi, la saccharose ou sucre de canne $C^{12}H^{22}O^{11}$, que les acides dilués dédoublent très facilement, vers 70°, par fixation d'eau, en deux corps de formule $C^6H^{12}O^6$, le glucose et la lévulose :

$$C^{12}H^{22}O^{11} + H^2O = C^6H^{12}O^6 + C^6H^{12}O^6$$

Sucre de canne.   Glucose.   Lévulose.

Le sucre de canne, dédoublable, constitué par l'union de deux composés en $C^6H^{12}O^6$, est un *disaccharide*, tandis que le glucose, la lévulose, non dédoublables, font partie d'un autre groupe, celui des *monosaccharides*. On conçoit, et il existe d'ailleurs, des sucres formés par l'union de trois monosaccharides : ce sont les *trisaccharides*, et ainsi de suite. Mono, di, tri... saccharides..., ces termes expriment donc le degré de complication des molécules sucrées. Étudions séparément chacune de ces classes.

a. *Monosaccharides.* — Il ne faudrait pas croire que tous les sucres soient en $C^6H^{12}O^6$; il en est en $C^3H^6O^3$, en $C^5H^{10}O^5$, en $C^7H^{14}O^7$, en $C^8H^{16}O^8$, etc. On les divise habituellement, suivant le nombre de leurs atomes de charbon, en *trioses*, *tétroses*, *pentoses*, *hexoses*, *heptoses*, *octoses*, *nonoses*, et ainsi de suite, suivant que ces sucres sont en C^3, C^4, C^5, C^6, C^7, C^8, C^9, etc.

De tous ces groupes, le plus important est, sans contredit, celui des hexoses en $C^6H^{12}O^6$ qui comprend, entre autres corps : le glucose, la galactose, la lévulose, la mannose. Parmi ces hexoses, les unes possèdent une fonction aldéhydique (CHO) : c'est le cas du glucose, par exemple ; on les appelle des *aldohexoses*. Les autres, comme la lévulose, sont, au contraire, acétoniques (CO): ce sont les *céto-hexoses*. Les sucres à 7, 8 et 9 atomes de charbon sont, pour nous, beaucoup moins importants que ceux en C^6 ; nous ne nous en occuperons pas.

Le groupe des pentoses comprend des corps en $C^5H^{10}O^5$, réducteurs de la liqueur de Fehling, mais non fermentescibles (arabinose, xylose, etc.). Quelques-uns de ces sucres en C^5 prennent naissance dans le dédoublement des nucléines et apparaissent quelquefois dans l'urine.

b. *Disaccharides.* — La constitution de ces sucres est moins bien connue que celle des monosaccharides, la synthèse n'ayant pas encore déterminé exactement leur structure; mais l'importance de ces composés n'en est pas moins très grande, puisqu'on trouve parmi les disaccharides en $C^{12}H^{22}O^{11}$: le sucre de canne, la maltose, le sucre de lait.

c. *Trisaccharides.* — Cette classe de sucres comprend des corps formés par l'union de trois monosaccharides avec élimination de deux molécules d'eau. Ce sont : la mélézitose et la raffinose, l'une et l'autre en $C^{18}H^{32}O^{16}$; nous n'avons pas à en parler.

2° Monosaccharides. — Nous ne décrirons que le glucose et la lévulose.

A. Glucose :

a. *Etat naturel.* — Le glucose droit ordinaire ou *fructose,*

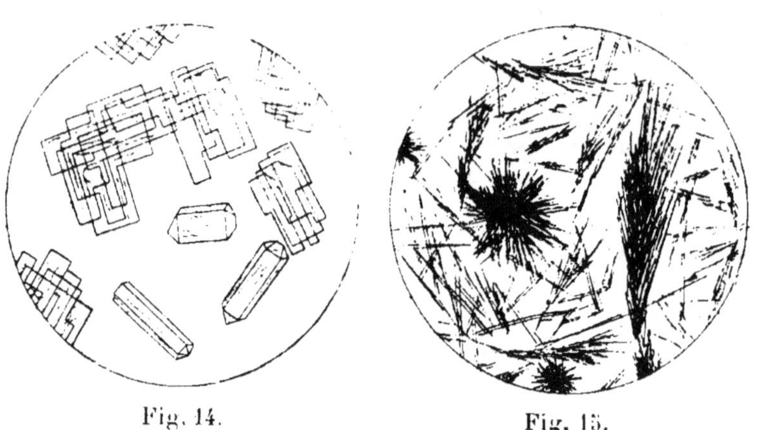

Fig. 14.

Glucose.

Fig. 15.

Phénylglucosazone.

très répandu dans le règne végétal, où on le rencontre dans presque tous les fruits sucrés (raisins, prunes, etc.), n'est pas moins répandu dans l'économie animale. On le trouve dans le foie, le sang, la lymphe, le contenu intestinal, le chyle, les muscles. Il en existe de petites quantités dans l'urine physiologique ; dans certains états pathologiques, la glycosurie peut s'élever à 80, 100 grammes et plus, par litre.

b. *Propriétés*. — Le glucose $C^6H^{12}O^6$ est un corps solide, en masses blanches formées par un feutrage de fines aiguilles microscopiques, de saveur douceâtre, deux fois moins sucrées que le sucre de canne anhydre. Il fond à 196° et ne se volatilise pas. Il peut cristalliser hydraté avec une molécule d'eau. Il est très soluble dans l'eau (81,68 p. 100 à + 17°,5), beaucoup moins soluble dans l'alcool fort (2 p. 100 à froid, 8 à 10 p. 100 à chaud). Le pouvoir rotatoire dépend de la concentration ; d'abord très élevé, il s'abaisse graduellement pour s'arrêter à $\alpha_p = +$ 52°,52 pour le glucose anhydre (solution à 1 p. 100).

Le glucose brunit sous l'influence des alcalis, à chaud. Ses propriétés réductrices sont très souvent utilisées en analyse, comme nous le verrons plus tard : il réduit les sels cuivriques, ceux d'argent, d'or, de bismuth, de mercure, l'indigo bleu, le ferricyanure. Ces réductions ne se font bien qu'en liqueur alcaline ; elles s'expliquent par la fonction aldéhydique du glucose.

Le glucose s'unit à la phénylhydrazine pour donner de la phénylglucosazone, en aiguilles cristallines jaunes, fusibles à 205°, de formule $C^{18}H^{22}N^4O^4$.

Enfin, le glucose subit plusieurs fermentations : alcoolique, lactique, butyrique, dont il sera question plus loin.

B. LÉVULOSE :

a. *État naturel*. — Cette cétohexose en $C^6H^{12}O^6$ existe dans le miel et les fruits, à côté du glucose. Elle prend naissance, comme nous l'avons vu, dans l'hydrolyse du sucre de canne par les acides dilués ; le mélange des deux sucres qu'on obtient, glucose et lévulose, porte le nom de *sucre interverti*.

On obtient encore de la lévulose en hydratant par l'acide sulfurique étendu l'inuline, amylose en $(C^6H^{10}O^5)^x$.

b. *Propriétés*. — La lévulose est un sirop épais qui peut cristalliser à basse température en petites aiguilles agglomérées en boules, fusibles à 95°, très solubles dans l'eau d'où elles cristallisent avec 1/2 H^2O, solubles dans l'alcool et même dans l'éther, fortement lévogyres. Le pouvoir rotatoire diminue à mesure que la température s'élève ; il est de $\alpha_D = -89°,7$, pour une solution aqueuse à 3,65 p. 100, et à la température de 22°.

Par certaines de ses propriétés (actions réductrices encore plus énergiques que celle du glucose, fermentescibilité, formation d'une osazone identique avec la phényglucosazone), la lévulose se rapproche du glucose.

3° Disaccharides. — Deux espèces importantes au point de vue biologique.

A. MALTOSE :

a. *État naturel.* — Disaccharide en $C^{12}H^{22}O^{11} + H^2O$ qui prend naissance dans l'action de plusieurs diastases ou de l'acide sulfurique dilué sur l'amidon. C'est ainsi que le malt des brasseurs donne avec l'amidon de la maltose et de la dextrine ; la salive et certaines diastases agissent de même sur le glycogène et sur les dextrines aussi. La maltose abonde dans l'intestin grêle, au cours de la digestion des amylacés.

b. *Propriétés.* — C'est un corps blanc, en fines aiguilles solubles dans l'eau, fort peu dans l'alcool. Pouvoir rotatoire dextrogyre : $\alpha_D = +140°,3$.

La maltose se dédouble, par fixation d'eau et sous l'influence des acides dilués, de la salive et de plusieurs diastases, en **deux** molécules de glucose :

$$C^{12}H^{22}O^{11} + H^2O = C^6H^{12}O^6 + C^6H^{12}O^6$$
Maltose.   Glucose.   Glucose.

Ingérée, elle se transforme dans l'économie en glucose. Elle se comporte d'ailleurs dans la plupart de ses réactions comme le glucose : elle donne avec la phénylhydrazine une maltosazone, réduit la liqueur de Fehling et fermente alcooliquement.

B. LACTOSE :

a. *État naturel.* — Ce sucre, de formule $C^{12}H^{22}O^{11} + H^2O$, existe tout formé dans le lait des mammifères et dans l'urine des accouchées.

b. *Propriétés*. — C'est un corps blanc, en cristaux orthorhombiques, hémièdres, durs. craquants. de saveur à peine douceâtre, solubles dans l'eau froide (14,5 p. 100), insolubles dans l'alcool et l'éther, dextrogyres : $\alpha_D = + 52°,5$.

La lactose brunit par les alcalis à chaud, réduit la liqueur de Fehling et se combine avec la phénylhydrazine pour donner une lactosazone soluble dans l'eau bouillante ; elle ne fermente pas par la levure ordinaire, mais peut fermenter avec des levures spéciales. Sous l'influence des acides dilués, à chaud, la lactose fixe de l'eau et donne deux hexoses : le glucose et la galactose, tous deux en $C^6H^{12}O^6$.

§ 2. — ANHYDROSES

Les mono, di et trisaccharides peuvent s'unir molécule à molécule en perdant de l'eau et constituer ainsi des complexes moléculaires plus ou moins élevés, de formule générale $(C^6H^{10}O^5)^n$, H^2O. Nous désignerons les corps qui résultent de ces soudures sous le nom générique *d'anhydroses*.

Les anhydroses sont des corps blancs, amorphes, ne cristallisant pas. Il en est d'insolubles ; d'autres ne se dissolvent que dans l'eau chaude ; quelques-uns donnent des solutions colloïdales (glycogène).

Hydrolysés par les diastases ou les acides, ils se transforment en disaccharides. puis en monosaccharides. C'est ainsi que l'amidon, les dextrines, le glycogène donnent d'abord du maltose $C^{12}H^{22}O^{11}$, dédoublable à son tour en deux molécules de glucose $C^6H^{12}O^6$. La cellulose donne un disaccharide particulier, le *cellose* $C^{12}H^{22}O^{11}$ qui fournit par une hydrolyse plus profonde également deux molécules de glucose (G. BERTRAND et HOLDERER).

Les gommes (g. arabique, g. du cerisier) donnent, comme produits ultimes de l'hydrolyse, du glucose, de la galactose, tous deux en $C^6H^{12}O^6$, et de l'arabinose en $C^5H^{10}O^5$.

Les anhydroses ont une importance de premier ordre dans notre alimentation.

On ne connaît pas avec précision la constitution de ces composés, mais on sait que leur degré de condensation est élevé et variable, du reste, d'une espèce à l'autre. Si, en d'autres termes, on représente par $(C^6H^{10}O^5)^n$ leur formule générale, n n'aura pas la même valeur pour tous les composés de cette série, qui s'échelonne depuis les dextrines, voisines des sucres et de poids moléculaire relativement faible, jusqu'aux produits les plus condensés, tels que la cellulose, pour lesquels n est certainement très grand.

En se fondant sur ces idées, on peut subdiviser les anhydroses en trois catégories :

1º Matières insolubles, de cohésion variable, formant la trame des tissus végétaux, très résistantes à l'action des réactifs, lentement saccharifiables par l'acide sulfurique dilué, très difficilement attaquables par les ferments de la **putréfaction** et les diastases du tube digestif : ce sont les *celluloses*.

2º Matières insolubles, de cohésion variable, beaucoup moins résistantes que les précédentes à l'action des réactifs ; elles s'hydratent facilement, en fournissant des sucres, par l'action des acides dilués ou de certaines diastases : ce sont les *amyloses*.

L'amylose la plus importante est représentée abondamment dans notre alimentation par les amidons de diverses origines (blé, pomme de terre, etc.). Ces corps ne sont pas homogènes : ils sont formés par l'union d'une substance insoluble dans l'eau froide, soluble dans l'eau chaude, et colorable en bleu par l'iode, *l'amylose*, et d'une autre substance insoluble qui donne à l'empois sa consistance mucilagineuse et qui ne se colore pas par l'iode, c'est l'*amylopectine*. Sous l'action hydrolysante de la diastase du malt, ces deux corps, en $(C^6H^{10}O^5)^n$ l'un et l'autre, mais pour lesquels n n'a probablement pas la même valeur, donnent du maltose en $C^{12}H^{22}O^{11}$. Toutefois, la saccharification de l'amylopectine paraît moins aisée et s'accompagne de la formation de dextrines, dérivés intermédiaires (MAQUENNE et ROUX).

3º Substances généralement solubles, qui peuvent dériver des précédentes et qui, par les diastases ou les acides étendus, se transforment avec la plus grande facilité en sucres : ce

sont les *dextrinoses*. Dans ce groupe figure un principe
immédiat des plus importants, le glycogène ; nous en ferons plus
loin une étude détaillée.

La classification précédente est résumée dans le tableau
suivant :

$$
\text{ANHYDROSES} \ldots \begin{cases} \textit{Celluloses} \ldots \ldots \ldots \begin{cases} \text{Ligneux.} \\ \text{Cellulose.} \end{cases} \\ \textit{Amyloses} \ldots \ldots \ldots \begin{cases} \text{Amidon.} \\ \text{Inuline.} \end{cases} \\ \textit{Dextrinoses} \ldots \ldots \ldots \begin{cases} \text{Dextrines.} \\ \text{Glycogène.} \\ \text{Gommes.} \end{cases} \end{cases}
$$

CHAPITRE IV

GRAISSES ET LIPOIDES

SUBSTANCES MINÉRALES

A côté des albumines et des sucres, l'organisme assimile, met en réserve et détruit des composés ternaires qui constituent une provision disponible d'énergie : ce sont les corps gras. Nous les étudierons dans ce chapitre, en même temps que d'autres substances de constitution chimique différente des graisses, assez voisines par leur aspect, et quelques-unes de leurs propriétés physiques : ce sont les *lipoïdes*, dont l'importance apparaît depuis peu. Enfin, nous terminerons par quelques notions sur les éléments minéraux les plus importants de l'économie.

§ 1. — GRAISSES

On rencontre en abondance dans les tissus et les liquides de l'organisme des composés ternaires insolubles dans l'eau, peu ou point solubles dans l'alcool, solubles dans l'éther et la benzine, décomposables par les alcalis, avec formation de glycérine et d'acidesorganiques appartenant aux séries $C^nH^{2n}O^2$ et $C^nH^{2n-2}O^2$: ce sont les corps gras ou graisses.

Les corps gras sont des combinaisons d'acides gras et de glycérine.

La glycérine, alcool triatomique $CH^2.OH — CH.OH — CH^2.OH$, peut fournir trois séries d'éthers en se combinant avec une, deux ou trois molécules d'un acide monovalent[1]. Cha-

[1] On donne la désinence *ine* aux éthers de la glycérine dési-

cune de ces combinaisons s'accompagne de l'élimination d'une molécule d'eau. Ainsi, avec l'acide acétique $C^2H^3O.OH$, on aura :

$$C^3H^5 \overset{\diagup OH}{\underset{\diagdown OC^2H^3O}{-OH}} \qquad C^3H^5 \overset{\diagup OH}{\underset{\diagdown OC^2H^3O}{-OC^2H^3O}} \qquad C^3H^5 \overset{\diagup OC^2H^3O}{\underset{\diagdown OC^2H^3O}{-OC^2H^3O}}$$

Monoacétine.   Diacétine.   Triacétine.

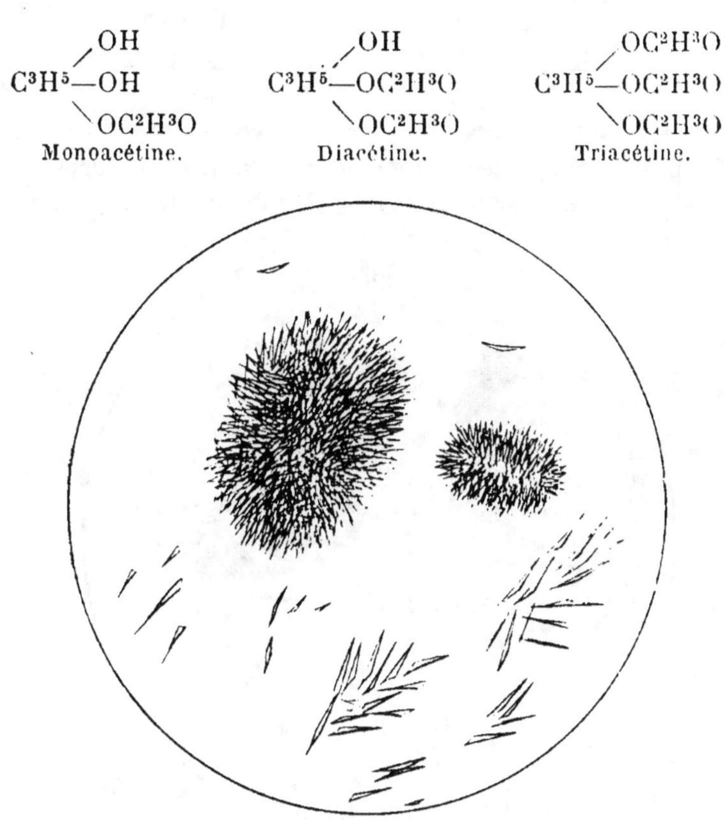

Fig. 16.

Acide caprique, d'après A. MOREL.

Ces trois éthers sont des *corps gras* ; mais la triacétine seule est un corps gras neutre, comme le sont les graisses naturelles. On peut, du reste, obtenir des corps gras neutres dans lesquels les trois OH de la glycérine ne sont pas unis au même acide.

gnés par le nom de leurs acides : ainsi, on dira la *trimargarine*, ou *l'oléo-dimargarine*, ou la *palmito-oléo-margarine*, etc., etc.

Ainsi, on aura, avec l'aide valérique $C^5H^9O.OH$, l'acide butyrique $C^4H^7O.OH$, l'acide acétique $C^2H^3O.OH$, des composés mixtes tels que :

$$C^3H^5{-}\begin{matrix}OC^2H^3O\\OC^5H^9O\\OC^5H^9O\end{matrix}\qquad\qquad C^2H^5{-}\begin{matrix}OC^5H^9O\\OC^4H^7O\\OC^2H^3O\end{matrix}$$

Acéto-divalérine.   Valéro-butyro-acétine.

D'après ce qui précède, la meilleure définition des corps gras est celle qui les désigne sous le nom d'éthers de la glycérine.

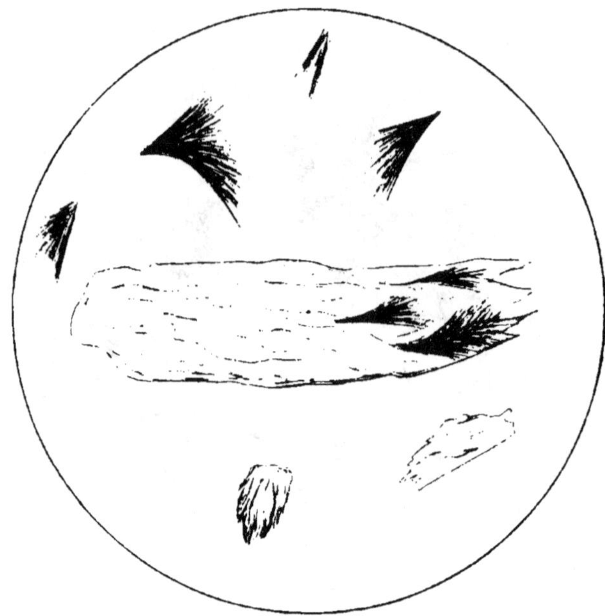

Fig. 17.

Acide palmitique, d'après A. MOREL.

Comme tous les éthers, les corps gras, en fixant de l'eau, peuvent régénérer leurs constituants : glycérine et acides gras. On aura, par exemple, par l'action de l'eau, a haute température :

$$C^3H^5{-}\begin{matrix}OH\\OH\\OC^2H^3O\end{matrix}\ +\ H^2O\ =\ C^3H^5{-}\begin{matrix}OH\\OH\\OH\end{matrix}\ +\ C^2H^3O.OH$$

Acétine.   Glycérine.   Acide acétique.

$$C^3H^5 \diagup^{\displaystyle OH}_{\displaystyle OC^5H^9O} \!\!-OC^2H^3O + 2H^2O = C^3H^5 \diagup^{\displaystyle OH}_{\displaystyle OH}\!\!-OH + C^2H^3O.OH + C^5H^9O.OH$$

Acéto-valérine. Glycérine. Acide acétique. Acide valérique.

$$C^3H^5 \diagup^{\displaystyle OC^5H^9O}_{\displaystyle OC^2H^3O}\!\!-OC^4H^7O + 3H^2O = C^3H^5 \diagup^{\displaystyle OH}_{\displaystyle OH}\!\!-OH + C^5H^9O.OH$$

Valéro-butyro-acétine. Glycérine. Acide valérique.

$$+ C^4H^7O.OH + C^2H^3O.OH$$

Ac. butyrique. Ac. acétique.

Cette décomposition des corps gras en leurs constituants, glycérine d'une part, acides gras de l'autre, peut s'effectuer *in*

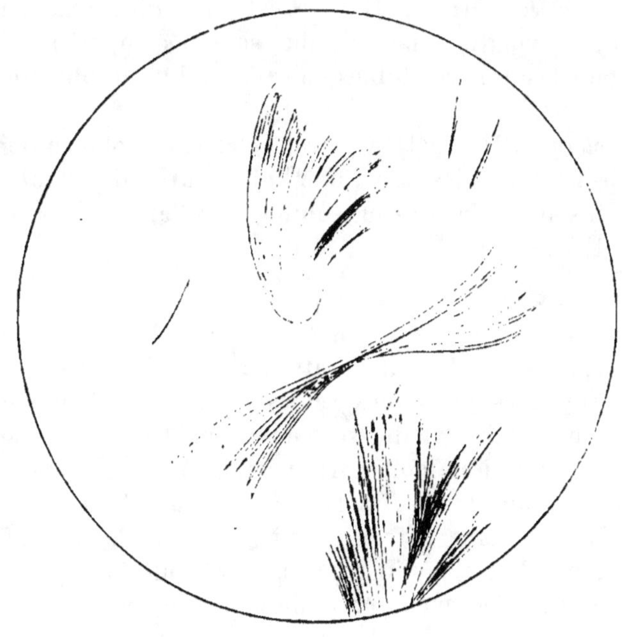

Fig. 18.

Acide stéarique, d'après A. Morel.

vitro sous l'influence de la vapeur d'eau surchauffée, des acides étendus ou des alcalis : dans ce dernier cas, l'acide devenu ibre s'unit à l'alcali pour former un savon, d'où le nom de *saponification* donné à ce phénomène.

Dans l'organisme, l'agent de cette décomposition des graisses en acides gras libres et en glycérine est une diastase, la *lipase*, découverte par Cl. BERNARD dans le suc pancréatique. Elle est aidée par la présence des alcalis (CO_3Na_2).

Voici les principaux corps gras rencontrés dans l'organisme humain :

La *tributyrine* $C_3H_5.(C_4H_7O_2)_3$ est une masse butyreuse, insoluble, bouillant à 285° ;

La *tripalmitine* $C_3H_5.(C_{16}H_{31}O_2)_3$ est en cristaux blancs, peu distincts, fusibles à 62°, insolubles dans l'eau, peu solubles dans l'alcool, solubles dans l'éther ;

La *tristéarine* $C_3H_5.(C_{18}H_{35}O_2)_3$ est en écailles blanches fusibles à 71°, volatiles dans le vide sans décomposition, insolubles dans l'eau, peu solubles dans l'alcool froid, plus solubles à chaud ;

La *trioléine* $C_3H_5.(C_{18}H_{33}O_2)_3$ est l'élément le plus important des corps gras liquides. C'est une huile neutre, distillable dans le vide, insoluble dans l'eau, soluble dans l'alcool, très soluble dans l'éther.

§ 2. — LIPOÏDES

Ce sont des corps très disparates au point de vue chimique. Leurs propriétés physiques seules sont assez homogènes : ils sont mous, cireux, de consistance analogue à celle des graisses ou des cires molles. Ils partagent les caractères des graisses par rapport aux dissolvants : non miscibles à l'eau, ils se dissolvent dans le pétrole, l'huile, l'éther, le chloroforme et, en général, les liquides organiques doués de propriétés anesthésiques; c'est même cette dernière propriété qui a incité OVERTON à créer, en 1900, la classe des lipoïdes.

1° Classification et description. — O. ROSENHEIM a donné la classification suivante :

I. Groupe cholestérique : *Cholestérines, phytostérines, lipochromes.*

II. Cérébrogalactosides : *Phrénosine, Cérasine.*

III. Phosphatides :

Classés suivant les rapports de leur teneur en azote N et en phosphore P :

α) Monoamino-monophosphatides, $N : P = 1 : 1$
  Lecithines ; céphalines.

β) Diamino-monophosphatide, $N : P = 2 : 1$
  Sphingomyéline.

γ) Triamino-monophosphatide, $N : P = 3 : 1$
  Néottine.

δ) Monoamino-diphosphatide, $N : P = 1 : 2$
  Cuorine.

A. LÉCITHINES. — Ce sont des sortes de graisses complexes, azotées et phosphorées, représentées par la formule générale

$$C^3H^5 - O - PO \Big\langle {O.X \atop OH} \qquad {O.R \atop OR'}$$

qui montre de la glycérine $C^3H^5 (OH)^3$, unie à deux radicaux

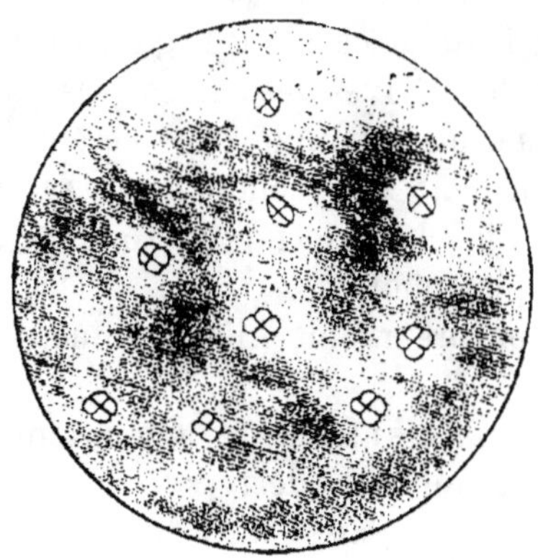

Fig. 19.

Grains de lécithine vus au microscope polarisant.

R et R′, d'acides gras variables (oléique, stéarique, etc.) et à un reste d'acide phosphorique PO^4H^3 combiné lui-même à un corps azoté X. Dans les lécithines les mieux connues, ce corps azoté n'est autre que la choline :

$$(CH^3)^3 = N \begin{cases} C^2H^4.OH \\ OH \end{cases}$$

Dans d'autres espèces, c'est parfois un principe azoté différent.

Il existe un très grand nombre de lécithines, et elles sont fort répandues, probablement dans toutes nos cellules, tantôt libres, tantôt unies à des sucres ou à d'autres matériaux.

A l'état libre, les lécithines sont des corps blancs ou jaunâtres, de consistance molle, cireuse, se gonflant dans l'eau pour donner des solutions colloïdales, solubles dans l'alcool, le chloroforme, l'éther, les huiles, etc.

Les alcalis bouillants les dédoublent en leurs constituants : acides gras, acide phosphorique, glycérine, corps azoté.

B. Cérébrosides. — Les *protagons*, très répandus surtout dans la substance nerveuse, ne sont pas des composés définis. Ils paraissent provenir de la combinaison des lécithines avec des complexes appelés *cérébrosides* qui, par dédoublement, fournissent un hydrate de carbone, la galactose, des bases organiques azotées et des dérivés des acides gras (ac. oxy-stéarique et amino-stéarique, par exemple.) Les cérébrosides se gonflent dans l'eau, y forment des colloïdes et se dissolvent dans l'alcool, l'acétone, le chloroforme ; ce sont aussi des lipoïdes, mais exempts de phosphore.

Les *jécorines*, encore moins bien connues, se rapprochent des protagons.

C. Lipoïdes cholestériques. — On entend par cette désignation la cholestérine et ses dérivés :

a. *Cholestérines*. — Il existe un grand nombre de cholestérines et, comme les lipoïdes précédents, elles sont répandues dans tout l'organisme.

Ce sont des corps ternaires, tels que $C^{27}H^{46}O$, cristallisés en paillettes blanches, onctueuses, grasses, insolubles dans l'eau, solubles dans l'éther, le chloroforme, les huiles. Chimiquement, ce sont des alcools, par conséquent des corps susceptibles de s'unir aux acides pour donner des éthers.

b. *Ethers de la cholestérine.* — Les éthers de la cholestérine sont, au premier chef, des lipoïdes, solubles dans l'éther, le chloroforme, les graisses, donnant avec l'eau des solutions colloïdales. La lanoline ou graisse de suint, employée en thérapeutique à la préparation des pommades, est un mélange d'éthers de la cholestérine avec la cholestérine elle-même. Ce produit donne une idée très nette de ce qu'on entend par lipoïdes.

2° Fonctions des lipoïdes. — Ainsi que nous l'avons dit plus haut, en dépit de leur constitution chimique disparate, les lipoïdes exercent dans l'économie, de par leurs propriétés physiques, un rôle de protection des plus importants. Ainsi, la cholestérine dans la bile, les cérébrosides dans le cerveau neutralisent des toxines bactériennes, la toxine tétanique par exemple (VINCENT, TAKAKI). La lécithine favorise la résistance de l'organisme au bacille de la tuberculose, comme l'ont établi CALMETTE, MASSOL et GUÉRIN.

On admet aujourd'hui que le protoplasma des cellules est protégé par une mince enveloppe formée de lipoïdes contre les atteintes des agents chimiques venus de l'extérieur. On comprend dès lors comment les substances capables de se dissoudre dans les lipoïdes et, par conséquent, de pénétrer dans les cellules exercent des actions physiologiques si marquées. Ainsi, de tous les sels de mercure, le sublimé $HgCl^2$ est de beaucoup le plus dangereux et, malgré ses avantages, il a dû être abandonné par les accoucheurs en raison des accidents qu'il provoque ; or, seul des sels usuels du mercure, le sublimé est soluble dans les lipoïdes. Le phénol, qui, lui aussi, se mélange aux lipoïdes, est très toxique ; transformé en dérivé sulfurique insoluble dans les lipoïdes, il devient inoffensif.

Nombre d'agents qui provoquent la dissolution du globule rouge (alcalis, savons, éthers, sels biliaires, venins, hémolysines animales ou bactériennes) sont des dissolvants des lipoïdes.

On doit à OVERTON et à HANS MEYER des recherches sur le rôle des lipoïdes dans le mécanisme de l'anesthésie. Si on met un composé chimique en présence d'un mélange d'eau et d'un lipoïde, et si on vient à agiter le mélange, le composé se partage entre l'eau et le lipoïde, suivant sa solubilité respective dans ces dissolvants. S'il s'en dissout dans le lipoïde 2, 3, 4... fois plus que dans l'eau, on dira que le coefficient de partage est 2, 3, 4.... Or, l'expérience montre que, dans la série des agents qui provoquent la narcose, le pouvoir anesthésique est d'autant plus grand que le coefficient de partage est plus élevé. On sait, d'autre part, qu'après l'anesthésie, l'éther et le chloroforme s'accumulent dans le tissu nerveux très riche en lipoïdes : NICLOUX et Mlle FRISON, serrant la question de plus près, ont montré que, des deux substances, blanche et grise, du cerveau, la plus riche en lipoïdes, la blanche, qui en contient 15,2 p. 100, contre 8,6 p. 100 dans la substance grise, fixe également 2 fois plus de chloroforme (0,065 contre 0,039 p. 100).

§ 3. — CORPS INORGANIQUES

Pour terminer ce chapitre, nous citerons les composés minéraux les plus répandus dans l'organisme humain, ceux dont le nom reviendra le plus souvent dans la suite : oxygène, eau, hydrogène sulfuré, acides chlorhydrique, sulfurique, carbonique, phosphorique, silicique, et leurs divers sels de : sodium, potassium, ammonium, calcium, magnésium, fer, etc.

Nous n'avons pas à décrire ici des composés dont l'étude fait proprement l'objet de la chimie minérale.

Nous donnerons seulement la proportion d'eau contenue dans les principaux tissus et liquides de l'économie :

	P. 100.
Tissu adipeux	29,9
— osseux	48,6
— élastique	49,6
— cartilagineux	55,0
— musculaire	75,5
— conjonctif	79,6

Peau	72,0
Substance blanche du cerveau	70,0
— grise —	85,8
Foie	69,3
Rein	82,7
Rate	75,8
Thymus	77,0
Sang	79,1
Bile	86,4
Lait	89,1
Lymphe	95,8
Suc gastrique	97,3
Humeur aqueuse	98,6
Salive	99,5
Sueur	99,5
Urine	96,0

Pour maintenir constant le degré d'hydratation de ses tissus, l'homme adulte ingère environ 2.500 centimètres cubes d'eau par vingt-quatre heures.

A côté des substances minérales qui viennent d'être passées en revue, on a signalé dans les liquides ou les tissus de l'organisme la présence constante de l'iode (BAUMANN), du fluor, du zinc, du cuivre, du manganèse, de l'arsenic (A. GAUTIER) et peut-être du baryum. Il est probable qu'un ou plusieurs de ces éléments ont un rôle actif dans les phénomènes de nutrition, comme BAUMANN l'a montré pour l'iode et A. GAUTIER pour l'arsenic. Mais ce rôle est encore ignoré pour la plupart des autres corps.

CHAPITRE V

FERMENTS ET DIASTASES

L'analyse histologique ramène tous les tissus à des agrégats
cellulaires et nous conduit à considérer la cellule comme l'élément anatomique et physiologique fondamental. Grâce au microscope, la morphologie cellulaire a été approfondie ; nos connaissances sur la composition chimique du protoplasma et du
noyau, sur les substances qui les forment, les réactions qui s'y
accomplissent, sont encore très imparfaites. Les cellules de nos
tissus sont, en effet, anatomiquement et physiologiquement,
dans une dépendance étroite les unes par rapport aux autres.
Comme l'ont montré les expériences de CARREL-BILLIARD,
nous pouvons conserver un certain temps des fragments de
tissus séparés de l'organisme ; mais nous ne savons pas encore
cultiver, pour les étudier à loisir, des cellules isolées empruntées
aux organes des animaux supérieurs.

Le problème devient accessible, quand on s'adresse à des
êtres monocellulaires ou pluricellulaires très simples, capables
de se développer dans des milieux définis. On peut alors expé-
rimenter sur des données précises qu'on modifie à volonté.
C'est le principal avantage des ferments ; c'est là ce qui donne
à leur histoire une importance physiologique de premier
ordre. Car, ce n'est pas seulement à cause de leurs applications industrielles ou médicales que les fermentations appellent
un examen approfondi ; il faut les envisager à un autre point
de vue. La biochimie des ferments nous fournit presque
toutes les données expérimentales directes que nous possé-
dons sur la nutrition des tissus. Quand nous voulons nous
faire une idée des réactions provoquées par la cellule d'un

organisme supérieur dans le milieu où elle vit, c'est invariable-
ment, et assez justement d'ailleurs, à un ferment que nous la
comparons. C'est de nos connaissances sur les fermentations
que dérivent nos idées sur la chimie cellulaire.

1° Généralités. — Qu'est-ce donc qu'une fermentation?

Si l'on disait de la fermentation considérée en général qu'elle
est l'ensemble des phénomènes chimiques provoqués dans un
milieu par le développement et la multiplication de cellules
isolées ou d'agrégats cellulaires très simples, on laisserait dans
l'ombre le caractère primordial du phénomène. Ce qui frappe
le plus en effet dans une fermentation, c'est la disproportion
entre le poids du ferment et le poids des produits fermentés,
ainsi que, dans une réaction explosive, on voit l'agent provo-
cateur, choc ou étincelle, disproportionné aux effets de l'explo-
sion. Quelques exemples préciseront mieux ces idées.

Un homme adulte du poids de 70 kilos consomme en
vingt-quatre heures environ 100 grammes d'albumine,
75 grammes de graisse et 400 grammes d'hydrates de carbone, soit environ 600 grammes d'aliments, en chiffres ronds.
En admettant, ce qui n'est pas exact, que ces matériaux
soient intégralement brûlés, il suit que l'homme ne détruit
même pas 1/100ᵉ de son propre poids : doublons ce chiffre pour
faire état de la capacité d'élaboration digestive imposée par
une suralimentation passagère, le rapport est alors de 1/50ᵉ.
L'expérience montre que le pouvoir destructif est limité chez
le chien à 1/25ᵉ de son propre poids ; il est de 1/14ᵉ chez le
pigeon, etc.

Cultivons maintenant, comme l'a fait RAULIN, une moisis-
sure, l'*Aspergillus niger*, à l'air libre, à la surface d'un liquide
nutritif contenant 70 grammes de sucre par litre. Nous cons-
taterons que la plante brûle par jour 1/6ᵉ environ de son poids
de sucre.

Si maintenant on délaie dans l'eau sucrée un peu de levure
de bière, en se plaçant dans des conditions convenables
et surtout en évitant l'accès de l'air, on voit la levure transformer en un jour trois fois son poids de sucre. Mais, tandis que

4.

dans les expériences précédentes, la combustion du sucre par l'*Aspergillus* était à peu près complète, aboutissait à l'acide carbonique et à l'eau, termes ultimes de l'oxydation des hydrocarbonés, ici, avec la levure, nous obtenons, en même temps que de l'acide carbonique, de l'alcool, substance incomplètement brûlée.

Recueillons cet alcool par distillation, soumettons-le à l'action de certains ferments qui se développent fréquemment dans le vin, il brûlera complètement, donnera de l'eau et de l'acide carbonique ; cette décomposition sera même très active, et le ferment pourra brûler en un jour cent fois son propre poids de matière.

Le rapport, qui était de 1/100 pour l'homme, 1/25 pour le chat, 1/14 pour le pigeon, 1/6 pour l'*Aspergillus*, 3 pour la levure, atteint 100 pour le ferment en question, dont le pouvoir de décomposition est ainsi 10.000 fois supérieur à celui de l'homme. En d'autres termes, si un homme du poids moyen de 70 kilogrammes avait un pouvoir de destruction analogue à celui des ferments dont nous parlons, il pourrait transformer en un jour six à sept mille kilogrammes de matériaux alimentaires !

Cette puissance extraordinaire est la caractéristique des ferments. Elle semble faire de ces êtres une classe à part ; il n'en est rien.

Les animaux supérieurs, le pigeon, le chien, l'homme s'alimentent avec des albumines, des hydrocarbonés, des graisses, qui, dans l'organisme, pendant la désassimilation, subissent une décomposition totale ou à peu près. Au contraire, la levure s'alimente avec une substance simple, le glucose $C^6H^{12}O^6$; elle ne le brûle qu'imparfaitement, puisqu'au lieu de donner de l'acide carbonique et de l'eau, elle fournit de l'alcool. L'énergie développée est, pour cette raison, beaucoup moins considérable ; aussi, pour assurer le fonctionnement de sa cellule, la levure est-elle obligée de consommer une masse énorme d'aliments, afin de compenser la petite quantité d'énergie mise par eux en liberté.

En résumé, les faits ne nous montrent aucune différence

spécifique entre les ferments et les autres êtres. Ce qui précède caractérise les ferments comme des organismes comparables à un moteur hydraulique qui, fonctionnant avec une faible chute, exige, pour produire un travail donné, une grande quantité d'eau. Les fermentations sont des décompositions chimiques de faible chute, s'exerçant sur une grande masse de matériaux.

La propriété fermentative n'est pas inhérente à une classe de cellules ; elle est fonction des conditions physiologiques. La levure de bière, cultivée dans un milieu où l'air pénètre en abondance, consomme beaucoup moins de sucre, le brûle complètement et ne fournit plus que de petites quantités d'alcool. Inversement, des cellules très diverses (moisissures, fruits), privées d'oxygène, fournissent de l'alcool ; on en retire aussi des organes des vertébrés qui ont succombé à l'asphyxie. Le pouvoir fermentatif est donc la résultante des conditions de la vie : il s'exalte chez certaines cellules, il passe presque inaperçu chez quelques autres, il est probablement commun à toutes.

Une multitude de cellules, peut-être toutes les cellules sans exception (moisissures, ferments, végétaux et animaux supérieurs), peuvent communiquer au milieu liquide qui les entoure la propriété d'accomplir des réactions chimiques. C'est ainsi que l'eau de levure, privée de globules, dédouble la saccharose, l'*invertit*, c'est-à-dire la transforme en glucose et lévulose ; le liquide de culture d'un microbe étudié par Musculus transforme l'urée en carbonate d'ammoniaque ; une autre liqueur, préparée avec l'orge germée, donne de la maltose et de la dextrine aux dépens de l'amidon ; diverses macérations microbiennes, toujours après séparation complète des éléments figurés, coagulent la caséine, etc., etc. Le suc gastrique, le suc pancréatique manifestent des réactions de cet ordre ; ils dissolvent l'albumine, puis l'hydrolysent. Les liqueurs qui présentent ces particularités singulières, quand on les additionne d'un excès d'alcool, fournissent des précipités ; ceux-ci, traités par l'eau, donnent des solutions jouissant de la même propriété fermentative que la liqueur mère.

On a désigné sous le nom de *diastases*, d'*enzymes* et parfois, mais à tort, de *ferments solubles*, les corps ainsi précipitables par l'alcool et en qui semble résider le pouvoir fermentatif.

On aurait tort de croire que ferments figurés et ferments solubles constituent deux groupes ne présentant aucun rapport. Büchner a montré qu'en soumettant aux fortes pressions de la presse hydraulique de la levure mêlée de terre d'infusoires, on obtient un liquide albumineux, altérable, qui, *en l'absence de tout globule de levure*, fait fermenter le sucre alcooliquement, tout comme la levure elle-même. L'action fermentative du ferment figuré le mieux connu se trouve donc ramenée à l'action fermentative d'un produit soluble que rien jusqu'à présent ne distingue des diastases.

En généralisant, on est conduit à rapporter à des actions diastasiques toutes les fermentations, qu'elles aient pour cause première une substance soluble ou un élément figuré.

Les diastases ne sont guère connues que par les réactions qu'elles provoquent. C'est ainsi que la levure de bière, qui fait fermenter le glucose $C^6H^{12}O^6$, n'agit directement sur le sucre de canne $C^{12}H^{22}O^{11}$, qu'après l'avoir dédoublé et transformé par hydratation en un mélange de glucose et de lévulose, ou sucre interverti. Tous les végétaux qui détruisent la saccharose (ferments ou moisissures), tous ceux qui l'accumulent à titre de réserve alimentaire (betterave, canne à sucre), lui font aussi subir une interversion préalable. Il en est de même pour les animaux supérieurs : le sucre de canne n'est pas directement assimilé par eux, il n'est utilisé qu'après avoir subi dans l'intestin, de la part des diverses diastases qui s'y déversent ou s'y produisent, l'interversion.

L'amidon n'est solubilisé et soumis aux transformations ultérieures que lui réserve l'organisme, qu'après avoir été saccharifié également par une diastase.

Les albumines éprouvent aussi de la part des ferments solubles des modifications nombreuses et importantes : il suffira de citer la digestion pepsique ou pancréatique, la coagulation du lait, du sang, etc.

Il faudrait y joindre encore bien d'autres réactions : la

transformation du glycogène en glucose dans le foie, la saponification des graisses, la régression hydrolytique des albumines de nos aliments et de nos tissus, la production de l'acide urique aux dépens des corps puriques, etc., etc.

La diastase est, par excellence, l'agent des réactions biochimiques.

2° Propriétés physiques et chimiques des diastases. — Quand on essaie d'extraire d'une liqueur aqueuse, qui, en l'absence de tout élément figuré, présente des propriétés fermentatives, la matière qui en est le principe actif, on traite habituellement par l'alcool ou par le sulfate d'ammoniaque à saturation, ou bien on entraîne la substance par un corps capable de précipiter les solutions colloïdales des diastases (phosphate de chaux, noir animal, cholestérine, etc., etc.), par neutralisation de la charge électrique du colloïde. Le précipité qui conserve le pouvoir ferment est une matière blanche, azotée, phosphorée habituellement mais non toujours indialysable, soluble dans l'eau et la glycérine. Certaines diastases, des oxydases en particulier, ne sont solubles que dans des solutions à 5 ou 10 p. 100 de sels alcalins (NO^3K, $NaCl$, SO^4Na^2). Enfin, on connaît des diastases insolubles dans l'eau parmi celles qui saponifient les graisses (Nicloux).

Il est certain que les procédés habituels d'extraction des diastases ne donnent que des produits impurs où la substance active ne représente peut-être, en certains cas, qu'une fraction minime du principe actif. Néanmoins, on peut conclure des dernières recherches que la plupart des diastases, sinon toutes, sont des corps protéiques et probablement des nucléoprotéides : c'est ce qui résulte, en particulier, des travaux de Pekelharing et de Mme Schoumow-Simanowski sur la pepsine, de Doyon, Morel et Policard sur les agents coagulants et anticoagulants du sang, etc., etc.

3° Conditions physiques et chimiques de l'action des diastases. — La présence de l'eau est la première des conditions : à l'état sec, comme nous l'avons vu pour les ferments figurés, on ne constate aucune action, quelle que soit la durée du contact de la diastase et du corps fermentescible.

La température est un élément des plus importants. En général, la zone favorable est plus élevée pour les diastases que pour les bactéries : c'est entre 40° et 50° que la transformation est le plus active ; pour l'invertine, l'optimum est voisin de 60°. Mais la fermentation continue bien au delà de ces limites : elle commence dans le voisinage de 0° et peut se poursuivre, péniblement il est vrai, jusque vers 70° (amylase), ou même 80° (pepsine). Au sein de l'eau, à la température de l'ébullition, l'action diastasique disparaît d'ordinaire : néanmoins, la résistance des diastases à la chaleur est d'autant plus grande qu'elles renferment plus d'impuretés. On peut chauffer la trypsine en présence de peptone, de gélatine ou de gélose à 100°, et en présence de glycérine au delà de 200°, sans la détruire (E. W. Schmidt). Il est donc possible de stériliser la trypsine et de faire par conséquent des digestions aseptiques. A l'état sec, la plupart des diastases supportent la température de + 100° sans modification apparente. Les diastases résistent bien au froid ; cependant Dastre et d'Arsonval ont vu l'invertine exposée à — 100° perdre son activité.

La lumière n'est pas favorable à l'action des diastases, qui deviennent assez rapidement inertes, quand elles ont été exposées à la lumière diffuse et surtout à la radiation solaire. Il en est de même pour l'oxygène libre.

L'influence des acides et des bases s'exerce de façon très différente suivant les cas. La pepsine n'agit ni en liqueur alcaline, ni en liqueur neutre ; elle ne travaille qu'en milieu acide. En général, les doses d'acide ne doivent pas dépasser quelques millièmes ; au delà, l'acidité devient nuisible. La présure, l'invertine, l'amylase et d'autres enzymes ne réagissent bien qu'en milieu acide, comme la pepsine. Les acides ralentissent, au contraire, l'action du suc pancréatique sur les albumines, et les alcalis favorisent l'action des oxydases; encore faut-il que l'alcalinité ne dépasse pas un certain taux. Quelques diastases paraissent être indifférentes à la présence des acides ou des bases : elles sont actives, quelle que soit

la réaction, pourvu que l'acidité ou l'alcalinité soient faibles ;
tel paraît être le cas des diastases de la bouche.

Les diastases sont moins sensibles que les ferments figurés
à l'action des toxiques : ainsi, les phénols, le chloroforme et le
fluorure de sodium n'empêchent pas les actions diastasiques,
alors qu'ils arrêtent les fermentations ordinaires. On utilise
fréquemment cette propriété dans les laboratoires pour se
mettre à l'abri, dans l'étude d'une diastase, de l'intervention
des ferments figurés (eau chloroformée, NaFl. à 1 p. 100, etc.).
Le sublimé, l'acide prussique arrêtent, à dose peu élevée, les
actions diastasiques, comme ils arrêtent les fermentations ordinaires.

L'influence de certaines substances peut se faire sentir à
des doses presque infinitésimales : ainsi, pour le chlorure de
calcium, DUCLAUX a montré qu'en présence de la présure, un
dix-millième de chlorure rendait la précipitation du caséum
du lait deux fois plus rapide.

4° Caractères généraux des actions diastasiques. —
On est frappé par un premier fait sur lequel on a déjà
insisté à propos des ferments figurés ; c'est la disproportion
énorme entre l'agent fermentatif et le poids de substance qu'il
transforme. Le rapport dépasse 100 000, peut-être 1 000 000 et
plus : c'est-à-dire que 1 milligramme de ferment, certainement
impur, peut transformer 1 kilogramme de matière ; avec un
produit pur, on arriverait à des chiffres encore plus grands.
Il suffit de 1 partie de diastase pour intervertir 200 000 parties
de sucre de canne, et 1 partie de présure suffit pour coaguler 600 à 800 000 fois son poids de caséine. NENCKI et
SIEBER ont vu une solution contenant au plus par centimètre
cube 0^{gr},000015 de pepsine exercer sur l'albumine cuite du
procédé de METTE une action digestive mesurée par 1^{mm},2. En
outre, la transformation accomplie, la diastase se retrouve
intacte, semble-t-il, indéfiniment active.

Il suffit de la soustraire à l'action nocive des produits
qu'elle a élaborés et accumulés au bout d'un certain temps,
puis de la placer dans des conditions favorables pour la

voir agir de nouveau. On a pu dire que, si les diastases n'ont pas ou ne paraissent pas avoir, comme les ferments figurés, la faculté de se reproduire, elles y suppléent par une sorte d'immortalité, relative d'ailleurs.

La plupart des fermentations diastasiques sont, comme les autres, exothermiques : elles dégagent de la chaleur, mais beaucoup moins que les fermentations bactériennes (BERTHELOT). Abandonnées à elles-mêmes, elle n'élèvent pas suffisamment la température pour se continuer sans le secours d'une source extérieure de calorique : aussi, fait-on réagir les diastases à l'étuve ou au bain-marie.

Il est des actions diastasiques qui présentent une particularité des plus curieuses : elles peuvent être réversibles, c'est-à-dire reconstituer le corps qu'elles avaient désagrégé dans une première phase de leur action. Ainsi, une même diastase peut scinder par hydratation la maltose $C^{12}H^{22}O^{11}$ en deux molécules de glucose $C^{6}H^{12}O^{6}$, puis souder ces deux molécules, par soustraction d'eau, pour reconstituer un sucre en $C^{12}H^{22}O^{11}$, voisin de la maltose, mais non identique ; de même, le glucose et la galactose, séparés du lactose par une diastase, peuvent, sous l'influence de la même diastase, par déshydratation cette fois, reconstituer, non pas le lactose vrai, mais l'isolactose. Nous rencontrerons des faits de cet ordre en étudiant le mode de production et de destruction de l'acide urique, la régression digestive des albumines alimentaires et la reconstitution dans l'économie d'espèces très voisines, mais non identiques aux albumines ingérées (CROFT HILL).

Les diastases qui saponifient les graisses sont, elles aussi, capables d'actions réversibles, c'est-à-dire qu'elles peuvent reconstituer des corps gras à partir de leurs éléments, acides gras et glycérine (FISCHER, HANRIOT, POTTEVIN).

Les diastases sont activées par certains agents dont l'intervention, souvent très utile, est quelquefois nécessaire : ainsi, les acides pour l'invertine, pour la lipase de la graine de ricin, pour la pepsine; la chaux pour les diastases coagulantes, le manganèse pour les oxydases, comme l'ont démontré les recherches de G. BERTRAND. Certains auteurs désignent ces substances adjuvantes sous le nom de *co-diastases*. Il arrive parfois que l'intervention de la co-diastase est indispensable à l'activation du ferment, lequel, réduit à lui-même, est dénué d'activité. On dit alors que ce ferment inactif est un *proferment,* et on donne quelquefois le nom de *kinases* aux agents diastasiques qui transforment le proferment inerte en diastase active. Nous verrons de nombreux exemples de cette multiplicité des facteurs de l'action diastasique dans l'étude des phénomènes digestifs et de la coagulation du sang.

Enfin, les diastases sont des *antigènes*, c'est-à-dire qu'injectées dans l'organisme, elles y provoquent la formation d'une substance antagoniste de leur propre action.

L'étude des diastases a la complexité que comportent les phénomènes biologiques.

5° Modes d'action des diastases. — Toutefois, il ne faudrait pas exagérer le caratère spécial de ces réactions et voir dans les diastases des agents uniques en leur genre. Nous savons reproduire, à l'aide de réactifs chimiques, la plupart des réactions provoquées par les diastases, et beaucoup de ces réactions commencent avant même que ces agents chimiques ou diastasiques aient été mis en contact avec le corps à décomposer.

Ainsi l'eau oxygénée s'altère spontanément à froid en dégageant de l'oxygène ; des métaux divisés et surtout colloïdaux, des oxydes accélèrent cette décomposition. Il en est de même de certaines diastases : le sucre de canne se dédouble très lentement au sein de l'eau à la température ordinaire en glucose et lévulose ; à 100°, cette transformation est accélérée ; elle est très rapide à 40°, en présence d'une diastase, l'invertine, ou sous l'influence de l'acide chlorhydrique, à 70°. Les matières protéiques sont hydrolysées par l'eau seule, mais avec une grande lenteur : la présence d'un acide libre accélère la réaction, surtout au voisinage de 100° ; si on fait intervenir la pepsine, la désagrégation s'effectue rapidement à 40°.

On pourrait multiplier ces exemples : ils confirmeraient tous cette conclusion, c'est que les diastases accélèrent certaines réactions, les favorisent et en assurent l'accomplissement dans des conditions physiques et chimiques où ces réactions ne se poursuivraient que très lentement. On appelle *catalyseurs* les agents qui, sans apparaître dans les produits terminaux d'une réaction, modifient la vitesse de cette réaction (OSTWALD) : à ce titre, les diastases sont des substances catalysatrices, comme les métaux colloïdaux qui, d'ailleurs, sont, eux aussi, à l'instar des diastases, très sensibles à la température, à la réaction du milieu et même à l'action des toxiques. Peut-être, après tout, des substances de constitution chimique aussi éloignée que la pepsine et l'argent colloïdal, par exemple, n'interviennent-elles, pour provoquer la catalyse, qu'en vertu d'une propriété physique inconnue qui leur est commune.

On doit à ACHALME une vue intéressante sur la nature des actions diastasiques : les diastases seraient formées de particules chargées électriquement par les ions provenant de la dissociation électrolytique des sels de l'organisme. Agitées par le mouvement brownien, ces granulations se comportent comme des charges en mouvement, c'est-à-dire comme des courants électriques. L'énergie irradiée par ces particules provoque des phénomènes de résonance dans l'édifice moléculaire de la substance passive et y amène des modifications en produisant ou en détruisant des liaisons atomiques. Cette théorie ingénieuse, appuyée sur un certain nombre de faits, a l'avantage de traduire en une explication unique le mode d'action des catalyseurs minéraux et des diastases organiques. Ces dernières, autant qu'on en puisse juger à l'heure actuelle, paraissent formées par des nucléoprotéides à l'état de granulations extrêmement fines.

Quel qu'en soit le mécanisme, l'action diastasique, accélérante ou adjuvante, a été comparée aux effets du graissage qui dans une machine favorise le glissement des pièces. Peut-être, sans attacher à ces idées la valeur d'une explication, pourrait-on comparer aussi l'action diastasique aux effets mécaniques d'un coin ou d'un levier qui, inséré dans l'interstice étroit séparant deux objets ou deux portions du même objet, permet de les disjoindre.

6° Réactions provoquées par les diastases. — La plupart des diastases sont spécifiques, c'est-à-dire qu'une diastase n'agit que sur un complexe déterminé ; vis-à-vis des complexes les plus voisins, elle se montre inactive. On cite toujours comme un exemple classique les quatre disaccharides produits par l'union de deux molécules de glucose (maltose, tréhalose, gentobiose, touranose). Leur hydrolyse exige l'intervention de quatre diastases distinctes, chacune de celles-ci n'agissant que sur un sucre et n'exerçant aucune action sur les trois autres (BOURQUELOT et HÉRISSEY).

L'hydrolyse des polypeptides offre des particularités analogues et on connaît, par ailleurs, une diastase qui dédouble l'arginine (*arginase*) ; une autre (*uréase*), qui hydrate l'urée pour la transformer en carbonate d'ammoniaque (fermentation ammoniacale de l'urine), etc.

On classe les diastases suivant leur mode d'action :

A. DIASTASES HYDROLYSANTES. — Ce sont les mieux connues.

α) Dans le groupe des hydrates de carbone, on a signalé des *cellulases* capables d'attaquer la cellulose ; elles ont été peu étudiées. Mais on connaît nombre de diastases qui saccharifient l'amidon : ce sont les *amylases* (malt, salive, suc pancréatique). Diverses *invertases* (levure de bière, suc intestinal) transforment les disaccharides (saccharose, maltose, lactose, tréhalose, etc.) en monosaccharides (glucose, lévulose, galactose).

β) Les graisses sont saponifiées par des *lipases* (sérum, foie, suc pancréatique) en glycérine et acides gras.

γ) Les matières protéiques subissent l'action d'un très grand nombre de diastases qui en assurent la régression. C'est ainsi que des composés aminés perdent de diverses façons leurs chaînons NH^2 à l'état de NH^3 par hydratation ou réduction (diastases désaminantes, adénase, etc.), que des albumines et des peptides sont désagrégées peu à peu et ramenées à des groupements plus simples, finalement à des acides aminés (*pepsine* stomacale, *trypsine* pancréatique, *érepsine* intestinale etc.).

Citons d'abord les diastases hydratantes qui, par la réversibilité de leur action, peuvent devenir déshydratantes (maltase, lactase, lipase). Il faut y ajouter la diastase extraite du rein, qui oxyde l'alcool benzylique C^6H^5—$CH^2.OH$ en acide benzoïque C^6H^5—$COOH$ et unit ce dernier au glycocolle $NH^2.CH^2$—$COOH$, pour former synthétiquement l'acide hippurique $C^6H^5.CO$—$NH.CH^2$—$COOH$ (ABELOUS et RIBAUT).

B. DIASTASES OXYDANTES OU OXYDASES. — L'oxydase la mieux connue est la *laccase* du suc de l'arbre à laque (G. BERTRAND). Elle oxyde certains phénols avec dégagement d'acide carbonique : c'est une vraie combustion. On trouve dans le suc de quelques champignons, dans les milieux de culture de certains bacilles, et aussi chez les animaux supérieurs, des diastases qui oxydent la tyrosine en donnant des pigments noirs (*tyrosinases*). C'est également par l'intervention de diastases oxydantes que des corps puriques (xanthine) sont transformés en acide urique (*xanthinoxydase*).

On sait depuis longtemps que nombre d'organes ou de produits d'origne animale (salive, sang, etc.) décomposent l'eau oxygénée H^2O^2 en dégageant de l'oxygène. Cet oxygène peut être fixé par des corps aromatiques, et un changement de couleur, parfois brillant, accuse l'oxydation indirecte ainsi réalisée [1]. La plus classique de ces réactions est celle qui consiste à faire agir H^2O^2 en présence du sang dilué sur de la teinture de gaïac fraîche : on observe une belle teinte bleue. Le système sang-H^2O^2 permet d'oxyder l'indol en solution dans la pyridine et de le transformer en indigo bleu. Cette réaction réussit également avec l'hémine et H^2O^2 mis en présence de l'indol (DERRIEN). En substituant à la teinture de gaïac où à l'indol d'autres chromogènes, on peut déceler par la formation de matières colorantes la présence de ces peroxydases dans le lait, le sang, etc. (BOURQUELOT, DUPOUY, RÖHMANN et SPITZER).

Il existe également dans les tissus des diastases réductrices ou *réductases,* signalées par ABELOUS et GÉRARD.

C. DIASTASES DIVERSES. — Beaucoup d'autres diastases ont

1. Comme cet oxygène provient de H^2O^2 peroxyde d'hydrogène, on donne à ces diastases le nom de *peroxydases* (LINOSSIER).

été décrites à propos de phénomènes qui appellent une analyse plus détaillée. Ainsi, la coagulation du lait, du sang et d'autres liquides organiques n'est pas, comme on le croyait, le fait de *coagulases* ; elle semble résulter plutôt d'une hydrolyse avec mise en liberté de groupements plus simples, parmi lesquels se trouvent des complexes dont les charges électriques, de nom contraire, en se neutralisant, provoquent la coagulation. La coagulation de la caséine par la pepsine-présure est la conséquence d'une action digestive qui a déjà rompu la molécule de cette albumine ; la formation de la fibrine résulte également de la désagrégation préalable du fibrinogène.

En dehors des diastases signalées plus haut, il en existe un grand nombre dans tous nos tissus : elles manifestent leur activité dans le phénomène de l'*autolyse*. Voici en quoi il consiste : des fragments d'organes prélevés aseptiquement et abandonnés au sein de l'eau à 37°, en présence d'antiseptiques (NaFl, CHCl³) qui empêchent l'intervention des germes, ne tardent pas à subir une liquéfaction : c'est la conséquence d'une autodigestion de l'organe par les diastases qu'il renferme. Tout se passe comme si ce tissu était soumis à l'action des sucs digestifs : les peptides, les acides aminés, les corps puriques apparaissent. On assiste à une désagrégation complète des matériaux de la cellule.

Cette expérience reproduit ce qui se passe constamment dans l'organisme vivant, ce qui se produit aussi au cours de certains états pathologiques. Elle éclaire vivement le rôle de tout premier ordre réservé aux diastases, soit dans les échanges normaux incessants dont la cellule est le siège, soit dans l'effort accompli par l'organisme pour liquéfier et résorber à l'aide de ses diastases, plus spécialement des diastases leucocytaires, les productions pathologiques.

Il est prématuré de tenter une classification rationnelle des diastases, et il en sera ainsi tant que leur mode d'action ne sera pas mieux connu. Le nombre des espèces augmente constamment ; peut-être un jour subira-t-il, au contraire, une réduction importante, si on réussit à identifier des diastases considérées jusqu'à présent comme étant distinctes.

C'est plutôt un résumé qu'une véritable classification des principales diastases qu'on trouvera ci-après :

I. — HYDRATATION.

Des graisses (saponification)............... Lipase.

De la cellulose, de l'amidon, des disaccharides. $\left\{\begin{array}{l}\text{Cellulase.}\\\text{Amylase.}\\\text{Invertase.}\\\text{Maltase,}\\\text{Lactase.}\end{array}\right.$

Des albumines et des polypeptides qui en dérivent........................... $\left\{\begin{array}{l}\text{Pepsine.}\\\text{Trypsine.}\\\text{Erepsine.}\\\text{Papaïne.}\end{array}\right.$

Des nucléoprotéides..................... Nucléases.

Des amino-purines (désamination)......... $\left\{\begin{array}{l}\text{Désaminases}\\\text{(adénase, guanase).}\end{array}\right.$

De l'urée........................... Uréase.

II. — OXYDATION.

Des phénols, de la xanthine, etc........... $\left\{\begin{array}{l}\text{Laccase.}\\\text{Tyrosinase.}\\\text{Xanthinoxydase.}\end{array}\right.$

III. — CATALYSE.

Décomposition de H^2O^2................ $\left\{\begin{array}{l}\text{Catalase de la fibrine,}\\\text{etc.}\end{array}\right.$

IV. — DÉSAGRÉGATION MOLÉCULAIRE.

Dans ce groupe trouveraient place les diastases des fermentations alcooliques et lactiques, celles qui assurent l'aminolyse, c'est-à-dire la régression des acides aminés. Nous n'avons que des notions très rudimentaires sur ces agents.

On n'a pas cru devoir inscrire dans ce tableau les diastases de coagulation ou coagulases (thrombase, présure).

Il est douteux que les phénomèmes de coagulation proviennent de l'intervention d'agents spéciaux : ils paraissent (on l'a vu plus haut) accompagner l'hydrolyse qui précède la désagrégation totale de certains complexes protéiques.

DEUXIÈME PARTIE

LE MILIEU EXTÉRIEUR

L'être vivant est dans une dépendance étroite vis-à-vis du milieu cosmique où il naît, se développe et meurt ; il emprunte au sol et à l'atmosphère ses aliments et, en première ligne, l'oxygène qui lui est indispensable. Mais, avant d'incorporer ces matériaux dans le protaplasma de la cellule, l'éco nomie leur fait subir des modifications.

Le poumon, le tube digestif constituent une sorte de terrain mixte où se rencontrent et agissent simultanément les agents de l'économie (sucs digestifs, diastases) et des facteurs qui lui sont étrangers (pression atmosphérique, microbes). A ce point de vue, poumons et tube digestif doivent être étudiés à part, comme des milieux physiologiquement extérieurs à l'organisme ou soustraits, pour une partie tout au moins, à son influence.

CHAPITRE PREMIER

CHIMIE DE L'ALIMENTATION

L'organisme de l'homme est comparable à une machine qui, effectuant un travail, puise dans le milieu extérieur l'énergie qui lui est nécessaire. Cette énergie est presque exclusivement de l'énergie chimique : ce sont, en effet, des réactions chimiques qui entretiennent la contraction musculaire, le travail extérieur, peut-être aussi l'effort cérébral, et qui, pour maintenir constante la température, nous permettent de lutter avec succès contre les déperditions de calorique. L'alimentation est la source unique de cette énergie; de là découle la définition des aliments. *Ce sont des substances qui, introduites dans l'économie, contribuent à l'édification, au développement de nos tissus et s'y décomposent en abandonnant la majeure partie de leur chaleur de formation, pour s'éliminer presque entièrement décomposées ou même complètement brûlées.*

Il importe de mettre en lumière deux notions essentielles. L'aliment n'est pas seulement un apport de matière destinée à édifier les tissus de l'enfant ou à compenser, chez l'adulte, l'usure des organes ; c'est surtout un apport d'énergie. La plupart des substances alimentaires sont des composés chimiques de molécule complexe, dont la formation a exigé un certain travail. Quand ces composés se détruisent, ils restituent au milieu où se produit cette destruction, à l'organisme par conséquent, la quantité d'énergie accumulée par eux au moment de leur formation. Cette mise en liberté d'énergie, c'est l'essence même de la nutrition.

Il serait facile de donner à cette idée la forme savante d'une démonstration thermochimique ; une comparaison l'éclairera mieux. Lorsqu'une société industrielle ou commerciale se forme, chaque souscripteur contribue pour sa part à constituer le capital social. La société vient-elle à se dissoudre, chacun de ses membres reprend son apport, et le capital social, une fois liquidé, retourne à la circulation. De même pour une combinaison chimique : elle est formée par des atomes dont le groupement a nécessité un travail, immobilisé tant que la molécule reste intacte ; mais, aussitôt qu'elle est détruite, l'énergie que sa formation avait accumulée redevient libre et fait retour au milieu extérieur, comme le capital après la liquidation de la société.

Aristote, Hippocrate, et avec eux tous les anciens, croyaient à l'unité de substance alimentaire ; cette idée fausse s'est perpétuée jusqu'aux travaux de Chevreul sur l'analyse immédiate, par conséquent jusqu'au commencement du xixe siècle.

Un peu plus tard, Magendie a divisé les aliments en azotés et non azotés. Prout alla plus loin et institua trois groupes : albumines, sucres et corps gras. Cette classification est restée dans la science ; mais, de nos jours, le rôle mieux connu des substances minérales dans l'alimentation a fait adjoindre une quatrième catégorie à la classification de Prout : celle des corps inorganiques. D'autre part, le groupe des aliments organiques a été subdivisé ; on a séparé les albumines, composés quaternaires formés de charbon, d'hydrogène, d'oxygène et d'azote, des corps ternaires contenant du charbon, de l'hydrogène et de l'oxygène seulement, à l'exclusion de l'azote. C'est ainsi que s'est constituée peu à peu la classification résumée dans le tableau suivant.

CLASSIFICATION MODERNE DES ALIMENTS

a. Organiques.

1° *Quaternaires.*	Albumines......	Blanc d'œuf, caséine, chair musculaire, gluten, etc.
2° *Ternaires.....*	Corps gras......	Huile, graisse, beurre.
	Hydrocarbonés.	Amidon, sucre de canne, sucre de lait, glucose.

b. Inorganiques.

Eau, oxygène, chlore, acides phosphorique et sulfurique, silice, potasse, soude, chaux, magnésie, fer, iode, etc.

Cette classification ne traduit pas seulement des différences dans les propriétés chimiques ; elle a aussi une portée physiologique. Les matières albuminoïdes servent à la formation des tissus et constituent en même temps une source de chaleur et de force, elles sont *plastiques* et *dynamogènes* ; il en est de même des corps gras. Les hydrocarbonés et, parmi les corps minéraux, l'oxygène sont presque uniquement producteurs d'énergie. L'eau et les sels sont exclusivement plastiques.

Notre classification est commode, au point de vue didactique, mais elle est incomplète et ne s'accorde avec les faits que d'assez loin. C'est ainsi que des corps comme les lécithines et, en général les lipoïdes (protagon, cholestérine et dérivés), n'y figurent pas, bien que, très probablement, ils aient une valeur alimentaire, et certainement des fonctions spéciales à remplir. Dans le groupe des albumines, on ne fait aucune distinction entre les albumines vraies et les nucléo-protéides, entre les matières protéiques d'origine animale ou végétale, bien que cette origine ne soit pas indifférente.

A côté de ces lacunes qu'on perçoit avec plus ou moins de netteté, il est des inconnues que nous ne soupçonnons même pas. Ainsi, il est impossible d'alimenter indéfiniment un animal avec des éléments extraits artificiellement d'une substance alimentaire naturelle, alors même qu'on réunisse dans le produit fabriqué et dans la proportion où ils se trouvent dans le produit naturel, tous les principes immédiats que nos procédés actuels d'analyse savent y déceler. On ne peut pas remplacer le lait, par exemple, par un mélange de caséine, de lactose, de beurre, de phosphates, de sels alcalins, etc. Les procédés de préparation altèrent-ils ces matières? Manque-t-il à ces rations artificielles une substance indispensable qui existe dans les produits naturels ? Nous l'ignorons.

On ne connaît avec quelque exactitude que les exigences nutritives des végétaux inférieurs (moisissures, microbes). Les conditions précises de l'alimentation des animaux supérieurs et surtout de l'homme sont, sur bien des points, très imparfaitement connues.

§ 1. — ALIMENTS ORGANIQUES

1° Composition. — Indépendamment de toute considération physiologique, les aliments, considérés en eux-mêmes, doivent être étudiés d'abord au point de vue de leur composition élémentaire. Elle est résumée dans le tableau suivant :

	Albumines.	Hydrocarbonés.	Graisses.
	p. 100.	p. 100.	p. 100.
Carbone	52,2	44,4	76,5
Hydrogène	6,9	6,2	11,9
Oxygène	23,7	49,4	11,6
Azote	15,3	»	»
Soufre	1,9	»	»

Les corps gras sont très riches en carbone, très pauvres en oxygène ; ce sont de vrais combustibles. Les hydrocarbonés renferment, au contraire, beaucoup d'oxygène et peu de charbon. La présence de l'azote, du soufre et parfois du phosphore suffit à imprimer aux albumines un caractère tout spécial.

2° Énergie potentielle. — On peut mesurer la quantité d'énergie que la décomposition progressive des aliments abandonne à l'organisme.

Pour les composés ternaires, il suffit de connaître leur chaleur de combustion, puisque ceux-ci se brûlent dans l'organisme comme dans un calorimètre, en donnant de l'acide carbonique et de l'eau. Voici des nombres empruntés à BERTHELOT et à STOHMANN ; ils sont exprimés en petites calories [1] et rapportés à 1 gramme de substance :

	Cal.		Cal.
Glucose $C^6H^{12}O^6$	3762	Dextrine $(C^6H^{10}O^5)^x$	4180
Maltose $C^{12}H^{22}O^{11} + H^2O$	3932	Inuline $(C^6H^{10}O^5)^n$	4187
Saccharose $C^{12}H^{22}O^{11}$	3962	Amidon $(C^6H^{10}O^5)^z$	4228
Lactose $C^{12}H^{22}O^{11}$	3777	Cellulose $(C^6H^{10}O^5)^n$	4209
Glycérine $C^3H^8O^3$	4317	Graisse de mouton	9406
Ac. stéarique $C^{18}H^{36}O^2$	9443	— humaine	9398
— palmitique $C^{16}H^{32}O^2$	9264	Huile d'olive	9328
Graisse de porc	9380	Beurre	9192

Pour les substances azotées, il n'en n'est pas de même. La combustion n'est pas complète, comme elle l'est dans un appareil calorimétrique, à haute température et au sein de l'oxygène comprimé ; d'où la nécessité d'une correction. En effet, au lieu d'aboutir à l'eau et à l'acide carbonique, la décomposition des albumines fournit de l'urée et autres substances azotées. Négligeons ces derniers matériaux pour ne considérer que l'urée. En admettant que tout l'azote albuminoïde traverse le rein à l'état d'azote uréique, le calcul établit que la totalité de l'azote de l'albumine

---

1. Quantité de chaleur suffisante pour élever de 1° la température de 1 gramme d'eau.

doit fournir un poids d'urée égal au tiers du poids de l'albumine. Il faut donc retrancher de la chaleur de combustion des matières protéiques, la chaleur de combustion de la quantité d'urée correspondante, soit 850 calories environ.

Le tableau ci-dessous exprime en petites calories la chaleur de combustion des albumines, déduction faite de la chaleur de combustion de l'urée. Ces chiffres mesurent, par conséquent, l'énergie abandonnée à l'organisme par un gramme des substances suivantes :

	Cal.
Albumine de l'œuf	4840
Fibrine du sang	4682
Chair musculaire dégraissée	4881
Caséine	4779
Jaune d'œuf	7274
Gluten brut	5145

Les chaleurs de combustion sont très rapprochées pour des composés de même ordre; dans le tableau précédent, le jaune d'œuf fait exception, à cause de sa teneur élevée en matières grasses. On admet, comme moyennes, les valeurs suivantes, un peu plus faibles que les précédentes :

	Cal.
Corps gras	9400
Hydrates de carbone	4100
Albuminoïdes [1]	4100

Généralement, on exprime la valeur thermique des aliments en grandes Calories (quantité de chaleur suffisante pour élever de 0° à 1° un kilogramme d'eau) et on a dès lors :

Corps gras	$9^c,4$
Hydrates de carbone	$4^c,1$
Albuminoïdes	$4^c,1$

Les corps gras sont, au premier chef, des aliments producteurs d'énergie : 1 gramme de graisse dégage en brûlant autant

---

1. Déduction faite de la chaleur de combustion de la quantité d'urée correspondante.

de chaleur que 2gr,25 de substance hydrocarbonée et 2gr,25 de
matière albuminoïde.

3º Complexité moléculaire. — Les divers groupes d'aliments diffèrent par la grandeur et la complexité de leur molécule. Sans parler de l'amidon et de la dextrine, dont le poids moléculaire n'est pas encore définitivement établi, la molécule de glucose $C^6H^{12}O^6$ pèse 180 ; celle du sucre de canne $C^{12}H^{22}O^{11}$ pèse 342 ; une des graisses les plus lourdes, la tristéarine $C^{37}H^{110}O^6$, atteint 890 ; le poids moléculaire de l'albumine de l'œuf s'élève à 5 600 environ et peut dépasser 16 000 pour certaines matières protéiques. La figure ci-contre permet de se rendre compte de la grandeur moléculaire comparée des aliments simples.

En outre, corps gras et hydrates de carbone sont de constitution relativement simple ; plusieurs d'entr'eux ont été préparés par synthèse : ce sont des éthers ou des alcools ne possédant qu'un petit nombre de fonctions chimiques, même quand leur molécule est formée par la polymérisation de nombreux agrégats (amidon, dextrine). La constitution des matières protéiques est, au contraire, très compliquée ; les albumines possèdent un grand nombre de fonctions
et peuvent, en se dédoublant, donner naissance à un grand nombre de composés.

Fig. 20. — Grandeur moléculaire comparée des principaux aliments simples.

1, amidon ; 2, graisses ; 3, albumines.

Peut-être faut-il voir dans cette diversité des produits de dédoublement une des causes de l'importance primordiale des albumines dans l'alimentation. On a calculé que, pour couvrir les pertes azotées de l'organisme (chute des cheveux, desquamations épithéliales, désassimilation, etc.), il suffirait d'une quantité d'albumine à peine égale au quart de la ration quotidienne indispensable. L'excédent est destiné à la mise en liberté, dans l'organisme, de produits de dédoublement nécessaires au fonctionnement de certains groupes cellulaires ; car l'albumine n'agit pas seulement par sa masse, mais surtout par les propriétés inhérentes à sa constitution chimique. Ce qui le prouve, c'est la diversité croissante des substances alimentaires qu'exigent les êtres vivants, au fur et à mesure que leur organisation se complique. Tandis que la nitro-monade de WINOGRADSKY se contente de matières purement minérales, il faut à la levure du glucose, de l'azote nitrique et ammoniacal ; les animaux supérieurs ne sauraient se passer d'albumine, de graisse et de sucre. Il est possible que l'homme, pour assurer le fonctionnement et la reconstitution de sa substance nerveuse, par exemple, réclame des dérivés particuliers des matières protéiques, produits, en petite quantité seulement, au cours des métamorphoses que les albumines subissent dans l'économie.

Les albumines, on l'a vu plus haut, ne sont pas identiques : leurs produits de dédoublement présentent de grandes variations de compositions : telle espèce donne 30 p. 100 de glycocolle, tandis qu'une autre n'en fournit pas : l'acide glutamique varie de 1 à 30, suivant qu'on considère telle protéine animale ou le gluten, etc. Les matières protéiques offrent donc à la nutrition cellulaire une grande variété de produits, et c'est encore là une caractéristique des albumines, en même temps qu'une démonstration de l'inégalité de leur valeur.

4° Désassimilation des aliments. — Au point de vue physiologique, les aliments diffèrent encore par un certain nombre de propriétés.

Ainsi, les corps ternaires éprouvent dans l'organisme et par voie d'oxydation une combustion totale en acide carbonique et en eau ; ces déchets s'éliminent par le poumon sans encombrer la voie rénale. Pour les matières albuminoïdes, cette destruction n'est jamais totale : elle aboutit à l'urée, à des peptides, à des acides aminés et, pour les nucléprotéides, à l'acide urique, à la xanthine et autres dérivés puriques, corps plus complexes que l'acide carbonique ou l'eau, et dont l'élimination s'effectue exclusivement par le rein. Le rein est-il lésé, les déchets azotés peuvent s'accumuler dans nos tissus et entraîner des phénomènes pathologiques plus ou moins graves (auto-intoxications, urémie).

§ 2. — ALIMENTS MINÉRAUX

Nous trouvons : en première ligne, l'eau et l'oxygène ; puis l'acide phosphorique, la soude, la potasse, la chaux, le fer, la magnésie, le chlore, l'acide sulfurique, la silice, le fluor, l'iode indispensable à la fonction thyroïdienne (BAUMANN), l'arsenic (A. GAUTIER) ; peut-être le cuivre et le zinc, certainement le manganèse, qui accompagnent presque toujours, à l'état de traces, les éléments signalés ci-dessus, dans les trois kilogrammes de cendres que fournit en moyenne l'incinération du corps d'un adulte. Enfin, il est possible qu'aux matériaux précédents viennent se joindre des fractions minimes d'autres éléments qui, pour être en petite quantité, n'en ont pas moins leur importance ; ce que l'on sait de la nutrition chez les végétaux autorise à le supposer.

1° Eau. — L'eau représente 63 p. 100 environ de nos tissus. Elle entre pour $2^{kg},5$ à $2^{kg},7$ environ dans notre alimentation quotidienne et exerce dans l'économie une triple action : mécanique, physique et chimique.

C'est le véhicule d'un grand nombre d'aliments qu'elle tient en dissolution, en suspension, ou dont elle favorise la division mécanique ; c'est le milieu où s'accomplissent la plupart des réactions de l'économie ; c'est l'eau qui entraîne au dehors, à travers le rein, les déchets azotés.

L'évaporation cutanée, l'exhalation pulmonaire sont les facteurs essentiels de la régulation calorifique.

Enfin, l'eau intervient dans un grand nombre de phéno-mènes chimiques qui se traduisent par une hydratation : fixation d'eau sur les albumines, les corps gras, l'amidon, le glyco-gène, la saccharose, la maltose, etc.

2° Oxygène. — Si l'on interdisait l'accès de l'air dans le foyer d'une machine à vapeur, elle cesserait presque aussitôt de fonctionner ; de même pour l'homme, qui emprunte à l'atmosphère 700 grammes ou 489 litres d'oxygène libre par vingt-quatre heures, quantité à peine suffisante pour comburer sa ration quotidienne, évaluée à 500 grammes d'aliments secs. L'oxygène est un facteur primordial des réactions chimiques qui constituent la nutrition ; à cet égard, c'est un aliment au même titre que l'albumine ou les graisses.

3° Acide phosphorique. — L'économie en reçoit 3 à 4 grammes par jour, en partie à l'état de phosphate de chaux ou de potasse, en partie à l'état organique (lécithines).

Quoique l'assimilation des phosphates minéraux ait été démontrée (CHOSSAT et BOUSSINGAULT, GOSSELIN et MILNE-EDWARDS), il semble cependant que les combinaisons organiques du phosphore, nucléoprotéides et phosphatides divers, soient beaucoup mieux fixées par l'économie, aussi bien pendant la période de l'ostéogénèse, chez l'enfant, que, chez l'adulte, pour la régénération du tissu osseux.

4° Chaux et magnésie. — C'est en grande partie à l'état de phosphate que la chaux pénètre dans l'organisme ; ce sel paraît être combiné aux matières albuminoïdes dans la plupart des aliments.

La chaux est un des composés minéraux les plus importants : elle intervient pour activer des proferments inactifs (trypsinogène), exerce une action adjuvante des plus puissantes sur la coagulation du sang ou du lait, favorise le travail du cœur, sans parler de son rôle plastique dans la constitution des tissus et surtout du squelette.

On ne sait presque rien de l'alimentation magnésienne. Les deux bases, magnésie et chaux, ne figurent que pour quelques centigrammes dans la ration quotidienne.

5° Fer. — On ignore quelle est l'absorption journalière du fer ; mais elle ne doit pas être considérable, le poids total du fer métallique ne dépassant pas 3 grammes pour toute l'économie. Néanmoins, le fer est un facteur alimentaire très important, à cause de sa présence dans l'hémoglobine, le foie, les muscles.

Le lait ne renfermant qu'une quantité de fer insuffisante, le jeune y supplée par une provision de fer accumulée dans ses tissus pendant la vie fœtale : c'est ainsi qu'on trouve, chez le lapin, 18 milligrammes de fer pour 100 grammes de poids vif, une heure après la naissance ; ce chiffre s'abaisse à **13** milligrammes après 24 heures ; a 8^{mgr}, 5 après 7 jours ; à 3 milligrammes seulement après 25 jours (BUNGE, ZALESKY, LAPICQUE). La femelle qui, par la voie placentaire, accumule le fer chez le fœtus, le fixe elle-même au préalable dans son foie et sa rate ; la teneur en fer de ces organes est, chez elle, plus élevée que chez le mâle. Dans l'espèce humaine, c'est probablement à la puberté que la jeune fille fait provision de fer. Ainsi, entre 10 et 14 ans, la quantité de fer contenue dans le foie est de $0^{gr}.14$ chez les garçons et de $0^{gr}.22$ chez les filles, d'après les déterminations de Mlle BAILLET : pour l'adulte, $0^{gr}.23$ chez l'homme, $0^{gr}.09$ chez la femme (LAPICQUE et GUILLEMONAT). Peut-être cette fonction physiologique temporaire n'est-elle pas sans relation avec la pathogénie de la chlorose.

L'adulte trouve le fer dans presque tous ses aliments.

Blanc d'œuf	traces.	
Riz	$1^{mgr}.8$	par 100 gr. [1]
Lait de vache	$3^{mgr}.2$	—
Blé	$5^{mgr}.3$	—
Pommes de terre	$6^{mgr}.4$	—
Lentilles	$9^{mgr}.5$	—
Viande de bœuf	$16^{mgr}.6$	—
Jaune d'œuf	10^{mgr} à 23.9	—
Épinards	$35^{mgr}.9$	—
Hémoglobine	$340^{mgr}.0$	—

Il faut remarquer l'extrême pauvreté du lait en fer.

1. Matière supposée sèche.

Dans plusieurs aliments, sinon dans tous, le fer est engagé dans les molécules organiques. Ainsi dans le jaune d'œuf, tout le fer existe sous la forme d'une matière protéique qui contient 0,3 p. 100 de métal environ et où le fer, masqué à ses réactifs habituels, n'apparaît qu'après la destruction de la molécule. Bunge, qui a découvert cette substance, lui a donné le nom d'*hématogène* : c'est la réserve qui fournit au jeune poulet le fer nécessaire à la production de l'hémoglobine. Cet ordre de faits est probablement général ; car les sels de fer minéraux ou organiques ne paraissent que médiocrement absorbés, du moins à l'état physiologique. Leur action thérapeutique, si elle est effective, semble indirecte [1].

6º Potasse et soude. — Ces deux alcalis sont en grande partie combinés aux acides minéraux (à l'état de chlorures, sulfates, phosphates) ; une portion est à l'état de carbonates ou de sels organiques, donnant des carbonates par leur combustion dans l'économie.

7º Chlorure de sodium. — Au chlorure de sodium sont dévolues plusieurs fonctions : c'est un condiment ; il fournit au suc gastrique le chlore nécessaire à la production de l'acide chlorhydrique ; il intervient comme un facteur prépondérant pour maintenir et régler la tension osmotique dans le sang, la lymphe, etc.

§ 3. — ALIMENTS COMPLEXES

Les aliments ne sont que bien rarement formés d'une seule espèce chimique : ils résultent le plus souvent de l'association, en proportions diverses, d'albumine, de corps gras, d'hydrates de carbone, de sels ; d'où la nécessité d'en faire l'analyse.

---

1. Bunge admet que les sels de fer médicamenteux fixent l'hydrogène sulfuré de l'intestin, empêchent ce gaz de détruire l'hématogène et, par voie de conséquence, assurent l'absorption sous la forme organique du fer alimentaire.

Dans la première enfance, le lait est l'aliment exclusif et complet ; nous y voyons figurer les principes suivants :

LAIT DE FEMME.

	p. 100.		p. 100.
Eau......................	87,41	Matières grasses ou beurre.	3.78
Caséine et autres albu-		Lactose ou sucre de lait...	6.21
mines................	2.29	Cendres..................	0.31

La composition des cendres, du moins chez les petits animaux, répond aux besoins minéraux du jeune, comme BUNGE a pu s'en convaincre en analysant parallèlement le résidu laissé par l'incinération totale d'un chien nouveau-né et les cendres du lait de la mère.

	Chien nouveau-né.	Lait de la mère.
Potasse (K^2O)...............	11,42 p. 100	13,78 p. 100
Soude (Na^2O)...............	10,64 —	8,80 —
Chaux (CaO)...............	29,52 —	27,24 —
Magnésie (MgO)...............	1,80 —	1,54 —
Oxyde de fer (Fe^2O^3)...........	0,72 —	0,12 —
Acide phosphorique (P^2O^5)....	39,42 —	34,22 —
Chlore (Cl)...............	8,35 —	16,90 —

Il s'en faut de beaucoup que l'alimentation de l'adulte soit aussi bien comprise que celle du nouveau-né. Comme elle est des plus variées, il est nécessaire d'établir par des analyses la composition chimique des divers aliments : c'est l'objet d'une science, la *bromatologie*, qui a déjà accumulé une somme considérable de documents. Le tableau qui suit donne la composition centésimale de quelques-unes des substances alimentaires les plus importantes.

On y a fait figurer la plupart des aliments qu'on peut considérer comme étant les types d'une classe (viande, poissons, gibier, légumes, etc.). On trouvera dans les ouvrages spéciaux des renseignements sur toutes les substances alimentaires de quelque nature qu'elles soient.

	Eau.	Matières albuminoïdes.	Graisses.	Hydrocarbonés.	Cendres.
Viande de bœuf	73,03	20,96	5,44	0,46	1,14
— mouton	75,99	17,11	5,78	—	1,33
— veau	78,84	19,86	0,82	—	0,50
— porc	47,40	14,54	37,34	—	0,72
— saumon	64.29	21,60	12,72	—	1,39
— maquereau	71.20	19,36	8,08	—	1,36
— hareng salé	46.23	18.90	16,89	1.57	16,44
— lièvre	74,16	23,34	1,13	0,19	1,18
— poulet	70,06	18,49	9,34	1,20	0,91
Œuf de poule	73.67	12,55	12.11	0,55	1.12
Lait de femme	87.41	2,29	3,78	6,21	0.31
— vache	87.17	3,55	3,69	4,88	0,71
— ânesse	89.64	2,22	1,64	5,99	0,51
Beurre	13.59	0,74	84,39	0,62	0,66
Fromage de Brie	49,79	18,97	25,87	0,83	4,54
— Gruyère	34.38	29,49	29,75	1,46	4,92
— à la crème	36.33	18,84	40,71	1,02	3,10
Riz	12,58	6,73	0,88	78,99	0,82
Haricots	11.24	23,66	1,96	59,48	3,66
Pois	13,92	23,45	1,89	58,36	2,68
Lentilles	12,33	25,94	1,93	56,76	3.04
Pain (1re qualité)	35,59	7,06	0,46	56,90	1,09
— de gluten [1]	48,02	18,86	0,15	31,63	4,39
— de seigle	42,27	6.11	0,43	49,75	1,46
Pommes de terre	74,98	2.08	0,15	21,70	1,09
Carottes	86,79	1,23	0,30	9,66	1.02
Choux	89,97	1,89	0,20	6,71	1.23
Épinards	88,47	3,49	0,58	5,47	2,09
Asperges	93,75	1,79	0,25	3,67	0,54
Laitues	94,33	1,41	0,31	2,92	1.03
Champignons [2]	91,28	3,74	0,15	4,35	0,48
Pommes	84,79	0,36	—	12,52	0,49
Raisins	78,17	0,59	—	19,92	0,53
Cerises	79,82	0,67	—	18,31	0,73
Poires	83,03	0.36	—	16,10	0,31
Miel	20,60	0,76	—	78,39	0,25
Café torréfié	1,15	13,00	14,48	65,64	4,75
Thé	9,51	24,50	7,07	53,27	5,65
Chocolat	1,89	6,18	21,2	69,02	1,89
Sucre	0,23	0,23	—	98,70	0,84

1. Pour diabétiques.
2. *Agaricus campestris*, ou champignon de couche.

La teneur de ces divers aliments en matières albuminoïdes varie de zéro à 29 p. 100 et plus : généralement, les aliments d'origine animale (viande, lait, fromages et œufs) sont les plus riches en matières protéiques et aussi les plus coûteux ; car, la valeur marchande d'un aliment est à peu près proportionnelle à sa teneur en albumine, abstraction faite, bien entendu, des aliments de luxe. Par là, se traduit bien l'importance fondamentale des albumines dans l'alimentation, leur caractère d'aliment indispensable.

En fait, quand l'albumine alimentaire cesse de suffire aux besoins de l'économie, la mortalité augmente chez les enfants. Les adultes, dans les classes sociales peu aisées, empruntent l'albumine aux aliments pauvres (pommes de terre, légumes) et, pour atteindre à la ration minima d'albumine indispensable, absorbent une masse considérable de matériaux indigestes (cellulose, etc.) ; ils surmènent leur intestin. Bunge a calculé que, pour avoir 100 grammes de matière albuminoïde, il fallait prendre :

330 grammes de fromage de Gruyère.
480   —   de viande de bœuf.
1^{kg},250   —   de riz.
5^{kg},000   —   de pommes de terre.

Dans les aliments pauvres, la petite quantité d'albumine qui s'y trouve n'est pas aussi digestible que l'albumine de la viande ou du lait, ce qui en diminue encore la valeur. Connaissant la composition chimique d'une ration alimentaire donnée, on peut, par l'analyse des fèces, calculer la proportion de substances protéiques qui, ayant échappé à l'action des sucs digestifs, s'élimine, inutilisée, par le rectum. On trouve :

Viande de poisson.............. 2,2 à 2,5 p. 100
Lait........................... 2 à 10   —
Pain blanc.....................   20   —
    —   noir..................   30   —
Légumes....................... 20 à 50   —

Ainsi, l'utilisation des albumines de nature et d'origine

diverses n'est pas la même. Il faut en dire autant des graisses : celles-ci sont inégalement absorbées. L'absorption est presque complète pour les corps gras fusibles au-dessous de 48°; au delà, la digestibilité diminue et, avec la stéarine fusible à 60°, les pertes à la digestion peuvent dépasser 80 p. 100 (MÜLLER, ARNSCHINK). La présence des acides libres dans une graisse alimentaire (le beurre, par exemple) facilite beaucoup la digestion de cette graisse ; dans certaines circonstances, la chaux paraît aussi aider à l'assimilation des graisses, peut-être en les saponifiant.

L'utilisation digestive des hydrocarbonés est remarquable : elle est presque parfaite, dépassant d'ordinaire 95 p. 100.

Les hydrocarbonés et les graisses fournissent à l'adulte la majeure partie de l'énergie qu'il accumule en réserves (glycogène, tissu adipeux) ou transforme immédiatement en travail et en chaleur. Les habitants des régions circumpolaires ne luttent contre la température ambiante qu'en absorbant d'énormes quantités de corps gras ; sous nos climats, les chiens levrettes, qui se nourrissent presque exclusivement de viande, sont, au contraire, très sensibles au froid. Par contre, la prédominance excessive des composés ternaires dans l'alimentation peut entraîner le dépôt dans les tissus d'une trop grande quantité de graisse (obésité), ou encore l'apparition du sucre dans l'urine (glycosurie). Ces inconvénients sont d'autant plus redoutables que les corps ternaires sont mieux absorbés que les matières albuminoïdes dans l'intestin. La proportion d'hydrocarbonés qui échappe aux sucs digestifs ne dépasse jamais 10 à 12 et se tient le plus souvent autour de 5 à 6 p. 100, exception faite pour la cellulose. Celle-ci, longtemps regardée comme indigestible, est peut-être digérée partiellement, d'après WEISKE, KNIERIEM et d'autres auteurs ; avec certaines variétés de cellulose tendre, l'absorption atteindrait 25 p. 100. L'agent de cette digestion paraît être une diastase sécrétée par les cellules du revêtement épithélial de l'intestin (BUNGE).

Du reste, la cellulose, en raison même de sa dureté et de sa résistance, joue un rôle utile au cours de la digestion ; elle divise le bol fécal, excite les mouvements péristaltiques et prévient la constipation (KNIERIEM). C'est le vrai rôle de la cellulose : sa valeur alimentaire est très faible, si elle n'est pas nulle.

Les aliments complexes renferment une telle proportion de matières minérales que l'homme n'en ajoute jamais à son alimentation, exception faite pour le sel marin. La teneur élevée de certains végétaux comestibles en sels inorganiques serait plutôt à craindre. La potasse, par exemple, abonde chez quelques végétaux; c'est ainsi que, pour 100 grammes d'albumine, on trouve :

	K^2O	Na^2O
Riz	1 gr.	0^{gr},03
Viande de bœuf	2 —	0,3
Blé	2-5 —	0,05-0,03
Lait de femme	5-6 —	1-2,4
Pommes de terre	42 —	0,7

Le rein peut être surmené par le passage des sels minéraux en excès : d'où le danger de l'abus du sel marin ainsi que d'une alimentation où entrent trop de pommes de terre, chez les malades porteurs de lésions rénales. On peut affirmer *a priori* la supériorité du riz sur la pomme de terre, dans l'alimentation des brightiques ; le riz peut figurer avec avantage dans un régime déchloruré.

§ 4. — ALIMENTS DE JOUISSANCE

Aux aliments proprement dits, insipides pour la plupart, l'homme incorpore presque toujours des substances excitantes (le sel, les piments, le poivre, la moutarde, le citron) qui, par leur action sur les nerfs de l'odorat et du goût, activent les sécrétions gastriques et, prises à dose modérée, favorisent la digestion. Ce sont des *condiments*, simples excitateurs nervins qui ne participent à aucun degré des propriétés de l'aliment véritable, mais dont les travaux de PAWLOW ont montré le rôle capital dans la sécrétion des sucs digestifs.

1° Boissons alcooliques. — Bien que l'usage de l'alcool

soit aujourd'hui presque universel, on est resté longtemps dans l'ignorance des modifications éprouvées dans l'économie par ce composé. Nous savons maintenant que l'alcool s'oxyde en grande partie, pour donner de l'aldéhyde, puis finalement CO_2 et H_2O. L'alcool subit, à l'instar des hydrocarbonés, une combustion complète, libérant 7 calories environ par gramme d'alcool brûlé, en admettant que la combustion soit totale. Ce qui semblerait prouver que l'alcool est bien un aliment, c'est la substitution réciproque du sucre et de l'alcool dans l'alimentation humaine. En général, les individus qui boivent de l'alcool mangent peu de sucre ; inversement, les abstinents d'alcool font une grande consommation de sucre. Ainsi, les femmes et les enfants qui, dans nos pays, boivent peu ou point d'alcool, sont friands de sucreries ; il en est de même des Orientaux qui, pour la plupart, s'abstiennent d'alcool, eux aussi, mais ajoutent du sucre à tous leurs aliments. Par contre, on ne voit pas beaucoup d'alcooliques se montrer friands de sirops, de gâteaux ou de confitures. Sucre et alcool se substituant l'un à l'autre, l'alcool doit, comme le sucre, posséder, au moins dans une certaine mesure, les propriétés d'un aliment.

Les travaux récents de ROSENFELD ont mis ce fait hors de doute : un sujet maintenu à peine en équilibre azoté réalise un gain d'azote dès qu'on ajoute de l'alcool à sa ration. L'alcool peut donc protéger de la destruction une certaine quantité d'albumine. A ce point de vue, et toutes réserves faites sur les dangers de son action toxique, l'alcool est bien un aliment. C'est, du reste, ce que les expériences d'ATWATER et BENEDICT ont mis en pleine lumière. Ces auteurs ont démontré que, réparti en plusieurs doses et lorsque la quantité ingérée ne dépasse pas 70 à 80 grammes *pro die*, la proportion d'alcool complètement brûlée atteint 98 p. 100, et l'énergie libérée est bien utilisée par l'organisme, puisque cette combustion a pour corollaire l'épargne d'une quantité énergétiquement équivalente ou *isodyname* d'hydrates de carbone. A doses plus élevées, l'action toxique apparaît, ce qui ne veut pas dire qu'elle n'apparaît jamais après l'ingestion longtemps continuée de doses modérées; car, *tout en étant un aliment, l'alcool est toxique*.

Ces deux caractères, aliment et poison, ne s'excluent pas : la définition thermochimique des aliments, telle que nous l'avons formulée, montre fort bien qu'un toxique peut être alimentaire, au vrai sens du mot.

Que penser des boissons alcooliques faibles, comme le vin, la bière et le cidre?

Le *vin*, ou produit de la fermentation du jus de raisins frais, a la composition moyenne que voici :

Alcool	80 à 90 gr.	par litre.
Extrait sec	18 à 25 —	—
Glycérine	6 à 10 —	—
Tartrate acide de potassium	3 à 5 —	—
Sucre	1 à 1^{gr},5 —	—
Tanin et matières colorantes	1 à 1^{gr},8 —	—
Cendres	2^{gr},5 à 3	—

La valeur alimentaire de la glycérine et des autres matières organiques disparaît presque devant l'importance prédominante de l'alcool. En substituant à l'acide chlorhydrique stomacal de l'acide tartrique moins actif, le vin contribue à ralentir la digestion gastrique ; c'est surtout la matière colorante rouge qui, se fixant sur les albumines, les rend presque inattaquables à la pepsine (L. HUGOUNENQ) ; aussi, les vins blancs sont-ils préférables aux vins rouges, chez les dyspeptiques.

On obtient la *bière* en faisant fermenter les hydrocarbonés du grain d'orge saccharifiés au préalable à l'aide d'une diastase formée au cours de la germination ; on aromatise avec une infusion de houblon.

La bière, abstraction faite de l'eau, présente la composition suivante :

Alcool	30 à 50 gr.	par litre.
Extrait	50 à 60 —	—
Matières protéiques	5 à 6 —	—
Sucre	6 à 8 —	—
Dextrines et gommes	30 à 50 —	—
Glycérine	2 à 5 —	—
Cendres	2 à 3 —	—

La bière est moins alcoolique et plus riche en principes alimentaires que le vin ; à bien des égards, elle lui est supérieure. L'abus fréquent de la bière entraîne malheureusement la dilatation de l'estomac et l'obésité.

Le *cidre* ou jus de pommes fermenté, titre 3° à 4° d'alcool et contient 60 à 70 grammes d'extrait (matières protéiques, sucre, acides, sels, etc.). C'est une boisson moins riche que la bière en principes hydrocarbonés ; elle se conserve mal et provoque souvent la diarrhée.

2° Aliments à caféine. — Le *thé*, le *café*, la *coca*, la *kola*, qu'on a rapproché de l'alcool sous le nom générique d'*aliments d'épargne*, s'en distinguent nettement : ce ne sont pas des substances alimentaires. Le thé, le café et la noix de kola renferment un principe immédiat azoté, inodore, la *caféine* ou *théine*, à laquelle on attribuait à tort autrefois un pouvoir nutritif considérable. En réalité, c'est un excitant nervin. La caféine se rattache plutôt aux produits excrémentitiels qu'aux aliments véritables : elle dérive de la xanthine, corps du groupe urique : c'est la triméthylxanthine $C^5H(CH^3)^3N^4O^2$. D'ailleurs, elle n'existe qu'en petite quantité dans le thé ou le café (de $0^{gr},10$ à $0^{gr},30$ par tasse).

Le principe actif de la coca est un alcaloïde toxique, la *cocaïne*, qui émousse ou supprime la sensation de la faim ; c'est là ce qui a fait, bien à tort, attribuer à la coca un pouvoir alimentaire ou réparateur qu'elle ne possède à aucun degré.

Le cacao renferme un principe très voisin de la caféine, la *théobromine* ou diméthylxanthine. Ce composé n'a pas la moindre propriété nutritive ; mais le cacao est un aliment véritable, très riche en corps gras et en matières azotées, auxquels se joignent, dans le chocolat, le sucre et la fécule.

On a attribué au bouillon une grande valeur alimentaire, bien qu'il ne représente pas plus de 15 ou 20 grammes de matières organiques où dominent l'albumine et la gélatine avec un peu de graisses et de sels. Le bouillon est, en réalité, un aliment très pauvre, qui ne procure l'apaisement momentané de la faim que grâce à l'absorption rapide de ses matériaux nutritifs par l'estomac.

On en peut dire autant de l'extrait de viande, qui ne contient qu'un peu de graisse, des sels et des matières extractives azotées autres que l'albumine. Ces substances azotées (créatine, créatinine, carnine, xanthine) sont des produits excrémentitiels, n'apportant à l'organisme que des quantités insignifiantes d'énergie. L'extrait de viande n'est pas un aliment.

§ 5. — RATIONS ALIMENTAIRES

Elles varient beaucoup, suivant l'âge et les conditions de la vie (travail, repos, milieu social, etc.).

Chez l'enfant à la mamelle, un à deux litres de lait constituent toute l'alimentation. L'enfant ne produisant pas de travail extérieur et étant obligé d'édifier ses tissus, il est naturel que l'albumine surabonde dans son alimentation : c'est bien ce qui a lieu. Le rapport en poids des matières azotées aux composés ternaires est comme 1 à 2.7 : c'est le régime le plus riche en principes quaternaires. Comme nous l'avons vu, il y a parallélisme entre les sels du lait de la mère et les matières minérales qui entrent dans la composition des tissus de l'enfant, sauf pour le fer que l'enfant a accumulé pendant la vie intrautérine.

Chez l'adulte, il faut étudier séparément la ration d'entretien, c'est-à-dire celle qui se borne à réparer les pertes de l'organisme, et la ration de travail qui exige un supplément alimentaire.

On n'est pas encore parfaitement fixé sur la ration d'entretien. Si on évalue les pertes quotidiennes de l'organisme adulte, par la respiration et les excrétions, à 18 grammes d'azote, 300 grammes de carbone, $2^l,5$ d'eau et 25 grammes de sels, la ration d'entretien comportera les mêmes éléments, soit environ 115 grammes d'albumine[1], 400 grammes d'hydrates de car-

---

1. Le chiffre d'albumine, considéré comme indispensable à l'alimentation quotidienne, diffère beaucoup suivant les auteurs : il varie ordinairement entre 75 et 110 grammes.

bone, 20 grammes de graisse, 20 à 25 grammes de sels divers. Le rapport $\dfrac{\text{Matières azotées}}{\text{Matières non azotées}} = \dfrac{1}{3,5}$.

Cette ration deviendra insuffisante si le sujet est exposé à un refroidissement intense ou s'il est obligé de fournir un travail extérieur considérable. Dans ces deux cas, il faudra augmenter la proportion des aliments ternaires (graisses et hydro-carbonés), porter la ration d'hydrocarbonés à 450 ou 500 grammes, les corps gras à 40 ou 50 grammes. Le régime comportera quatre à cinq fois plus de matériaux non azotés que de substances albuminoïdes. Du reste, le climat, la race, les habitudes prises, les ressources du pays peuvent modifier à l'infini les chiffres précédents.

Il convient, dans l'évaluation des rations alimentaires, d'exprimer leur valeur énergétique en Calories, en se rappelant que :

		Calories.
1 gramme d'albumine représente		4,1
1 — de graisse —		9,3
1 — d'hydrate de carbone représente		4,1

Ce mode d'évaluation permet de comparer et de ramener à une commune mesure toutes les rations, quelles que soient les proportions d'aliments simples qui constituent ces rations.

Il suffit de multiplier le poids des albumines exprimé en grammes par 4,1, celui des graisses par 9,3, celui des hydrocarbonés par 4,1, puis de totaliser ces produits pour avoir, en Calories, la valeur énergétique globale d'une ration déterminée.

Toutefois, une correction est nécessaire.

1º Évaluation de la ration alimentaire. — En effet, la totalité des aliments n'est pas absorbée : 8 à 10 p. 100 s'éliminent par les fèces, sans avoir produit d'effet utile. Quand on calcule l'apport d'énergie, il faut, en conséquence, diminuer de 10 p. 100 le chiffre brut de calories établi sur les données précédentes. Exemple d'un calcul :

Un sujet ingère 100 grammes d'albumines, 70 grammes de

graisses, 400 grammes d'hydrocarbonés. L'apport d'énergie sera, en calories brutes :

Albumines	$100 \times 4,1 =$	410 Calories.
Graisses	$70 \times 9,3 =$	651 —
Hydrates de carbone	$400 \times 4,1 =$	1640 —
Total brut		2701

et, en tenant compte du déchet par les excréments, soit 10 p. 100, on aura un total *net* de 2431 Calories, valeur réelle de l'apport d'énergie.

Il est facile, en se reportant à la table de la page 92, de calculer les proportions de viande, de pain, de lait, etc., nécessaires pour réaliser une ration de 100 grammes d'albumine, 50 grammes de graisse, 400 grammes d'hydrates de carbone, ou toute autre ration.

Dans les conditions moyennes et pour nos climats, la ration de l'adulte contient en moyenne : 80 à 90 grammes d'albumine, 60 à 70 grammes de graisse et environ 400 grammes d'hydrocarbonés.

2° Loi de l'isodynamie. — L'homme emprunte la quantité d'énergie qui lui est nécessaire à trois catégories d'aliments d'une valeur calorifique inégale. Ne pourrait-il pas supprimer ou diminuer un de ces aliments et le remplacer par un autre, à la condition de prendre ce dernier en quantité suffisante pour fournir une somme de calories équivalente à celle que donnait le premier aliment? Un gramme d'hydrates de carbone représentant 4,1 Calories, ne pourrait-on pas, par exemple, substituer à 200 grammes d'hydrocarbonés fournissant $200 \times 4,1 = 820$ Calories, $88^{gr},2$ de graisse équivalant à $88,2 \times 9,3 = 820$ Calories, c'est-à-dire une somme d'énergie précisément égale? Cette substitution est possible, pourvu toutefois que, *pour l'albumine, on ne descende jamais au-dessous d'un minimum que rien ne peut remplacer.* Les expériences de Rubner ont montré que cette substitution s'effectuait suivant les prévisions de la théorie ; elles lui ont permis de mesurer les quantités d'aliments qui, par leur énergie potentielle, sont vis-à-vis de l'organisme équivalentes ou *isodynames* : 100 grammes d'albumines, 100 grammes d'hydrocarbonés, 44 grammes de graisses sont isodynames, c'est-à-dire fournissent à l'organisme la même quantité d'énergie et peuvent, dans de larges limites, être substitués les uns aux autres.

Rubner a donné plusieurs démonstrations de la loi de l'isodynamie. Voici une de ses expériences. A un animal à jeun depuis plusieurs jours on donne une ration insuffisante ; l'animal, qui, pendant le jeûne, comburait ses tissus, restreint, quand le jeûne cesse, les emprunts faits à son organisme d'une quantité équivalente à la quantité de nourriture ingérée. L'analyse des excreta et des gaz expirés établit que l'ingestion d'une certaine quantité de graisse, par exemple, a économisé une certaine quantité d'albumine que l'animal à l'état de jeûne empruntait auparavant à ses tissus ; or, ces poids respectifs d'albumine économisée et de graisses ingérées sont isody-. names.

Néanmoins, la loi de l'isodynamie ne s'applique pas dans tous les cas : la température extérieure intervient ici comme un facteur important. Chauveau admet que le sucre seul peut être utilisé directement, tandis que les albumines et les graisses doivent au préalable se transformer en sucre. Cette transformation entraîne un déchet, c'est-à-dire qu'une partie de l'énergie libérée (30 p. 100 environ) ne pourra être utilisée pour les besoins chimiques de la cellule et ne pourra servir qu'à la calorification. Quand la température est assez basse, à 15° par exemple, cette énergie trouvera son emploi et l'organisme l'utilisera à se défendre contre le froid : la loi de l'isodynamie s'applique. Si, au contraire, la température extérieure monte à 30°, il n'y aura plus lieu d'employer cette énergie à la calorification, puisque celle-ci est assurée ; la loi de l'isodynamie est en défaut, la fraction inutilisable de l'énergie se dissipe par simple rayonnement.

3° Composition de la ration quotidienne ; minimum d'albumine. — La substitution totale à l'albumine d'une quantité isodyname de graisse ou d'hydrocarboné est impossible, parce que l'albumine ou ses produits de dédoublement apportent à l'organisme des éléments chimiques nécessaires à l'activité des tissus. Lorsque, en effet, on supprime complètement ou seulement quand on abaisse au-dessous d'un certain taux le quantum des albumines d'une ration, l'animal consomme les matières protéiques de ses propres tissus, dépérit et meurt. On n'est pas rigoureusement fixé sur le minimum d'albumine qui est indispensable à l'entretien de l'état physiologique. Voit et Pettenkoffer ont admis que le besoin d'albumine, pour un homme du poids moyen de 70 kilogrammes, s'élève à 118 grammes, soit $1^{gr},7$ d'albumine par kilogramme de poids vif. Des travaux récents ont fait abaisser ce chiffre à 70 ou 80 grammes, soit 1 gramme par jour et par kilogramme de poids vif (Tsuboï, Murato, Kumagawa, Lapicque). Mais, comme le dit Lambling, c'est là un minimum pratique ; le minimum physiologique n'est pas connu : il est certainement inférieur à 1 gramme par kilogramme de poids vivant. Dans une série d'expériences longtemps prolongées, Chittenden a montré qu'après un entraînement méthodique, on parvient à réduire à $0^{gr},80$ environ par kilogramme et par jour le minimum d'albumine. Non seulement on maintient d'une façon durable l'équilibre azoté, mais l'état général des sujets reste excellent.

La limite supérieure de la ration d'albumine est tout aussi difficile à tracer : on a pu atteindre et même dépasser, dans des expériences de laboratoire, 200 grammes d'albumine mais non sans provoquer un dégoût insurmontable pour la viande. L'organisme n'y trouve, du reste, aucun bénéfice. Le taux d'albumine le plus avantageux paraît être pratiquement un peu supérieur à 1 gramme, soit $1^{gr},2$ environ par kilogramme et par jour, 84 grammes pour un homme de 70 kilos.

Les proportions d'hydrocarbonés et de graisses qu'il faut introduire dans la ration quotidienne sont beaucoup plus élastiques ; il suffit, dans de très larges limites tout au moins, d'observer la loi de l'isodynamie. Ainsi, voici deux rations iso-

dynames, bien que l'albumine y figure dans les proportions respectives de 30 et de 16 p. 100.

I

$$
\begin{array}{lll}
\text{Albumines} \ldots \ldots & 120^{gr}, \quad . \text{ soit } 120 \times 4,1 = & 492 \text{ Calories.} \\
\text{Graisses} \ldots \ldots & 269^{gr},7 \quad . \text{ soit } 269,7 \times 9,4 = & \underline{2\,508} \quad — \\
\hline
\text{Total} \ldots \ldots \ldots \ldots \ldots \ldots \ldots & & 3\,000 \text{ Calories.}
\end{array}
$$

II

$$
\begin{array}{lll}
\text{Albumines} \ldots \ldots & 120^{gr}, \quad . \text{ soit } 120 \times 4,1 = & 492 \text{ Calories.} \\
\text{Hydrocarbonés} \ldots & 611^{gr},7 \ . \text{ soit } 611,7 \times 4,1 = & \underline{2\,508} \quad — \\
\hline
\text{Total} \ldots \ldots \ldots \ldots \ldots \ldots \ldots & & 3\,000 \text{ Calories.}
\end{array}
$$

Dans la pratique, l'alimentation n'est pas aussi exclusive que
le laisserait supposer le tableau ci-dessus : elle comprend les
trois sortes d'aliments ; elle apporte aussi à l'organisme une
quantité d'énergie un peu moindre et qu'on évalue, en calories
brutes, à 2 600 Calories par vingt-quatre heures, soit **37,1**
Calories brutes par kilogramme pour un homme de 70 kilogrammes, et, en calories nettes, respectivement 2 340 et **33,4**
Calories, *au repos*. Cet apport d'énergie, variable comme nous
le verrons bientôt, est fourni par des proportions très diverses
de chacun des aliments, suivant les ressources du pays, le milieu
social, les habitudes, etc. Dans le tableau qui suit, on trouvera
quelques exemples donnant le total des calories apportées,
ainsi que la part respective, dans cet apport, de chacun des
aliments.

Il faut savoir que, dans certains cas, la ration énergétique
peut tomber bien au-dessous du chiffre moyen, 2 500 à 2 600
Calories ; c'est ainsi que VON RECHENBERG a observé à Zittau,
en Saxe, des ouvriers tisserands dont l'alimentation ne repré-
sentait que 1 569 Calories par vingt-quatre heures.

On trouvera dans le tableau ci-dessous quelques renseignements numériques sur quatre cas considérés comme types :
un jeune médecin et des ouvriers fournissant un travail
d'intensité variable, depuis le travail ordinaire jusqu'au travail forcé.

	Albumines.	Graisses.	Hydrocarbonés.	Apport total de Calories (brutes).	Sur 100 Calories fournies, l'organisme en a trouvé dans :		
					l'albumine.	les graisses.	les hydrates de carbone.
Jeune médecin (Forster).....	134 gr.	102 gr.	292 gr.	2 695	20,4	35,2	44,4
Ouvrier moyen (Voit)	118 gr.	56 gr.	500 gr.	3 055	16,0	17,0	67,0
Ouvrier travaillant beaucoup.	143 gr.	108 gr.	788 gr.	4 811	12,2	20,7	67,1
Travail forcé...	112 gr.	309 gr.	694 gr.	6 135	7,5	46,4	46,2

Chez l'adulte et à l'état physiologique, l'organisme, qui peut choisir librement sa nourriture, tend à reconstituer ses tissus et à récupérer ses forces, par conséquent à régler son alimentation sur ses pertes, en d'autres termes, à réaliser l'équilibre de ses ingesta et de ses excreta. Quand l'azote de l'alimentation se retrouve tout entier dans la somme de l'azote urinaire et de l'azote fécal, on dit qu'il y a *équilibre azoté*. On peut également réaliser un état d'équilibre entre le carbone ingéré et celui qui se retrouve dans l'acide carbonique pulmonaire, les urines, les fèces, etc.

De même, il existe un équilibre thermique défini par l'égalité entre l'apport et la dépense de calories. Cet équilibre, différent de l'équilibre azoté, peut être réalisé sans que ce dernier le soit.

Bien des causes interviennent pour rompre ces divers équilibres ; mais ils ont une tendance à se rétablir, en vertu d'une adaptation de l'organisme aux conditions de son existence.

4° Variations physiologiques de la ration. — Elles sont

de plusieurs ordres. Voici les principales et, en même temps, les plus connues.

a. *Age.* — Les neuf dixièmes du calorique étant utilisés pendant le repos pour la production de la chaleur, et le reste subvenant au travail du cœur et de la respiration, il est naturel que la surface du corps, par où se produit la déperdition de calorique, influence le besoin de calories : c'est bien, en effet, ce qui arrive. Toutes choses égales d'ailleurs, les combustions sont beaucoup plus intenses chez l'enfant que chez l'adulte, lequel, à égale somme de poids vif, a une surface moindre. Le tableau suivant, emprunté à Rubner, est particulièrement instructif :

	Calories nettes produites en 24 heures.	Calories par 1 kg.	Calories par mètre carré de surface du corps.
Enfant de 4kg,03	368	91.3	1,22
— 16kg,4	1213	73,9	1,58
— 30kg,0	1784	57,5	1,47
Homme de 67kg	2843	42.4	1,40

Cette exagération de la calorification est un des meilleurs moyens de défense de l'organisme (Richet) ; elle n'existe d'ailleurs que par rapport au poids de l'enfant et pour compenser la perte de calorique par la surface. C'est la plus considérable des causes de variation.

L'alimentation du nourrisson présente, à un autre point de vue, des particularités intéressantes : les graisses y jouent un rôle prépondérant et apportent plus de 52,9 p. 100, d'après Rubner, des calories totales, tandis que la contribution des corps gras à l'apport global n'est que de 35 p. 100, chez l'adulte. Il en résulte qu'au moment du sevrage, les graisses doivent diminuer lentement, dans l'alimentation, pour faire place à une proportion plus grande d'hydrocarbonés : il faut que le taux de l'albumine se maintienne, afin de couvrir toujours 18 à 20 p. 100 de la calorification totale. A cet égard, il convient de signaler l'insuffisance en matières albuminoïdes de la plupart des produits commerciaux destinés à l'alimentation des enfants du premier âge. La prédominance de la graisse dans l'alimentation du nourrisson répond à la nécessité de maintenir constante la température.

Chez les vieillards, les besoins thermiques se restreignent et tombent à 2 000 Calories brutes environ.

b. *Etat du corps*. — En vertu de la loi des surfaces énoncée plus haut à propos de la calorification de l'enfant, un homme de petite taille aura des exigences alimentaires plus grandes qu'un sujet de stature élevée. Un individu maigre consomme plus qu'un gras, toutes les autres conditions restant égales. Ceci s'explique aisément. En effet, ce qui règle la consommation, c'est le nombre des cellules vraiment actives : or, les cellules du tissu adipeux ne le sont pas ou ne le sont que faiblement : les oxydations y sont peu intenses et la présence de ces cellules dans un tissu ou un organe diminue l'absorption d'oxygène rapportée au kilogramme de poids vif. Von Noorden a trouvé : chez un homme bien musclé pesant 71 kilogrammes, 33,6 Calories par kilogramme et par vingt-quatre heures ; chez un obèse de 80 kilogrammes, 29 Calories seulement.

c. *Température extérieure*. — Toutes les autres conditions restant égales, l'alimentation doit être plus abondante en hiver qu'en été, à cause de la déperdition de calorique plus grande pendant la saison froide. Voit et Charles-Théodore de Bavière ont constaté, chez le chat, qu'une ration, qui assure simplement l'entretien en hiver, engraisse l'animal en été, et Ueffelmann a vu des artisans choisissant librement leur nourriture consommer 75 grammes de graisse en hiver et 50 grammes en été. Chez les animaux exposés au froid des mers polaires, le lait est très gras : c'est ainsi que le lait de baleine contient jusqu'à 40 p. 100 de graisse (Purdy).

On sait, d'autre part, que, dans les pays froids, les corps gras prennent une grande importance dans le régime alimentaire (huile de poissons, graisse de phoque, pour les Esquimaux et les explorateurs des régions polaires).

d. *Travail*. — Nous avons vu précédemment, par le tableau de la page 105, que le travail musculaire élevait la dépense de calories au point de la porter au delà du double de la consommation normale. Chez un homme de 70 kilogrammes, Rubner a évalué comme suit la dépense d'énergie, exprimée en calories nettes ; c'est la moyenne d'un grand nombre d'expériences.

```
                     Calories.
Repos. ........    2303 ou 32,9 par kg.
Travail faible..   2445 ou 34,9    —    soit  6 p. 100 d'augment.
   —    moyen.     2868 ou 41,9    —    —  24    —       —
   —    forcé...   3362 ou 48,0    —    —  45    —       —
```

La consommation d'oxygène monte, bien entendu, parallèlement : dans une expérience de Zuntz, elle s'élevait de 253 centimètres cubes, au repos et par minute, à 1 253 centimètres cubes pendant le travail forcé. Les mouvements en apparence les plus insignifiants, les déplacements du corps et des membres se traduisent très fidèlement, dans le bilan des dépenses, par une augmentation de calories et d'oxygène consommés.

Ce sont les hydrates de carbone qui fournissent à la ration le supplément d'énergie qu'exige un travail intense : les protéiques et les graisses interviennent beaucoup moins.

L'influence du travail intellectuel sur la dépense d'énergie ne peut être mise en évidence, même par les méthodes les plus précises. Quant au sommeil, son influence sur la diminution des dépenses n'est autre que celle du repos complet qui l'accompagne.

En terminant ce chapitre, on rappellera que divers états pathologiques comportent, non seulement un régime particulier, mais encore des aliments spécialement préparés : c'est ainsi qu'on ordonne aux diabétiques un pain très riche en gluten et débarrassé d'une grande partie de son amidon.

Voici l'analyse de quelques pains pour diabétiques :

	Eau.	Matières azotées.	Graisse.	Hydrocarbonés.
Pain de gluten...............	9,6	57.6	1,6	29,7
— de gluten (avec 10 p. 100 de farine).............	8,4	74,5	1,8	12,7
— d'inuline...............	8,7	58,3	2,5	27,2
— d'aleurone.............		52,5		33,4

On introduit avec avantage dans le pain des diabétiques l'inuline, matière amylacée de l'aunée, de la chicorée, du topinambour. L'inuline ne se transforme pas en glucose dans l'économie. Quant à l'aleurone, c'est une sorte d'albumine végétale qu'on retire du lupin.

———

CHAPITRE II

SALIVE ET SUC GASTRIQUE

CHIMISME STOMACAL NORMAL ET PATHOLOGIQUE

Pour être assimilés, les aliments doivent subir des modifications préliminaires de la part des sécrétions intestinales (salive, sucs gastrique et pancréatique, bile, liquide intestinal). Nous allons étudier ces divers humeurs, sans oublier qu'elles sont susceptibles de variations très élastiques, grâce à leur adaptation au régime suivi par le sujet. Cette adaptation est mise en jeu par des excitants spécifiques qui provoquent sur un point du tube digestif une sécrétion de composition qui peut varier suivant les conditions, ainsi que l'ont établi les recherches de PAWLOW et de ses élèves.

C'est seulement quand nous connaîtrons la composition et le mode d'action des sucs digestifs que nous pourrons aborder dans son ensemble le problème de l'élaboration digestive et, par la suite, le métabolisme des matériaux alimentaires dans l'économie.

§ 1. — SALIVE

Trois paires de glandes en grappe (parotidiennes, sous-maxillaires, sublinguales) déversent dans la bouche des liquides différant par quelques caractères accessoires, mais ayant entre eux les plus grandes analogies : c'est la salive proprement dite, qui, mélangée aux produits de sécrétion des glandules de la muqueuse buccale, constitue la salive mixte. La salive mixte est donc un mélange dont les éléments seront étudiés ultérieurement, mais que nous examinerons d'abord dans son ensemble.

L'homme adulte sécrète une quantité de salive très différente suivant les sujets, puisque les chiffres oscillent de 300 à 1 500 grammes par vingt-quatre heures. Nombre de causes font varier cette sécrétion, chez le même individu. La mastication, les nausées qui précèdent les vomissements, la suppression des règles, plusieurs affections des centres nerveux, des névroses (hystérie), les mercuriaux, les iodiques, l'éther, le jaborandi activent la sécrétion salivaire. La salive diminue dans la fièvre typhoïde et au cours de certaines maladies de l'estomac.

1° Propriétés physiques. — La salive mixte est un liquide incolore, limpide ou opalescent, un peu filant, susceptible de mousser par agitation, de densité égale à 1002-1006. Elle est hypotonique ($\Delta = -0°,11$ à $-0°,49$); sa réaction est faiblement alcaline à l'état normal, acide dans certains cas pathologiques (muguet, etc.). La salive tient en suspension des cellules épithéliales, des microorganismes et quelquefois des débris alimentaires.

2° Composition chimique. — La salive est un liquide aqueux renfermant : 1° des substances albuminoïdes auxquelles on rattache les propriétés diastasiques ; 2° peut-être des traces de corps gras et de matières solubles dans l'alcool, encore mal connue ; 3° du sulfocyanate de potassium ; 4° des sels minéraux.

Voici une analyse de la salive mixte de l'homme, due à JACUBOWITSCH :

Eau	995,16	p. 1000
Résidu sec	4,84	—
	gr.	
Matières protéiques, mucus, etc.	2,09	—
Corps gras et extractif alcoolique	traces.	
Sulfocyanate de potassium	0,07	—
Chlorures de sodium et de potassium.	0,84	—
Phosphate de soude	0,94	—
Sulfate de soude	traces.	
Chaux et magnésie	0,04	—

Gérard et Denigès ont analysé séparément la salive chez deux épileptiques.

	(Gérard.)	(Denigès.)
Eau	95,20 p. 100	93,35 p. 100
Résidu sec	4,80 —	6,95 —
Matières organiques	3,05 —	1,80 —
Pouvoir saccharifiant (en maltose)	0,60 —	0,57 —
Pouvoir oxydant	positif.	positif.
Chlorures (en NaCl)	— —	— —
Carbonates (en CO^3Na^2)	0,32 —	1,32 —
Phosphates (en PO^4HNa^2)	— —	0,34 —
Sulfocyanates (en $CAzSK$)	— —	0,07 —

Il faut ajouter à ces éléments quelques millièmes, en volume, d'oxygène et d'azote, et 15 à 20 centimètres cubes de gaz carbonique pour 100 centimètres cubes de salive.

A. ACTION DIASTASIQUE. — De tous les matériaux salivaires, la matière à laquelle semble attachée l'action diastasique et qu'on désigne sous le nom de *ptyaline*, est la plus importante ; c'est une amylase. On ne connaît bien de cet agent que son action fermentative ; on ignore sa nature véritable ; on n'est pas certain qu'il prenne naissance à même les glandes ; peut-être est-ce un produit de sécrétion des microbes buccaux.

On obtient une préparation diastasique active en acidulant la salive par l'acide phosphorique, puis en saturant par un léger excès d'eau de chaux ; le phosphate tricalcique entraîne en se précipitant des matières protéiques qu'on sépare du sel de chaux par un lavage à l'eau froide. L'addition d'une grande quantité d'alcool à la liqueur aqueuse provenant de ce lavage insolubilise la diastase ; on la purifie en dissolvant dans l'eau, précipitant par l'alcool et renouvelant plusieurs fois ce traitement.

On obtient finalement une poudre amorphe, blanc jaunâtre, insipide, inodore, très soluble dans l'eau et la glycérine, un peu soluble dans l'alcool faible, insoluble dans l'éther et l'alcool fort : c'est la ptyaline du commerce, qu'il ne faut en aucune façon considérer comme un composé chimique défini

L'action diastasique de la salive s'exerce sur les principes constitutifs de l'amidon (amylose et amylopectine), qui se transforment par hydrolyse en dextrine et en maltose, avec une trace de glucose :

$$(C^6H^{10}O^5)^x + nH^2O = C^{12}H^{22}O^{11} + (C^6H^{10}O^5)^n$$

Amidon. Maltose. Dextrine.

L'action diastasique de la salive est, en réalité, complexe : il est certain qu'elle se compose au moins de deux principes, l'un agissant sur l'amylose, l'autre sur l'amylopectine. Pour certains auteurs, il faudrait y ajouter une diastase spéciale hydrolysant les dextrines.

Toutes choses égales d'ailleurs, plus la concentration de la liqueur amidonnée est grande, plus la quantité de sucre augmente ; mais cette augmentation n'est pas régie par une proportion simple. Inversement, pour une même quantité d'amidon, des quantités croissantes de diastase provoquent plutôt une diminution du sucre. La teneur en diastase ne peut donc pas se mesurer au poids de sucre produit (MASZEWSKI).

La saccharification par la salive humaine est très rapide (quelques minutes) ; l'amidon des céréales est transformé plus rapidement que celui de la pomme de terre ; l'amidon cuit dans l'eau ou empois est saccharifié beaucoup plus vite que le cru. La température optima est comprise entre 38° et 41°. L'alcalinité faible ou la neutralité du milieu sont des conditions très favorables. On croyait autrefois qu'une acidité à peine sensible enrayait complètement l'action diastasique de la ptyaline ; en réalité, la saccharification salivaire se ralentit seulement dans un milieu acide ; elle ne s'arrête donc pas dans l'estomac, et c'est là un point fort important. Une température de + 70°, l'alcool, l'acide salicylique, l'acide arsénieux paralysent. En solution étendue (au-dessous de 1, 5 p. 100), la salive peut saccharifier plusieurs milliers de fois son poids d'amidon ; elle hydrolyse également le glycogène, dédouble la salicine en glucose et saligénine, l'amygdaline en glucose, aldéhyde benzoïque et acide prussique (FRERICHS).

L'action saccharifiante de la salive augmente depuis le lever jusqu'à midi ; elle diminue après le repas et augmente de nouveau vers 4 heures (HOFBAUER). On peut se rendre compte approximativement de ces variations en dosant à la liqueur de Fehling la maltose produite dans des conditions physiques et chimiques identiques par un volume constant de salive, 4 centimètres cubes par exemple, agissant pendant 4 minutes, à 30°-40°, sur 100 centimètres cubes d'empois à 4 p. 100 (JAWEIN).

B. SULFOCYANATE DE POTASSIUM. — Quand on ajoute à un peu de salive une trace de perchlorure de fer, on voit se produire une coloration rouge intense, stable en présence de l'acide chlorhydrique. Cette réaction est due à du sulfocyanate de potassium CAzSK, dont on a pu extraire l'acide en nature, en distillant la salive avec de l'acide phosphorique. L'acide sulfocyanique paraît être un produit de dédoublement des albumines.

En évaluant au colorimètre ou au spectrophotomètre l'intensité de la coloration rouge développée par le perchlorure de fer, KRÜGER a déterminé la proportion de sulfocyanate de potasse dans la salive : il l'a trouvée comprise entre 0,007 et 0,011 p. 100 de salive. Chez les fumeurs, cette proportion peut doubler.

Le sulfocyanate est bien un principe immédiat de la salive et non un produit d'altération, comme quelques auteurs l'avaient cru.

C. EXTRACTIF ALCOOLIQUE ET SELS. — On a signalé dans la salive la présence, en petite quantité, du sel potassique d'un acide gras. Il y a aussi d'autres principes organiques dont l'étude serait à reprendre.

DUPOUY a fait connaître l'existence d'une oxydase salivaire dont l'action est arrêtée par l'acide chlorhydrique à 2 p. 1000.

Dans les cendres de la salive dominent la soude, la potasse et l'acide phosphorique ; on y a trouvé, à côté de la chaux et de la magnésie, des traces de fer.

3° Salives distinctes. — La salive parotidienne de l'homme est un liquide mobile, ne renfermant pas de mucine ; elle est, au contraire, assez riche en ptyaline. Densité = 1,007.

La salive des sous-maxillaires est visqueuse et peu abondante ; elle est riche en mucine et tient en suspension des corpuscules gélatineux. Son pouvoir saccharifiant est faible. Densité = 1,014.

Quant à la salive sublinguale, elle est encore moins abondante ; elle s'étire en longs filaments, contient beaucoup de mucine et semble plus riche que les précédentes en ptyaline. Elle n'a jamais été analysée à l'état de pureté complète.

La composition chimique du mucus buccal est assez mal connue : il contient de la mucine et se rapproche par sa composition de la salive. On admet cependant, sans preuves suffisantes il est vrai, qu'il est exempt de ptyaline.

	SALIVE			MUCUS BUCCAL
	A. Parotidienne.	*B.* Sous-maxillaire.	*C.* Sublinguale.	
	p. 1000.	p. 1000.	p. 1000.	p. 1000.
Eau	995,3	994,7	984,7	990,0
Matériaux fixes	4,7	6,2	15,3	10
Matières protéiques	1,4	2,4		2,2
Extractif alcoolique				1,6
Sulfocyanate de potassium	»	»	?	0,0
Chlorures de potassium et de sodium	2,1	3,8		5,3
Chaux, magnésie et acide phosphorique	1,2			0,84

La salive agit : 1° mécaniquement, en favorisant la mastication, imprégnant le bol alimentaire et le rendant plus attaquable à l'action des sucs digestifs ; 2° chimiquement, en saccharifiant les substances amylacées. Il est vrai que l'acidité de l'estomac ralentit l'action de la salive ; mais, dans l'intestin, en milieu alcalin, la saccharification reprend et se poursuit concurremment avec les réactions provoquées par le suc pancréatique.

4° Variations physiologiques et pathologiques. — On sait que l'excitation de la corde du tympan modifie la sécrétion salivaire, au point de vue qualitatif et quantitatif. Quand la salivation augmente, la salive s'appauvrit en principes fixes.

Après l'administration de quelques médicaments (mercure, plomb, antimoine, bromures, iodures, chlorates), on retrouve dans la salive de petites quantités de ces divers agents chimiques. Les composés du plomb déterminent sur la gencive et le collet des dents des lisérés caractéristiques (liséré bleu des saturnins).

On peut démontrer la présence de l'iodure dans la salive en ajoutant à celle-ci une petite quantité d'acide tartrique : si on plonge dans le liquide acidulé un papier amidonné imprégné d'iodate de potasse, le papier bleuit aussitôt.

On a signalé dans la salive des brightiques la présence de l'urée, celle de la leucine, des matières colorantes biliaires chez les malades atteints d'affections hépatiques, etc., etc.

Les sels minéraux de la salive se déposent fréquemment autour du collet des dents, en un enduit jaune ou brun, de texture grenue : c'est le tartre dentaire, formé de 20 à 25 p. 100 de matière organique, inscrustée de 7 à 8 p. 100 de carbonate de chaux, 60 à 65 de phosphate tricalcique, 2 à 3 de phosphate de fer, avec un peu de silice.

Au lieu de se déposer autour des dents, les matières minérales de la salive peuvent donner lieu à des concrétions qui obstruent les voies salivaires. On trouvera ci-dessous l'analyse d'un calcul salivaire, d'après Hardy :

Carbonate de chaux	5,70 p. 100.
Phosphate de chaux	65,40 —
Phosphate ammoniaco-magnésien	5,80 —
Matières organiques	11,90 —
Graisses	0,43 —
Eau	7,43 —
Non dosé	3,34 —

Le noyau de ces calculs est souvent formé par un petit amas de microbes.

Si importante qu'elle soit, la salive n'agit pas longtemps sur le bol alimentaire ; le suc gastrique intervient.

§ 2. — SUC GASTRIQUE

Les premières recherches sur le suc gastrique remontent au XVIIIe siècle. SPALLANZANI, RÉAUMUR introduisaient dans l'estomac des oiseaux de petites éponges retenues par une ficelle ; quand l'éponge s'était imprégnée de suc gastrique, on la retirait au dehors pour en extraire le suc par expression. Plus tard, on a profité des cas de fistules gastriques réalisées, chez l'homme, à la suite de blessures par armes à feu ou après une intervention chirurgicale. Les faits de ce genre sont assez nombreux, on en a relaté plus d'une cinquantaine : le plus célèbre est celui du Canadien Saint-Martin, observé par W. BEAUMONT, en 1834 ; un des mieux connus a été étudié par CH. RICHET, en 1877, sur un nommé Marcellin.

Depuis BLONDLOT et CL. BERNARD, on pratique journellement chez le chien des fistules gastriques, pour étudier la digestion stomacale ; l'antisepsie a rendu faciles ces opérations. Une canule à demeure permet de recueillir le suc gastrique, pourvu qu'au préalable l'œsophage ait été ligaturé. Les procédés techniques perfectionnés de PAWLOW et ses élèves, en première ligne l'œsophagotomie et la fistule œsophagienne, ont eu pour résultat, dans ces dernières années, de très grands progrès dans l'étude de la digestion. Ils ont permis d'obtenir un suc gastrique exempt de salive et de produits alimentaires ; la séparation d'un diverticule de l'estomac, qui conserve les connexions vasculo-nerveuses et s'ouvre par une fistule sur la paroi abdominale, a encore perfectionné la technique (petit estomac de Pawlow). On peut, grâce à ces méthodes, recueillir un suc absolument pur.

1° Propriétés générales du suc gastrique. — Le suc gastrique est le produit de la sécrétion de glandes en grappe spéciales à la muqueuse stomacale et particulièrement abondantes dans le grand cul-de-sac. Ce suc se mélange ensuite aux liquides sécrétés par les glandes muqueuses ordinaires de

7.

l'estomac, ainsi qu'à la salive mixte et aux produits de sécrétion des glandes œsophagiennes.

La sécrétion est intermittente : elle a lieu au contact des aliments et peut s'élever alors à 400 ou 500 grammes par heure. On ne connaît pas exactement le poids total de la sécrétion quotidienne ; il n'est certainement pas inférieur à 2 kilogr., au minimum. C'est l'humeur la plus abondante de l'économie.

Le suc gastrique est un liquide incolore, limpide, fluide, d'une odeur désagréable de matières vomies, de saveur acidule et saline, de réaction fortement acide. Sa densité est de 1001 à 1010. Il est lévoyre, à cause de ses albumines. Il tient souvent en suspension des éléments cellulaires, des débris d'aliments et des microorganismes, tels que le *B. pyocyaneus*, le *B. lactis erythrogenes*, le *B. subtilis*, le *B. amylobacter*, le *B. megaterium*, etc. (ABELOUS).

Le suc gastrique est un liquide antiseptique qui conserve cette propriété même après neutralisation.

2° Composition chimique. — Elle est assez variable chez le même sujet. Voici deux analyses dues à SCHMIDT :

	HOMME	CHIEN
	Suc avec salive.	Suc sans salive.
Eau	993,4 p. 1000	973,0 p. 1000
Résidu fixe	6,6 —	27,0 —
Acide chlorhydrique	2,00 —	3,00 —
Mat. organiques	3,2 —	17,1 —
Chlorure de sodium	1,4 —	2,5 —
Chlorure de potassium	0,5 —	1,1 —
Chlorure d'ammonium	» —	0,4 —
Chlorure de calcium	0,06 —	0,06 —
Phosphate de calcium	⎱	⎰ 1,7 —
Phosphate de magnésium	⎰ 0,12 —	⎱ 0,2 —
Phosphate de fer	⎰	⎱ 0,8 —

On doit à FROUIN deux analyses de suc gastrique de chien ; on les trouvera ci-dessous :

	A	B
Eau	985,06 p. 1000	983,68 p. 1000
Résidu fixe	14,94 —	16,32 —

	A	B
Substances organiques.....	5,13 p. 1000	6,80 p. 1000
Substances inorganiques...	7,98 —	8,90 —
Acide chlorhydrique libre..	1,82 —	0,22 —
Chlorures fixes (en HCl)....	4,05 —	5,51 —
Chlore total (en HCl).... ..	5,87 —	5,73
Acidité totale (en HCl)......	1,90 —	0,237 —

On trouvera ci-après quelques analyses de gaz de l'estomac, chez l'homme.

	Cadavre.	Homme vivant (Catarrhe stomacal). (Ewald)
CO_2	20.79	20,57
H_2	6,71	20,57
CH_4 (méthane)	»	10,75
C_2H_4 (éthylène)	»	0,20
O_2	»	6,52
Az	72.50	41.38

Parmi les matières organiques du suc gastrique figurent : des albumines, de la mucine, des peptones, des substances azotées, des traces de corps gras. Ce sont là, du reste, des composés accessoires. Deux éléments ont une importance primordiale : l'acidité, l'action diastasique.

A. Acidité. — La nature du principe acide de l'estomac a fait l'objet de nombreuses discussions qu'explique la présence dans le suc gastrique de sels dont les acides et les bases se déplacent réciproquement. On peut démontrer cependant qu'à l'état normal l'acidité est due, non à l'acide lactique, mais à l'acide chlorhydrique, à la dose de 2 grammes par litre environ.

1º Si l'on dose respectivement le chlore et les bases du suc gastrique, on est amené à conclure que, même en supposant tous les métaux à l'état de chlorures, il reste un excès de chlore disponible qui ne peut être que de l'acide chlorhydrique non combiné aux bases.

2º En faisant agir du suc gastrique sur de la quinine fraîchement précipitée, on peut retirer de la liqueur du chlorhydrate de quinine. Comme les chlorures n'agissent pas sur la quinine, il faut en conclure que c'est l'acide chlorhydrique libre qui a dissous l'alcaloïde.

3° Ainsi que l'a établi BERTHELOT, les acides minéraux et organiques, dissous dans l'eau et agités avec de l'éther, se comportent de façon très différente : l'éther n'enlève à la liqueur que des traces d'acides minéraux ; l'eau cède, au contraire, à l'éther une notable proportion d'acides organiques. Or, RICHET a montré que l'acide du suc gastrique se comportait comme un acide minéral ; l'éther n'en enlève qu'une fraction très minime. L'acide minéral ne peut être ici que l'acide chlorhydrique.

4° Un certain nombre de couleurs d'aniline ne virent pas de la même façon en présence des acides organiques et minéraux et peuvent, par conséquent, servir à leur diagnose : le violet de méthyle, le vert malachite, le vert brillant, la tropéoline, le rouge Congo. Il en est de même de quelques réactifs composés : ceux de GÜNZBURG, BOAS, STREENSMA. Nous reviendrons avec détails sur ces réactions à propos de l'analyse du contenu gastrique. (Pour la composition de ces réactifs, voir p. 128.)

A quel état est l'acide chlorhydrique dans le suc gastrique ? Dans le suc gastrique pur, il est à l'état de liberté, comme dans une solution aqueuse d'HCl des laboratoires, et il participe, en conséquence, à toutes les propriétés de ce dernier (tournesol, rouge Congo, réactifs divers) ; mais, si le suc se trouve mélangé à de la salive, à du mucus, à des substances alimentaires en voie de digestion et déjà attaquées, l'acide chlorhydrique se combine avec une proportion plus ou moins grande de ces matériaux organiques ; la dégradation progressive des réactions colorées témoigne de ces combinaisons : ainsi, l'acide du suc pur (petit estomac de Pawlow) influence le tournesol, la phtaléine, le rouge Congo, le réactif de Günzburg, etc. Quand HCl est fixé sur les matières organiques (suc gastrique ordinaire, contenu stomacal), le liquide reste acide au tournesol et à la phtaléine ; mais le réactif de Günzburg, le rouge Congo et les autres indicateurs accusent de moins en moins d'acidité et finissent même par ne plus virer, comme si la solution était neutre. En outre, *l'acide combiné* n'est plus volatil dans le vide, à l'inverse de ce qui se passe pour *l'acide libre* : il reste fixé sur les composés organiques, probablement à la faveur des groupes NH^2 de ces composés (mucus, albumines, polypeptides).

Si l'on adopte le réactif de Günzburg pour distinguer HCl libre de HCl combiné, on constate qu'HCl, libre dans le suc au début de la digestion, se combine peu à peu aux matières organiques (aliments, mucus) : le tournesol bleu vire bien au rouge, mais le réactif de Günzburg n'est pas influencé. Les matières organiques étant saturées, l'estomac sécrète de nouveau de l'acide qui, cette fois, reste libre (R. de Günzbung positif). Mais, après un certain temps, le travail digestif amène la rupture de la molécule protéique initiale en plusieurs molécules de polypeptides, le mélange fixe une plus grande quantité d'HCl et la réaction de Günzburg redevient négative, à moins qu'une nouvelle sécrétion comprensatrice ne déverse dans la masse un excès d'acide.

On désigne sous le nom d'acide *chlorhydrique total* la somme de l'acide *chlorhydrique libre* et de l'acide *chlorhydrique combiné*. L'acide chlorhydrique total varie dans d'assez larges limites ; il est environ de 4 grammes d'HCl par litre pour le suc à peu près pur ; les liquides gastriques donnent de 1 gramme à 2 grammes.

Les mesures physico-chimiques qui déterminent la richesse en ions acides H donnent de 1 à 1,9 (FOA).

Le contenu de l'estomac renferme souvent de l'acide lactique, qui provient des aliments (chair musculaire) ou de la fermentation lactique des hydrocarbonés. La présence de l'acide phosphorique est due à un phénomène secondaire : l'action de HCl sur les phosphates des aliments.

B. ORIGINE DE L'ACIDITÉ. — Il est remarquable de voir l'organisme, dont la réaction est presque partout alcaline, fournir un liquide aussi fortement acide que le suc gastrique. En évaluant à 2 litres la sécrétion stomacale de vingt-quatre heures, on arrive à une production journalière de 4 grammes d'HCl réel, soit 12 grammes environ d'acide liquide des laboratoires. C'est une proportion considérable et dont le chlorure de sodium fait les frais. Mais comment?

On pourrait, à la rigueur, comparer la production de l'acide chlorhydrique stomacal à celle d'un sel très acide, le bisulfate de potasse SO^4KH, qui prend naissance, en même temps que du glucose et du sulfocyanure d'allyle $C^3H^5.CAzS$, dans la décomposition d'un corps organique complexe, le myronate de potassium, sous l'influence d'une diastase végétale, la myrosine. C'est peut-être aussi par un procédé analogue qu'un gastéropode, le *Dolium galea* sécrète une salive contenant 40 grammes d'acide sulfurique libre par litre (TROSCHEL, BŒDEKER).

On a fait d'autres hypothèses encore. La vérité, c'est que sur ce point notre ignorance est absolue.

C. ACTIONS DIASTASIQUES DU SUC GASTRIQUE. — Le suc gastrique normal exerce une action diastasique sur les matières albuminoïdes qu'il transforme en peptones par hydratation ; on rattache cette action diastasique à une diastase à laquelle WASMANN, puis PAYEN, qui l'ont découverte, ont donné le nom de *pepsine*.

Pour préparer les pepsines commerciales, on racle la muqueuse d'estomacs de porc ou de veau, et on fait macérer les raclures dans l'eau froide acidulée de 5 p. 100 d'acide acétique ; après vingt-quatre heures, on exprime, filtre et évapore vers 35°-40° le liquide ainsi obtenu. L'addition d'un grand excès d'alcool fort précipite la *pepsine du commerce*, laquelle est, bien entendu, un produit impur, peut-être mélangé de plusieurs diastases associées à des matériaux étrangers.

On peut obtenir un produit beaucoup plus actif, en refroidissant à 0° le suc gastrique d'un chien dont l'œsophage a été ligaturé ; il se produit un dépôt formé de granulations amorphes ayant la composition d'une substance albuminoïde très complexe et contenant, outre C, H, O, N, Ph et S, du chlore et du fer (Mme SCHOUMOW-SIMANOWSKI).

On obtient un produit également très actif en dialysant un extrait aqueux de muqueuse gastrique jusqu'à ce que l'acidité tombe à 0^{gr},25 HCl par litre. Le précipité qui se forme est centrifugé et filtré (Pekelharing).

Les pepsines du commerce sont des matières solides, blanches ou ambrées, visqueuses, exhalant une odeur faible, *sui generis*, insipides, solubles dans l'eau, la glycérine et l'alcool dilué, insolubles dans l'alcool à 95°, l'éther, la benzine, le chloroforme.

En préparant de la pepsine d'après la méthode de Mme Schoumow-Simanowski ou suivant le procédé de Pekelharing, on obtient un produit peu soluble dans l'eau pure, de nature protéique, chloré, ferrugineux, instable, se dédoublant pour donner de la lécithine, des polypeptides, des bases xanthiques, des acides gras, de l'acide phosphorique, etc. La pepsine est peut-être une nucléo-protéide provenant de la désagrégation des noyaux des cellules glandulaires ou des granulations contenues dans le protoplasma de ces cellules.

En présence de l'acide chlorhydrique et dans des conditions favorables, la pepsine gonfle et dissout la plupart des matières protéiques. Au bout d'un certain temps, à 40°, le liquide ne coagule plus par la chaleur, ne précipite plus par l'acide azotique, mais donne encore la réaction du biuret. On trouve alors en dissolution un mélange de composés qu'on désignait autrefois sous le nom d'*albumoses* et de *peptones*. Nous savons aujourd'hui qu'en réalité, la digestion a provoqué la rupture de la molécule protéique et l'a scindée en un certain nombre de fragments très volumineux qui donnent le biuret et sont encore, par la grandeur de leur molécule, voisins de la matière albuminoïde primitive. Mais ces gros fragments ne se forment pas seuls : en même temps et moins d'une heure après le début de la digestion, des polypeptides plus simples apparaissent qui ne donnent pas le biuret et où déjà se rencontrent peut-être (mais ceci a été contesté) quelques acides aminés libres, en quantité minime. La digestion pepsique n'est, en somme, qu'un concassage grossier de la molécule.

La pepsine manifeste vis-à-vis des albumines une action diastasique énergique.

La pepsine n'agit pas avec une égale énergie sur toutes les

corps protéiques : les cheveux, les matières cornées ne sont pas attaqués ; l'osséine, la cartilagéine le sont très lentement, tandis que les albumines de l'œuf et du plasma, la fibrine, la caséine se peptonisent facilement ; encore observe-t-on quelques différences suivant l'état des substances (cuites ou crues, coagulées ou colloïdales). Comme les albumines, les nucléoprotéides sont attaquées par la pepsine ; mais l'action est lente et ne dépasse pas les acides nucléiniques : ces derniers sont absolument réfractaires à la digestion gastrique (POPOFF).

La présence de l'eau et d'un acide est indispensable : à l'état sec et en milieu neutre ou alcalin, pas d'action. De tous les acides, le plus favorable est l'acide chlorhydrique (de 2 à 4 p. 1000). En deçà et au delà de cette dose, la peptonisation se ralentit, puis s'arrête. Après l'acide chlorhydrique viennent, par ordre, les acides suivants : bromhydrique, azotique, sulfurique, phosphorique, lactique, formique, acétique, oxalique, tartrique, citrique, malique. Les acides gras sont à peu près sans action.

A l'état sec, la pepsine peut être portée quelque temps à + 100° sans perdre ses propriétés digestives ; mais, dans l'eau, la peptonisation s'arrête vers + 70° ou + 80° ; vers 0°, elle cesse également, sauf chez les poissons. La température optima est comprise entre 35° et 50°. Exposée à la température de l'ébullition de l'air liquide, vers — 180°, la pepsine ne perd pas ses propriétés digestives (POZERSKI).

Les sels des métaux lourds (plomb, cuivre, argent, mercure) entravent la digestion pepsique ; il en est de même des alcalis et des carbonates alcalins, des bromure et iodure de potassium, de l'antipyrine à haute dose, du phénol, de l'acide salicylique, de l'éther, du chloroforme et de la plupart des alcaloïdes. L'alcool au-dessous de 3° à 4° centésimaux n'a pas d'action sensible ; au-dessus, il ralentit considérablement et peut arrêter la peptonisation. Le vin gêne beaucoup l'action de la pepsine, non seulement par son alcool, mais encore par sa crème de tartre et sa matière colorante. La fuchsine est un agent paralysant très énergique (L. HUGOUNENQ). En présence de la bile, la digestion s'arrête ; c'est ce qui a lieu quand la bile reflue dans l'estomac.

Au point de vue quantitatif, Schütz a montré, que dans un temps déterminé, les quantités d'albumine digérée sont proportionnelles aux racines carrées des quantités de pepsine. Tous les autres facteurs restant constants, il faudra donc des poids de pepsine égaux à 4, 9, 16, pour digérer des quantités d'albumine égales à 2, 3, 4. On a rapproché cette règle de la loi de Nernst qui régit la dissociation des corps dissous et s'énonce comme suit : la concentration des molécules dissociées est proportionnelle à la racine carrée de la concentration totale.

Le pouvoir diastasique de la pepsine est très considérable et peut s'exercer sur un poids de matière albuminoïde 1 000 ou 2 000 fois supérieur, peut-être davantage.

La digestion du lait par le suc gastrique présente une particularité qui a fait l'objet de nombreuses recherches : il s'agit de la coagulation du lait. Le suc gastrique coagule le lait, et on sait que l'industrie des fromages met à profit cette propriété pour coaguler le lait à l'aide d'extraits préparés avec la muqueuse de l'estomac des jeunes veaux (*présure*).

La coagulation du lait a été, jusqu'à ces dernières années, attribuées à une diastase particulière, le *lab* ou *chymosine*, qu'on distinguait de la pepsine et que certains auteurs avaient même cru isoler. Les travaux de Pawlow et de son école semblent bien avoir démontré que pepsine et lab constituent un seul et même agent qui coagule le lait et digère les matières protéiques. La coagulation est un épiphénomène de l'élaboration digestive de la caséine. Sous l'influence du suc gastrique, la caséine du lait ou caséogène se scinde, en effet, en deux groupements d'inégale importance : l'un, qui ne représente guère que 10 p. 100 du caséogène, reste en dissolution dans le lacto-sérum après la coagulation : c'est une matière naturellement plus simple que le caséogène (albumose ou protéose?); l'autre fraction, la masse principale (90 p. 100), avec le concours des sels de chaux, forme le caillot ou *caséum*. En somme, la coagulation met en évidence un des premiers stades du dédoublement hydrolytique du caséogène par le suc gastrique, et elle ne s'exerce que sur un des constituants de ce caséogène.

L'avantage de la coagulation résulte, comme l'a montré

Tobler, de la réduction de volume de la substance albuminoïde qui, à l'état de flocons mous, fixe la diastase et se prête mieux qu'un corps colloïdal ou dissous à l'attaque par les sucs digestifs. C'est une précaution en surcroît pour protéger le jeune et, par conséquent, défendre l'espèce : nous en trouverons d'autres dans l'étude du chimisme intestinal.

Le pouvoir de coagulation du suc gastrique est énorme (40 000 fois et plus son poids de lait) ; mais, pour obtenir la coagulation, la présence d'un sel de chaux est nécessaire : si on additionne le lait de 1/000 d'oxalate de potasse ou de soude qui précipite la chaux, le caséum ne se forme pas. Vient-on à restituer du chlorure de calcium en excès au lait oxalaté et décalcifié, le caillot apparaît. La coagulation peut avoir lieu en milieu neutre ; mais elle est favorisée par la présence des acides. Pour les autres conditions (température, etc.), la coagulation du lait est soumise aux lois générales des actions diastasiques.

La coagulation du lait par le suc gastrique n'est pas un fait isolé ; beaucoup de diastases digérant les albumines possèdent des propriétés coagulantes, de même les organes ou sucs de certaines plantes (fleurs d'artichaut, caille-lait, etc.).

Enfin, il faut encore ajouter à ces actions diastasiques du suc gastrique une action lipasique, c'est-à-dire le pouvoir de saponifier les graisses ; mais ce pouvoir semble très réduit (Volhard, London, Laqueur).

Le ou les agents de ces actions diastasiques n'existent pas préformés dans la muqueuse : celle-ci renferme la prodiastase ou proferment découvert par Schiff, Ebstein, Gruetzner, Langley, bien étudié par Glaessner. Le proferment résiste à l'action du carbonate de soude à 1 p. 100, qui détruit le ferment. L'acide chlorhydrique dilué transforme le proferment inactif en pepsine active.

§ 3. — Analyse du contenu stomacal

Dans les divers états pathologiques de l'estomac, des troubles de la sécrétion interviennent dont l'étude peut être utile au diagnostic précis comme à la thérapeutique rationnelle de ces affections. Bien qu'elle soit de date assez récente, la question du chimisme stomacal compte à son actif une littérature déjà riche de documents scientifiques et de discussions doctrinales. Beaucoup de controverses auraient pu être évitées si les auteurs avaient eu des notions plus précises sur les faits bien établis, sur l'extrême variabilité des conditions dans lesquelles ils observaient, enfin sur la portée de leurs méthodes d'examen.

On n'exposera ici que les procédés d'analyse les plus importants : 1° ceux qui visent un examen simplement qualitatif ; 2° ceux qui permettent de doser les éléments essentiels.

Ces deux opérations supposent que l'estomac a été vidé de son contenu. On y parvient en faisant d'abord ingérer au malade à jeun un repas d'épreuve composé : ou bien de 35 à 70 grammes de pain et 300 grammes d'eau ou de thé léger (EWALD et BOAS); ou bien de 100 à 150 grammes de pain, un grand verre d'eau et 60 à 80 grammes de viande maigre hachée finement (G. SÉE). Une ou deux heures après, on introduit dans l'estomac un tube de Faucher ; l'extrémité extérieure de la sonde est reliée à un flacon à deux tubulures où l'on fait un vide partiel, à l'aide de l'aspirateur de Potain. Le contenu stomacal est recueilli dans le flacon. A défaut d'aspirateur de Potain, on fait tousser le malade ; la compression de l'estomac par le diaphragme fait monter le liquide dans le tube et l'amorce ; l'estomac se vide.

On note le volume, l'aspect, l'odeur, la couleur des matières ; on les examine au microscope, s'il le faut, puis on filtre. C'est sur le liquide filtré qu'on effectuera toutes les opérations subséquentes[1].

1° Examen qualitatif. — Il comprend habituellement la recherche de l'acidité, celle des acides chlorhydrique, lactique et butyrique, celle des propriétés pepsiques et coagulantes, plus rarement des produits de la digestion.

---

1. Cette filtration entraîne une diminution de l'acidité : aussi, a-t-on conseillé de titrer HCl sur le liquide non filtré.

A. Acidité. — On examine d'abord l'acidité au papier de tournesol ou avec une goutte d'une solution de rouge Congo ; la présence d'un acide libre, minéral ou organique, fait virer le premier au rouge, le second au bleu.

B. Acide chlorhydrique. — L'acide chlorhydrique libre se reconnaît à l'aide de l'un des réactifs suivants :

Réactif de Günzburg : phloroglucine, 2 grammes ; vanilline, 1 gramme ; alcool absolu, 30 centimètres cubes.

Réactif de Boas : résorcine, 5 grammes ; sucre de canne, 3 grammes ; alcool à 30° centésimaux, 100 centimètres cubes.

Réactif de Streensma : phloridzine, 2 grammes ; vanilline, 1 gramme ; alcool, 30 centimètres cubes.

Dans une petite capsule de porcelaine, on évapore II gouttes de liquide gastrique avec II gouttes de l'un quelconque de ces trois réactifs au bain-marie ou à feu nu, mais, dans ce dernier cas, avec beaucoup de précaution. La présence de HCl libre s'accuse par la formation d'une matière colorante rouge intense. Le résultat est particulièrement brillant avec le réactif de Streensma.

Lorsque ces réactifs sont colorés en brun, il est nécessaire de les renouveler.

C. Acide lactique. — Le réactif d'Ueffelmann fraîchement préparé permet de s'assurer de la présence de l'acide lactique ; ce dernier fait virer la teinte violette du réactif au jaune ambré, tandis que l'acide chlorhydrique décolore entièrement.

Le réactif d'Ueffelmann se prépare en ajoutant à 10 centimètres cubes d'une solution de phénol à 4 p. 100 20 centimètres cubes d'eau distillée et II gouttes de perchlorure de fer officinal. Ce réactif est d'une belle teinte violette ; il ne se conserve pas ; il faut le préparer extemporanément.

D. Acides divers. — L'odeur décèle plusieurs composés : acides acétique, butyrique, etc. On pourra vérifier la présence de l'acide acétique, en évaporant à sec avec un peu de soude et

d'acide arsénieux, puis chauffant (odeur infecte de cacodyle).
L'acide butyrique, chauffé avec un peu d'alcool et une ou deux
gouttes d'acide sulfurique, donne du butyrate d'éthyle à odeur
d'ananas.

On peut aussi agiter 1 centimètre cube de suc gastrique
avec 5 centimètres cubes d'éther ; on soutire le liquide inférieur et ajoute avec précaution à la dissolution éthérée 2 centimètres cubes d'eau distillée additionnée d'une goutte de
perchlorure de fer à 10 p. 100 ; à la surface de séparation, coloration rouge foncé que l'alcool fait disparaître s'il s'agit d'acide
acétique : la teinte est rouge orangé et résiste à un excès
d'alcool avec l'acide butyrique (KNAPP).

Il est à peine besoin d'ajouter que ces réactions n'ont de
signification que si le malade n'a mangé ni beurre, ni aliment
vinaigré.

E. ACTIONS DIASTASIQUES. — Le plus souvent, on a recours à
la méthode de METTE, dont voici le principe. Dans des tubes de
verre de 1 à 2 millimètres de diamètre (tubes à vaccin) on aspire
du blanc d'œuf : on fait coaguler par immersion pendant
cinq minutes dans l'eau bouillante. Les petits tubes de verre
sont, après quarante-huit heures, coupés exactement à
1 centimètre de longueur, puis soumis pendant vingt-quatre
heures (tempér. + 37°) à l'action du chyme gastrique non
filtré dont on veut déterminer le pouvoir digestif. On mesure
ensuite à la loupe la longueur de la colonne albumineuse qui
a disparu par digestion, en plaçant le tube de verre sur une
réglette graduée. La longueur digérée est proportionnelle à la
racine carrée de la concentration de la solution de pepsine.

Pour s'assurer du pouvoir coagulant, on neutralise 10 centimètres cubes de suc gastrique à l'aide de quelques centigrammes de carbonate de chaux **précipité** ; on filtre et ajoute 2 à
3 centimètres cubes du filtratum à 10 centimètres cubes de
lait frais cru ; le mélange est porté vers 35°-38° dans une étuve,
ou maintenu par une ceinture de flanelle au contact de
l'abdomen. Avec un suc normal, la coagulation a lieu au bout
de vingt à trente minutes.

F. Peptones. — La recherche des corps biurétiques désignés ordinairement sous le nom de peptones s'effectue très facilement, en coagulant les albumines à l'ébullition en présence d'un peu d'acide acétique. Le liquide filtré et refroidi est neutralisé par un léger excès de soude et additionné de deux ou trois gouttes de sulfate de cuivre. On obtient, en présence des peptones, une coloration violette (réaction du biuret).

On pourrait aussi traiter le liquide filtré et débarrassé d'albumine par l'acide picrique, lequel fournit un précipité soluble à chaud et se reformant par refroidissement de la liqueur.

2° Examen quantitatif. — Il comporte plusieurs opérations : 1° le dosage de l'acidité totale en bloc (acides chlorhydrique, lactique, acétique, butyrique, sels acides, tels que les phosphates monométalliques, etc., etc.) ; le résultat est exprimé arbitrairement en HCl ; 2° le dosage de l'acide chlorhydrique à ses divers états : libre, combiné aux matières organiques, aux métaux (chlorures), etc.

C'est le dosage de HCl combiné aux albumines, aux peptones et, généralement, aux matières organiques dont la détermination importe le plus à l'étude de la digestion stomacale. Malheureusement, cet élément est de tous le plus difficile à évaluer exactement.

A. Acidité totale. — On l'évalue sur 10 centimètres cubes de liquide gastrique filtré, ou mieux, non filtré. On opère avec la soude décime-normale qu'on désigne souvent par le symbole NaOH n 10 : elle contient par litre 4 grammes, soit un dixième de la molécule de soude, qui pèse 40. La phtaléine du phénol sert d'indicateur : 1 centimètre cube de NaOH n 10 correspond exactement à 0^{gr},0036 HCl.

B. Acide chlorhydrique. — Il existe de nombreux procédés ; nous donnerons ceux de Braun et de Mintz. Nous indiquerons ensuite le principe de la méthode Hayem-Winter.

a. *Méthode de Braun*. — On évalue très exactement l'acidité totale par les moyens ordinaires : soit *v* le nombre de centimètres cubes de NaOH $n/10$ qu'il a fallu employer pour 10 centimètres cubes de liquide gastrique. La prise d'essai, additionnée de quelques centimètres cubes NaOH $n/10$, 5 centimètres cubes par exemple, est évaporée et incinérée au rouge sombre. On obtient du chlorure de sodium provenant de l'acide chlorhydrique, tandis que les acétate, lactate, butyrate se sont transformés en carbonate de soude. On dissout les cendres dans l'eau, on ajoute $(v + 5)$ centimètres cubes SO^4H^2 $n/10$, on chauffe légèrement pour chasser CO^2 et enfin on titre l'acide resté libre par la soude décinormale, en présence de la phtaléine. Il est certain que l'acide resté libre correspond au chlorure de sodium formé en premier lieu et, par conséquent, à *l'acide chlorhydrique total*, lequel est égale à la somme : HCl *libre* + HCl *combiné aux matières organiques.*

Ce procédé est assez exact. Cependant, d'après Kossler, il donnerait des chiffres trop forts, parce que l'acidité des phosphates acides serait comprise dans le total.

b. *Méthode de Mintz.* — L'auteur titre HCl *libre* avec NaOH $n/10$, à l'aide du réactif de Günzburg comme indicateur.

On verse dans un verre une prise d'essai (10 centimètres cubes de liquide gastrique); on laisse tomber goutte à goutte la solution de NaOH $n/10$ et, de temps en temps, on prélève I ou II gouttes de liquide qu'on essaie au réactif de Günzburg. On s'arrête, quand la couleur rouge cesse de se former après évaporation.

Connaissant HCl total (méthode de Braun) et HCl libre (méthode de Mintz), il est facile de calculer par différence HCl combiné aux matières organiques.

c. *Méthode d'Hayem-Winter ou des trois capsules.* — Sous l'influence de conceptions qu'il n'y a pas lieu de discuter ici, les auteurs se proposent de doser le *chlore* stomacal sous les trois états : le chlore de HCl libre (H); celui de HCl combiné aux matières organiques (C) ; le chlore des chlorures (F). La somme de ces trois facteurs représentera le chlore total (T). L'acidité totale (A) a été déterminée par ailleurs, à l'aide des méthodes habituelles.

Trois capsules I, II et III reçoivent chacune 5 centimètres

cubes de suc filtré. 1 reçoit, en outre, 1 gramme de carbonate de soude pur et sec. On évapore les trois capsules à siccité au bain-marie.

I est ensuite calciné au rouge sombre ;

II, après évaporation, est additionné de 1 gramme de carbonate de soude et calciné au rouge sombre ;

III est calciné également après évaporation, mais sans aucune addition.

On reprend par l'eau chaude le contenu calciné des trois capsules, filtre, ajoute un peu de NO^3H dilué jusqu'à acidité ; on sature par un léger excès de CO^3Ca précipité pur et on titre le chlore avec une solution de NO^3Ag $n/10$, en s'aidant du chromate neutre de potasse comme indicateur (teinte rouge brune persistante marquant la fin de la réaction). En reprenant les lettres ci-dessus avec leur signification, il vient :

$$
\begin{array}{lll}
\text{Capsule} \quad I \quad \text{donne} \ \ldots\ldots\ldots & H+C+F=T \\
\quad\quad -\quad\ II \quad\ - \quad \ldots\ldots\ldots & C+F \\
\quad\quad -\quad III \quad\ - \quad \ldots\ldots\ldots & F
\end{array}
$$

On en tire aisément :

$$
\begin{array}{ll}
H\ldots\ldots\ldots & = \text{caps. } I - \text{caps. } II \\
C\ldots\ldots\ldots & = \text{caps. } II - \text{caps. } III \\
F\ldots\ldots\ldots & = \text{caps. } III \\
T\ldots\ldots\ldots & = \text{caps. } I
\end{array}
$$

Comme A a été donné d'autre part, on possède tous les éléments du chimisme.

Ajoutons que certains cliniciens attribuent une importance particulière aux rapports $\dfrac{A-H}{C}$ désigné par x, ainsi qu'aux rapports $\dfrac{C}{H}$ et $\dfrac{T}{F}$.

3° Résumé du chimisme gastrique. — Le chimisme stomacal offre encore bien des inconnues. Cependant, plusieurs faits sont définitivement acquis; il importe de les dégager. C'est d'abord le rôle antiseptique de l'acide chlorhydrique.

Spallanzani, à la fin du siècle dernier, a constaté que la viande ne se putréfiait pas au contact du suc gastrique : ayant donné un lézard à une vipère, le grand observateur retrouva, quinze jours après, dans l'estomac de la vipère, le lézard à moitié digéré, mais non putréfié. Nencki et Sieber, Miquel ont vu l'acide chlorhydrique à 0,1 p. 100 retarder de vingt-quatre heures l'invasion des germes ; quand la proportion s'élève à 0,25 p. 100, la putréfaction est retardée 7, 8 et même 9 jours. Si le bacille de la tuberculose et les spores du charbon résistent au suc gastrique, le bacille virgule et beaucoup d'autres microbes pathogènes sont tués par l'acidité physiologique.

Cette propriété antiseptique s'atténue lorsque l'acide est combiné aux matières organiques ; à cet état, il n'arrête pas le développement des microbes, pourvu que la richesse de la solution ne dépasse pas 1,2 HCl pour 1000. Les bactéries intestinales peuvent s'y développer (Horowitz).

La salive du *Dolium galea,* qui renferme 27 grammes d'acide chlorhydrique libre par litre, ne contient pas de diastase et ne possède aucune propriété digestive ; elle est exclusivement antiseptique. Comme le dit fort bien Bunge, ces faits-là ne sont pas purement fortuits : la fonction antiseptique du suc gastrique ne saurait être mise en doute.

L'action digestive est assurée par l'action synergique de deux agents : l'acide chlorhydrique et la pepsine. Elle se poursuivrait avec l'acide seul, mais avec une excessive lenteur qui n'est pas compatible avec les nécessités physiologiques. La pepsine accélère puissamment ; mais, comme nous l'avons vu plus haut, la désagrégation stomacale des protéiques n'est pas profonde : la molécule est seulement fragmentée en groupements volumineux qui présentent la réaction du biuret et appartiennent, pour la plupart, à cette catégorie de dérivés qu'on désignait autrefois sous le nom d'albumoses. La formation d'acides aminés n'est pas démontrée et, si elle se produit, elle n'intéresse qu'une fraction minime de la masse.

Il est réservé au suc pancréatique de réaliser une destruction beaucoup plus profonde des matériaux alimentaires et spécialement des protéiques.

CHAPITRE III

SUC PANCRÉATIQUE, SUC INTESTINAL, BILE

RÉACTIONS CHIMIQUES DANS L'INTESTIN, FÈCES

Quand le bol alimentaire a franchi le pylore, il se trouve peu après en contact avec deux liquides qui se déversent dans la deuxième portion du duodénum : le suc pancréatique et la bile.

§ 1. — SUC PANCRÉATIQUE

A une faible distance du canal cholédoque, une glande volumineuse, de structure analogue à celle des glandes salivaires, déverse dans le duodénum environ 300 à 400 grammes par jour d'un suc particulier dont les propriétés digestives sont très puissantes : c'est le suc pancréatique.

Le pancréas ne paraît sécréter que lorsque les aliments arrivent dans l'estomac et dans l'intestin : la sécrétion, très abondante deux heures après le repas, diminue ensuite, pour atteindre vers la septième heure un second maximum ; après quoi, elle s'arrête à peu près complètement et reprend après un nouveau repas.

Le mécanisme de la sécrétion a été élucidé par BAYLISS et STARLING. Ces auteurs ont montré qu'en faisant macérer la muqueuse duodénale et jéjunale dans l'acide chlorhydrique dilué, on obtenait un liquide qui, injecté dans le sang, provoque la sécrétion : la présence de l'acide est indispensable. Le principe actif, non isolé, auquel on a donné le nom de *sécrétine*, résiste à l'ébullition : ce pourrait bien être une polypeptide (POPIELSKY). D'autres causes, du reste, provoquent également la sécrétion : ce sont des *hormones* (de ὁρμάω, j'excite), terme générique dont on désigne aujourd'hui les agents excitants (STARLING).

1° Propriétés physiques. — Le suc pancréatique est un liquide incolore, limpide, de saveur faiblement salée, de consistance visqueuse analogue à celle de la glycérine. Il est filant et mousse par agitation ; en se refroidissant, il se prend en gelée ; la chaleur, vers 72°, ainsi que les acides, le coagulent immédiatement. Sa densité oscille autour de 1010. Sa réaction est fortement alcaline ; elle est due exclusivement à CO^3Na^2 et équivaut à une solution à 4.5 p. 1000 de $NaOH$. Le suc pancréatique qui, grâce à sa teneur en albumine et en alcali, est un excellent milieu de culture, est très difficile à conserver ; de tous les liquides organiques, c'est celui qui se putréfie le plus rapidement.

2° Propriétés chimiques. — La composition chimique du suc pancréatique, du moins d'après nos connaissances actuelles, n'offre pas un grand intérêt : c'est un milieu riche en carbonate de soude et en substances albuminoïdes diverses.

Voici une analyse de suc pancréatique, chez le chien :

Eau	900.75	par litre.
Matières albuminoïdes	90,38	—
Chlorure de sodium	7.36	—
Phosphate —	0.45	—
Carbonate —	0,50	—
Phosphate de calcium	0,22	—
Magnésie	0,05	—

On a attribué au suc pancréatique diverses réactions colorées ; mais elles appartiennent à des produits d'altération.

3° Actions chimiques. — Le suc pancréatique exerce sur les aliments trois actions diastasiques bien distinctes :
1° Il saccharifie l'amidon (*amylolyse*) ;
2° Il saponifie les corps gras (*stéatolyse*) ;

3° Il peptonise les matières protéiques (*protéolyse*).

C'est cette dernière action qu'on rattache à une diastase qui porte le nom de *myopsine* ou *trypsine*, tandis que la diastase des corps gras est appelée *stéatopsine* et celle de l'amidon *amylopsine*. Dans le commerce, on vend, sous le nom de *pancréatine*, un produit très impur qui possède ces trois actions diastasiques. Certains auteurs avaient cru pouvoir obtenir des produits à action fermentative unique et exclusive sur une seule variété d'aliments (albumine, amidon ou graisses.) Hüfner a démontré qu'il n'en était rien : toutes les préparations manifestent toujours la triple action fermentative.

En réalité, nous ne savons rien qu'une chose, c'est que le suc pancréatique, *recueilli sans précaution*, se comporte comme s'il présentait la triple action. Le suc pur, recueilli dans la profondeur du canal d'excrétion, pour éviter tout mélange avec le liquide intestinal, agit immédiatement sur l'amidon qu'il saccharifie et sur les corps gras qu'il saponifie et émulsionne, mais il est inactif sur les albumines. En présence du suc intestinal, au contraire, le suc pancréatique les attaque aussitôt. Les choses se passent comme si cette activation était due à la présence dans le liquide intestinal d'une diastase, l'*entérokinase* de Pawlow, dont le simple contact transformerait en trypsine une prodiastase inactive (protrypsine, trypsinogène) contenue dans le suc pancréatique (Pawlow, Delezenne et Frouin).

D'autres agents, d'ailleurs, activent la protrypsine, la chaux, par exemple ; l'activation une fois réalisée, le calcium peut être éliminé par un oxalate, la trypsine n'en conserve pas moins son activité. Nous rencontrerons des faits de cet ordre dans l'étude de la coagulation du sang. Les acides aminés (glycocolle, leucine) jouent aussi le rôle d'activants. Enfin l'injection aux animaux de divers composés chimiques (des alcaloïdes, des polypeptides) fournit un suc directement actif sans autre intervention (Camus, Gley, Wertheimer, Wohlgemuth).

a. *Action amylolytique.* — Le suc pancréatique transforme l'amidon en dextrine et maltose, par fixation d'eau :

$$(C^6H^{10}O^5)_x + H^2O = (C^6H^{10}O^5)_n + C^{12}H^{22}O^{11}$$

Amidon.   Dextrine.   Maltose.

Le suc pancréatique se comporte donc comme une amylase : des deux constituants de l'amidon (amylose et amylopectine), le premier donne du maltose, le second, un mélange de dextrine et de maltose. En milieu légèrement acide, l'hydrolyse est poussée plus loin, et le glucose apparaît comme si le suc pancréatique contenait une maltase (BROWN et HÉRON, BOURQUELOT, Mme GATIN-GRUZEWSKA). Le glycogène est saccharifié, comme l'amidon, par le suc pancréatique ; le sucre de canne et l'inuline ne sont pas attaqués.

La digestion pancréatique des amylacés est très rapide ; elle s'exerce sur une grande masse de matière ; elle est influencée favorablement par une faible acidité du milieu et présente son maximum d'intensité vers 40° ; à 70°, elle s'arrête.

Chez le chien, le suc pancréatique paraît renfermer de la lactase, diastase qui dédouble la lactose en ses deux constituants : glucose et galactose (WEINLAND).

b. *Action stéatolytique.* — Quand on agite du suc pancréatique avec de l'huile, on voit celle-ci se diviser en gouttelettes extrêmement fines et former une sorte de lait ou de pâte fluide, blanche, opaque, persistante, c'est l'émulsion ; peu après, le liquide devient acide (CL. BERNARD). Ce dernier phénomène témoigne de la décomposition de l'huile en acide gras et glycérine. L'acide libre s'empare de la soude qui donne au suc pancréatique son alcalinité et forme un savon, lequel est l'agent émulsionnant.

1° Saponification ; 2° émulsion : tels sont les deux termes de l'action du pancréas sur les graisses.

La présence de la bile augmente beaucoup l'action stéatolytique du suc pancréatique ; le suc intestinal est, lui aussi, un adjuvant énergique (BRUNO, BAYLISS et STARLING, SCHEPOWALNIKOW). L'action lipasique du suc pancréatique est d'ordre général, puisque d'autres éthers que les corps gras sont également saponifiés. Elle est réversible (HANRIOT, POTTEVIN).

8.

$$C^3H^5 \cdot (O.C^{18}H^{33}O)^3 + 3H^2O \rightleftarrows C^3H^5 = (OH)^3 + 3C^{18}H^{34}O^2$$

Trioléine.   Glycérine.   Acide
oléique.

c. *Action protéolytique.* — Ce qui distingue la digestion pancréatique de la digestion stomacale des albumines, c'est que celle-ci ne s'exerce qu'avec le concours de l'acide chlorhydrique et qu'elle est sensible à l'action d'un grand nombre de facteurs capables de l'entraver ou de l'arrêter complètement. Au contraire, les albumines sont attaquées et dissoutes directement par le suc pancréatique alcalin ; l'alcalinité optima est de 3 à 5 p. 1000 en NaOH. Mais, en milieu neutre, la peptonisation pancréatique se poursuit très bien. Les sels alcalins, la bile, qui gênent l'action de la pepsine, favorisent celle du pancréas ; seuls, les acides forts en excès détruisent la trypsine : c'est le cas de HCl à 1 p. 1000 ; cette destruction est presque instantanée. On l'observe cliniquement chez les hyperchlorhydriques dont l'excès d'acide n'est pas saturé dans l'intestin par la bile ou le suc pancréatique ; la trypsine est détruite, la digestion des albumines ne se fait plus qu'incomplètement, le sujet maigrit. Le bicarbonate de soude, administré à la fin de la digestion, intervient alors efficacement (LINOSSIER). Les antiseptiques, qui enrayent la digestion pepsique, n'agissent que faiblement sur la digestion pancréatique ; quelques-uns même sont dénués de toute influence (acide salicylique).

Le pouvoir digestif du suc pancréatique est très énergique, surtout vers 35°-40° (température optima). La désagrégation moléculaire est profonde et libère rapidement des acides aminés. Pour s'en convaincre, il suffit de faire digérer à l'étuve, vers 40°, en présence d'un peu de chloroforme et en milieu légèrement alcalin, de la caséine avec du tissu pancréatique broyé au contact du verre pilé. Au bout de quelques heures et surtout après un jour ou deux, le liquide se colore en rouge intense avec l'eau de brome ajoutée goutte à goutte (NENCKI). En même temps, une prise d'essai, additionné d'acide glyoxylique et versée sur de l'acide sulfurique concentré, donne une belle coloration bleue violette intense. Ces deux réactions caractérisent un acide aminé, le tryptophane ou acide indol-aminopropionique, qu'on peut, du reste, extraire du liquide en digestion (HOPKINS et COLE). La tyrosine se sépare plus rapidement encore et peut même cristalliser d'emblée.

A côté du tryptophane et de la tyrosine, d'autres acides aminés apparaissent à l'état libre (cystine, acide glutamique, alanine, etc.) ; mais on trouve aussi des produits de dégradation moins avancée qui résistent longtemps à la protéolyse pancréatique. Il en est même qui semblent complètement réfractaires : ce sont des polypeptides contenant surtout du glycocolle, de la phénylalanine et de la proline. Cette particularité n'avait pas échappé aux anciens observateurs (SCHÜTZENBERGER, KÜHNE). Ce dernier avait même désigné sous le nom d'*antipeptone* ces groupements résistants.

Le suc pancréatique attaque des matières protéiques sur lesquelles la pepsine n'agit pas ou n'agit que superficiellement : il digère les protamines (KOSSEL) et transforme les nucléoprotéides, non pas seulement en nucléines, mais en acides nucléiniques ; la dégradation s'arrête à ce dernier terme, les corps puriques ne se détachent pas (ABDERHALDEN et SCHITTENHELM).

§ 2. — SUC INTESTINAL

Indépendamment de la bile et du suc pancréatique, l'intestin reçoit encore les produits de sécrétion qu'un grand nombre de glandes en grappe déversent à sa surface : c'est le suc intestinal.

1° Composition chimique. — C'est un liquide limpide, incolore, sans odeur, filant, visqueux, alcalin, présentant, d'après THIRY, la composition suivante, qui est celle d'un suc intestinal de chien :

Eau	975,86	p. 1000.
Résidu fixe	24,14	—
Matières albuminoïdes	8,01	—
Autres matières organiques	7,34	—
Carbonate de soude	3,20	—
Autres sels	5,59	—

2° Actions digestives. — Les actions digestives exercées par l'intestin grêle sont multiples : elles permettent à l'organisme de parachever le travail digestif. Ce sont :

A. Pour les *hydrates de carbone* : une maltase qui dédouble la maltose $C^{12}H^{22}O^{11}$ en deux molécules de glucose $C^6H^{12}O^6$, et une invertase qui décompose la saccharose $C^{12}H^{22}O^{11}$ en glucose $C^6H^{12}O^6$ et lévulose $C^6H^{12}O^6$. La diastase qui hydrolyse la lactose $C^{12}H^{22}O^{11}$ semble être localisée dans la paroi de l'intestin ;

B. Pour les *graisses*, une stéapsine, c'est-à-dire un agent diastasique de saponification ;

C. Pour les *albumines*, l'intestin intervient, de diverses façons, dans le procès digestif :

α) Il élabore l'entérokinase, qui active le suc pancréatique.

β) Il agit sur les polypeptides pour les résoudre en acides aminés, grâce à l'*érepsine* de Cohnheim, et ceci mérite un développement.

On avait constaté depuis longtemps qu'au contact de la muqueuse intestinale les albumoses et peptones disparaissaient rapidement (Hofmeister, Neumeister, Salvioli), et on pensait que ces produits étaient sur place retransformés en albumine. Cohnheim a montré qu'il s'agissait en réalité, non pas d'une reconstitution des protéiques, mais d'une rétrogradation complète des albumoses et peptones en acides aminés (leucine, tyrosine, glycocolle, acide aspartique, etc.). L'agent de cette réaction se comporte comme une diastase qui, attaquant énergiquement les albumines déjà désagrégées (peptones, albumoses, etc.), se montre sans action sur les albumines indemnes de toute action digestive. Il n'est fait exception à cette règle que pour les protamines, les histones et la caséine dont la digestion est ainsi assurée par une action supplémentaire : c'est manifestement un moyen de protection du jeune et, partant, un procédé de défense de l'espèce.

γ) Les acides nucléiques des nucléo-prodéides, libérés par les actions successives de la pepsine et du suc pancréatique, sont complètement dédoublés par l'intestin avec formation de corps puriques. On attribue cette réaction à une nucléase.

δ) L'arginine, acide aminé qui est un produit constant de l'hydrolyse des matières protéiques, est dédoublée par une *arginase* intestinale (KOSSEL et DAKIN) en urée et acide di-amino-valérique (ornithine).

$$NH = \overset{\overset{\displaystyle NH^2}{|}}{C} - NH.CH^2 - CH^2 - CH^2 - CH.NH^2 - COOH + H^2O$$
Arginine.

$$= CO(NH^2)^2 + NH^2.CH^2 - CH^2 - CH^2 - CH.NH^2 - COOH$$
Urée.   Acide diaminovalérique.

§ 3. — BILE

L'afflux de la bile est intermittent ; il atteint son maximum cinq heures environ après le repas et varie, chez l'adulte, entre 600 et 1100 centimètres cubes par jour environ.

L'influence des agents médicamenteux sur la sécrétion biliaire est des plus contestables : les médicaments dits cholalogues sont sans action ; seule, l'ingestion de la bile augmente la sécrétion biliaire (DOYON et DUFOURT). Par contre, la nature de l'alimentation paraît exercer une influence : les albumines et les graisses augmentent la quantité de bile et sa teneur en principes fixes ; il n'en est pas de même des hydrocarbonés. Les recherches de BARBERA tendent à faire admettre une sorte de parallélisme entre l'activité sécrétoire du foie et l'élimination de l'urée. Ce fait n'a rien de surprenant, étant donné le rôle important du foie dans l'uréopoïèse.

1° Propriétés de la bile :

a. *Propriétés physiques.* — Pure, avant d'avoir séjourné dans la vésicule, la bile est un liquide mobile, non filant, d'odeur *sui generis*, clair, de couleur jaune orangé ou verdâtre. Après s'être chargée de mucine dans la vésicule, elle devient mousseuse, filante et trouble. Sa densité oscille entre 1015 et 1035.

b. *Propriétés chimiques.* — La bile est alcaline ; par ses

savons, elle dissout les graisses. Elle est hémolytique par les sels biliaires. Abandonnée à l'air, elle verdit, puis entre en putréfaction ; mais, acidifiée, elle se conserve longtemps (GLEY et LAMBLING).

La bile présente certains caractères qu'il faut connaître : l'alcool et l'acide acétique la précipitent (mucine) ; l'acétate de plomb donne également un précipité (corps protéiques, matières extractives, savons, acide glycocholique) ; les acides forts donnent avec la bile, même privée de mucine, un précipité poisseux (acides biliaires).

En ajoutant à de la bile une parcelle de sucre de canne, puis versant avec précaution sur de l'acide sulfurique concentré placé au fond d'un verre, on observe, à la surface de séparation des deux milieux, un anneau rouge. En agitant vivement, la masse se colore uniformément en rouge fugace. C'est la *réaction de Pettenkoffer* (acides biliaires).

Si l'on verse sur de l'acide azotique concentré une solution, même très étendue, de bile, on observe, entre les deux liquides, une série d'anneaux colorés jaune, violet, bleu et vert ; à chacun d'eux correspondant un terme d'oxydation des pigments biliaires ; c'est la *réaction de Gmelin*, si souvent utilisée en clinique. L'acide azotique, exposé au préalable à la lumière solaire ou additionné d'un peu d'acide fumant, donne de meilleurs résultats que l'acide pur.

On peut également verser sur une dilution aqueuse de bile quelques gouttes de teinture d'iode officinale étendue de 10 volumes d'alcool. On observe alors, non pas une série d'anneaux, mais un seul anneau vert d'herbe (MARÉCHAL, ROSIN).

Si on ajoute à un liquide contenant des traces de bile de la fleur de soufre, celle-ci tombe très rapidement au fond, alors qu'elle reste à la surface de l'eau et des solutions aqueuses. Cette réaction, dite *réaction de Hay*, est sensible à 1/100000. La réaction de HAY n'est pas absolument caractéristique de la bile : l'alcool, l'éther, le phénol, les essences ou résines peuvent la donner ; elle ne se produit plus en présence de l'urine fermentée (FRAENKEL et CLUZET, CHAUFFARD et GOURAUD).

c. *Composition*. — Dans les tableaux ci-dessous, on trouvera quelques données analytiques sur la composition chimique de la bile, rapportée au litre.

	Jeune homme de 18 ans mort par strangulation.	Femme de 29 ans, décapitée.	Bile de cadavre.	Bile provenant d'une fistule.
	(FRERICHS)	(GORUP-BESANEZ)	(HOPPE-SEYLER)	(JACOBSEN)
Eau....................	860,0	898,1	»	977,4
Résidu fixe	140,0	101,9	»	22,6
Mucine................	26,6	14,5	12,9	2,3
Subst. insol. dans l'alcool.			1,4	
Taurocholate de sodium.	120,2	56,5	8,7	»
Glycocholate de sodium.			30,3	10,1
Savons de soude (palmitate, stéarate, oléate, etc.).	»	»	13,9	1,4
Graisse................	3,2	»	7,3	0,10
Lécithine..............	»	30,9	5,3	0,05
Cholestérine..........	1,6	»	3,5	0,56
Pigments..............	»	»	»	»
Sels minéraux	6,5	6,3	»	8,5
Chlorure de potassium ..	»	»	»	0,28
— de sodium	2,5	»	»	5,5
Carbonate —	»	»	»	0,95
Phosphate trisodique....	2,0	»	»	1,3
Carbonate de calcium....	»	»	α	»
Phosphate — ...	1,8	»	»	0,37
— de magnésium.		»	»	traces
Sulfate de calcium... ...	0,2	»	»	»
Fer....................	traces	»	0,06 à 0,7	traces

D'autres auteurs donnent 0,03 à 0,09, ou même 0^{gr},16, de fer par litre.

Voici, d'autre part, des analyses d'HAMMARSTEN; elles permettent de comparer la bile de la vésicule et la bile provenant directement des canaux hépatiques. La première colonne est la moyenne de sept cas (cinq femmes et deux hommes ayant subi la cholécystotomie). Les résultats sont rapportés au litre.

	BILE	
	des canaux hépatiques.	de la vésicule.
Eau......	974,2 p. 1 000	829,6 p. 1 000
Résidu fixe...............	25,8 —	170,4 —
Mucine et pigments........	5,5 —	41,7 —
Taurocholate de sodium....	1,5 —	27,4 —
Glycocholate —	9,3 —	69,5 —
Acides gras (des savons)....	0,8 —	11,1 —
Cholestérine	0,9 —	9,8 —
Lécithine	0,5 —	2,2 —
Graisse.	0,7 —	1,9 —
Sels solubles..............	8,0 —	2,8 —
Sels insolubles	0,3 —	2,2 —

Von Zeynek a pu analyser la bile d'une femme qui portait une fistule biliaire consécutive à une intervention chirurgicale. Il a trouvé, par litre :

Eau....................	969,24	Extrait éthéré.:..........	2,08
Résidu fixe.............	30.76	Sels solubles........... .	9,10
		Sels insolubles..........	0,80
Sels biliaires...........	18.31	Ammoniaque et trimé-	0,05
Mucine.	2,08	thylamine	
Lécithine..............	0,78	Densité.................	1,01
Cholestérine et graisse.	2,30		

Ces analyses montrent les grandes variations que subit la composition chimique de la bile, suivant l'âge, les conditions de la prise d'essai, etc., etc.

La bile renferme un peu d'oxygène (2 centimètres cubes par litre environ), de l'azote (4 à 6 centimètres cubes), ainsi que de l'acide carbonique (de 50 à 150 centimètres cubes). On y a trouvé également un peu d'acide sulfurique à l'état d'éther (Hammarsten). La présence d'un corps diastasique semble probable (Dastre) ; car la bilirubine de la bile s'oxyde à l'air plus rapidement que les solutions alcalines du pigment pur, comme s'il y avait dans la bile une oxydase.

La bile a un très léger pouvoir saccharifiant.

D'après Dastre, l'élimination du fer par la bile s'élèverait à 1 ou 2 milligrammes par vingt-quatre heures, chez un chien de 22 kilogrammes.

Laissant de côté les sels, la mucine, les savons, les corps gras et la lécithine qui n'offrent rien de particulier, sinon que la mucine de la bile humaine est mélangée à une nucléo-albumine peu connue, nous porterons notre attention sur les acides biliaires, la cholestérine et les matières colorantes.

2° Acides biliaires. — Cette étude comprendra : les acides glycocholique, taurocholique et cholalique, ainsi que quelques acides moins importants.

A. ACIDE GLYCOCHOLIQUE $C^{26}H^{43}NO^6$:

a. *Préparation*. — On peut le préparer en précipitant par

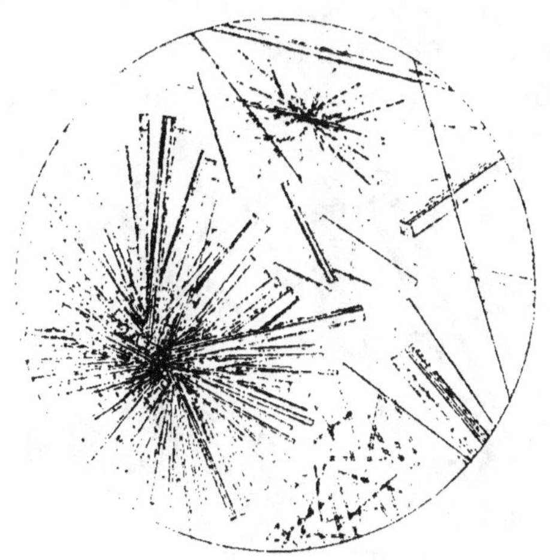

Fig. 21.

Acide glycocholique.

l'acétate neutre de plomb de la bile de bœuf débarrassée par l'alcool de sa mucine et décolorée par le noir animal ; le sel de plomb lavé, séché et dissous dans l'alcool, est ensuite décomposé par l'hydrogène sulfuré. On filtre et ajoute de l'éther pour précipiter l'acide glycocholique qui, d'abord poisseux, cristallise à la longue.

b. *Propriétés.* — Cet acide est en fines aiguilles blanches, soyeuses, amères, peu solubles dans l'eau ($0^{gr},33$ par litre à $20°$, 8,5 à $100°$), peu solubles dans l'éther, la benzine, le chloroforme, très solubles, dans l'alcool. Il fond à $132°$-$134°$ et se décompose bientôt après. Pouvoir rotatoire, dans l'alcool : $\alpha_{\shortparallel} = + 27°.2$.

L'acide glycocholique précipite par l'acétate neutre de plomb en formant un sel soluble dans l'alcool bouillant ; il donne la réaction de Pettenkofer ; il est monobasique.

A chaud, en présence de l'eau et des acides, il se dédouble en glycocolle et acide cholalique :

$$C^{26}H^{43}NO^6 + H^2O = C^{24}H^{40}O^5 + CH^2.NH^2 — CO^2H$$

| Acide | Acide | Glycocolle. |
| glycocholique. | cholalique. | |

B. ACIDE TAUROCHOLIQUE $C^{26}H^{45}NSO^7$:

a. *Préparation.* — Quand, par l'acétate neutre, on a séparé

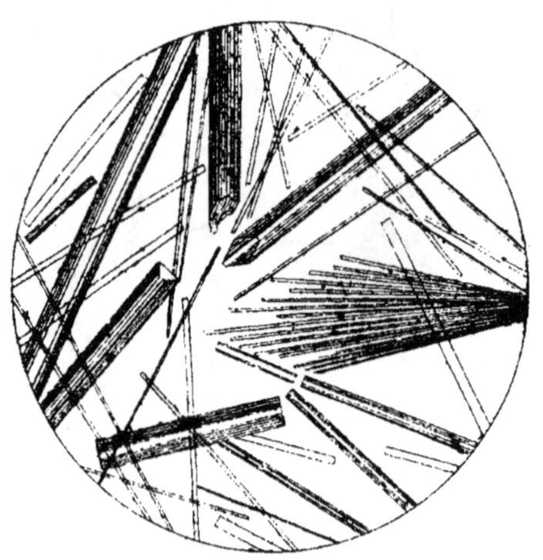

Fig. 22.

Glycocholate de soude.

de la bile l'acide précédent, on précipite, dans la liqueur filtrée, l'acide taurocholique par le sous-acétate de plomb. Le précipité qui se forme, dissous dans l'alcool bouillant, est décomposé par l'hydrogène sulfuré ; on filtre et ajoute de l'éther ; acide taurocholique qui se dépose cristallise peu à peu.

b. *Propriétés.* — Fines aiguilles blanches, déliquescentes, très solubles dans l'eau et dans l'alcool, insolubles dans l'éther. Pouvoir rotatoire : $\alpha_D = + 24°,5$.

L'acide taurocholique est un acide fort, monobasique ; il

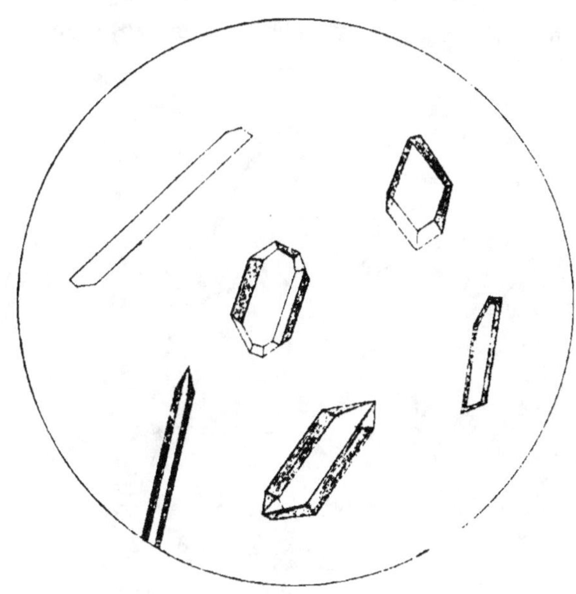

Fig. 23.
Taurine, d'après A. MOREL.

donne la réaction de Pettenkoffer et précipite par le sous-acétate, mais non par l'acétate neutre de plomb. Il coagule l'albumine à l'égal des réactifs les plus sensibles, mais n'agit pas sur les peptones ; ce qui permet de séparer ces deux groupes de composés (MALY et EMICH). Il s'altère facilement et se transforme en une matière résineuse brune.

L'eau et, à plus forte raison, les acides dilués, dédoublent, à chaud, l'acide taurocholique en taurine et acide cholalique :

$$C^{26}H^{45}NSO^7 + H^2O = C^{24}H^{40}O^5 + CH^2.NH^2 - CH^2.SO^3H$$

Acide	Acide	Taurine.
taurocholique.	cholalique.	

L'acide taurocholique est un antiseptique assez énergique à l'état libre ; ses sels alcalins ne possèdent cette propriété qu'à un moindre degré. Il est toxique, abaisse la pression sanguine, diminue la fréquence des battements du cœur et réduit le nombre des globules rouges ainsi que la proportion d'hémoglobine (SORRENTINO).

C. ACIDE CHOLALIQUE $C^{24}H^{40}O^5$. — a. *Préparation*. — Ce

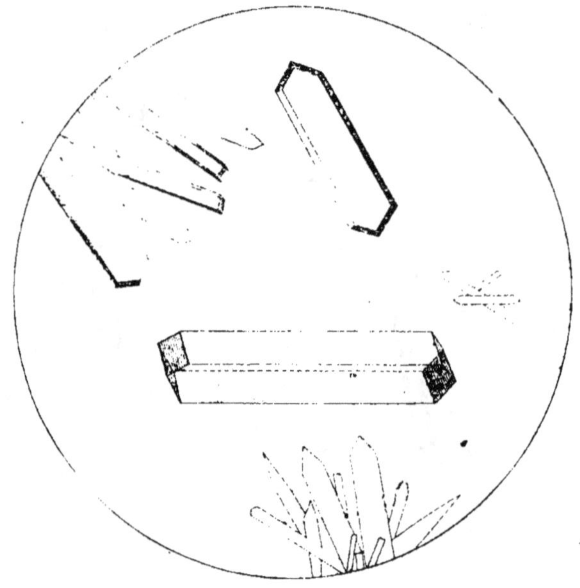

Fig. 24.

Acide cholalique.

corps, qui n'existe pas dans la bile fraîche, est un produit de dédoublement des acides biliaires. On le prépare par un procédé dû à MYLIUS, en soumettant la bile de bœuf à une longue ébullition avec la soude.

b. *Propriétés*. — Prismes blancs, bien cristallisés, amers, peu solubles dans l'eau, plus solubles dans l'éther, très solubles dans l'alcool. L'acide cholalique est anhydre, mais forme avec l'eau plusieurs hydrates et peut même se combiner aux alcools. Il est dextrogyre : $\alpha_b = + 35°$ (acide anhydre).

L'acide cholalique est un acide monobasique qui paraît être trois fois alcool,

$$C^{20}H^{31}\begin{cases} (CH^2.OH)^2 \\ CH.OH \\ COOH \end{cases}$$

Il donne la réaction de Pettenkofer et se combine à l'iode en présence de l'iodure de potassium et de l'alcool, pour donner des aiguilles bleues, mordorées $(C^{24}H^{40}O^5)^4KI.7H^2O$ (Mylius).

Cette réaction exige quelques précautions : on réussit à coup sûr en dissolvant à chaud $0^{gr},02$ d'acide cholalique dans $0^{cc},5$ d'une solution d'iode décime normale dans l'iodure de potassium. Il n'y a plus qu'à diluer peu à peu, en ajoutant l'eau goutte à goutte et maintenant une agitation constante. Des traînées vertes apparaissent d'abord sur les parois du tube, puis des paillettes bleues mordorées se précipitent. Comme l'iodure d'amidon, cette combinaison, chauffée avec précaution, se décolore à chaud et reprend sa couleur par refroidissement.

L'acide cholalique se déshydrate sous l'influence de l'acide chlorhydrique bouillant et se transforme en une matière résineuse, blanche, insoluble dans les réactifs habituels, la *dyslysine*.

Soumis à une oxydation énergique, l'acide cholalique donne des acides phtalique $C^6H^4 = (CO^2H)^2$ et oxalique (Latschinoff, Mylius).

Par la putréfaction, l'acide cholalique perd de l'oxygène et se transforme en acide désoxycholalique $C^{24}H^{40}O^4$ (Mylius).

D. Autres acides. — Outre les corps précédents, la bile renferme, en petite quantité, l'*acide fellique* $C^{23}H^{40}O^4$, corps solide, blanc, amorphe ou cristallisé, de saveur amère, fusible à 120°, dextrogyre, donnant la réaction de Pettenkoffer (Schotten). Cet acide est contenu dans la bile à l'état d'acides *glycofellique* et *taurofellique* ; il y est combiné, par conséquent, au glycocolle et à la taurine.

Suivant Lassar-Cohn, la bile humaine renfermerait encore

toujours en combinaison avec la taurine et le glycocolle, un troisième acide, *l'acide choléique* $C^{25}H^{42}O^4$, prismes blancs, très peu solubles dans l'eau, plus solubles dans l'alcool, fusibles à 185°.

On sait que la bile de certains animaux contient des acides particuliers : *hyoglycocholique*, *hyotaurocholique* (porc) ; *chénotaurocholique*, *chénoglycocholalique* (oie). Un animal qui vit dans les mers polaires, le *Scymnus borealis* sécrète un liquide biliaire riche en urée et exempt de cholestérine. Cette bile singulière renferme des éthers sulfuriques de deux corps ternaires, l'α et le β-*symnol* en $C^{27}H^{46}O^5$ et $C^{29}H^{50}O^5$. Les deux acides donnent la réaction de Pettenkoffer ; quant aux scymnols, ils sont cristallisés et peu solubles dans l'eau (Hammarsten). Ces corps paraissent devoir éclairer les rapports de la cholestérine et des acides biliaires.

E. Origine des acides biliaires. — Elle est peu connue. Cependant, Kallmeyer, Anthen et Klein ont obtenu des acides biliaires mêlés de pigments, en mettant au contact du glycogène ou du glucose d'une part, de l'hémoglobine, de la sérine ou de l'albumine de l'autre, en présence de cellules hépatiques intactes ou broyées. Il semble donc que les acides biliaires se forment dans le foie par la destruction de l'hémoglobine, avec la participation des hydrocarbonés et grâce à une action chimique plutôt que physiologique.

Si on abandonne à lui-même le tissu hépatique, il ne se forme pas d'acide biliaire ou seulement des traces (Hugounenq et Doyon).

Quant à la taurine et au glycocolle, ce sont des produits de la désassimiliation régressive des matières albuminoïdes.

Le glycocolle dérive directement des matières protéiques ; la taurine en provient par l'intermédiaire de la cystine :

$$\underset{\text{Cystine.}}{\begin{array}{l} CH^2.S \text{———} S.CH^2 \\ | \qquad\qquad\quad | \\ CH.NH^2 \qquad CH.NH^2 \\ | \qquad\qquad\quad | \\ COOH \qquad\quad COOH \end{array}} \xrightarrow{+\,H^2} 2 \underset{\text{Cystéine.}}{\left\{ \begin{array}{l} CH^2.SH \\ | \\ CH.NH^2 \\ | \\ COOH \end{array} \right.}$$

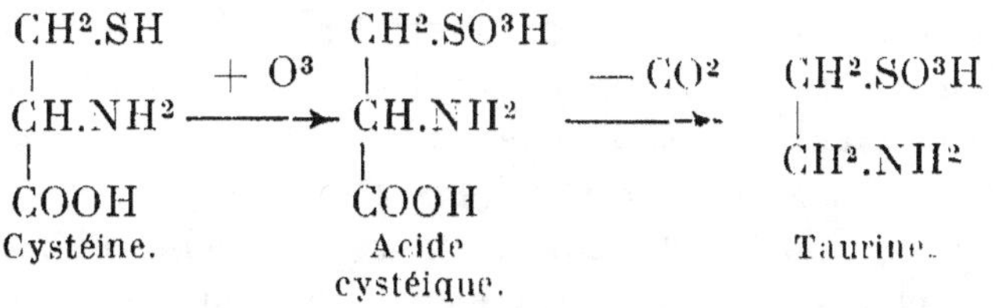

$$CH^2.SH \atop \underset{\textstyle COOH}{\overset{\textstyle |}{CH.NH^2}} \xrightarrow{+\,O^3} CH^2.SO^3H \atop \underset{\textstyle COOH}{\overset{\textstyle |}{CH.NH^2}} \xrightarrow{-\,CO^2} CH^2.SO^3H \atop \underset{\textstyle CH^2.NH^2}{|}$$

Cystéine.   Acide cystéique.   Taurine.

Du reste, l'ingestion de cystine, chez le lapin, augmente l'acide taurochlolique (WOHLGEMUTH).

3° Pigments biliaires. — La bile contient : de la bilirubine à l'état de bilirubinate alcalin dissous à la faveur d'un excès de carbonate de soude ; de la biliverdine, habituellement à l'état de combinaison sodique ; deux pigments biliprasiniques (DASTRE et FLORESCO), dont l'un, de couleur jaune brun, est le sel sodique de l'autre, qui est vert. L'action des acides ou des alcalis permet de passer du biliprasinate jaune brun à la biliprasine verte et réciproquement.

Les deux pigments biliprasiniques sont intermédiaires entre la bilirubine et la biliverdine : c'est ainsi qu'une oxydation ménagée permet de passer de la bilirubine à la biliprasine et de celle-ci à la biliverdine. Les couleurs diverses que présente la bile, chez le même sujet, tiennent surtout à la transformation réciproque des deux pigments biliprasiniques, transformations commandées par l'alcalinité plus ou moins forte du liquide : jaune en présence des alcalis, la teinte vire au vert si la bile devient neutre ou tend vers l'acidité. L'action de l'air, peut-être aussi une oxydase, interviennent pour faire passer la bilirubine originelle à l'état de biliprasine et, ultérieurement, de biliverdine. Les causes des changements de couleur que présente la bile sont, comme on voit, assez complexes (DASTRE et FLORESCO).

En outre, la bile renferme de l'urobiline et le chromogène de ce dernier pigment, l'urobilinogène (BECK, FISCHLER) (voir p. 501).

A. BILIRUBINE $C^{34}H^{36}N^4O^6$. — a. *Préparation.* — On peut l'extraire de la bile, en acidulant celle-ci par l'acide chlorhydrique et agitant avec du chloroforme ; ce dissolvant, décanté et évaporé, laisse un résidu de bilirubine impure qu'on épuise à l'éther pour enlever les graisses.

Il vaut mieux pulvériser et épuiser à l'éther, à l'eau chaude et à l'acide chlorhydrique dilué, les calculs de bilirubine qu'on trouve quelquefois dans la vésicule du bœuf. Le résidu est

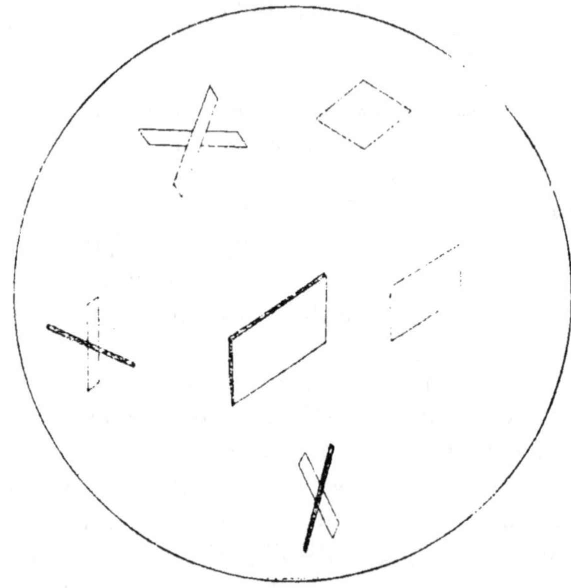

Fig. 25.

Bilirubine, d'après A. Morel.

ensuite dissous dans le chloroforme ; on évapore à sec et purifie le dépôt en l'épuisant par l'éther. On redissout enfin la bilirubine dans le chloroforme, d'où on la reprécipite en ajoutant de l'alcool.

b. *Propriétés.* — C'est une poudre jaune, amorphe ou cristallisée en tables, altérable à la lumière, insoluble dans l'eau, peu soluble dans l'alcool et l'éther, un peu plus soluble dans la glycérine, le chloroforme, la benzine et le sulfure de carbone, plus soluble encore dans la diméthylaniline qui est son véritable dissolvant (plus de 3 p. 100 à l'ébullition) (Küster).

La bilirubine est un acide monobasique faible, soluble dans la potasse et la soude, formant des sels ; à l'air. en présence des alcalis, et très rapidement au contact des oxydants minéraux ou des oxydases, elle s'empare de l'oxygène et se transforme finalement en **biliverdine**.

$$C^{34}H^{36}N^4O^6 + O^2 = C^{34}H^{36}N^4O^8$$
Bilirubine.   Biliverdine.

L'amalgame de sodium fixe H^2 sur la bilirubine, qui s'hydrate en même temps et se transforme en une matière colorante qu'on croyait autrefois identique avec l'urobiline urinaire : ce corps est l'hydrobilirubine $C^{32}H^{40}N^4O^7$ qui diffère de l'urobiline (HOPKINS et GARROD).

Si on réduit la bilirubine par un réducteur très énergique (hydrure de cuivre et hypophosphite de sodium), on obtient l'urobilinogène qu'une trace d'iode transforme en urobiline. Cette réaction, due à J. VILLE, reproduit *in vitro* ce qui se passe dans l'économie, pour la genèse de l'urobiline, aux dépens de la bilirubine.

Le squelette moléculaire des deux pigments contient le groupement des deux acides hématiques.

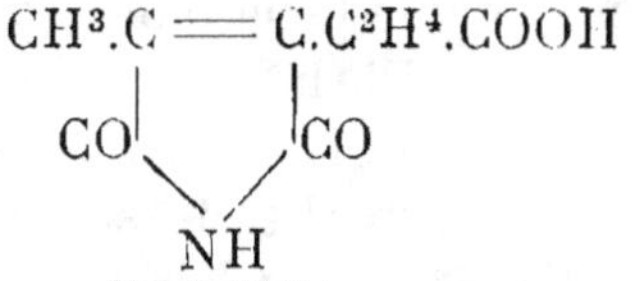

$$CH^3.C = C.C^2H^4.COOH \qquad CH^3.C = C.C^2H^4.COOH$$

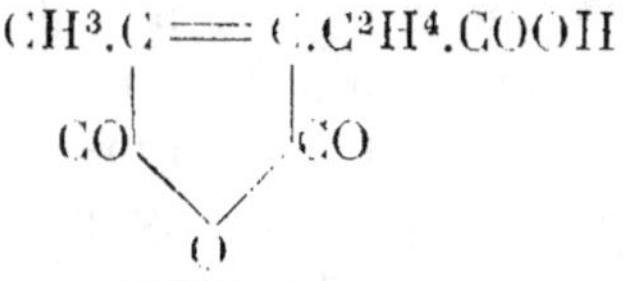

Oxydée par le chromate de soude en liqueur acétique, la bilirubine donne un acide en $C^8H^9NO^4$, en aiguilles fusibles à 100°. Cet acide, sous l'influence des alcalis bouillants, fixe de l'eau, perd NH^3 et se transforme en anhydride hématique, $C^8H^8O^5$, déjà obtenu dans l'oxydation de l'hématine (KÜSTER). Cette identité des produits de décomposition de l'hématine du sang et de la bilirubine de la bile établit la relation fondamentale qui unit la matière colorante du sang aux pigments biliaires.

Au contact de l'acide azotique chargé de vapeurs nitreuses, la

9.

bilirubine donne plusieurs dérivés d'oxydation : la *bilifuscine*, la *bilicyanine*, la *biliprasine*, la *cholétéline*. Ce sont ces dérivés qui produisent la série des anneaux colorés dans la réaction de Gmelin. HAMMARSTEN substitue à l'acide nitrique un réactif préparé en ajoutant à quatre volumes d'alcool un volume d'un mélange composé de : un volume NO^3H et dix-neuf volumes HCl, les deux acides à 25 p. 100. La sensibilité de la réaction serait alors de 1/1 000 000, si on a soin d'ajouter le réactif goutte à goutte et d'agiter ; les teintes de la réaction de Gmelin apparaissent successivement.

En solution dans l'alcool légèrement chlorhydrique, la bilirubine donne rapidement une belle coloration verte ; une goutte d'eau oxygénée à 1/10 favorise la réaction (HUPPERT).

La teinture d'iode à un dixième donne une matière colorante vert-pré. L'aseptol donne aussi une belle coloration verte (BARRAL).

Quand on chauffe la bilirubine en liqueur alcaline avec du formol, on observe une teinte verte que l'acide chlorhydrique fait virer au bleu. Cette réaction appartient à la biliverdine et à la bilifuscine (GLUTZINSKI).

En ajoutant à une solution chloroformique de bilirubine deux fois son volume de réactif d'Ehrlich, de l'alcool et de l'acide acétique cristallisable, on observe une belle teinte violette qui vire au bleu intense. Le réactif d'Ehrlich se prépare en dissolvant 1 gramme d'acide sulfanilique, 15 centimètres cubes d'acide chlorhydrique et $0^{gr},10$ de nitrite de sodium dans un litre d'eau. Les pigments biliaires autres que la bilirubine ne donnent pas cette dernière réaction.

L'injection dans le sang de bilirubine provoque des accidents toxiques : diminution de fréquence des battements du cœur, abaissement de la température, fréquence des mouvements respiratoires. Les acides biliaires sont toxiques, eux aussi, mais moins que les pigments.

B. BILIVERDINE. — La biliverdine, qui provient de l'oxydation de la bilirubine en milieu alcalin, existe seule dans certaines biles. C'est une poudre verte, de formule $C^{32}H^{36}N^4O^8$, insoluble dans l'eau et la plupart des liquides, si ce n'est l'alcool et l'acide acétique ; elle peut cristalliser de ce dernier dissolvant. Certains microbes l'attaquent. Comme la bilirubine, la biliverdine est un acide faible, donnant des sels.

On la prépare en traitant la bilirubine par du bioxyde de sodium en présence de l'eau et ajoutant un excès d'acide chlorhydrique ; la matière colorante se précipite, on la lave et la dissout dans l'alcool (L. Hugounenq et M. Doyon). On substitue avec avantage le persulfate d'ammoniaque au bioxyde de sodium, en opérant toujours en présence de l'eau. On peut enfin se contenter d'exposer à l'air une solution alcaline de bilirubine ; après quelques heures, on en précipite la biliverdine par l'acide chlorhydrique dilué.

C'. Autres pigments. — La *bilifuscine* est une poudre brun verdâtre, foncée, qui a été extraite de certains calculs biliaires. D'après Von Zumbusch, elle est de formule $C^{64}H^{96}N^7O^{14}$, fond à 183°, ne donne pas la réaction de Gmelin et ne se dissout bien que dans la pyridine et la diméthylaniline.

La *biliprasine* serait, d'après Dastre et Floresco, une matière colorante intermédiaire entre la bilirubine et la biliverdine, et aisément transformable par oxydation ou réduction en ces deux pigments (voir plus haut).

La *bilicyanine* est un des produits d'oxydation de la bilirubine par l'acide azotique. C'est une poudre violette, soluble en bleu dans les acides, en brun violacé dans les alcalis ; elle est insoluble dans l'eau, mais se dissout bien dans l'alcool l'éther et le chloroforme spectre à deux bandes de part et d'autres de D.

La *cholétéline* se produit également dans l'attaque de la bilirubine par l'acide azotique. Poudre jaune, soluble dans la plupart des dissolvants organiques. Elle donne, en solution dans l'acool acide une bande d'absorption entre b. et F. Elle se distingue de l'urobiline par l'absence de fluorescence quand on traite ses solutions ammoniacales par le chlorure de zinc.

Citons encore la *choléprasine*, soluble dans l'acide acétique bouillant (Küster). C'est un pigment vert qui ne donne pas d'acide hématique par oxydation.

D. ORIGINE DES PIGMENTS BILIAIRES. — Il n'est pas douteux que la bilirubine ne soit un dérivé de l'hématine, par perte de fer et fixation d'eau :

$$C^{34}H^{34}N^4O^4Fe + 2H^2O — Fe — H^2 = C^{34}H^{36}N^4O^6$$

Hématine.   Bilirubine.

En effet, toutes les causes de destruction du globule sanguin (empoisonnements par l'hydrogène arsénié, le phosphore, les antimoniaux) font apparaître la bilirubine dans l'urine ou sous la peau.

A la suite d'un traumatisme, les vaisseaux périphériques rompus laissent extravaser le sang dans le tissu cellulaire sous-cutané (ecchymose) ; la région intéressée est d'abord rouge, puis devient bleuâtre, violacée, verte, enfin jaune ; on voit se produire successivement, dans les tissus superficiels, les matières colorantes qui prennent naissance *in vitro* dans la réaction de Gmelin, quand on fait réagir l'acide azotique sur la bilirubine. Si l'ecchymose est très étendue, on assiste à une sorte d'ictère généralisé ; les pigments biliaires apparaissent dans l'urine.

Dans les vieux extravasats sanguins, on trouve des cristaux microscopiques que VIRCHOW a signalés sous le nom d'*hématoïdine* et qui semblent bien être, d'après tous les auteurs, de la bilirubine.

LANGHANS et QUINCKE, en injectant du sang dans le tissu cellulaire sous-cutané, ont vu l'hémoglobine disparaître du caillot et faire place aux pigments de la bile.

L'introduction dans le sang d'une solution d'hémoglobine (TARCHANOFF), la diffusion de l'hémoglobine du globule dans le plasma, à la suite de l'injection intravasculaire d'eau, d'alcool, de glycérine, provoquent la bilirubinurie consécutive à l'hémolyse, quand cette hémolyse est suffisamment intense.

Enfin, les travaux récents de KÜSTER sur la présence des acides hématiques $C^8H^7AzO^4$ et $C^8H^8O^5$ dans les produits d'oxydation de la bilirubine et de l'hématine confirment toutes les données de la physiologie et de la pathologie, en montrant que les deux pigments sont de constitution très voisine et possèdent dans leur molécule un noyau commun.

La bilirubine provient donc, d'après tout ce qui précède, de l'hématine, noyau ferrugineux de l'hémoglobine. Elle se transforme ultérieurement dans l'intestin, en pigments qui s'éliminent en partie par le rein.

A l'état physiologique, les pigments biliaires se forment dans le foie ; car si, à l'aide de ligatures, on isole le foie de la circulation générale, on n'observe plus trace de matière colorante dans le reste de l'organisme, MINKOWSKI et NAUNYN ont montré que, si on empoisonne par des inhalations d'hydrogène arsénié une oie dont le foie a été extirpé, elle n'élimine pas de biliverdine par l'urine, tandis qu'une oie normale empoisonnée dans les mêmes conditions élimine par le rein des pigments biliaires, l'hydrogène arsénié ayant la propriété de détruire l'hémoglobine.

En clinique, on observe cependant des ictères hématogènes ou mieux hémolytiques dans lesquels le siège de la biligénie est situé en dehors du foie. Au cours de certains états pathologiques, des hémolysines du plasma peuvent se fixer sur les hématies et provoquer ainsi la fragilité globulaire congénitale ou acquise (CHAUFFARD, WIDAL); l'hémoglobine libérée par les globules altérés se transforme en pigments biliaires. La biligénie peut se produire également dans les hémorragies des séreuses, comme l'ont montré GUILLAIN et TROISIER et aussi dans les tissus (extravasats, ecchymoses), où la formation des pigments biliaires aux dépens du sang est d'observation courante.

La biligénie, extra-hépatique, c'est-à-dire réalisée anatomiquement loin du foie, est-elle exclusive, au point de vue physiologique et chimique, de l'intervention, à distance et par voie humorale, de ce dernier ? Nous l'ignorons.

4º Cholestérine. — Des travaux récents ont montré toute l'importance de ce composé qu'on trouve partout dans l'économie.

a. *Etat naturel.* — Chez les animaux et chez l'homme on

a signalé la cholestérine, non seulement dans la bile (GME-
LIN), mais encore dans presque tous les liquides et tissus de
l'économie, où elle accompagne les graisses : le sang (BOUDET),
le cerveau (GMELIN), la rétine (CAHN), la rate (MARCET), le
lait (TOLMATSCHOW), la peau, les cheveux, qu'elle recouvre
d'une espèce de vernis formé de graisses cholestériques,
éthers de la cholestérine tout à fait comparables à la lanoline du suint (LIEBREICH). Elle figure également dans le
sébum qui enduit le corps des enfants nouveau-nés. On
a trouvé de la cholestérine dans le sperme, les fèces, le
méconium, dans l'urine chez une femme atteinte d'obstruction
d'un uretère par un calcul (GLINSKI). La cholestérine prend
naissance dans tous les exsudats pathologiques d'origine un
peu ancienne : liquides de la plèvre, kystes de l'ovaire, du
sein (PANNETIER), du foie, ainsi que dans les masses tubercu-
leuses. Les exsudats inflammatoires contiennent également,
mais en plus petite quantité, de la cholestérine (G. GUÉRIN).
SALKOWSKI a pu extraire de la cholestérine d'une collection
liquide de l'articulation coxo-fémorale. On voit, mais très
rarement, la cholestérine former des calculs vésicaux : HOR-
BACZEWSKI en a cité un cas, chez une petite fille de six ans.
NEUMANN a observé une particularité plus rare encore : la
réplétion des fosses nasales par un dépôt de cholestérine. La
cholestérine apparaît quelquefois sous forme de cristaux dans
la chambre antérieure de l'œil (*synchysis étincelant.*) Bref,
la cholestérine, à l'état libre ou combinée avec des acides
(éthers de la cholestérine), est répandue partout : elle fait probablement partie intégrante de toutes les cellules vivantes.

A l'état colloïdal, elle est douée de propriétés biochimiques
et biophysiques des plus importantes, dont le rôle a été mis à
jour depuis peu par l'expérimentation et la clinique, surtout
grâce aux travaux de CHAUFFARD et de ses collaborateurs
(GRIGAUT, GUY LAROCHE, RICHET fils, GUILLAIN). Ces auteurs
ont démontré l'intervention de l'hypercholestérinémie dans
la genèse de diverses lésions anatomiques.

C'est ainsi que, dans l'athérome artériel, la cholestérine
s'accumule dans la paroi vasculaire. WINDAUS a trouvé

0,166 et 0,135 p. 100 de cholestérine totale (libre et combinée) dans des aortes normales, 0,824, 1,465 et jusqu'à 1,794 p. 100 dans des aortes athéromateuses. Le xanthélasma des ictériques et le xanthome diabétique sont considérés par Chauffard comme des dépôts comparables à des tophus cholestériniques liés à l'hypercholestérinémie.

L'arc sénile de la cornée (*gérontotoxon*) est dû à un dépôt d'éthers de la cholestérine sur le pourtour du cercle cornéen (Pierre Marie et Guy Laroche). Cette infiltration cornéenne est également sous la dépendance de l'hypercholestérinémie. On sait les relations établies par la clinique entre le gérontotoxon et l'athérome cérébral et le rôle de la cholestérine dans les deux cas.

De même, les plaques graisseuses rétiniennes des brightiques atteints de rétinite albuminurique contiennent des lipoïdes cholestériques : les localisations oculaires de ces lipoïdes coïncident avec une surélevation énorme de la cholestérine dans le sang. Chauffard, Guy Laroche et Grigaut ont vu le taux de la cholestérine osciller entre 3 et 8 grammes par litre chez des brightiques en imminence d'urémie ou d'œdème aigu du poumon.

L'hypercholestérinémie est de règle au cours de la grossesse, pendant la menstruation, à la ménopause, chez les typhiques au moment de la défervescence. On connaît, d'autre part, la fréquence de la cholélithiase chez la femme, aux échéances mentionnées ci-dessus, et la clinique a depuis longtemps souligné le rôle lithogénique de l'infection éberthienne.

b. *Préparation.* — C'est habituellement des calculs si fréquents de la vésicule biliaire qu'on la retire[1]. Ces calculs, blancs

1. La cholestérine est très répandue chez les animaux : suint de mouton, d'où on l'extrait à l'état d'éther (lanoline utilisée en thérapeutique), cornes des ruminants, écailles et œufs de poissons, plumes et œufs d'oiseaux, contenu intestinal et excréments d'oiseaux et de reptiles, huile de foie de morue, sang, bile, cerveau, exsudats divers, etc. Elle abonde également dans les produits d'origine végétale, en particulier dans les huiles comestibles et dans la plupart des organes des plantes, peut-être dans tous.

ou peu colorés, translucides, onctueux au toucher, rayables à l'ongle, sont d'abord pulvérisés, puis mis en suspension dans une solution aqueuse et diluée de potasse caustique, pour enlever les graisses. Le résidu, lavé à l'eau, est séché et repris par l'éther bouillant qui abandonne à froid la cholestérine. On la purifie par cristallisation.

La cholestérine présente les caractères analytiques suivants.

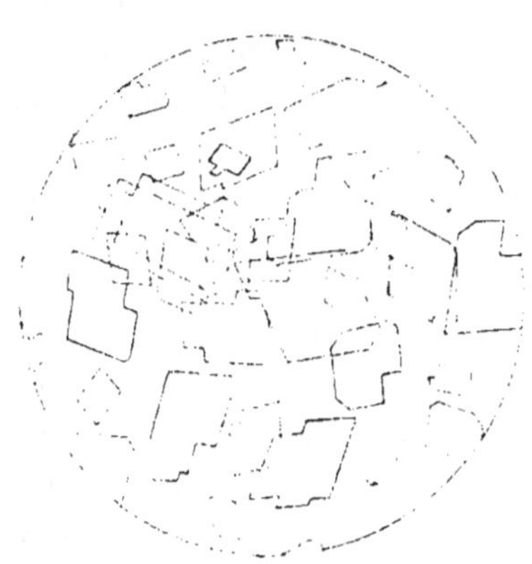

Fig. 26.

Cholestérine.

L'acide sulfurique, additionné d'un cinquième de son volume d'eau, donne à chaud une coloration rouge carmin qui, en présence de la teinture d'iode, vire au violet, puis au jaune, finalement au bleu, en passant par le vert. Concentré, l'acide sulfurique développe une matière colorante rouge, soluble dans le chloroforme ; la solution devient peu à peu violette, bleue, puis enfin jaune. La réaction de l'acide sulfurique concentré s'effectue très bien avec une solution chloroformique de cholestérine ; le résultat est plus net et plus brillant.

Évaporée à sec, au bain-marie, au contact d'un peu d'acide azotique, la cholestérine laisse un résidu jaune que l'ammoniaque fait virer au rouge vif (Schiff).

De même, en évaporant doucement un peu de cholestérine avec de l'acide chlorhydrique mélangé de chlorure ferrique, de chlorure d'or ou de bichromate de potassium, on obtient un résidu violet (Schiff).

Si on fond sur une flamme et avec précaution la cholestérine avec de l'anhydride propionique, on la transforme en propionate de cholestérine $C^{27}H^{45}O$. $C^{3}H^{5}O$. En refroidissant, la masse passe successivement par le violet, le bleu, le vert, l'orangé et le rouge (Obermueller).

En ajoutant à 2 centimètres cubes d'une solution chloroformique de cholestérine X gouttes d'anhydride acétique et I goutte d'acide sulfurique concentré, on observe une coloration rose, puis rouge, enfin bleue (LIEBERMANN). Cette réaction, qui sert de base à un procédé de dosage colorimétrique, a permis à BURCHARD de démontrer la présence de la cholestérine dans l'extrait aqueux des tissus ou organes suivants, débarrassés de sang : foie, rein, pancréas, glandes salivaires, glandes de l'estomac, muscle, rate, cristallin, moelle osseuse, cartilage, etc.

Dans la réaction précédente ou réaction de LIEBERMANN, on peut substituer, comme agent déshydratant, le chlorure de zinc à l'acide sulfurique : on obtient une teinte rose ou rouge avec une fluorescence jaune verdâtre. Cette réaction serait sensible à 1 80000e, d'après TSCHUGGERN.

Plusieurs éthers de la cholestérine, soumis à la fusion ignée, présentent des réactions colorées de même ordre.

c. *Propriétés.* — La cholestérine se présente sous la forme de magnifiques écailles blanches, brillantes, nacrées, grasses, onctueuses, légères, dérivant du système clinorhombique. Elle appartient au groupe des lipoïdes (voir p. 58) et affecte souvent l'état colloïdal. Elle est de formule $C^{26}H^{44}O + H^2O$, ou $C^{27}H^{46}O + H^2O$, suivant REINITZER[1]. Chauffée, elle perd à 100° sa molécule d'eau, fond ensuite à 148°,5 et se sublime vers 350°, en se décomposant sous la pression normale, sans décomposition dans le vide. Elle est insoluble dans l'eau, soluble dans l'alcool bouillant, très soluble dans l'éther qui en enlève plus de 25 p. 100 de son poids ; elle se dissout très bien aussi dans le sulfure de carbone et dans le chloroforme qui l'abandonnent en aiguilles anhydres. C'est un corps lévogyre : $\alpha_D = -37°,1$ pour les solutions chloroformiques à 2 p. 100.

La cholestérine se comporte comme un alcool et se combine aux acides pour donner des éthers (acétate, benzoate, propio-

---

1. ABEL a vérifié par la cryoscopie la formule primitive ($C^{26}H^{44}O$) ; il l'a trouvée exacte. Néanmoins, la formule ($C^{27}H^{46}O$) prévaut de plus en plus pour la cholestérine des calculs biliaires.

nate, phtalate de cholestérine). La plupart de ces éthers sont de consistance graisseuse ; ce sont de vrais lipoïdes.

Les réactifs oxydants conduisent à des acides.

La cholestérine se combine à la digitonine, glucoside extrait de la digitale et dépourvu d'action physiologique. Cette réaction a été utilisée pour le dosage de la cholestérine.

La cholestérine a des propriétés antitoxiques très remarquables : elle neutralise la toxine tétanique dans le cerveau, elle protège l'organisme contre l'action hémolysante des venins, de la saponine. On l'a même utilisée en thérapeutique pour combattre certaines anémies.

La cholestérine se réduit dans l'intestin, fixe H^2 et se transforme en *coprostérine* $C^{27}H^{48}O$, substance cristallisée en longues aiguilles blanches, fusibles à 95°, très solubles dans l'alcool, l'éther, le chloroforme, la benzine, etc. La coprostérine est dextrogyre et ressemble beaucoup à la cholestérine (BONDZINSKI et HUMNIKI). Il paraît exister dans les fèces du chien et du cheval des coprostérines analogues à la coprostérine qui vient d'être décrite et qui a été extraite des fèces de l'homme.

On a quelquefois à doser la cholestérine ; voici un procédé qui permet de l'extraire en nature, à l'état de pureté.

d. *Cholestérines diverses.* — On trouve dans le suint de mouton, et dans la lanoline qui en est extraite, une cholestérine spéciale, l'*isocholestérine*. C'est un corps blanc, bien cristallisé en aiguilles fusibles en 137°, dextrogyre ; sa solution alcoolique se prend en gelée par refroidissement. L'isocholestérine ne donne pas de coloration rouge au contact de l'acide sulfurique et du chloroforme ; le mélange brunit à la longue ; avec l'anhydride acétique et une goutte d'acide sulfurique, teinte rouge orangé avec fluorescence verte ; ce caractère distingue l'isocholestérine de la cholestérine vraie et des cholestérines végétales.

Ces cholestérines végétales, isomères pour la plupart, ne diffèrent que par des caractères analytiques peu importants ; toutes présentent entre elles les plus grandes analogies (GÉRARD).

Les cholestérines paraissent se rattacher à la série aromatique, peut-être aux produits d'addition du benzène.

e. *Dosage de la cholestérine.* — Pour le dosage clinique de la

cholestérine, on a recours à la méthode colorimétrique de Grigaut, dont nous indiquerons le principe [1]. Elle consiste à
extraire la cholestérine des tissus ou des liquides préalablement
desséchés, en épuisant ces matériaux à l'éther qui enlève simultanément la cholestérine et les corps gras. On saponifie ces derniers avec la potasse alcoolique ; on dissout les savons et enlève
la cholestérine avec de l'éther qui l'abandonne par évaporation.
Le résidu de cholestérine bien desséché est alors soumis à l'action d'un mélange à parties égales de chloroforme et d'anhydride acétique (5 centimètres cubes) additionné de II gouttes
d'acide sulfurique. On obtient la série de colorations qui caractérisent la réaction de Liebermann. Au bout d'une demi-
heure, la teinte verte apparaît et se maintient assez longtemps ;
on compare l'intensité de la coloration avec celle que fournit
une solution titrée de cholestérine. On peut se servir, comme
terme de comparaison, de verres colorés.

5° Fonctions physiologiques de la bile. — La bile n'est
pas un produit d'excrétion : elle se déverse dans les parties supérieures de l'intestin, ce qui semble indiquer qu'elle intervient
dans les procès digestifs ; de plus, si on compare l'excrétion par
la bile du soufre et de l'azote à la teneur des aliments en azote
et en soufre, on constate qu'aux variations dans les ingesta ne
correspond pas de différence sensible dans la composition de
la bile ; l'excrétion biliaire de l'azote, du soufre, du fer et de
plusieurs autres éléments reste indépendante de l'alimentation
(Spiro et Kunckel).

La bile, qui n'exerce aucune action sur les albumines et les
hydrocarbonés, aide puissamment à l'émulsion des corps gras
et, par conséquent, à leur absorption, grâce à son pouvoir dissolvant sur l'acide oléique. Si on ferme à la bile l'accès de l'intestin, les matières fécales prennent une teinte blanc grisâtre ;
elles renferment une proportion énorme de graisses que l'éther
peut extraire. Ces graisses non émulsionnées ne sont pas absor-
bables (Dastre) ; elles enrobent des parcelles de substances

1. Voir *Comptes Rendus Soc. Biologie*. 1910, p. 791 et 827.

albuminoïdes qui, soustraites à l'action des sucs digestifs, se putréfient et communiquent aux fèces une odeur infecte. Quand l'expérience se prolonge, les animaux succombent par suite de l'insuffisance de l'absorption des corps gras. La bile exerce donc, en favorisant l'absorption des graisses, une action antiseptique indirecte à laquelle se joint une action directe, celle de l'acide taurocholique, agent anti-fermentescible des plus énergiques (MALY et EMICH). Toutefois, cette propriété est dévolue à l'acide libre et non à ses sels ; par conséquent, l'action antiseptique ne se poursuit que dans le chyme acide et disparaît dès que le milieu devient alcalin.

La bile agit, en outre, en saturant l'acide chlorhydrique libre du chyme gastrique, acide qui détruirait rapidement la trypsine du suc pancréatique. En résumé, la bile fait cesser la digestion pepsique qui, sans elle, se continuerait dans l'intestin : elle sature l'acide chlorydrique libre destructeur des diastases pancréatiques et lui substitue un acide biliaire antiseptique, l'acide taurocholique.

On doit à G. BRUNO des expériences montrant quelle part est réservée à la bile dans la digestion. D'abord, la bile exerce une action fermentative très faible sur l'amidon ; même à un grand état de dilution (1/1000), elle diminue considérablement le pouvoir peptonisant du suc gastrique ; enfin, la triple action du suc pancréatique sur l'amidon, les graisses et les albuminoïdes, est, au contraire, favorisée par la présence de la bile (PAWLOW, ZUNTZ et USSOW).

6° Calculs biliaires. — Les calculs biliaires sont des concrétions de grosseur très variable, depuis le grain de chènevis jusqu'au volume de l'œuf de pigeon et au delà ; ils sont le plus souvent multiples ; la dimension la plus commune est celle d'une lentille ou d'un petit pois. Ils sont pressés les uns contre les autres ; leurs faces sont planes, régulières, polies, usées par le frottement ; l'aspect est fréquemment celui d'un polyèdre presque géométrique. Ils présentent toujours, à leur centre, un noyau formé le plus souvent de pigments biliaires, de microorganismes (Bacille d'Eberth, *Bacillus coli communis*), de matière organique.

GILBERT et FOURNIER ont montré que l'infection expérimentale par le *B. coli* déterminait, chez le chien et le cobaye, de la cholécystite avec cholélithiase. E. GÉRARD a établi que le *B. coli*, cultivé sur la bile, décompose les sels biliaires qui favorisent la dissolution de la cholestérine : celle-ci ne tarde pas à se déposer. De plus, la cholestérine étant à l'état colloïdal dans la bile, il est probable que des phénomènes de coagulation, conséquence de la cholécystite, provoquent la coagulation du colloïde cholestérique, les grumeaux formés servant alors de noyau pour la formation du calcul. Enfin, on a vu plus haut le rôle important et bien mis en évidence par CHAUFFARD, de l'hypercholestérinémie. Ce facteur rend compte des particularités difficilement explicables sans lui que présente l'étiologie de la cholélithiase.

La coloration des calculs varie : elle est jaune ou brune, plus ou moins foncée, s'il s'agit de concrétions pigmentaires (assez rares chez l'homme, plus fréquentes chez le bœuf) ; elle est, au contraire, habituellement, mais non toujours, blanche, pour les calculs de cholestérine, de beaucoup les plus nombreux. Ceux-ci sont légers, rayables à l'ongle, tantôt cireux, opaques, d'aspect mat, assez analogue à celui de l'acide stéarique ; quelquefois, ils sont, au contraire, nacrés, translucides ou même transparents.

On trouve, par ordre de fréquence, dans les calculs biliaires : la cholestérine, les pigments, puis des sels bilaires, de la graisse, des savons calcaires (FOUQUET), du mucus, des sels minéraux, etc. Un grand nombre de ces calculs ont une composition mixte.

Le tableau ci-dessous donne la composition des trois types de calculs les plus répandus. Ceux qui se rapportent au groupe 1 (cholestérine) sont blancs, légers, translucides, gras au toucher, brûlent facilement, contiennent peu de matière azotée, se dissolvent bien dans l'éther, mais sont insolubles dans la potasse caustique.

Les calculs de la seconde catégorie sont fortement colorés, opaques, solubles dans la potasse, peu solubles dans l'éther ; ils renferment beaucoup d'azote; les pigments y prédominent (n° 2).

Au troisième groupe se rattachent des concrétions formées, pour la presque totalité, de matières minérales, résistant, par conséquent, à la combustion ou laissant un abondant résidu de cendres (n° 3).

	N° 1 p. 100.	N° 2 p. 100.	N° 3 p. 100.
Cholestérine	62,3	0.9	0,4
Sels biliaires	18,3	6,2	1,5
Matières organiques diverses	3,9	1.0	—
Pigments biliaires	3,9	52,3	14,2
Sels minéraux solubles	4.1	13,2	0,8
Carbonate de chaux	—	—	64,6
Phosphate —	—	—	12,3
— ammoniaco-magnésien.	—	—	3,4
Mucus, pertes	7,5	26,4	2,8

7° Analyse des calculs biliaires. — Pour l'analyse sommaire des calculs biliaires, voici la marche à suivre. Un poids déterminé de matière finement broyée au préalable est épuisé par l'eau bouillante. Le liquide est évaporé à siccité, le résidu incinéré : on a ainsi la proportion des sels solubles dans l'eau.

Le produit insoluble dans l'eau est traité par l'alcool éthéré bouillant qui enlève la cholestérine et les graisses. On distille et saponifie le résidu par la potasse alcoolique. Après avoir chassé l'alcool, on épuise par l'eau pour enlever les savons, la glycérine et l'alcali en excès. Après dessiccation, l'insoluble est repris par l'éther qui abandonne la cholestérine.

La portion qui a résisté à l'eau et à l'alcool bouillant est épuisée par l'acide chlorhydrique dilué et chaud qui dissout le fer, les phosphates, etc., et laisse les pigments. On les traite par le chloroforme qui enlève la bilirubine impure ; on distille et épuise le résidu à l'alcool. Le résidu épuisé est de la bilirubine ; on la purifie en la redissolvant dans le chloroforme et la précipitant par l'alcool.

L'analyse qui vient d'être faite des sécrétions intestinales, du mode et des produits de leurs actions, est trop complexe pour que nous n'ayons pas maintenant à faire une étude d'ensemble des réactions chimiques qui interviennent pour transformer les résidus des opérations précédentes.

C'est à quoi le paragraphe suivant est consacré.

§ 4. — Chimisme intestinal, fèces

1º Chimisme intestinal. — Les trois groupes de matières alimentaires subissent dans le tube digestif les modifications suivantes :

α) Les amylacés attaqués par la salive se transforment partiellement en dextrine et en maltose. Dans l'estomac, l'acidité, peu favorable à la ptyaline, ralentit d'une façon sensible la digestion de l'amidon. Mais, dans l'intestin, quand le milieu redevient alcalin ou neutre, la ptyaline reprend son activité. Le suc pancréatique intervient à son tour : l'amidon s'hydrate et donne de la dextrine, puis de la maltose, laquelle fournit ensuite du glucose sous l'influence du suc intestinal.

β) Ni la salive, ni le suc gastrique, ni le suc intestinal n'interviennent d'une façon sensible dans la digestion des graisses. La bile émulsionne les corps gras ; le suc pancréatique les saponifie et les émulsionne.

γ) Les matières albuminoïdes sont attaquées : par la pepsine dans l'estomac acide, et dans l'intestin par le suc pancréatique et par le suc intestinal alcalins.

La désagrégation des albumines va jusqu'aux acides aminés, c'est-à-dire jusqu'aux composés cristallisables, de telle sorte que la digestion fournit à l'organisme, non pas des albumines à peu près intactes, mais des débris moléculaires azotés relativement simples avec lesquels la cellule reconstitue les matières albuminoïdes qui lui sont nécessaires.

Glucose, peptides, corps gras émulsionnés franchissent, non sans subir des modifications chimiques, le septum intestinal et, par la voie des veines et des lymphatiques, pénètrent dans l'économie. Il reste dans le tube digestif des résidus alimentaires peu attaquables : tendons, matières cornées, cellulose, substances minérales insolubles, éléments biliaires plus ou moins transformés, cellules épithéliales provenant de la desquamation de l'intestin, mucus, petites quantités de graisse, d'albumine et d'amidon ayant échappé à l'action des sucs digestifs ou à l'absorption.

Ce milieu complexe, dont la température reste constante à + 37°, dont l'alcalinité se maintient grâce au suc pancréatique, constitue un milieu de culture très favorable aux bactéries qui y foisonnent (*Staphylococcus pyogenes aureus. B. coli communis, B. subtilis, B. amylobacter, B. megaterium. B. pyocyaneus* et bien d'autres espèces faisant fermenter diversement les hydrates de carbone ou les protéiques). Aussi, le contenu intestinal, déjà formé d'éléments si divers, s'enrichit de matériaux plus nombreux encore, témoins de l'activité chimique des microbes. Nous voyons apparaître de l'hydrogène sulfuré et du gaz des marais ; les acides carbonique, acétique, lactique, butyrique ; la tyrosine, la leucine, la taurine, le glycocolle, mêlés à la cholestérine, à la coprostérine, à l'acide cholalique et aux pigments biliaires ; le phénol, le scatol, l'indol ; des savons, de l'ammoniaque, des alcaloïdes, des sulfures, des des sels imprégnant les résidus digestifs ; du mucus, de la graisse, des cellules épithéliales, ces trois derniers éléments prédominant. Cette masse, que les mouvements péristaltiques et les gaz brassent constamment, exhale, surtout dans les dernières portions de l'intestin, une odeur forte, *sui generis*, mais non vraiment putréfactive : ce sont les fèces.

2° Fèces. — Les fèces doivent être étudiées à deux points de vue : 1° les *gaz* ; 2° les *matières solides*.

a. *Gaz.* — L'intestin est toujours distendu par des gaz dont la composition varie suivant le régime du sujet et le segment de l'intestin où se fait la prise d'essai.

Voici quelques chiffres empruntés à HOFMAN, à RUNGE et à PLANER :

INTESTIN GRÈLE

	Alimentation par le lait.	Alimentation par la viande.	Alimentation végétale.
	p. 100.	p. 100.	p. 100.
Acide carbonique	9-16	8-13	21-34
Hydrogène	43-54	0,7-3	1,5-4
Hydrogène sulfuré	traces	traces	traces
Azote	36-38	45-64	10-19
Oxygène	traces	traces	traces
Gaz des marais (CH^4)	0,9	26-37	44-55

GROS INTESTIN

| | ALIMENTATION : | | | | | | | | | |
| | Mixte | Viande. | | | Lait. | | Légumes secs. | | | | |
		I	II	III	I	II	I	II	III	IV	V
Acide carbonique......	44,5	13,6	12,4	8,4	16,8	9,9	34,0	38,4	21,0	35,4	17,6
Hydrogène.	25,8	3,0	2,1	0,7	43,3	54,2	2.	1,5	4,0	»	»
Haz des marais (CH⁴).	15,5	37,4	27,5	26,4	0,9	»	44,5	19,3	55,9	42,8	50,2
Gydrogène sulfuré.....	»	»	»	»	»	»	»	»	»	»	»
Azote	35,7	45,9	57,8	64,4	38,3	36,7	19,1	10,6	18,9	21,8	17,6

L'hydrogène sulfuré, qui n'a pas été dosé dans les analyses précédentes, existe presque toujours, en petite quantité, dans l'intestin, où il est produit par la putréfaction des matières protéiques.

L'acide carbonique, plus abondant par l'alimentation végétale, provient des fermentations subies par les albumines et la plupart des hydrocarbonés.

L'hydrogène se forme en abondance sous l'influence du régime lacté, pendant la fermentation butyrique de la lactose :

$$C^{12}H^{22}O^{11} + H^2O = 2C^4H^8O^2 + 4CO^2 + H^8$$
Lactose.   Ac. butyrique.

Le méthane, ou gaz des marais, qui se dégage des milieux où le *B. amylobacter* fait fermenter la cellulose, est naturellement plus abondant à la suite de l'alimentation végétale, surtout avec les légumes secs.

Les variations de l'azote n'ont pas une grande importance, à cause de la part qui doit être faite à la déglutition de ce gaz.

Si on néglige les nombreuses espèces de ferments, pour ne considérer que les fermentations qui se poursuivent dans l'intestin, celles-ci peuvent se résumer comme suit :

1º **Fermentation lactique** de l'amidon, du glucose, de la maltose, de la saccharose, de la lactose, etc. Cette fermentation est fréquente dans l'estomac, même à l'état de santé, au début de la digestion et avant que l'acide chlorhydrique n'atteigne le taux physiologique ; elle s'observe constamment dans l'intestin.

$$C^6H^{12}O^6 = 2C^3H^6O^3$$

Glucose.   Ac. lactique.

$$C^{12}H^{22}O^{11} + H^2O = 4C^3H^6O^3$$

Saccharose,   Ac. lactique.
lactose, maltose.

$$(C^6H^{10}O^5)'' + xH^2O = 2x(C^3H^6O^3)$$

Amidon.   Acide lactique.

Les ferments lactiques sont nombreux et actifs dans l'intestin : dans la lutte pour l'existence, ils prennent l'avance sur les microbes de la putréfaction et exercent, par là même, une épuration bienfaisante dans le biochimisme intestinal. Pour renforcer leur action, METCHNIKOFF a préconisé des aliments riches en ferments lactiques (lait aigri, lait caillé bulgare, etc.).

2° Fermentation butyrique des hydrocarbonés due à de nombreux microbes et spécialement au *B. butyricus*. Elle ne se produit pas dans l'estomac physiologique ; mais, elle est fréquente à l'état pathologique (catarrhe gastrique, gastrectasie). Comme la fermentation précédente, elle est normale dans l'intestin.

$$C^6H^{12}O^6 = C^4H^8O^2 + 2CO^2 + H^4$$

Glucose.   Ac. butyrique.

$$C^{12}H^{22}O^{11} + H^2O = 2C^4H^8O^2 + 4CO^2 + H^8$$

Saccharose.   Ac. butyrique.

$$(C^6H^{10}O^5)'' + xH^2O = xC^4H^8O^2 + 2xCO^2 + xH^4$$

Amidon.   Ac. butyrique.

3° Fermentation cellulosique provoquée par le *B. amylobacter*. Elle donne les acides carbonique, acétique et butyrique, ainsi que du méthane et de l'hydrogène.

b. *Matières solides*. — Il ne faudrait pas croire que les fèces soient constituées principalement par des résidus de la digestion. Elles sont formées surtout par des produits plus ou moins altérés des sécrétions digestives (mucosités, bile, sucs pancréatique et intestinal, etc.), par les substances qui s'éliminent au niveau de la muqueuse, par la desquamation épithéliale, etc.

Ce qui le prouve, c'est que le jeûne n'empêche pas la formation des matières fécales et que, d'autre part, il n'y a pas parallélisme, toutes choses égales d'ailleurs, entre la masse des ingesta et le poids des selles. C'est ce que montre le tableau suivant emprunté à LAMBLING. Il résume des expériences de FR. MUELLER, RUBNER et RIEDER.

CHIEN.

Nature des aliments.	Poids des aliments.	Poids des fèces à l'état sec.	Azote des fèces.	Azote p. 100 des fèces à l'état sec.
	gr.	gr.	gr.	
Jeûne..............	«	2,0	0,15	7,9
Viande.............	500	5,1	0,31	6,5
—	1 000	4,2	0,55	6,5
—	1 800	10,3	0.70	6,5

HOMME.

Jeûne..............	»	2,64	0.14	5.00
Gâteau sans azote...	132	5,81	0,24	4.2
Viande.............	367	17.2	1.16	6,7
Œufs..............	247	13,0	0,61	4,7
Pain blanc..........	595	26,2	2.19	8,4

Les fèces représentent un septième ou un huitième environ de la masse alimentaire, soit 130 grammes d'excréments humides, correspondant à 35 grammes de matières sèches,par vingt-quatre heures. Mais ce n'est là qu'une moyenne ; la proportion varie suivant la nature de l'alimentation : volumineuses par le régime végétal, les fèces sont très réduites par l'alimentation carnée exclusive ou encore par la diète lactée. Dans ces deux cas, l'utilisation des principes alimentaires est maxima.

Ci-après, on trouvera des documents analytiques, dus à WEHSARG et à WEGSCHEIDER, sur la composition chimique des excréments humains frais :

	Homme adulte.	Enfant à la mamelle.
Eau.....................	733,00 p. 1000	851,3 p. 1000
Résidu sec.............	267,00 —	148,7 —
Matières organiques....	208,75 —	137,1 —
— minérales.....	10,95 —	13,6 —
Résidus alimentaires....	83,00 —	— —

Chez des sujets nourris à la viande, KERMAUER et PRAUSSNITZ ont trouvé 50 à 60 p. 100 de matériaux fixes. 7 à 8 de cendres, 4 à 5 d'azote ; à la suite d'une alimentation composée de riz et de viande, les mêmes auteurs ont trouvé : de 11 à 16 p. 100 de cendres, 15 à 18 p. 100 de matières grasses. 8 à 9 p. 100 d'azote. Les fèces de nourrissons sont plus riches en eau (75 à 85 p. 100) et en graisses (30 p. 100 du résidu sec) ; la proportion d'azote est de 4 ; celle des sels varie de 10 à 15 p. 100.

On ne saurait donner d'analyse plus explicite, la composition des fèces étant très variable et d'ailleurs fort complexe. On peut cependant, à l'exemple de tous les auteurs, classer comme suit les divers matériaux qui entrent dans la composition des matières fécales :

1º Des aliments non modifiés, soit parce qu'ils sont peu ou pas digestibles, soit parce qu'ils n'ont pas été digérés pour une cause quelconque. Ce sont : la cellulose, les gommes, l'amidon cru, les résines, la cholestérine, la chlorophylle, la mucine, les nucléines, l'hématine, les tendons, les phosphates terreux et autres sels insolubles, mêlés à une quantité plus ou moins grande d'albumine et de graisse

2º Des produits de la destruction des aliments par les microbes ou les sucs digestifs :

α) Acides : formique, acétique, butyrique, isobutyrique, caproïque, palmitique, lactique, malique, succinique, auxquels il faut ajouter les savons ;

β) Corps aromatiques : phénols divers, scatol, indol, tyrosine, acides phényl-propionique, hydro-para-coumarique, etc.,

γ) Substances azotées : ammoniaque, acides aminés tels que la leucine ; ptomaïnes, hématine, pigments ;

δ) Eau et sels où prédominent les phosphates terreux ;

3º Des matériaux provenant du tube digestif : cellules, mucus, acide cholalique, dyslysine, taurine, glycocolle, lécithine ; pigments biliaires modifiés et, parmi eux, l'urobiline ; cholestérine et un dérivé de cette dernière, la coprostérine ;

4º Une énorme proportion de microbes (200 millions par gramme de matière fécale, d'après W. Vignal).

Plusieurs composés contribuent à donner aux excréments leur couleur foncée : le sulfure de fer, l'hématine et surtout l'urobiline.

De tous ces éléments, aucun n'est spécial aux fèces, si ce n'est la *coprostérine* ou *excrétine*. Rappelons que ce composé en $C^{27}H^{48}O$ provient de la cholestérine par simple fixation de deux atomes d'hydrogène ; il cristallise en longues aiguilles blanches, fusibles à 95º, très solubles dans l'alcool, l'éther, le chloroforme, la benzine (Bondzinski et Humniki).

c. *Corps aromatiques.* — Ils proviennent des noyaux aromatiques qui font partie intégrante de la molécule protéique.

Ainsi, la tyrosine

$OH.C^6H^4—CH^2—CH.NH^2—COOH$ donne successivement :

$OH.C^6H^4—CH^2—CH^2—COOH$ ac. p. oxyphénylpropionique;

$OH.C^6H^4—CH^2—COOH$ ac. p. oxy. phénylacétique ;

$OH.C^6H^4—CH^3$ p. crésol ou para-crésol
          (OH,1 ; CH³,4) ;

$OH.C^6H^5$ phénol.

De même, de la phénylalanine on dériverait les acides phényl-propionique, phénylacétique et benzoïque

$$C^6H^5 — CH^2 — CH.NH^2 — COOH$$
$$C^6H^5 — CH^2 — CH^2 — COOH$$
$$C^6H^5.COOH$$

Du tryptophane, proviennent les corps suivants :

10.

$$C^6H^4 \underset{NH}{\overset{C - CH^2. - CH.NH^2 - COOH}{\diamond}} CH$$

Tryptophane
ou acide indolamino-propionique.

$$\rightarrow C^6H^4 \underset{NH}{\overset{C - CH^2 - CH^2 - COOH}{\diamond}} CH$$

Acide indolpropionique.

$$\rightarrow C^6H^4 \underset{NH}{\overset{C - CH^2 - COOH}{\diamond}} CH \qquad \rightarrow C^6H^4 \underset{NH}{\overset{C - CH^3}{\diamond}} CH$$

Acide indolacétique.   Scatol.

$$\rightarrow C^6H^4 \underset{NH}{\overset{CH}{\diamond}} CH$$

Indol.

Scatol et indol sont des corps qui contribuent à donner aux fèces leur odeur spéciale.

L'*indol* C^8H^7N est en paillettes blanches, volatiles, fusibles à 52°, peu solubles dans l'eau, altérables. Quand il est pur, son odeur n'est pas désagréable ; du reste, il entre dans la composition du parfum naturel de certaines fleurs.

Traité par l'acide nitrique, il donne, même en solution très diluée, une coloration ou un précipité rouges (nitrate de nitroso-indol). C'est le rouge de choléra (*Cholera-roth*), qui se produit quand on verse de l'acide nitrique dans les liquides de culture des nombreux microbes qui produisent de l'indol. Cette réaction est fréquemment utilisée par les bactériologistes.

Pour rechercher le rouge de choléra, la manière d'opérer la plus avantageuse est la suivante : à 10 centimètres cubes de bouillon de culture ajouter 1 centimètre cube de solution à $0^{gr},02$, p. 100 de nitrite de soude, puis quelques gouttes d'HCl ou de SO⁴H² concentré : teinte rose rouge que la soude fait virer au vert bleu. Les cultures de choléra contenant des nitrites tout formés donnent la réaction par simple addition d'acide.

Au contact d'une solution diluée d'indol, un copeau de sapin

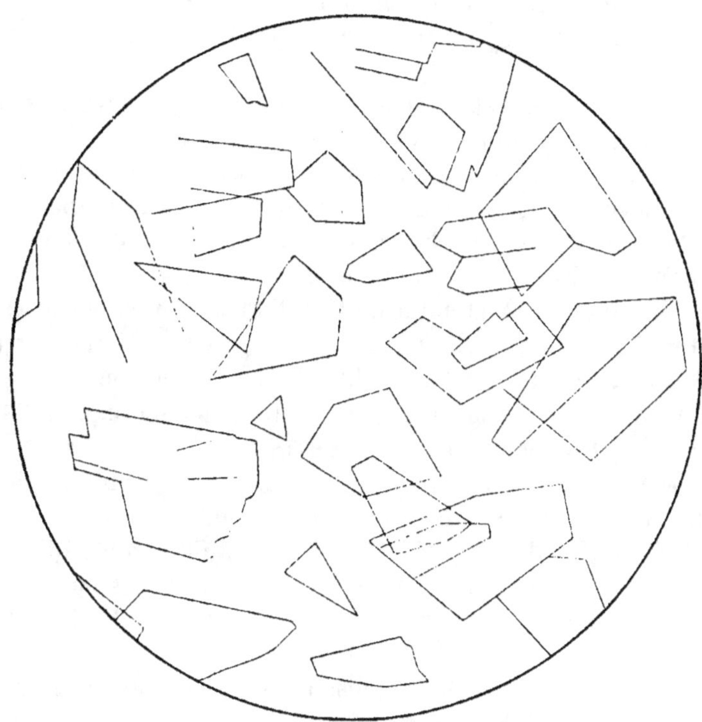

Fig. 27.
Tryptophane
ou acide indolamino-piopionique.

imprégné d'acide chlorhydrique concentré se colore en rouge cerise intense.

Si on ajoute à une solution d'indol quelques gouttes d'une solution alcoolique à 2 p. 100 de diméthylaminobenzaldéhyde, puis, goutte à goutte, de l'acide chlorhydrique concentré, on observe une magnifique coloration rouge groseille. Cette réaction, due à EHRLICH, est aussi très souvent utilisée en bactériologie. Elle n'est pas spéciale à l'indol : l'urobilinogène la présente.

Par contre, la réaction de PORCHER est plus spécifique : chauffer au bain-marie une très petite quantité d'indol en présence d'un grand excès d'eau oxygénée. De l'indigo se forme : on le fait apparaître en le dissolvant dans quelques centimètres cubes de chloroforme qui se colorent en bleu.

Le *scatol* C^9H^9N, est en paillettes blanches, volatiles, peu solubles dans l'eau, fusibles à 95°, d'odeur fécaloïde.

Il se colore en rouge intense au contact de l'acide sulfurique concentré ; il réagit vis-à-vis de la diméthylaminobenzaldéhyde et de l'acide chlorhydrique concentré, pour donner une matière colorante bleue, soluble dans le chloroforme.

Si à une dissolution étendue de scatol (3 cc.) on ajoute III gouttes d'alcool méthylique et qu'on verse le mélange avec précaution sur une couche d'acide sulfurique concentré placé au fond d'un tube, on voit se former un anneau rouge-violet, sensible à 1 100 000 (TAKAOKI SASAKI).

Du scatol et de l'indol dérivent des chromogènes et des pigments que nous retrouverons dans l'urine.

d. *Toxines*. — La putréfaction des produits azotés qui se poursuit dans le gros intestin dégage aux dépens des polypeptides et des acides aminés des toxines dont le rôle dans la pathogénie de l'auto-intoxication a été mis en évidence par BOUCHARD et son école. De ces poisons bactériens, quelques-uns sont bien définis, et il est possible de les rattacher aux matériaux dont ils proviennent. Plusieurs dérivent des acides aminés par perte de CO^2 ; ce sont de vrais alcaloïdes, des *ptomaïnes* (A. GAUTIER). C'est ainsi que :

$$1°)\ OH.C^6H^4 — CH^2 — CH.NH^2. — COOH$$

Tyrosine.

$$\xrightarrow{— CO^2} OH.C^6H^4 — CH^2 — CH^2.NH^2$$

p. Oxyphényléthylamine.

$$2°)\ NH^2.CH^2 — CH^2 — CH^2 — CH^2 — CH.NH^2 — COOH$$

Lysine.

$$\xrightarrow{-CO_2} NH_2.CH_2 - CH_2 - CH_2 - CH_2 - CH_2.NH_2$$
Cadavérine.

$$3°) \quad NH_2.CH_2 - CH_2 - CH_2 - CH.NH_2 - COOH$$
Ac. diamino-valérique dérivé de l'arginine.

$$\xrightarrow{-CO_2} NH_2.CH_2 - CH_2 - CH_2 - CH_2.NH_2$$
Putrescine.

Ainsi s'explique la genèse des alcaloïdes de la putréfaction, découverts par A. GAUTIER, BRIEGER et autres auteurs, bien avant les recherches qui ont permis d'éclairer leurs origines.

e. *Pigments.* — Les pigments les plus importants des fèces sont : l'*urobiline*, matière colorante qui sera étudiée ultérieurement avec l'urine (voir p. 501), et la bilirubine. Indépendamment de ces deux pigments fondamentaux, on rencontre souvent dans les selles la biliverdine qui provient de la bilirubine. C'est l'urobiline qui donne aux langes des nourrissons la teinte rose marquée qu'ils présentent parfois (WEILL, MOREL et POLICARD). Quant à la *stercobiline*, décrite par certains auteurs, elle paraît n'être que de l'urobiline impure.

f. *Variations.* — Pendant la vie intra-utérine, l'intestin est aseptique ; il n'y a donc pas de putréfaction et, de ce chef, le contenu intestinal du nouveau-né, le *méconium*, se différencie notablement des fèces véritables ; c'est plutôt de la bile concentrée (MOTT). On y a décelé la présence de plusieurs diatases et, en particulier, de l'amylase (MORO).

Le méconium contient une proportion très élevée d'éléments biliaires (pigments, acides, etc.) ; le tableau suivant, dû à ZWEIFEL, donne un résumé de sa composition chimique :

Eau	79,78	p. 100
Résidu solide	20,22	—
Cholestérine	0,797	—
Graisse	0,772	—
Sels	0,978	—
Pigments et autres matières organiques.	17,673	—

Des lésions locales, des affections générales modifient fréquemment la composition des fèces : on peut y trouver des cellules, du sang, du pus, des bactéries pathogènes, des composés chimiques anormaux, etc.

Les selles riziformes et très riches en eau du choléra renferment de la leucine, de la tyrosine, des alcaloïdes toxiques (VILLIERS). Chez les typhiques, le carbonate d'ammoniaque et le phosphate ammoniaco-magnésien sont quelquefois assez abondants pour cristalliser ; le scatol fait défaut, d'après BRIEGER.

L'administration du calomel communique aux selles une couleur verte ; les autres mercuriaux, le fer, le bismuth donnent une coloration noire.

Enfin, on trouve quelquefois dans les matières fécales des concrétions presque toujours formées de phosphates terreux, plus rarement constituées par des matières organiques (graisse, pigments), à moins qu'il ne s'agisse de calculs biliaires éliminés au cours d'une colique hépatique.

DIEULAFOY a décrit une lithiase intestinale diathésique, fréquente chez les goutteux, et qui est caractérisée par la présence dans l'intestin de sable, de graviers ou même de calculs formés de matières oraniques stercorales et de substances minérales parmi lesquelles les phosphates, la chaux et la magnésie prédominent. La présence de ces concrétions donne lieu à des crises abdominales souvent très douloureuses.

Voici l'analyse d'un sable intestinal (BERLIOZ) :

```
Eau ....................................  13,54 p. 100
Résidu fixe.............................  86,46    —

Matières organiques.....................  85,29    —
Sels minéraux...........................   1,17    —
```

Ce sable, de couleur brun pâle, renfermait des pigments dérivés de la bile et analogues à ceux qu'on trouve dans les matières fécales.

MÖRNER a eu l'occasion d'examiner plusieurs calculs intestinaux de l'homme. Voici une de ses analyses :

Phosphate ammoniaco-magnésien........   82,83 p. 100
Phosphate tricalcique..................   5,24   —
Phosphate de magnésie................   1,64   —
Carbonate de chaux...................   1,61   —
Savons calcaires.....................   0,75   —
Graisses.............................   0,20   —
Substances organiques, eau et pertes....   8,33   —

CHAPITRE IV

SYNTHÈSE DU BIOCHIMISME DIGESTIF

ÉVOLUTION DANS L'ORGANISME
DES MATÉRIAUX ÉLABORÉS

Nous connaissons maintenant les agents de transformation qui assurent l'élaboration digestive et nous sommes en mesure de faire la synthèse des résultats. Mais, au delà de la paroi intestinale, dans l'organisme où les aliments rendus assimilables par les procès digestifs ont pénétré, ces matériaux subissent des transformations qu'il importe de connaître. C'est à ce double objet que le présent chapitre est consacré.

§ 1. — SYNTHÈSE DES RÉACTIONS DANS LE TUBE DIGESTIF

Examinons successivement les trois catégories d'aliments organiques.

1° Graisses. — La seule transformation chimique qu'elles éprouvent est la saponification, c'est-à-dire la décomposition de la graisse en ses deux constituants : la glycérine et les acides gras. Cette simplification offre à l'organisme le moyen de reconstituer des corps **gras** identiques aux corps gras de l'alimentation ou différents par la nature des acides. Ainsi, avec une molécule de tri-oléine, une molécule de tri-stéarine, une molécule de tri-palmitine alimentaires, on conçoit la possibilité de produire une stéaro-dioléine, une distéaro-palmitine, une oléo-dipalmitine, etc., qui ne préexistaient pas dans la graisse des aliments. Cette faculté résulte de la simplification moléculaire opérée par la digestion.

2º Hydrates de carbone. — C'est encore ici à une simplification moléculaire que se ramène le travail digestif. Des produits condensés comme l'amidon sortent peu à peu des composés plus simples : des dextrines d'abord, puis une biose, la maltose ; enfin, aux dépens des bioses, ce sont les sucres indédoublables ou monoses qui apparaissent à leur tour (glucose, lévulose, galactose). Ils représentent le terme de la digestion des hydrocarbonés ; seuls, du reste, ils sont utilisables par l'organisme, lequel est hors d'état d'utiliser directement les produits plus condensés. Avec ces sucres élémentaires va se constituer un hydrate de carbone différent, le glycogène.

Le schéma suivant représente la désagrégation de l'amidon par les sucs digestifs.

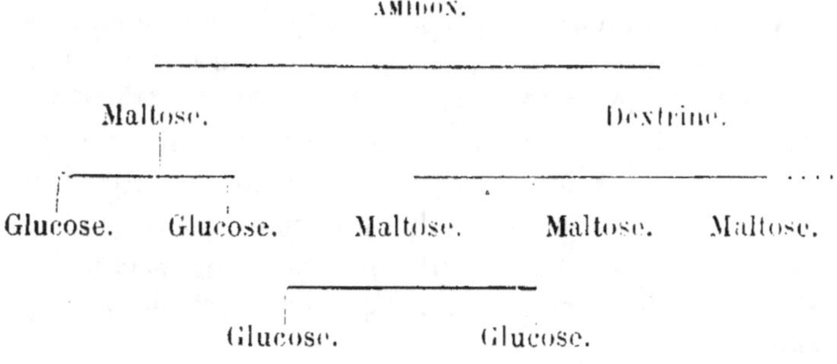

3º Matières protéiques. — Ainsi qu'on l'a vu plus haut, les matières protéiques subissent une série d'actions successives qui, progressivement, soumettent la molécule primitive à une dégradation méthodique dont les termes ultimes sont, non pas exclusivement, mais pour la majeure partie, des acides aminés (glycocolle, leucine, arginine, etc.). C'est d'abord le suc gastrique qui provoque la rupture de la molécule en fragments grossiers, c'est-à-dire en polypeptides qui, reprises par le suc pancréatique, se résolvent en groupements plus simples et en acides aminés libres ; c'est enfin l'érepsine du suc intestinal qui achève cette désagrégation en scindant les polypeptides en acides aminés. De même que les monoses étaient, tout à l'heure, les termes de l'élaboration digestive des hydrates de carbone, les amino-acides représentent pour les protéiques le but final du travail digestif. Il faut cependant faire une réserve : la totalité des polypeptides ne semble pas se résoudre en acides aminés. Certains groupements sont réfractaires à l'attaque des sucs digestifs (c'est l'*antipeptone* de KÜHNE et des anciens auteurs). Mais, abstraction faite de ces résidus, les protéiques se résolvent en acides aminés. Les nucléo-protéides ne se comportent pas autrement : le suc gastrique en sépare des nucléines dont le suc pancréatique détache les acides nucléiniques, et c'est le suc intestinal qui termine la désagrégation, libère les purines et probablement aussi l'acide phosphorique et le copule hydrocarboné.

Vu d'ensemble, le tube digestif apparaît comme une de ces machines industrielles disposées en cascade qui, recevant des matériaux volumineux, les concassent tout d'abord en masses grossières ; celles-ci sont réduites en menus fragments par un second mécanisme et, en dernier lieu, par un troisième et dernier appareil, en poussière impalpable. Les divers organes de cette machine, ce sont les segments étagés de l'intestin avec les réactifs biochimiques dont ils sont armés ; les fragments de plus en plus fins, ce sont les polypeptides ; la poussière, c'est le mélange des acides aminés. *La digestion n'est qu'un broyage moléculaire.*

Et de même que, dans la machine, de la poussière se dégage du haut en bas, de même aussi des acides aminés se libèrent sur tout le trajet de l'intestin, en quantité beaucoup plus considérable vers l'extrémité terminale, mais déjà tout en haut, dans l'estomac, dès la première attaque digestive.

Essayons de représenter les stades de cette désagrégation progressive à l'aide du schéma suivant :

MATIÈRE PROTÉIQUE.

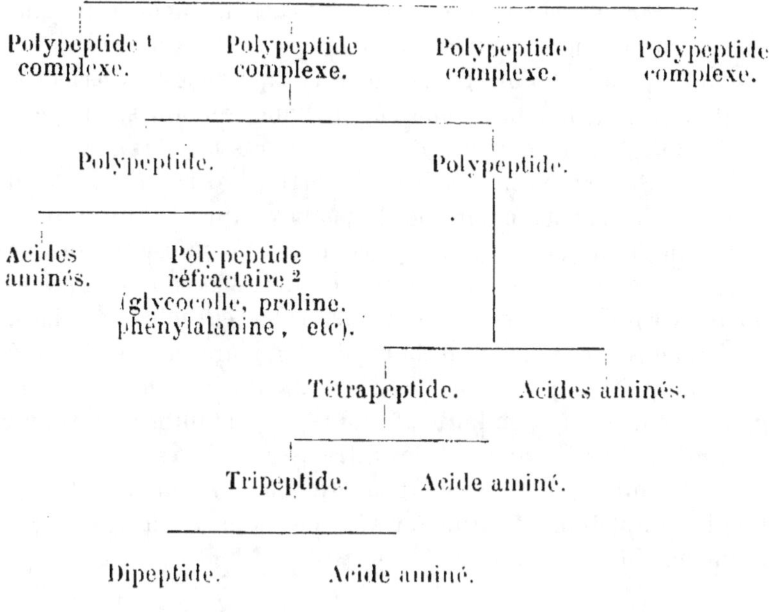

La tyrosine, la cystine, le tryptophane se détachent d'abord, puis la leucine, l'alanine, en dernier lieu le glycocolle, la phényl-alanine, la proline, engagés dans des groupements plus résis-tants : c'est ainsi que les albumines riches en glycocolle sont d'une digestion difficile.

Si les matières protéiques se résolvent ainsi en acides aminés dans l'intestin ; si c'est à cet état qu'elles sont absorbées, au moins en grande partie, on peut dire des animaux et de l'homme qu'ingérant des matières protéiques, ils se nourrissent d'acides aminés et, par voie de conséquence, que les albumines ne sont

1. Ces polypeptides complexes, ce sont les albumoses et peptones de l'ancienne nomenclature.
2. C'est l'antipeptone de Kühne.

pas des aliments indispensables en tant qu'albumines, mais seulement comme source d'acides aminés. La question se pose immédiatement de savoir si, dans une ration, on pourrait remplacer une matière protéique par les produits d'hydrolyse de celle-ci. Autant qu'on puisse le dire après des expériences dont la durée n'a pas dépassé quelques semaines, on peut répondre affirmativement. Des expériences d'ABDERHALDEN, RONNA, SCHITTENHELM, FRANCK, HENRIQUES, HANSEN, il résulte qu'un chien amaigri, pesant, par exemple, 7 120 grammes après un jeûne de 17 jours, puis soumis à un régime qui ne contenait d'autre aliment azoté que de la caséine complètement hydrolysée, c'est-à-dire transformée en acides aminés, a augmenté de poids ; au bout de 21 jours, il pesait 8 400 grammes, était plein de force et d'entrain. On a pu de même maintenir pendant 15 jours en équilibre azoté un garçon de 12 ans, atteint de rétrécissement œsophagien et ne recevant comme aliment azoté. que de la viande de bœuf complètement transformée par une hydrolyse profonde en acides aminés.

§ 2. — RECONSTITUTION PAR L'ORGANISME DE SES PRINCIPES IMMÉDIATS AUX DÉPENS DES PRODUITS DE L'ÉLABORATION DIGESTIVE.

A première vue, les résultats qui précèdent ont ceci de paradoxal qu'ils nous montrent l'économie travaillant à détruire dans l'intestin des protéiques, des hydrates de carbone et des graisses qu'elle est obligée de reconstituer ensuite pour édifier et réparer ses tissus. Le paradoxe n'est qu'apparent.

1° Composés ternaires. — L'alimentation offre à l'organisme de l'amidon, du saccharose, du lactose, etc. Or, le lactose excepté, aucun de ces hydrates de carbone ne se rencontre dans l'économie ; encore le lactose n'apparaît-il que transitoirement et dans des conditions étroitement limitées. Le produit qui entre dans la constitution chimique du foie et des tissus, la réserve hydrocarbonée par excellence, c'est le glycogène. Pour construire cet édifice moléculaire très spécial, l'organisme n'utilise pas directement des composés hydrocarbonés alimentaires, parce que ceux-ci diffèrent par leur structure du glycogène. Il les ramène à l'état de glucose et, au moyen de ce sucre simple, élabore la molécule de glycogène dont il a besoin.

De tous les aliments, les corps gras sont ceux qui éprouvent le moins de modification dans le tube digestif : une fraction est saponifiée ; une autre, la plus importante, est absorbée en nature, après émulsion préalable. Cette fixation directe dans les tissus et les réserves d'une partie de la graisse alimentaire s'explique aisément : les corps gras de l'organisme humain ne diffèrent pas fondamentalement des graisses alimentaires. Dans les deux cas, les espèces chimiques sont identiques (oléine, palmitine, stéarine) ; seule, la répartition diffère. L'utilisation directe d'une partie de la graisse est donc possible : l'expérience montre qu'elle s'effectue.

2° Matières protéiques. — Il n'en est plus de même pour les matières protéiques. Ce qu'on a dit plus haut (voir p. 28) sur la constitution des divers albumines nous montre qu'elle diffère d'une espèce à l'autre, et les différences sont certainement encore plus nombreuses et plus profondes que celles que nous apercevons. Il est évident qu'une albumine comme le gluten, qui contient 31,5 pour 100 d'acide glutamique, ne peut pas être utilisée directement à l'élaboration des protéides du tissu conjonctif qui n'en renferment pas 1 p. 100. Il est difficile d'admettre que la caséine qui ne contient pas de glycocolle soit capable de servir telle quelle à l'édification d'une molécule d'élastine dans laquelle cet acide aminé figure pour plus de 25 p. 100. Comment faire de la sérumalbumine du sang (20 p. 100 de leucine) avec l'albumine de l'œuf qui ne renferme que 6, ou la gélatine qui ne donne que 2 p. 100 de cet acide aminé ?

Ce sont là des différences de constitution chimique ; elles sont grossières, si on les compare aux différences de structure que révèle seule l'expérimentation sur les animaux (antigènes, précipitines [1]. Or, il est démontré que l'organisme maintient énergiquement la spécificité, c'est-à-dire la *constitution* et la *structure* de ses principes immédiats [2]. Mais, comme l'alimentation ne lui fournit qu'exceptionnellement les albumines spécifiques qui lui sont nécessaires, il y a obligation pour lui de les élaborer de toutes pièces et, pour cela, de détruire les matériaux alimentaires, de les résoudre en leurs éléments, les acides aminés, et avec ces derniers de constituer l'espèce chimique réclamée par l'économie et susceptible de s'adapter exactement à la structure moléculaire des principes immédiats de l'organisme.

Ce travail comporte nécessairement un choix et entraîne un déchet ; le déchet sera d'autant plus grand que la différence de constitution sera plus accusée entre les protéiques alimentaires et les protéiques de l'économie. De sorte qu'une molécule d'albumine et une espèce animale étant données, on peut distinguer dans l'albumine deux catégories de groupements : les uns serviront à l'édification des tissus de l'espèce animale en question, c'est l'élément plastique ; les autres seront des déchets simplement dynamogènes. Le rapport entre la fraction utilisée pour la construction des tissus et le poids total de l'albumine digérée, exprime la *valeur spécifiquement plastique* de cette albumine pour l'espèce animale considérée.

Ce rapport est peu élevé pour les albumines végétales, très riches en acide glutamique, alors que la plupart des albumines d'origine animale ne contiennent qu'une faible proportion

---

1. L'injection répétée à un animal d'espèce A d'une albumine provenant d'un animal d'espèce B (sérum de bœuf injecté à un chien, par exemple) provoque dans le sang du chien l'apparition d'une *précipitine* qui agit sur le sérum du bœuf et n'exerce aucune action sur le sérum du cheval, du mouton ou d'une espèce quelconque autre que le bœuf. La physiologie met ici en lumière une spécificité des protéiques insaisisable. du moins actuellement, aux réactifs de la chimie.

2. On entend par constitution la nature et la proportion des principes constitutifs, des acides aminés, par exemple ; par structure, la façon dont ces principes se groupent et s'enchaînent dans la molécule.

de ce composé; il atteint sa valeur maxima pour le lait et la viande. On l'évalue à 80 p. 100 chez l'enfant au sein (SOXHLET, MICHEL), et, par ailleurs, on sait que l'utilisation de l'albumine se fait, en général, dans les conditions les plus favorables, quand on nourrit un animal avec la viande d'un animal de la même espèce (BOUSQUET, MICHAUD).

Ce qui précède explique pourquoi le minimum d'albumine indispensable dans une ration dépasse de beaucoup la quantité qui serait nécessaire pour remplacer les pertes quotidiennes de l'économie. Ce que nous avons dit de l'inégale valeur des albumines, conséquence de la diversité de leur constitution, permet aussi de comprendre pourquoi certains protéiques, comme la gélatine, la zéine du maïs, sont incapables, à elles seules, de couvrir les besoins d'albumine : il leur manque certains groupements (tyrosine, tryptophane), et il n'est pas encore démontré que l'organisme des animaux supérieurs et de l'homme soit en état d'y suppléer en produisant de toutes pièces et par voie synthétique les groupements qui font défaut, et, en particulier, les groupes aromatiques. Il est possible que la production des copules aromatiques soit l'apanage exclusif des végétaux et il serait intéressant d'élucider ce problème qui pénètre jusqu'au mécanisme profond des phénomènes chimiques de la nutrition.

§ 3. — LE SORT DANS L'ORGANISME DES MATÉRIAUX ÉLABORÉS PAR LA DIGESTION

Examinons séparément les trois grands groupes d'aliments organiques.

1° Hydrates de carbone. — Ramenés à l'état de monoses en $C^6H^{12}O^6$ (glucose, lévulose, galactose) par les procès digestifs, les hydrates de carbone pénètrent dans l'économie pour y subir des transformations diverses.

α) C'est d'abord à l'état de glycogène que s'emmagasine dans le foie et les tissus le sucre mis en réserve. Il faut, par conséquent, que la galactose et la lévulose se transforment au préa-

lable en glucose, puisque ce dernier est le seul produit dégagé
du glycogène par l'hydrolyse.

<table>
<tr><td align="center">CH².OH
|
H.C.OH
|
HO.C.H
|
HO.C.H
|
H.C.OH
|
CHO
Galactose.</td><td align="center">CH².OH
|
H.C.OH
|
H.C.OH
|
HO.C.H
|
CO
|
CH².OH
Lévulose.</td><td align="center">CH².OH
|
H.C.OH
|
H.C.OH
|
HO.C.H
|
H.C.OH
|
CHO
Glucose.</td></tr>
</table>

Nous ne savons pas comment l'organisme modifie la structure moléculaire de la lévulose et de la galactose pour les
transformer en glucose.

C'est directement du glucose ou, par voie indirecte, du glycogène que dériveront la galactose, un des sucres constitutifs de
la lactose, et la glucosamine qui fait partie intégrante de certains protéiques et ne diffère du glucose que par la substitution
de NH^2 à OH.

$$CH^2.OH - (CH.OH)^4 - CHO \qquad \text{glucose.}$$

$$CH^2.OH - (CH.OH)^3 - CH.NH^2 - CHO \quad \text{glucosamine.}$$

β) Il n'est pas douteux que le sucre alimentaire peut se
déposer sous forme de graisse dans les réserves adipeuses.
Les expériences de BOUSSINGAULT sur l'oie, celles de TSCHER-
WINSKI sur le porc ont apporté la démonstration scientifique d'un fait confirmé par l'expérience de tous les jours : l'en-
graissement des volailles et des animaux de boucherie par les
féculents. On sait, du reste, que chez l'homme la diminution
des hydrates de carbone est une règle fondamentale du régime
imposé aux obèses.

Il n'est pas possible, à l'heure actuelle, de concevoir une formule rationnelle qui rende compte de la production des graisses aux dépens des hydrocarbonés. Les formules brutes qui ont été proposées sont hypothétiques, et elles n'expliquent rien.

γ) Le sucre peut être éliminé en nature par le rein à la suite de troubles transitoires de la nutrition (glycosurie), ou comme conséquence de perturbations dyscrasiques plus profondes (diabète).

Mais, à l'état normal, ce n'est pas en nature que le sucre est éliminé (on n'en trouve dans l'urine que des quantités insignifiantes); c'est à l'état de CO_2 et H_2O. En d'autres termes, dans des conditions physiologiques, le sucre est entièrement brûlé. On n'est pas d'accord sur le mécanisme de cette combustion. S'agit-il d'une combustion immédiate, directe :

$$C_6H_{12}O_6 + 6O_2 = 6\,CO_2 + 6\,H_2O$$

Ou bien, le sucre se détruit-il graduellement en donnant des composés intermédiaires, comme cet acide glycuronique :

$$COOH - (CH.OH)_4 - CHO$$

qui existe dans l'urine normale, combiné à des dérivés aromatiques (phénol, indoxyle) et qui peut y devenir assez abondant, mais toujours à l'état de combinaison, après l'ingestion du camphre ou du chloral? On l'ignore, et on n'est pas mieux documenté pour admettre ou écarter une théorie qui regarde l'acide lactique du muscle comme le produit du dédoublement du sucre au cours du travail :

$$C_6H_{12}O_6 = 2\,C_3H_6O_3$$
Glucose.   Ac. lactique.

Il est possible que tous ces procédés de dégradation se poursuivent concurremment ou alternent suivant les exigences de l'organe et de la fonction.

2° Corps gras. — La majeure partie des graisses alimentaires, simplement émulsionnée dans le tube digestif, pénètre telle quelle dans l'économie ; une autre fraction, saponifiée par la lipase pancréatique, offre à l'organisme de la glycérine et des acides gras avec lesquels il reconstitue les graisses qui lui sont nécessaires.

α) De nombreuses expériences ont démontré l'origine alimentaire directe d'une partie, peut-être la plus importante, des réserves adipeuses : ingestion de graisses spéciales (érucéines, suif de mouton, dérivés iodés) qu'on retrouve intactes dans les dépôts de l'économie.

β) La question de la production éventuelle du sucre aux dépens de la graisse est une des plus difficiles et, en raison de son importance dans le diabète, une des plus controversées. Il est démontré aujourd'hui que, chez le diabétique, la graisse alimentaire ne fournit pas de sucre (LÜTHJE, MAIGNON); mais, pour l'état physiologique, la question n'a pas encore reçu de solution décisive, et l'école de CHAUVEAU enseigne que le travail musculaire n'utilise la graisse qu'après l'avoir transformée en sucre.

On ne parvient guère à expliquer le passage de la graisse au glucose, à moins d'admettre que, des deux principes constituants, acide gras et glycérine, ce dernier seul soit en état de fournir du sucre[1]. L'impossibilité où nous sommes d'interpréter un phénomène ne prouve rien, il est vrai, contre la réalité de ce phénomène, et la transformation des corps gras en glucose, si elle n'est pas démontrée, a pour elle une observation de BOUCHARD et DESGREZ. Ces auteurs ont constaté sur le chien que le poids de l'animal augmente pendant la durée du jeûne consécutif à l'ingestion d'une grande quantité de graisse. Cette augmentation est attribuée à la fixation de l'oxygène emprunté à l'air inspiré pour transformer les graisses en glycogène.

$$C^{55}H^{104}O^6 + 30\,O^2 = 12\,H^2O + 7\,CO^2 + 8C^6H^{10}O^5$$
Graisse.   Glycogène.

γ) La destruction des corps gras dans l'organisme résulte

---

1. Les corps gras ne contiennent guère que 8 à 10 p. 100 de glycérine.

d'une combustion totale avec formation d'acide carbonique et d'eau :

$$C^{57}H^{110}O^6 + 163\,O = 57\,CO^2 + 55\,H^2O$$

Mais cette destruction ne se fait pas d'emblée : c'est une régression progressive que la chimie pathologique du diabète a fort heureusement éclairée. Les travaux de KNOOP, EMDEN et MARX, DAKIN ont démontré que, lorsqu'un acide à longue chaîne carbonée s'oxyde, l'oxydation porte sur le maillon β (d'où le nom de théorie de la β-oxydation de KNOOP), et entraîne la disparition simultanée par combustion totale des deux chaînons consécutifs α et β. Considérons l'acide palmitique, qui existe dans la graisse de l'homme et des animaux. Sa formule $C^{16}H^{32}O^2$ peut être mise sous la forme :

$$C^9H^{19} - CH^2 - CH^2 - CH^2 - CH^2 - \boxed{CH^2 - CH^2} - COOH$$

L'oxydation en β de cet acide donnera :

$$C^9H^{19} - CH^2 - CH^2 - CH^2 - CH^2 - \boxed{CH.OH - CH^2} - COOH$$

et par disparition des chaînons α et β :

$$C^9H^{19} - CH^2 - CH^2 - CH^2 - CH^2 - COOH.$$

d'où la β-oxydation permet de dériver :

$$C^9H^{19} - CH^2 - CH^2 - \boxed{CH.OH - CH^2} - COOH$$

puis, par disparition de chaînons en α et β, un corps en

$$C^9H^{19} - CH^2 - CH^2 - COOH$$

qui, s'oxydant, devient :

$$C^9H^{19} - \boxed{CH.OH - CH^2} - COOH$$
$$\phantom{C^9H^{19} - }\;\;\beta \alpha$$

Les chaînons α et β disparaissent ; il reste :

$$C^7H^{15} - CH^2 - CH^2 - COOH$$

puis, toujours par le même procédé :

$$C^5H^{11} - CH^2 - CH^2 - COOH$$
$$\phantom{C^5H^{11} - }\;\beta \alpha$$

$$C^3H^7 - CH^2 - CH^2 - COOH$$
$$\;\alpha \beta$$

et enfin :

$$CH^3 - CH^2 - CH^2 - COOH$$
$$\beta \alpha$$

C'est l'acide butyrique. Il est l'aboutissant commun des trois acides fondamentaux des graisses, puisque tous trois ont un nombre pair d'atomes de carbone (palmitique $C^{16}H^{32}O^2$; stéarique $C^{18}H^{36}O^2$; oléique $C^{18}H^{34}O^2$). Or, l'acide butyrique, en s'oxydant suivant la loi de KNOOP, donne l'acide β-oxybutyrique :

$$CH^3 - CH.OH - CH^2 - COOH$$
$$\beta \alpha$$

Dans certaines circonstances, chez les sujets soumis à un régime exempt d'hydrates de carbone, chez les diabétiques placés sous la menace du coma, et dans d'autres conditions encore, l'acide β-oxybutyrique donne successivement l'acide acétylacétique et l'acétone :

$$CH^3 - CH.OH - CH^2 - COOH + O$$
Acide β-oxybutyrique.

$$= H^2O + CH^3 - CO - CH^2 - COOH$$
Acide acétylacétique.

$$CH^3 - CO - CH^2 - COOH = CO^2 + CH^3 - CO - CH^3$$
Acide acétylacétique.   Acétone.

Le diabétique ne détruit pas ces dérivés ou ne les détruit qu'imparfaitement ; il en est de même du sujet normal soumis au jeûne hydrocarboné et aussi, bien entendu, à l'inanition complète. Les corps acétoniques apparaissent dans l'urine et l'un d'entre eux, l'acétone, s'exhale même par le poumon. A l'état normal, au contraire, ils sont complètement brûlés en CO_2 et H_2O, sans que nous puissions saisir avec certitude les derniers intermédiaires.

3° Matières protéiques. — Nous avons pu plus haut que la digestion des albumines aboutit à des polypeptides et à des acides aminés. Sur ces débris de l'aliment protéique, un choix s'opère : les uns sont détruits par un procédé que nous étudierons tout à l'heure, les autres servent à la construction de l'albumine des tissus. Enfin, c'est une question importante et controversée que celle de la participation des albumines ou de leurs groupements élémentaires à la production des hydrocarbonés et des graisses de l'économie.

α) On admet généralement la formation du sucre aux dépens des matières protéiques et de leurs dérivés, non seulement avec les protéides qui contiennent de la glucosamine (CATHEART, BLUMENTHAL et WOHLGEMUTH, FORSBACH), mais encore avec celles qui en sont dépourvues, la caséine par exemple (LÜTHJE, FALTA, MOHR, BENDIX, HALSEY, THERMANN). Ici ce sont les acides aminés ou les polypeptides qui interviennent. LUSK-ONA, STILES, NEUBERG, LANGSTEIN, EMDEN et SALOMON ont, en dépit des critiques de PFLÜGER, apporté la preuve que, tout au moins chez le chien rendu diabétique par dépancréatation, l'alanine est capable de participer à la formation du sucre. Or, on sait que le copule alanine est représenté dans la plupart des albumines par cinq ou six dérivés, qui en bloc constituent une fraction importante de la molécule.

L'alanine $CH_3 — CH.NH_2 — COOH$ se transformerait par désamination en acide lactique $CH_3 — CH.OH — COOH$, ou $C_3H_6O_3$, et celui-ci doublant sa formule donnerait du glucose $C_6H_{12}O_6$. Mais, ce n'est qu'une hypothèse qu'aucune preuve n'est encore venue démontrer.

β) Les conceptions anciennes sur la participation des protéiques à la stéatogénèse ont été ébranlées par les critiques de Pflüger, et il est certain que plusieurs expériences ont perdu toute force probante, depuis qu'on sait, par exemple, que la stéatose du foie, consécutive à l'intoxication par le phosphore, n'est pas due à une formation *in situ* de la graisse aux dépens des albumines, mais à un transport de celle-ci des réserves dans le foie (Rosenfeld). Il reste cependant que des macérations d'albumine, soumises à une putréfaction longtemps prolongée, donnent lieu à la formation d'acides gras (A. Gautier et Étard). La production du gras de cadavre ou *adipocyre* aux dépens du tissu musculaire sous l'influence de certaines bactéries ajoute un argument de plus. On en pourrait dire autant de l'observation ancienne de Hofmann qui, ayant nourri des larves de mouche avec du sang, a constaté qu'elles accumulaient plus de graisse que n'en contenait le sang.

Les acides gras qui proviennent de la désamination des amino-acides peuvent subir la β-oxydation et donner l'acide oxybutyrique et les corps qui en dérivent. Par là, les matières protéiques interviennent dans la production des corps acétoniques qui apparaissent dans l'urine chez les diabétiques, chez les sujets soumis à l'inanition, etc.

On ne saisit pas le mécanisme de ces réactions qui, partant des acides aminés relativement pauvres en carbone, élaborent des acides gras en C^{16} ou C^{18}. Peut-être s'agit-il, non pas d'acides aminés libres, mais de polypeptides assez compliquées pour fournir par perte des groupes NH^2 la longue chaîne des acides gras.

γ) On retrouve dans l'organisme des acides aminés provenant de l'hydrolyse des protéiques. Le glycocolle, par exemple, figure à l'état d'acide glycocholique dans la bile ; la cystine est également un principe immédiat de l'urine, dans nombre de cas tout au moins, et la taurine, combinée à l'acide cholalique de la bile, provient, comme nous l'avons indiqué, de la rétrogradation de la cystine.

L'urine entraîne souvent ces déchets azotés soustraits accidentellement ou par une transformation régulière à la des-

truction totale : ce sont des polypeptides ou des produits d'oxydation de celles-ci (acides oxyprotéiques), de petites quantités
de glycocolle libre, une proportion plus élevée combinée avec
le radical benzoïque (acide hippurique), le groupe indolique
du tryptophane à l'état de dérivé indoxylsulfurique. Des lésions
du foie, des troubles de la nutrition y font apparaître la leucine, la tyrosine, l'acide homogentisique dérivé de la tyrosine
et de la phénylalanine, etc., etc.

Nous étudierons en détail à propos de chacun d'entre eux, le
mode de formation de ces dérivés.

Toutefois les acides aminés, qui, plus ou moins modifiés, traversent ainsi l'organisme, ne représentent qu'une fraction minime des protéiques décomposés. La masse des acides aminés
subit une destruction profonde dont on commence à saisir
les principaux stades. Le groupement aminogène NH^2 se
détache de la molécule pour donner de l'ammoniaque, et un
acide ternaire se produit qui subit, comme les hydrocarbonés et les graisses, la combustion totale en CO^2 et H^2O.
On admet généralement les schémas suivants pour expliquer
ces transformations :

$$CH^3—CH.NH^2—COOH + H^2O = CH^3—CH.OH—COOH + NH^3$$

Alanine.   Acide lactique.

$$CH^3—CH.NH^2—COOH + H^2 = CH^3—CH^2—COOH + NH^3$$

Alanine.   Acide propionique.

L'hydrogène provient, dans ce dernier cas, des actions
réductrices qui se poursuivent constamment dans les tissus,
comme l'a établi A. GAUTIER.

Toutefois, le mécanisme de la désamination serait, pour
quelques auteurs, plus compliqué que celui qui vient d'être
indiqué. Les recherches récentes de BLUM, FRIEDMANN,
FLATOW, NEUBAUER, ont montré que la désamination des
amino-acides se poursuivait suivant une série de réactions plus
complexes indiquées ci-dessous. R étant un radical quelconque
on a :

$$\underset{I}{\overset{R}{\underset{COOH}{\overset{\displaystyle |}{\underset{\displaystyle |}{C}}}}\!\!<_{\!NH^2}^{\!H}} \quad\xrightarrow{+O}\quad \underset{II}{\overset{R}{\underset{COOH}{\overset{\displaystyle |}{\underset{\displaystyle |}{C}}}}\!\!<_{\!NH^2}^{\!OH}} \quad\xrightarrow{-NH^3}\quad \underset{III}{\overset{R}{\underset{COOH}{\overset{\displaystyle |}{\underset{\displaystyle |}{CO}}}}} \quad\xrightarrow[-CO^2]{+O}\quad \underset{IV}{\overset{R}{\underset{COOH}{\overset{\displaystyle |}{\underset{\displaystyle |}{}}}}}$$

En somme, l'acide aminé I est transformé en un acide oxyaminé II qui, abandonnant de l'ammoniaque, fournit l'acide cétonique III ; celui-ci, perdant CO par oxydation à l'état de CO^2, donne R — $COOH$ c'est-à-dire un acide gras qui peut être mis en dépôt avec les réserves adipeuses ou, comme il arrive d'ordinaire, complètement brûlé à l'état de CO^2 et H^2O.

Si, pour ce dernier cas, nous supposons que la dégradation a abouti à l'acide butyrique CH^3—CH^2—CH^2—$COOH$, on aura :

$$CH^3 - CH^2 - CH^2 - COOH + 5O^2 = 4CO^2 + 4H^2O$$

Il reste, comme produits ultimes : CO^2, NH^3 et H^2O. L'union de l'ammoniaque et de l'acide carbonique donne du carbonate d'ammoniaque qui, par déshydratation, se transforme en urée :

$$CO\!<_{ONH^4}^{ONH^4} \quad - 2H^2O = CO\!<_{NH^2}^{NH^2}$$

Carbonate   Urée.
d'ammoniaque.

Parmi les protéiques spéciaux, il faut faire une place à part aux nucléo-protéides. Leur dédoublement régulier donne lieu à la libération d'albumines qui subissent une régression probablement identique à celle des albumines ordinaires. Mais il est d'autres dérivés des nucléo-protéides qui méritent de nous arrêter.

Rien à dire de l'acide phosphorique et du complexe hydrocarboné. Quant aux purines, ce sont les matières premières de l'acide urique. L'adénine et la guanine subissent, en effet, la désamination et se transforment en hypoxanthine, puis en xanthine, enfin en acide urique :

$$C^5H^4N^4.NH \xrightarrow[+\,O]{-\,NH} C^5H^4N^4O$$

Adénine.   Hypoxanthine.

$$C^5H^4N^4O.NH \xrightarrow[+\,O]{-\,NH} C^5H^4N^4O^2$$

Guanine.   Xanthine.

$$C^5H^4N^4O \xrightarrow{+\,O} C^5H^4N^4O^2 \xrightarrow{+\,O} C^5H^4N^4O^3$$

Hypoxanthine.   Xanthine.   Ac. urique.

Nous étudierons en détail ces réactions qui, pour ces purines comme pour les amino-acides, comportent une action hydratante et un procès d'oxydation.

L'évolution se termine ici : la molécule volumineuse des protéiques est complètement désagrégée et broyée ; abstraction faite des corps puriques et de quelques autres résidus peu importants, il ne reste plus que de l'eau, de l'acide carbonique et de l'ammoniaque.

CHAPITRE V

RESPIRATION. CHALEUR ANIMALE

Les matériaux élaborés par le tube digestif pénètrent dans l'économie pour concourir à la genèse et à la reconstitution des tissus et pour y entretenir à un niveau constant l'énergie calorifique et mécanique. Cette énergie prend sa source dans les combustions alimentées par l'oxygène, que la respiration puise dans l'atmosphère et introduit dans l'intimité des tissus. « La respiration, disait LAVOISIER, il y plus d'un siècle, n'est qu'une combustion lente de carbone et d'hydrogène, qui est semblable en tout à celle qui s'opère dans une lampe ou dans une bougie allumée. Sous ce rapport, les animaux qui respirent sont de véritables corps combustibles qui brûlent et se consument. »

L'air atmosphérique pénètre dans le poumon à chaque mouvement respiratoire et arrive jusqu'à l'extrémité des ramifications de l'arbre bronchique, dans les vésicules pulmonaires, sortes de culs-de-sac dont la surface est tapissée de capillaires. C'est à travers les parois très minces de ceux-ci que, par osmose, l'oxygène atmosphérique arrive jusqu'au sang, se combine à l'hémoglobine des globules rouges, est transporté par elle dans l'intimité des tissus et se fixe enfin sur les éléments chimiques que la cellule doit oxyder partiellement ou brûler tout à fait. Par un phénomène inverse, l'acide carbonique, apporté par le sang, s'exhale à travers le poumon, dont la surface est ainsi traversée par deux courants gazeux continus et de sens opposés : l'oxygène entrant, l'acide carbonique sortant.

Il est possible que, dans les échanges gazeux, la paroi des vésicules ne joue pas le rôle de septum passif qu'on lui attribue. **Certains auteurs considèrent** le poumon comme une glande en grappe à sécrétion gazeuse, exerçant, comme toutes les glandes, une intervention active sur l'élimination des produits qu'elle sécrète (CHR. BOHR).

§ 1. — ÉCHANGES GAZEUX

1° Phénomènes mécaniques et physiques. — Pour donner une idée de l'intensité des phénomènes respiratoires, il suffira de dire que la surface totale des vésicules utilisée par l'absorption pulmonaire n'est pas inférieure à 200 mètres carrés.

Le nombre d'inspirations, très élevé chez l'enfant (30 à 40 par minute), diminue graduellement et n'est plus de que 16 à 20, en moyenne, chez l'adulte. Toutes conditions égales d'ailleurs, les inspirations sont un peu plus fréquentes chez la femme que chez l'homme (QUÉTELET).

HUTCHINSON et, après lui, tous les physiologistes désignent sous le nom de *capacité vitale* le plus grand volume d'air que l'individu puisse chasser de la poitrine, après avoir fait au préalable une inspiration poussée à ses dernières limites. Ce volume atteint 3 600 centimètres cubes ; mais, c'est un maximum, l'inspiration normale ne dépassant guère 450 centimètres cubes, comme nous le verrons bientôt. On est conduit, en prenant pour base les données précédentes, à une consommation horaire de 8 litres d'air par kilogramme de poids vif.

2° Phénomènes chimiques. — On peut les étudier à deux points de vue : 1° la composition de l'air d'une inspiration et d'une expiration isolées ; 2° la composition des gaz déterminée sur un grand nombre de mouvements respiratoires, au cours d'une expérience de longue durée, portant sur plusieurs heures ou même une journée entière. Cette méthode, qui seule permet d'étudier les échanges respiratoires et leurs variations, comporte des appareils compliqués qui sont décrits dans tous les traités de physiologie.

A. GAZ DE LA RESPIRATION. — On a, pour la composition

de l'air inspiré et en négligeant la vapeur d'eau et les éléments accessoires :

Oxygène .... 20,9 p. 100
Azote, argon, etc. .... 79,0 —
Acide carbonique 0,04

On peut recueillir l'air expiré et en faire l'analyse par les procédés eudiométriques habituels. La dessiccation par passage dans des tubes remplis de ponce phosphorique, donnera la vapeur d'eau ; un tube à potasse taré recueillant l'acide carbonique fournira la proportion de ce dernier ; en ajoutant au gaz restant un excès d'hydrogène et provoquant la combinaison par l'étincelle électrique, on dose l'oxygène ; l'azote et l'argon sont dosés par différence. L'argon n'a jamais encore été déterminé à part, dans l'étude des échanges respiratoires ; nous l'évaluerons en bloc avec l'azote. Ce dernier varie peu : par la respiration, il paraît s'en dégager une petite quantité, provenant sans doute de la décomposition intra-organique des albumines, de sorte que les gaz expirés en renferment un peu plus que l'air pur de l'inspiration. Par contre, l'acide carbonique augmente et l'oxygène diminue.

On trouve, en moyenne, dans l'air expiré supposé sec :

Oxygène .... 16,0 p. 100
Azote .... 79,5 —
Acide carbonique .... 4,4 —

L'oxygène a diminué de 4,9 p. 100 ; l'azote a augmenté de 0,5, l'acide carbonique de 4,36. Laissons de côté l'azote, il reste : pour $(20,9 - 16) = 4,9$ d'oxygène disparu, $(4,4 - 0,04) = 4,36$ d'acide carbonique produit. Ce rapport $\dfrac{CO_2 \text{ produit}}{O_2 \text{ absorbé}}$ s'appelle le *quotient respiratoire* ; on le désigne par la lettre Q. En général, chez l'homme, le quotient respiratoire est inférieur à l'unité : ainsi, pour prendre l'exemple précédent, on aurait : $\dfrac{CO_2 \text{ produit}}{O_2 \text{ absorbé}}$ = quotient respiratoire = $\dfrac{4,36}{4,90}$ 0,889.

L'exhalation de l'acide carbonique ne correspond pas à l'ab-

sorption d'oxygène ; elle lui est, en général, un peu inférieure.
L'oxygène non exhalé à l'état de CO^2 est rejeté sous forme
d'eau et d'autres produits.

Tous ces calculs supposent les mélanges gazeux desséchés ;
dans la réalité, les gaz sont humides. On a calculé que chaque
expiration entraîne au dehors $0^{gr},02$ ou 20 centimètres cubes,
mesurés à $+ 15°$, de vapeur d'eau, soit, en eau liquide, un demi-
litre par jour environ. Cette vapeur d'eau, se condensant sur
les objets polis ou dans l'air froid, apparaît en buée : c'est là
un fait d'observation vulgaire.

Il faut signaler, en outre, parmi les produits de l'expiration,
des traces d'acétone (1 à 3 milligrammes par heure) ; de très
petites quantités d'ammoniaque, plus particulièrement chez
les sujets atteints de carie dentaire ou de certaines affections
du poumon (FORMANEK). Il n'y a pas de toxine dans l'air expiré.

B. ÉCHANGES RESPIRATOIRES :

a. *Dispositif expérimental.* — Pour établir le bilan respiratoire, un dispositif expérimental assez compliqué est indispensable. Les recherches déjà anciennes de REGNAULT et REISET,
PETTENKOFER et VOIT ont été vérifiées et complétées par
RICHET et HANRIOT, qui ont réussi à éliminer la plupart des
causes d'erreur, tout en opérant sur l'homme et en ne recueillant que les produits de l'exhalation pulmonaire, à l'exclusion
de la perspiration cutanée et des gaz de l'intestin.

Leur méthode, dite des *trois compteurs,* comporte en effet
trois compteurs à gaz construits avec un soin tout spécial et
permettant de mesurer un mètre cube avec une grande approximation : l'un de ces compteurs donne le volume V de l'air
inspiré ; l'autre, le volume V_1 de l'air expiré ; le troisième, le
volume V_2 de l'air expiré, privé d'acide carbonique par son
passage à travers une colonne de cristal de $1^m,50$ de haut,
remplie de boules de verre sur lesquelles un tourniquet hydraulique fait ruisseler une pluie de potasse caustique concentrée.
Le sujet en expérience respire dans un masque de caoutchouc.
Un dispositif particulier, commandé par un électro-aimant,
permet aux aiguilles des compteurs d'inscrire sur les cadrans,

par voie automatique et simultanément, leurs indications, au début et à la fin de chaque expérience.

Le volume d'acide carbonique est donné par $V_1 - V_2$; celui de l'oxygène absorbé par $V - V_2$. Connaissant la pression et la température de l'eau des compteurs, on a tous les éléments pour calculer le poids des gaz.

b. *Echanges respiratoires normaux.* — Le sujet en expérience était un homme de quarante-huit ans, pesant 48 kilogrammes au début et 52 kilogrammes à la fin d'une série d'expériences qui a duré trois mois et demi. Cet individu, de petite taille, avait, par conséquent, une intensité respiratoire assez élevée.

Voici la moyenne de toutes les expériences, rapportées à vingt-quatre heures :

Ventilation......................	11874^l,69	par 24 heures.
Oxygène (en volume...........	501^l,57	—
absorbé (en poids.............	717^{gr},24	—
Acide carbonique (en volume...	422^l,12	—
exhalé (en poids.....	834^{gr},53	—
Quotient respiratoire $\dfrac{CO^2}{O^2} = \ldots$ (en volume)	0.84	—

Le poids d'acide carbonique exhalé correspond à 227^{gr},59 de carbone brûlé par vingt-quatre heures.

En rapportant, comme on le fait d'ordinaire, les chiffres précédents à l'heure et au kilogramme de poids vivant, on a :

Ventilation...................	9^l,90	par kilogr.-heure.
Oxygène (en volume........	418^{cc},77	—
absorbé (en poids..........	0^{gr},60	—
Acide carbonique (en volume.	323^{cc},7	—
exhalé (en poids...	0^{gr},64	—

Soit :

Carbone.....................	0^{gr},17	—

c. *Quotient respiratoire.* — A plusieurs reprises nous avons parlé de ce rapport entre l'acide carbonique expiré et l'oxygène absorbé ; il résume le bilan des combustions dans l'économie et constitue à ce titre une donnée physiologique de premier ordre. Il est facile de montrer qu'il est influencé par la nature des composés qui, à un moment donné, participent aux combustions organiques.

Si, en effet, du sucre est brûlé suivant l'équation bien connue :

$$C^6H^{12}O^6 + 6\,O^2 = 6\,CO^2 + 6\,H^2O,$$

le volume de l'acide carbonique produit sera égal à celui de l'oxygène consommé (6 vol. CO^2 pour $6\,O^2$), le rapport $CO^2 : O^2 = 6 : 6 = 1$.

L'équation de la combustion totale d'une graisse, l'oléo-stéaro-palmitine, par exemple, s'écrira :

$$2\,C^{55}H^{102}O^6 + 155\,O^2 = 110\,CO^2 + 102\,H^2O$$

Le quotient $CO^2 : O^2 = 110 : 158 = 0,696$.

Pour les matières protéiques, le calcul n'est plus aussi simple : tout le carbone n'est pas exhalé par le poumon ; une partie est éliminée par l'urine à l'état d'urée $CO(NH^2)^2$, sans parler des pertes par les fèces qui, pour les aliments quaternaires, ne sont pas négligeables. Il faut donc apporter des corrections aux données de la formule brute qui exprime la combustion d'une matière albuminoïde. On admet la valeur $Q = CO^2 : O^2 = 0,809$.

En se contentant d'une approximation très suffisante dans la plupart des cas, on peut considérer comme exactes les valeurs suivantes de $CO^2 : O^2$.

Hydrates de carbone............................ 1,0
Graisses....................... 0,7
Albumine....................... 0,8

Ces coefficients sont fréquemment utilisés dans les études d'énergétique animale ; voici un exemple de ces applications. Sachant que la combustion de 1 gramme d'amidon exige 828^{cc},8 d'oxygène et dégage 4, 2 calories, à 1 litre d'oxygène employé à brûler de l'amidon correspondra une production de calories exprimés par 4,2 : 0,8288, soit, en chiffres ronds,

5 calories : c'est la *valeur calorifique de l'oxygène* pour l'amidon. Cette valeur calorifique est de $4^{cal},68$ pour les graisses, de $4^{cal},60$ pour les albumines, ce qui permet, quand on connaît la nature du produit brûlé dans l'organisme et le volume de l'oxygène consommé, d'évaluer l'énergie libérée.

Comme, dans l'organisme humain, ce sont les trois catégories de produits, albumines, graisses, hydrates de carbone, qui brûlent simultanément, dans les conditions normales, on adopte le facteur 4,83 comme valeur calorifique moyenne, c'est-à-dire qu'à une consommation de 30 litres d'O^2, par exemple, dans un temps donné, correspondra une dépense de $4,83 \times 30 = 144^{cal},9$.

On peut ainsi avec avantage substituer aux mesures calorimétriques directes l'étude plus simple des échanges respiratoires (RICHET et HANRIOT, CHAUVEAU, ZUNTZ, MAGNUS LEVY).

d. *Variations.* — Le quotient respiratoire est plus faible pendant le jeûne ; il peut alors tomber à la moitié de sa valeur normale. RICHET l'a vu s'abaisser jusqu'à 0,30 et même jusqu'à 0,21 chez une hystérique qui refusait toute alimentation. Au contraire, au cours de la digestion, la ventilation est plus active, l'acide carbonique augmente.

A la suite d'une alimentation riche en hydrates de carbone, le quotient respiratoire s'élève et peut même dépasser momentanément l'unité; il y a alors plus d'oxygène exhalé à l'état de CO^2 que d'oxygène absorbé. L'excédent d'oxygène provient des aliments.

Le travail musculaire détermine les modifications les plus profondes : les chiffres peuvent être doublés et même triplés par un travail énergique. Ce qui croît le plus, c'est la quantité de CO^2 excrété; l'oxygène absorbé augmente aussi, mais un peu moins; le quotient $CO^2 : O^2$ s'élève. Ainsi, ZUNTZ, étudiant l'influence de la bicyclette sur les échanges respiratoires, a montré que l'élimination de CO^2 augmente avec la vitesse. A la vitesse de 15 kilomètres à l'heure, un cycliste doit subvenir à une dépense énergétique supérieure de 1/5 environ à la dépense de force réalisée pendant le même temps par un piéton marchant d'un bon pas (6 kilomètres à l'heure). Toujours à la vitesse de 15 kilomètres, chez un sujet pesant 70 kilogrammes et traînant 20 kilogrammes (machine, appareils, etc.), la quantité d'oxygène absorbée était de $4^{lit}.8$ par kilomètre, soit 72 litres à l'heure, alors que la consommation horaire moyenne au repos était de 28 litres seulement.

En général, à un travail de 100 kilogrammètres correspondent une absorption de 300 centimètres cubes d'oxygène et une exhalation de 400 centimètres cubes d'acide carbonique, en plus du taux normal. L'élévation du quotient respiratoire, c'est-à-dire l'augmentation de l'acide carbonique éliminé par rapport à l'oxygène absorbé, prouve bien que ce sont des corps très oxygénés, c'est-à-dire des hydrates de carbone, qui subviennent au travail musculaire.

Pendant le sommeil, l'exhalation de l'acide carbonique diminue presque de moitié : CO_2 tombe à 0,55 ou 0,60.

Chez la femme, l'activité respiratoire est moins grande que chez l'homme (ANDRAL et GAVARRET) : tandis que celui-ci brûle $0^{gr},15$, à $0^{gr},17$ de carbone par kilogramme-heure, la femme combure seulement $0^{gr}.09$ environ pendant la période active de sa vie sexuelle. Après la ménopause ou pendant la grossesse, quand les règles sont supprimées, l'acide carbonique s'accroît.

L'âge est également un facteur important :

	Oxygène absorbé.		Acide carbonique exhalé.	
8 ans	375 gr. par 24 h.	443 gr. par 24 h., soit : 121 gr. de carbone.		
16 —	809 —	950 —	259	—
20-24 —	914 —	1074 —	293	—
40-60 —	757 —	889 —	242	—
60-80 —	689 —	810 —	221	—

Le quotient respiratoire $CO_2 : O_2$, qui est de 0,89 en moyenne chez l'adulte, n'est plus que de 0,70 chez le nouveau-né (SCHÉRER).

La ventilation pulmonaire augmente avec l'altitude : SCHUMBURG et ZUNTZ ont constaté que la ventilation pulmonaire, exprimée par $5^{lit},7$ en plaine, montait à 6,3 à Zermatt (1632^m) et à 9,4 sur le glacier du Mont-Rose, vers

4 000 mètres. Par contre, les échanges respiratoires ne paraissent pas influencés par le climat : Eykmann a trouvé les mêmes chiffres en Hollande et sous les tropiques, en Malaisie.

La fièvre accélère beaucoup les échanges, mais le quotient $CO_2 : O_2$ varie peu. Il y a diminution de CO_2 dans les pyrexies graves, dans le choléra, **pendant** l'état de léthargie hystérique. Mais c'est surtout chez les **diabétiques** que l'activité respiratoire s'abaisse considérablement : elle **diminue** d'un sixième et quelquefois plus. Cette diminution des conbustions entraîne naturellement l'hypothermie.

La glycérine, la morphine, le sulfate de quinine abaissent les échanges respiratoires ; les bains froids, les **températures** basses les augmentent beaucoup. La lumière exerce aussi une action stimulante.

Certaines toxines microbiennes abaissent, au contraire, le quotient respiratoire (Arloing et Laulanié).

3° Perspiration cutanée. — La peau n'est pas un septum imperméable aux échanges gazeux ; elle absorbe un peu d'oxygène et dégage de l'acide carbonique, de la vapeur d'eau, et probablement une petite quantité d'azote ; mais cette perspiration, très faible, n'atteint pas au centième de l'activité respiratoire du poumon ; elle est du reste influencée par les mêmes causes que la respiration pulmonaire (travail, fièvre, etc.).

§ 2. — Chaleur animale

A la respiration se rattache l'étude de la chaleur animale et celle de l'origine de l'énergie que l'être vivant transforme incessamment dans ses tissus en chaleur et en travail mécanique ou chimique. C'est une question mixte qui, à vrai dire, est plutôt du domaine de la physique biologique, mais où la chimie intervient pour fournir les données fondamentales du problème.

1° Origine de la chaleur animale. — Méconnue de tous les savants jusqu'à la fin du siècle dernier et attribuée par eux à

l'influence mystérieuse d'un principe vital, la chaleur animale
a été soumise pour la première fois à l'expérimentation scientifique par LAVOISIER. Dès 1777, ce grand homme démontrait
que les phénomènes chimiques étaient la cause de la chaleur
animale ; de concert avec LAPLACE, il constatait que la quantité de chaleur perdue, en un temps donné, par un animal,
n'était que très peu supérieure à la chaleur de combustion d'un
poids de carbone correspondant à la quantité d'acide carbonique éliminé dans le même temps par les poumons. Un
cobaye cédait, en dix heures, au milieu ambiant une quantité
de chaleur susceptible de fondre 341^{gr},08 de glace à 0°, tandis
que ce même cobaye brûlait par la respiration 5^{gr},333 de carbone, c'est-à-dire un poids de carbone dont la chaleur de transformation en acide carbonique est suffisante pour fondre 326^{gr},75
de glace, à la même température. Le rapport 326,75 : 341,08
= 0,96 étant très voisin de l'unité, l'écart fut attribué à des
erreurs d'expérience, et la compensation considérée comme
absolue.

En réalité, la chaleur animale ne dépend pas seulement des
combustions respiratoires qui n'en couvrent guère que les
neuf dixièmes. Si, dans son ensemble, l'expérience de LAVOISIER
reste vraie, en établissant un lien de cause à effet entre les
réactions chimiques de l'organisme et la chaleur que cet organisme libère, le problème est beaucoup plus compliqué ; il
n'a été bien posé que dans ces derniers temps, à la suite des
recherches de BERTHELOT.

2° Mesure de la chaleur animale. — On évalue le nombre
de calories mises en liberté dans l'organisme, en calculant la chaleur de combustion des aliments simples qui composent la ration d'entretien, déduction faite de la chaleur de combustion
des excreta.

On peut aussi avoir recours à la méthode des échanges
gazeux (consommation d'oygène) dont nous avons, dans ce
chapitre, même indiqué le principe (voir p. 203).

JÜRGENSEN a trouvé 2 630 Calories par vingt-quatre heures,
chez un homme du poids de 73^{kg},5, soit 37 Calories par kilo-

gramme. Scharling et Vogel donnent le chiffre de 2 520 Calories, pour un homme du poids moyen de 70 kilogrammes.

Les divers aliments ont une part très inégale dans la production de cette chaleur. Ainsi, dans une expérience de Jürgensen, 535,5 Calories revenaient aux albumines, 1 302 aux graisses, 1 020,9 aux hydrates de carbone.

Les données précédentes sont soumises à de nombreuses variations. Les enfants et les hommes de petite taille produisent une plus grande quantité de chaleur que les adultes et les sujets de haute stature. L'abaissement de la température ambiante provoque une augmentation des combustions respiratoires et, par conséquent, de la chaleur produite. Pendant le jeûne, la calorification diminue de 7 p. 100 environ, suivant Voit. Mais, c'est surtout le travail qui active la thermogénèse. Chez un sujet de 70 kilogrammes, Rubner a constaté la production d'une quantité de chaleur très différente, suivant l'état de repos ou de travail. Voici ses résultats rapportés à vingt-quatre heures :

	Total.	Par kilogr.	Augmentation.
Repos	2303 C.	32,9 C.	—
Travail faible	2443 C.	34,9 C.	6 p. 100
Travail moyen	2868 C.	41,0 C.	24 —
Travail forcé	3362 C.	48,0 C.	45 —

Citons aussi les résultats suivants de Magnus Levy : il s'agit d'un sujet moyen du poids de 75 kilogrammes. Le tableau est emprunté à Lambling.

	Calories nettes.	Calories par kilogramme.
Dépense de fond (jeûne et repos complet).	1625	23,2
— avec alimentation et repos complet...	1800	25,7
— — repos au lit.........	2000	28,6
— — repos à la chambre..	2230	31,9
— — travail léger..	2600	37,1
— — travail moyen.......	3100	44,3
— — travail considérable.	3500	50,0

Le travail intellectuel n'augmente pas sensiblement la calorification (Speek).

Il ne faut pas perdre de vue que tous ces chiffres ne sont qu'approximatifs et que, pour les raisons déjà exposées, l'évaluation de la chaleur animale ne peut guère donner que le sens général des phénomènes. Nous ne retiendrons, du reste, de ces résultats que la grande découverte de LAVOISIER qui les résume tous : la chaleur animale est due à des réactions chimiques, à la destruction des divers corps organiques qui composent nos aliments et nos tissus.

3° Siège de la production de la chaleur animale. — Contrairement à une opinion assez répandue, LAVOISIER n'a pas cru que le poumon était le siège de la production du calorique ; il est resté dans le doute. Ses successeurs ont démontré que la majeure partie était produite dans l'intimité des tissus. BERTHELOT a établi que le septième environ de la chaleur totale se dégageait dans le poumon, par la fixation de l'oxygène sur l'hémoglobine, réaction qui dégage 14,7 Calories pour une molécule d'oxygène $O^2 = 32$ grammes. L'autre portion, soit les six septièmes, est mise en liberté dans les tissus, à la suite des phénomènes d'oxydation, de réduction, d'hydratation et de dédoublement qui s'y poursuivent sans cesse.

TROISIÈME PARTIE

LE MILIEU INTÉRIEUR

L'étude du milieu intérieur comprend : celle du *sang* et celle des *tissus*. C'est proprement le domaine des réactions biochimiques au cours desquelles la matière introduite par les aliments et les gaz de la respiration se transforme, se dégrade et finalement est amenée à l'état de produits excrémentitiels.

Nous étudierons :

1° Le *sang ;*

2° Les *tissus.*

CHAPITRE PREMIER

CHIMIE GÉNÉRALE DU SANG

Tous les tissus de l'économie sont baignés par un liquide spécial qui, chargé des matériaux nutritifs absorbés à la surface de l'intestin et du poumon, abandonne ces matériaux aux cellules et en reçoit, par contre, des produits de sécrétion qu'il élimine, plus ou moins modifiés, par la peau, le poumon ou le rein. Ce régulateur de la nutrition est le sang.

§ 1. — PROPRIÉTÉS GÉNÉRALES

1° Caractères physiques et chimiques. — Le sang est un

liquide dont la teinte varie du rouge sombre un peu dichroïque, quand il s'est appauvri en oxygène (sang veineux), au rouge vermeil, quand il en est chargé (sang artériel). Il n'est translucide que sous une faible épaisseur et n'est jamais transparent, à cause des globules qu'il tient en suspension.

Le sang est un peu visqueux ; sa densité oscille, chez l'homme, autour de 1 050, entre les deux extrêmes 1 045 et 1060. Sa chaleur spécifique est très voisine de 1, soit 0,97 environ.

L'abaissement Δ du point de congélation est égal à —0°,56, ce qui correspond à la tension osmotique d'une solution de NaCl à 9 ou 10 p. 100.

Son odeur, différente suivant les espèces, rappelle celle de la sueur : elle s'exalte par l'addition d'acide sulfurique, sans doute par suite de la mise en liberté d'acides gras (BARRUEL) ; l'odeur forte qui se dégage alors est celle que répand l'animal (cheval, bœuf, etc.). La saveur du sang est fade.

Le sang est toujours alcalin, et cette alcanité correspond à 1 ou 2 grammes de soude caustique par litre, quelquefois plus ; elle n'est pas due, en réalité, à la soude caustique, mais bien à du bicarbonate et à du phosphate de soude, c'est-à-dire à des sels alcalins au tournesol. Aux procédés d'investigation de la physico-chimie (méthode électrométrique), le sang est neutre.

On évalue le poids du sang d'un adulte à environ 5 kilogrammes, en moyenne ; ce chiffre est sensiblement plus bas chez la femme, dont le sang est aussi moins dense (1045 à 1050).

Au point de vue histologique, le sang peut être considéré comme un tissu dont les globules représenteraient les éléments anatomiques et dont le plasma serait la substance fondamentale. Le sang renferme deux ordres de globules : les rouges et les blancs. Le sang tient encore en suspension d'autres éléments figurés (plaquettes sanguines), ainsi que des granulations dont la constitution et le rôle sont peu connus. On sait cependant que les plaquettes sanguines dédoublent énergiquement certains polypeptides. KOSSEL et LILIENFELD les considèrent comme constitués par une nucléo-albumine. Les globules, blancs et rouges, représentent 42 à 47 p. 100 du poids total du sang ; le liquide albumineux interstitiel, ou *plasma*, forme le reste, c'est-à-dire 53 à 58 p. 100.

2° Composition chimique. — Nous donnerons ci-après le tableau de la composition chimique du sang, d'après C. Schmidt, non sans faire remarquer que la méthode de l'auteur conduit à une proportion trop élevée de globules.

Nous reviendrons ultérieurement sur ces chiffres.

§ 2. — Plasma sanguin

On le sépare des globules par la centrifugation ou en laissant reposer dans des éprouvettes refroidies le sang oxalaté, c'est-à-dire contenant un gramme d'oxalate de potasse pour un litre de sang : les globules, plus lourds, gagnent le fond, le plasma surnage. On peut aussi injecter de la peptone dans les veines, avant de pratiquer la saignée ; le sang ne se coagule plus, et on peut alors le centrifuger aisément.

Le plasma est un liquide jaune ambré, légèrement verdâtre, un peu visqueux, d'odeur fade, de réaction alcaline, de densité voisine de 1027, coagulable vers 12°. Les tableaux ci-contre donnent en gros sa composition chimique, qu'il convient d'étudier de plus près.

HOMME DE 25 ANS

1000 grammes de sang (D. = 1,0599).

GLOBULES : 513gr,02.

Eau............................... 349,69
Résidu fixe........................ 463,33

Hémoglobine et autres albumines... 159,59
Sels minéraux...................... 3,74

Cl............	0,898	KCl............	1,887
SO⁴H²	0,031	SO⁴K²	0,068
PO⁴H³	0,695	PO⁴HK²	1,202
K.............	1,586	PO⁴HNa²	0,325
Na............	0,241	Na²O	0,175
(PO⁴)²Ca³	0,048	(PO⁴)²Ca³	0,048
(PO⁴)²Mg³	0,031	(PO⁴)²Mg³	0,031
O²	0,206		
		Total............	3,736

$Cl = 0{,}898,\ SO_4H_2 = 0{,}031,\ PO_4H_3 = 0{,}695,\ K = 1{,}586,\ Na = 0{,}241,\ (PO_4)_2Ca_3 = 0{,}048,\ (PO_4)_2Mg_3 = 0{,}031,\ O_2 = 0{,}206$

PLASMA : 486gr,98

Eau............................... 439,02
Résidu fixe........................ 47,96

Fibrinogène....................... 3,93
Autres albumines.................. 39,89
Sels minéraux..................... 4,14

Cl............	1,722	KCl............	0,175
SO⁴H²	0,036	NaCl...........	2,701
PO⁴H³	0,071	SO⁴K²	0,137
K.............	0,453	PO⁴HNa²	0,432
Na............	1,661	Na²O	0,746
(PO⁴)²Ca³	0,145	(PO⁴)²Ca³	0,145
(PO⁴)²Mg³	0,106	(PO⁴)²Mg³	0,106
O²	0,221		
		Total............	4,142

FEMME DE 30 ANS

1000 grammes de sang (D = 1,0505).

GLOBULES : 396^{gr},24.

Eau...............................	272,56
Résidu fixe.......................	123,68
Hémoglobine et autres albumines...	120,13
Sels minéraux.....................	5,55

Cl............	0,643	SO^4K^2...........	0,062
SO^4H^2........	0,029	KCl............	1,353
PO^4H^3........	0,362	PO^4HK^2........	0,835
K............	1,412	K^2O............	0,340
Na............	0,648	Na^2O...........	0,874
$(PO^4)^2Ca^3$.... $\}$	0,086	$(PO^4)^2Ca^3$.... $\}$	0,086
$(PO^4)^2Mg^3$.... $\}$		$(PO^4)^2Mg^3$.... $\}$	
O^2............	0,370		
		Total...........	3,550

PLASMA : 603^{gr},76.

Eau...............................	551,99
Résidu fixe.......................	51,77
Fibrinogène	1,91
Autres albumines.................	44,79
Sels minéraux....................	5,07

Cl............	2,202	SO^4K^2...........	0,131
SO^4H^2........	0,060	KCl............	0,270
PO^4H^3........	0,144	$NaCl$............	3,117
K............	0,200	PO^4HNa^2......	0,267
Na............	1,916	Na^2O...........	0,648
$(PO^4)^2Ca^3$.... $\}$	0,332	$(PO^4)^2Ca^3$.... $\}$	0,332
$(PO^4)^2Mg^3$.... $\}$		$(PO^4)^2Mg^3$.... $\}$	
O^2............	0,211		
		Total...........	5,065

Indépendamment des sels inscrits au tableau précédent, le sang renferme des traces d'iode : de $0^{mgr},01$ à $0^{mgr},1$ par litre, d'après GLEY et BOURCET.

Les recherches de GAMGEE et celles de SCHMIDT et LEHMANN ont établi que 1 000 parties de plasma renfermaient :

Eau			902,90
Résidu fixe			97,10
Albumines.	Fibrinogène ...	4,05	
	Autres albumines 78,84	Sérum-globuline..	32,00
		Sérum-albumine..	46,84
Graisse et matières extractives			5,66
Sels minéraux			8,55

1° Matières albuminoïdes. — Nous séparons les substances albuminoïdes en deux groupes : le fibrinogène, les autres albumines.

a. *Fibrinogène*. — Cette substance s'obtient en ajoutant au plasma oxalaté son volume d'une solution saturée de sel marin ; on lave le coagulum avec une solution demi-saturée de sel, puis on le dissout dans de l'eau salée à 6 ou 8 p. 100 ; en ajoutant à la liqueur 20 à 25 p. 100 de sel, le fibrinogène se précipite à l'état insoluble (HAMMARSTEN).

C'est une substance albuminoïde blanche, amorphe, insoluble dans l'eau pure, soluble dans les solutions faibles de sels alcalins, précipitable par addition à la liqueur d'un excès de ces derniers ; elle se rattache par tous ses caractères au groupe des globulines. Le fibrinogène est lévogyre : $\alpha_D = -43°$. La chaleur le coagule à 56° ; il se coagule aussi sous l'influence de divers agents biologiques dont il sera parlé ci-dessous. Le produit de cette coagulation est la fibrine, sur laquelle nous reviendrons.

Toutefois la fibrine n'est pas le produit de la coagulation pure et simple du fibrinogène. FRÉDÉRICQ a montré qu'on trouvait dans le sang plus de fibrinogène (0,429 p. 100), que de fibrine (0,375). Nous verrons bientôt comment il faut interpréter ce résultat.

Quand on soustrait du fibrinogène au sang d'un animal, en saignant l'animal et lui réinjectant le sang défibriné, on constate que le fibrinogène se reforme rapidement : le foie est le siège de cette formation (DOYON).

b. *Autres albumines.* — Après avoir séparé le fibrinogène par le sel marin, il reste en solution deux albumines : la *sérumglobuline* et la *sérumalbumine* ou *sérine*.

La première peut être isolée en saturant par le sulfate de magnésie la liqueur filtrée d'où le fibrinogène vient d'être séparé ; la sérumglobuline précipitée est reprise par l'eau, puis dialysée jusqu'à disparition des sels. C'est une matière protéique blanche, amorphe, insoluble dans l'eau pure, soluble dans les solutions faibles de sels alcalins, précipitable par les acides, même par l'acide carbonique, par les sels alcalins en excès (sulfate d'ammoniaque, chlorure de sodium), ainsi que par le sulfate de magnésie. Pouvoir rotatoire : $\alpha_{\mathrm{D}} = -47^{\circ},2$. La sérum-globuline se trouble vers 60° et se prend en masse à 75°.

Le plasma, dont le fibrinogène a été séparé par le chlorure de sodium et la sérumglobuline par le sulfate de magnésie, renferme encore une albumine : la sérine. On la précipite en ajoutant à la liqueur déjà saturée de sulfate de magnésie 0,5 p. 100 d'acide acétique ; on exprime, dissout dans l'eau et dialyse, après avoir neutralisé. La solution, additionnée de 3 ou 4 volumes d'alcool, fournit un précipité qu'on essore et lave à l'éther. La sérine est une matière incolore, amorphe, très voisine de l'albumine du blanc d'œuf : elle est soluble dans l'eau et précipitable. par l'addition de quelques sels alcalins en excès, ainsi que par l'éther. Pouvoir rotatoire : $\alpha_{\mathrm{D}} = -56^{\circ}$. La chaleur commence à la coaguler vers 70° ; la coagulation est complète vers 84°, du moins dans les conditions habituelles ; car ces phénomènes varient suivant les modalités de l'expérience. Aussi ne faut-il pas donner trop d'importance à ces caractères distinctifs entre sérine et globuline, ni surtout leur attribuer une précision qu'ils ne comportent pas.

2° Matières azotées incoagulables. — Quand on a séparé du plasma toutes les matières protéiques susceptibles de coaguler, il reste une petite quantité de corps azotés (1 gramme à 1^{gr},50 par litre de sang), dont l'étude, comme le dit LAMBLING, est du plus haut intérêt pour le problème de la nutrition. C'est là que doivent se rencontrer les produits de l'élaboration intestinale (polypeptides, acides aminés, etc.), les déchets (urée, créatinine, acide urique), les matériaux de transport en migration d'un organe à l'autre. Malheureusement, l'étude de ces composés est rendue très difficile par leur extrême dilution. C'est ainsi que la présence des albumoses n'a pu y être démontrée avec certitude. Par contre, on sait que le glycocolle et la bilirubine s'y rencontrent, et on y a décelé la présence d'agents diastasiques, le ferment glycolytique de R. LÉPINE entre autres.

De tous ces corps, le plus abondant est l'urée (75 p. 100 de la quantité globale des composés azotés).

3° Matières extractives non azotées. — De la cholestérine (0^{gr},10 par litre environ), des graisses, des savons, du sucre (1 à 2 grammes par litre de sang), probablement de l'acide glycuronique et certains de ses dérivés, des acides lactique et succinique. Le poids total de ces divers matériaux n'excède pas 4 grammes par litre de sang.

Un des plus importants des composés de ce groupe est le glucose. Les travaux de LÉPINE et de ses élèves ont démontré qu'indépendamment du sucre libre, le sang contenait du sucre virtuel fixé aux matières protéiques et libéré par l'action des acides forts, plus spécialement de l'acide fluorhydrique (LÉPINE et BOULUD). Le sucre virtuel se libère d'ailleurs dans d'autres circonstances. D'après ces auteurs, à côté du glucose, il y aurait aussi, dans le sang, d'autres sucres réducteurs à l'état de traces (lévulose, maltose). La *glycolyse* ou destruction du sucre est due en grande partie à l'intervention des globules blancs.

4° Sels minéraux. — On en a donné la composition, dans les tableaux des pages 213 et 214. Aux substances qui y figurent il faut joindre des traces de fluor, de silice, de cuivre et peut-être d'autres métaux.

Il est à remarquer que le plasma est très riche en sodium et en chlore, par opposition avec les globules, qui contiennent beaucoup de potasse et d'acide phosphorique, comme tous les éléments appelés à jouer un rôle physiologique prépondérant.

Le plasma renferme encore un peu d'oxygène et d'azote (de 8 à 14 centimètres cubes par litre) et de 78 à 122 centimètres cubes d'acide carbonique susceptible d'être expulsé dans le vide.

§ 3. — Coagulation du sang

C'est une question dont l'exposé ne peut être clair qu'à la condition d'en négliger systématiquement l'historique, de se limiter aux faits à peu près incontestés et de ne pas chercher à les interpréter par une théorie trop précise.

La question de la coagulation du sang a fait dans ces dernières années des progrès importants : quelques points précis ont été mis hors de doute. La synthèse des faits acquis n'est pas encore achevée ; des faits particuliers restent isolés, sans liaison.

1° Phénomènes de la coagulation. — Quand on recueille du sang sans précaution spéciale, au sortir d'un vaisseau, il se prend en masse au bout d'un temps variable (depuis quelques minutes jusqu'à une demi-heure et plus). Le caillot, d'abord homogène, se rétracte peu à peu en laissant exsuder un liquide albumineux, jaunâtre, le *sérum*. A la longue, le caillot devient dur, élastique, s'exprime comme une éponge, tandis que le sérum exsudé augmente au point de baigner complètement le caillot.

Dans ce phénomène, une matière albuminoïde, la fibrine, a apparu et, en se coagulant, a emprisonné les globules ; le reste du plasma a constitué le sérum, comme on peut s'en rendre compte à l'inspection du schéma suivant qui n'est pas rigoureusement exact, mais donne une idée d'ensemble du phénomène :

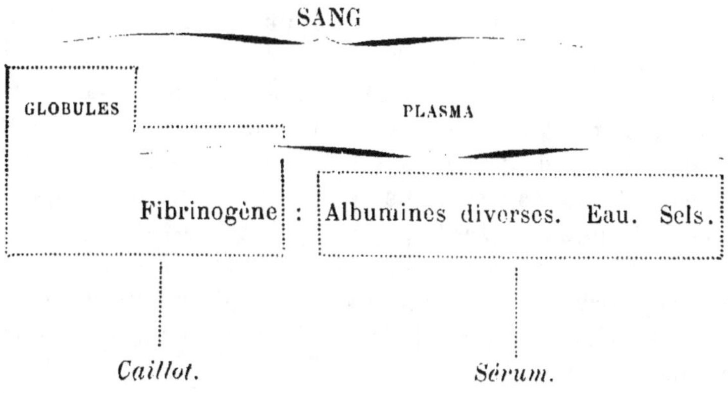

Nous avons supposé le sang abandonné au repos, ce qui a permis d'isoler le sérum, mais non la fibrine, qui est restée imprégnée de globules rouges. Pour séparer la fibrine des globules, il suffit de battre le sang, au sortir du vaisseau, avec un agitateur de verre ou avec un petit balai. La fibrine n'emprisonne plus les globules; elle s'attache à l'agitateur en flocons filamenteux, élastiques, qu'un lavage prolongé sous un filet d'eau permet d'obtenir blancs ou grisâtres, exempts de globules. Un litre de sang donne, en moyenne, 2^{gr},50 à 3 grammes de fibrine sèche.

Après la coagulation du sang, il ne reste plus de fibrinogène dans le sérum, et on peut chauffer celui-ci à 56°, température de coagulation du fibrinogène, sans provoquer le moindre trouble dans le liquide. Néanmoins, la fibrine ne représente guère que 60 à 70 p. 100 du fibrinogène : une partie de ce dernier a donc échappé à la coagulation, et on trouve, en effet, dans le sérum une matière protéique nouvelle qui n'existait pas dans le plasma, la *fibrino-globuline* (HAMMARSTEN). *La coagulation du sang semble donc résulter d'un dédoublement du fibrinogène*, comme le caillot de caséine résulte du dédoublement du caséogène. Nous verrons bientôt qu'il s'agit pour le sang, comme pour le lait, d'actions diastasiques; que, dans les deux cas aussi, la chaux intervient et, semble-t-il, de la même façon.

En modifiant les conditions de la coagulation, nous pouvons en résumé, obtenir séparément : soit le sérum, soit la fibrine.

a. *Fibrine.* — La fibrine est une matière albuminoïde blanche, amorphe, insoluble dans l'eau, en grande partie soluble dans les solutions faibles de sels alcalins (NaCl, NO^3K SO^4Na^2, PO^4HNa^2, etc.) ; l'alcool et l'éther ne la dissolvent pas ; l'acide chlorhydrique et la soude très dilués la gonflent ; la pepsine, le suc pancréatique ainsi que d'autres ferments solubles d'origines diverses la peptonisent. Elle est lévogyre : $\alpha_n =$ — 37°. Composition élémentaire : C 52,93 ; H 6,90 ; N 16,66 ; S 1,23 ; O 22,26. La fibrine décompose l'eau oxygénée et en dégage de l'oxygène ; à l'air, elle oxyde l'acide prussique et donne de l'oxamide.

Par hydrolyse la fibrine fournit les acides aminés suivants : glycocolle (3 p. 100) ; alanine (3,6) ; valine (1) ; leucine (15) ; phénylalanine (2,5) ; tyrosine (3,5) ; sérine (0,8) ; cystine (1,1) ; proline (3,6) ; acide aspartique (2) ; acide glutamique (10,4). Elle donne, en outre, une petite quantité de tryptophane.

b. *Sérum.* — Quant au sérum, c'est un liquide faiblement visqueux, jaune verdâtre, présentant quelquefois une fluorescence verte. La réaction du sérum est alcaline ; sa densité est de 1028 environ. L'abaissement du point de congélation, qui est, comme on sait, proportionnel au nombre de molécules dissoutes, c'est-à-dire à la concentration moléculaire, varie de — 0°,37 à — 0°,55 (DRESER, BOUSQUET). Le sérum est, en gros, du plasma moins de la fibrine ; toutefois il s'y trouve une matière albuminoïde nouvelle qui ne préexistait pas dans le plasma et qui provient du dédoublement du fibrogène au moment de la coagulation : c'est la fibrino-globuline de HAMMARSTEN.

L'analyse suivante, due à cet auteur, est rapportée à 1 000 parties de sérum humain :

Eau	907,9
Résidu fixe	92,1
Sérum-globuline	31,0
Sérum-albumine et autres protéiques	45,2
Matières extractives	7,1
Sels minéraux	8,8

Telle est la statique de la coagulation. Il faut ajouter que ce phénomène n'est pas restreint au sang : la lymphe, le chyle, les muscles se coagulent aussi. Pour le sang en particulier, la coagulation est d'une haute importance : elle est, tour à tour, un moyen de protection contre les hémorragies ou un phénomène pathologique (embolies, thromboses). Il importe d'en étudier de près le mécanisme.

2° Causes qui influencent la coagulation. — Voici celles qui sont actuellement connues :

a. *Leucocytes*. — Un premier facteur intervient : ce sont les globules blancs. On doit à ALEXANDRE SCHMIDT une expérience décisive qui met bien en lumière la nécessité de cette intervention. Ayant reçu dans un vase refroidi du sang de cheval dont les globules se séparent facilement, il a décanté le plasma et l'a filtré, en le maintenant à basse température. Les globules, rendus rigides par le froid, restent sur le papier ; le plasma, qui passe complètement déglobulisé, ne se coagule plus ou seulement avec une grande lenteur ; mais, en ajoutant des globules restés sur le filtre, on voit se former rapidement un caillot compact. Du reste, certains épanchements pleuraux ou péricardiques naturellement exempts de globules sont incoagulables ; si on leur ajoute un liquide contenant des globules blancs, de la lymphe ou du sang par exemple, la coagulation se produit.

Elle n'a pas lieu en présence des globules rouges, comme on peut le démontrer, en séparant par deux ligatures un segment de la veine jugulaire du cheval, segment qu'on suspend ensuite verticalement. Les globules se séparent, par ordre de densité, en couches distinctes qu'on peut isoler par des ligatures secondaires ; si on fait agir isolément les hématies et les leucocytes sur un liquide coagulable, l'expérience ne réussit qu'avec les globules blancs. *Donc, les choses se passent comme si la présence des leucocytes était indispensable à la coagulation.*

b. *Facteur plasmatique.* — Les leucocytes seuls, même en présence de la chaux, ne peuvent pas isolément provoquer la coagulation, lorsqu'ils ont été débarrassés par lavages répétés du plasma dans lequel ils baignaient. Des expériences récentes, qui ne sauraient **trouver** place ici, ont démontré que la coagulation exigeait l'intervention **d'un agent plasmatique**, le *thrombogène* (WOOLRIDGE, BORDET, NOLF, MORAVITZ, FULD, SPIRO).

c. *Sels de chaux.* — GAUTIER, BRÜCKE, HAMMARSTEN avaient insisté sur le rôle de la chaux dans la coagulation du sang et sur la présence du calcium dans les cendres de la fibrine. ARTHUS et PAGÈS ont établi, en 1890, que, si on reçoit du sang dans une solution contenant 0,1 p. 100 d'oxalate de potasse, le sang cesse d'être coagulable ; les savons, les fluorures, tous les précipitants du calcium, en un mot, agissent de la même façon. Si on ajoute au sang incoagulable (oxalaté ou fluoré) du chlorure de calcium, le sang récupère sa coagulabilité.

Une fois le fibrine-ferment constitué, on peut décalcifier le liquide par un oxalate alcalin, il conserve ses propriétés coagulantes. Le calcium, nécessaire à fa formation de l'agent diastasique, n'est pas indispensable à la mise en jeu de son action.

d. *Fibrine-ferment.* — Quand ces trois facteurs sont réunis : globules blancs, plasma, sels de chaux, leur action synergique donne naissance au fibrine-ferment ou ferment coagulant proprement dit.

On l'obtient en ajoutant à du sérum frais 15 à 20 volumes d'alcool fort. On abandonne le tout pendant plusieurs semaines ; on filtre et dessèche dans le vide le précipité qui s'est déposé. Ce précipité est alors épuisé par l'eau qui laisse les albumines définitivement coagulées et s'empare du ferment.

Le *fibrine-ferment est un véritable ferment digestif qui, après avoir coagulé le fibrinogène, attaque et dissout la fibrine formée* (*fibrinolyse*). C'est une nucléo-protéide.

e. *Autres facteurs de la coagulation.* — Enfin, il ne suffit pas que les conditions biochimiques de la coagulation soient réalisées, pour que celle-ci se produise immédiatement. Il y faut encore l'intervention de certains corps susceptibles, en raison de leur charge électrique, de coaguler le colloïde formé. ZAHN avait démontré que des baguettes de verre lisses, introduites dans le cœur d'animaux vivants, ne déterminaient pas de coagulation ; vient-on à rayer à la lime la surface des baguettes, un caillot se produit sur le trait. Si on reçoit du sang dans un vase paraffiné ou vaseliné, il conserve longtemps l'état liquide, bien que toutes les conditions de la coagulation semblent réalisées. Si on ajoute du verre pilé ou du charbon en poudre, la coagulation se produit tout de suite ; on ne peut ici mettre en cause qu'une action physique.

3° Théorie de la coagulation. — On peut se représenter comme suit, dans l'état actuel de nos connaissances, l'enchaînement des causes qui aboutissent à la coagulation :

D'abord les facteurs en présence :

1° Fibrinogène ;

2° Facteur plasmatique (*thrombogène*)[1] :

3° Facteur leucocytaire (*thrombokinase*) [2] ;

4° Facteur minéral, la chaux.

Le thrombogène, la thrombokinase et la chaux collaborent à la production du *fibrine-ferment*[3] : le caillot se forme aussitôt pourvu que l'équilibre du complexe colloïdal instable qui s'est produit soit rompu par une action physique (corps rugueux).

Le fibrinogène et le thrombogène se forment dans le foie, et on sait par ailleurs que les lésions du foie rendent le sang incoagulable (DOYON). L'expérience et la clinique sont parfaitement d'accord sur ce point.

En résumé, il semble que la coagulation du sang, qui suit le dédoublement du fibrinogène par une diastase protéolytique, ne soit, *au point de vue chimique*, qu'un épiphénomène de l'autolyse digestive que présentent les tissus, après leur mort.

4° Actions coagulantes et anticoagulantes. — Dans ces dernières années, les substances qui influencent la coagulation ont fait l'objet de nombreux travaux.

Les albumoses contenues dans les peptones commerciales

1. *Hépatothrombine* (NOLF).
2. *Thrombozyme* ou *leucothrombine* (MORAWITZ).
3. *Thrombine* ou *plasmase*.

communiquent au sang une incoagulabilité dont la durée varie de quelques minutes à plusieurs heures ; cette propriété ne se manifeste pas directement *in vitro*, mais seulement après injection intraveineuse sur l'animal vivant (Schmitt-Mülheim). La dose est de $0^{gr},30$ environ de peptone par kilogramme. L'action anticoagulante ne s'exerce qu'après le passage du sang à travers le foie (Gley, Pachon, Delezenne).

Signalons encore, parmi les agents anticoagulants : les extraits de muscles d'écrevisses, de têtes de sangsues, le sérum d'anguilles, des venins, des toxines microbiennes, les diastases intestinales, etc. (Delezenne).

Le sang des animaux dont les globules rouges sont nucléés (batraciens, oiseaux, reptiles), présente des particularités curieuses, bien étudiées par Delezenne. Le sang de ces espèces, privé de tout contact avec les organes, reste jusqu'à quinze jours sans se coaguler ; le moindre contact avec du tissu musculaire ou conjonctif, la peau, les plumes, etc., provoque une coagulation immédiate ou très rapide. Chez les mammifères, pendant la période de la vie embryonnaire où les hématies sont nucléées, on constate les mêmes particularités.

D'autre part, au nombre des substances coagulantes, antagonistes par conséquent de celles que nous avons énumérées plus haut, il faut ranger : la gélatine (Dastre et Floresco) qui agit *in vitro* et chez l'animal vivant, et dont les propriétés coagulantes ont été utilisées en thérapeutique pour le traitement des anévrysmes; le chlorure de calcium, les colloïdes de synthèse, les nucléo-albumines (Halliburton, Brodie), etc.

§ 4. — Les globules rouges

1° Composition chimique. — Voici, d'après C. Schmidt, Hoppe-Seyler et Judell, la composition chimique des globules rouges, chez l'homme ; elle est rapportée à 1 000 :

Eau		688
Résidu fixe { organique		303,88
{ minéral		8,12

A l'état sec, la composition en centièmes est la suivante :

Hémoglobine.......................... 86,79 p. 100
Matières albuminoïdes................. 10,00   —
Lécithine............................ 0,72   —
Cholestérine 0,25   —
Autres matières organiques........... 0,10   —
Sels minéraux........................ 2,37   —

Plusieurs auteurs admettent : 1,86 de lécithine et 1,15 de cholestérine.

La composition des sels minéraux a été donnée au commencement du chapitre. On a déjà relevé, pour les globules, la prédominance, du moins chez l'homme, mais non chez tous les animaux, de l'acide phosphorique et du potassium, par rapport au plasma, très riche en sodium et en chlore.

Les globules renferment, outre la cholestérine et la lécithine : des graisses, peut-être un ferment et un acide libre azoté fort peu connu, enfin des albuminoïdes dont une matière colorante, l'hémoglobine, qui sera bientôt étudiée.

La matière protéique incolore qui constitue le stroma globulaire est une albumine, insoluble dans l'eau, soluble dans l'eau salée faible (globuline). On la prépare en isolant les globules par centrifugation et en les traitant ensuite par l'eau et l'éther qui enlèvent l'hémoglobine aux globules. Ceux-ci sont alors réduits à un stroma décoloré formé de globuline presque entièrement soluble dans le sulfate de magnésie à 5 p. 100. La solution magnésienne, débarrassée par dialyse du sulfate de magnésie, laisse précipiter la globuline. C'est une substance protéique incolore, insoluble dans l'eau.

Les globules rouges de l'homme adulte ne contiennent pas de nucléo-albumine.

Les globules rouges sont détruits, avec mise en liberté d'hémoglobine, en présence de l'eau, des solutions salines hypotoniques, de l'éther, des alcalis, des savons, des sels biliaires. Les venins de serpents, le sérum d'anguille et, à un moindre degré pour un sang d'espèce déterminée, le sérum d'espèces différentes, certains produits d'origine bactérienne présentent la

13.

même propriété : cette destruction globulaire porte le nom d'*hémolyse*.

2° Oxyhémoglobine. — C'est l'élément essentiel du globule rouge, dont l'oxyhémoglobine constitue les huit dixièmes à l'état sec, et du sang tout entier, où elle existe sous deux formes : hémoglobine non oxygénée ou hémoglobine réduite dans le sang veineux, combinée à l'oxygène (oxyhémoglobine du sang artériel). Il semble cependant que l'hémoglobine ne soit pas absolument libre dans le globule; car, dans l'organisme, elle ne se détruit pas à la température de 37°, tandis qu'isolée, *in vitro*, elle s'altère rapidement, au sein de l'eau, bien au-dessous de cette température. Néanmoins, NOLF considère le globule rouge comme une dissolution d'hémoglobine séparée du plasma par une enveloppe imperméable à l'hémoglobine. Cette conception s'appuie sur le laquage du sang par simple battage avec des poudres inertes, du mercure, ou par broyage d'une bouillie globulaire avec du sable lavé. Suivant cette manière de voir, l'hémolyse est le résultat d'une altération de la paroi globulaire qui en supprime l'imperméabilité.

A. PRÉPARATION. — Elle est difficile avec le sang de l'homme, du singe et de la brebis, plus difficile encore avec celui du veau ou du porc, facile, au contraire, avec le sang de chat, de chien ou de cheval ; c'est avec le sang de cobaye qu'elle réussit le mieux.

a. On centrifuge du sang défibriné et on lave deux ou trois fois les globules avec une solution de chlorure de sodium à 1 p. 100, en centrifugeant chaque fois. On dissout la purée globulaire dans 2 ou 3 volumes d'eau à 35°, refroidit rapidement à 0° et ajoute égal volume d'éther. Le mélange est agité vigoureusement.

Après séparation de l'éther, la matière colorante reste en solution dans l'eau, qu'on filtre en la maintenant à 0°. On ajoute à la liqueur rouge qui passe le quart de son volume d'alcool refroidi ; puis, le tout est abandonné au repos, vers — 5° ou — 10° ; l'hémoglobine cristallise. On l'essore rapidement, on la lave avec de l'eau alcoolisée glacée et on la dissout dans une petite quantité d'eau à + 15° ; la solution, filtrée et refroidie, est mélangée d'alcool froid (un quart de son volume) et exposée à basse température ; l'hémoglobine recristallise

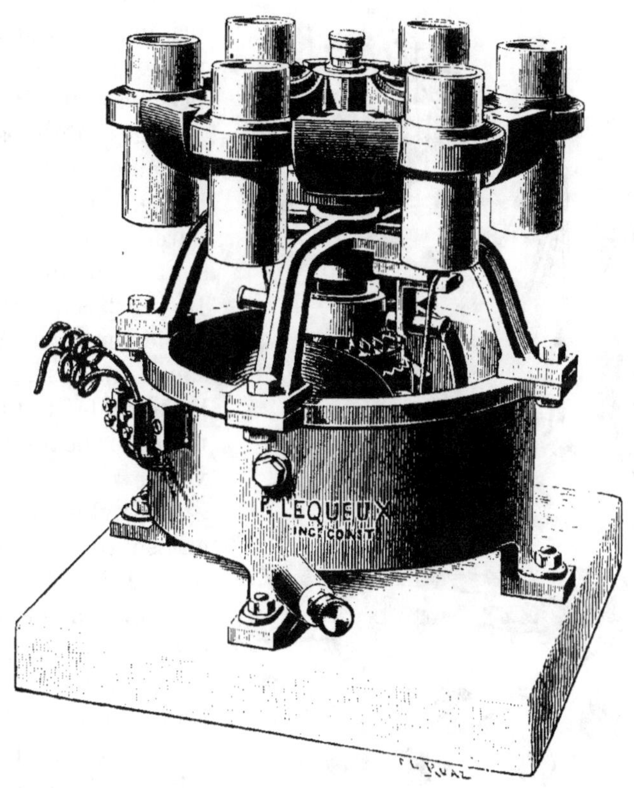

Fig. 28.

Machine à centrifuger.

très pure. On l'essore et la dessèche dans le vide, vers 0° autant que possible (HOPPE-SEYLER, ZINOFFSKI).

b. Pour obtenir rapidement des cristaux d'hémoglobine, on abandonne au repos ou on centrifuge du sang de cheval oxalaté ; les globules recueillis sont dissous dans deux volumes d'eau distillée. On filtre et verse la dissolution sur un dialyseur placé sur de l'alcool : l'alcool pénétrant peu à peu dans le dialyseur, l'hémoglobine cristallise (ARTHUS).

B. PROPRIÉTÉS PHYSIQUES. — L'oxyhémoglobine humaine est une poudre rouge brique, cristalline, qui, à la loupe, se résout en prismes rectangulaires allongés, dérivés du système orthorhombique. Vus par transparence, ces cristaux sont brun rouge clair. Ils se dissolvent très facilement en rouge sang intense, dans l'eau froide ; ni l'alcool ni l'éther ne les dissolvent.

L'oxyhémoglobine en solution étendue (de 0,2 à 0,5 p. 100) présente à l'examen spectroscopique (pl. II) deux bandes d'absorption caractéristiques entre D et E : la première est étroite et nette ($\lambda = 577$), l'autre plus large et plus estompée ($\lambda = 540$). Quand on ajoute au sang un agent réducteur (sulfate ou tartrate ferreux, sulfure ammonique, hydrosulfite de soude), la teinte rouge clair se fonce, devient brune, et le spectre ne présente plus qu'une large bande obscure, dont le centre

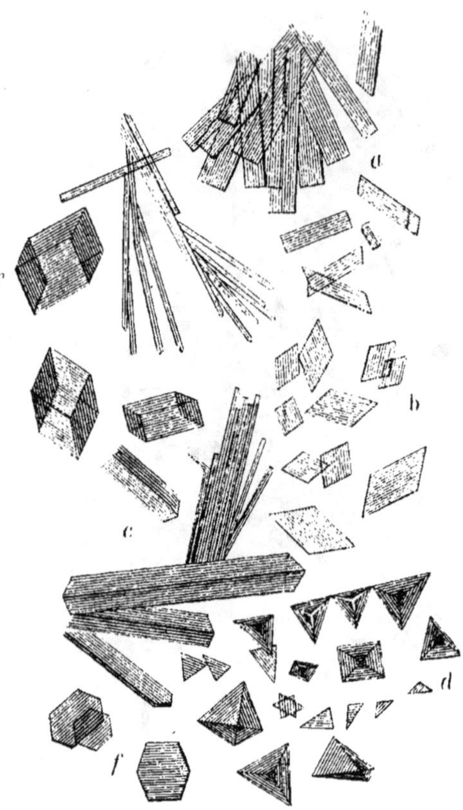

Fig. 29.

Cristaux d'oxyhémoglobine (d'après A. GAUTIER).

a et *b*, homme. — *c*. chat. — *d*, cobaye. — *e*, cheval. — *f*, écureuil.

occupe la plage lumineuse intermédiaire qui, auparavant, séparait les deux bandes d'absorption de l'oxyhémoglobine. Cette bande (*bande de réduction* ou *bande de Stokes*) est due à l'hémoglobine réduite (planche II). Le centre de cette bande correspond à $\lambda = 559$. En outre, l'hémoglobine réduite est

caractérisée par une bande dans l'ultra-violet, laquelle est visible sur un écran au platino-cyanure.

On a signalé aussi, dans le spectre de l'oxyhémoglobine, outre les deux bandes si caractéristiques, deux autres raies, l'une dans le bleu, l'autre dans le violet. Elles ne sont visibles qu'à l'aide de dispositifs particuliers : verre bleu, oculaire fluorescent, foyer électrique (SORET, BRANLY).

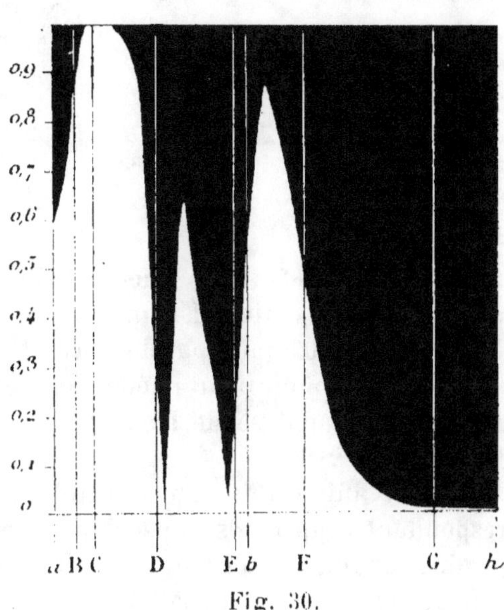

Fig. 30.

Graphique représentant le pouvoir absorbant de l'oxyhémoglobine pour les diverses régions du spectre et pour des solutions de différentes concentrations. Les chiffres à gauche de la figure expriment en centièmes la teneur des solutions en hémoglobine.

Dans la figure ci-contre (fig. 30), empruntée à LAMBLING, on a représenté, pour les diverses régions du spectre, le pouvoir absorbant des solutions d'oxyhémoglobine de concentration croissante. Il suffit de déplacer de bas en haut, parallèlement à *a h*, une ligne droite, pour avoir une idée des spectres obtenus avec des solutions de plus en plus concentrées.

L'oxyhémoglobine agit sur la lumière polarisée : c'est un des rares protéiques dextrogyres : $\alpha_{D} = + 10°,4$ (GAMGEE).

C. Propriétés chimiques. — L'oxyhémoglobine est une matière albuminoïde ferrugineuse très complexe et dont la composition, comme la forme cristalline, varie suivant les espèces :

	Cheval. Kossel.	Chien. Jaquet.
C	54,87	54,57
H	6,97	7,22
N	17,31	16,38
S	0,65	0,568
Fe	0,47	0,336
O	19,73	20,93

La proportion de fer dans l'hémoglobine ne serait que de 0,29 à 0,30 p. 100, d'après Lapicque et Gilardini.

On a essayé de traduire par des formules les résultats précédents. Jaquet donne pour l'hémoglobine de chien : $C^{758}H^{1203}N^{195}S^3FeO^{218}$; l'analyse de Kossel cadrerait avec la formule $C^{544}H^{823}N^{147}O^{147}S^2Fe$.

On admet aujourd'hui une formule en $C^{726}H^{1171}N^{191}S^3Fe$ correspondant à un poids moléculaire supérieur à 16 000. Les déterminations directes de Hüfner et Gansser ont donné 16 321.

L'hémoglobine est très altérable. Sèche, elle peut être portée quelque temps à 100° sans paraître s'altérer ; mais, en présence de l'eau, elle se détruit rapidement vers 80°, lentement à la température ordinaire.

C'est une substance légèrement acide, soluble dans les bases faibles, détruite par les acides et les alcalis concentrés, précipitée par le sous-acétate de plomb, les sels d'argent et de mercure.

L'hydrolyse acide dédouble l'hémoglobine en donnant les dérivés suivants : hématine (3 p. 100) ; alanine (4 p. 100) ; leucine et valine (29 p. 100) ; sérine (0,56 p. 100) ; ac. aspartique (4,43) ; acide glutamique (1,73) ; tyrosine (1,3) ; phénylalanine (4,2) ; proline (2) ; oxyproline (1) ; cystine (0,3) ; arginine (5) ; histidine (10,9) ; lysine (4,2). La richesse en histidine est à remarquer.

Les gaz inertes (H^2,N,CO^2), les réducteurs (sulfure ammo-

nique, sels ferreux, fer réduit), la putréfaction enlèvent de
l'oxygène à l'oxyhémoglobine et la transforment en hémoglobine réduite. Dans le vide, surtout vers 40°, l'oxyhémoglobine
abandonne également son oxygène et se réduit en se dissociant;
une molécule d'oxyhémoglobine perd une molécule d'oxygène.

Ce qui caractérise ces phénomènes de dissociation, c'est :
1° leur réversibilité ; 2° leur dépendance par rapport à deux

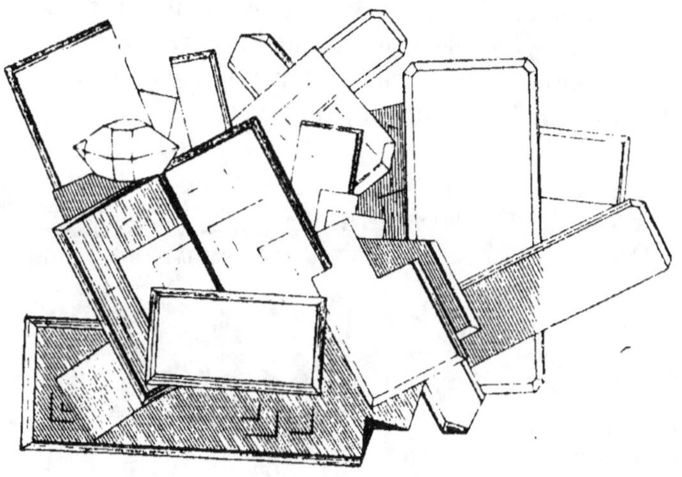

Fig. 31. — Bichlorhydrate d'histidine.

facteurs essentiellement importants : la température et la
tension de l'élément gazeux. Ainsi, à une température déterminée, à 37° par exemple, dans une atmosphère limitée, en vase
clos, l'oxyhémoglobine se dissocie en hémoglobine réduite et
en oxygène, jusqu'à ce que la tension de l'oxygène atteigne une
certaine valeur constante et caractéristique de la température.
La température vient-elle à s'élever, la dissociation s'accentue,
une nouvelle quantité d'oxygène devient libre, jusqu'à ce que
la tension du gaz ait acquis une valeur constante et caractéristique de cette nouvelle température. Inversement, si la température s'abaisse au-dessous de 37°, une partie de l'oxygène
libre est fixée de nouveau par l'hémoglobine, jusqu'à ce que la

tension du gaz resté libre ait atteint la valeur qui correspond à la température considérée. Il y a donc, entre l'hémoglobine et l'oxygène, un équilibre pour chaque température ; cet équilibre est défini par la *tension de dissociation*. Si la dissociation s'effectue dans un milieu indéfini, à l'air libre, ou si on enlève l'oxygène au fur et à mesure de sa production, à l'aide de la pompe à mercure par exemple, la tension de l'oxygène ne peut s'établir ; le gaz s'échappe continuellement et on arrive à la décomposition totale. Ces notions étaient indispensables à l'intelligence de la physiologie des phénomènes respiratoires.

La tension de dissociation n'est pas la même pour l'hémoglobine cristallisée dissoute et pour le sang.

TENSION de l'oxygène.	PRESSION atmosphérique totale.	QUANTITÉS P. 100 d'oxyhémoglobine non dissociée.	
	m.	Hémoglobine.	Sang.
5 millim........	23.8	36,1	35,8
10 —	47.7	52,4	»
20 —	95.4	68,8	53,34
25 —	119,3	73,3	»
30 —	142,8	76,7	67,29
40 —	190,4	81,5	74,51
50 —	238,0	84,6	81,11
100 —	477,0	91,7	»
159 —	757,0	94,6	»

L'oxyhémoglobine ne se comporte donc pas exactement de la même façon quand on l'étudie à l'état de pigment cristallisé dissous et dans le globule où elle est peut-être combinée à une albumine ou à des alcalis (voir ci-dessus, p. 226).

En solution aqueuse, l'oxyhémoglobine se dissocie lentement : le phénomène s'accélère *in vivo*, grâce à l'intervention d'une diastase adjuvante, l'*hémase*. La présence de l'acide carbonique des tissus contribue également à augmenter la vitesse de la dissociation (Bohr, Hasselbach et Krogh).

L'hémoglobine décompose l'eau oxygénée en dégageant de l'oxygène qui peut oxyder immédiatement certains composés

(teinture de gaïac, indol en solution dans la pyridine, etc., etc.),
pour donner des matières colorantes : avec la teinture de gaïac,
on obtient une coloration bleue ; l'indol fournit de l'indigo, bleu
également. Cette action catalysante appartient, semble-t-il, au
noyau ferrugineux, à l'hématine (DERRIEN).

L'hémoglobine peut fixer de l'iode pour donner un dérivé
iodé attaquable par la pepsine (KURAJEFF).

La pepsine attaque l'hémoglobine : la globine est peptonisée,
tandis que de l'hématine et de l'hémochromogène deviennent
libres (VON ZEYNEK). C'est ce qui explique la coloration
noire que prend le sang quand on le chauffe ou quand on
l'attaque par les sucs digestifs : l'hématine libérée colore la
masse en noir. Le sang qui a séjourné dans le tube digestif
est noir (hématémèse).

L'hémoglobine contracte des combinaisons cristallines avec
divers gaz. Ainsi, en saturant une solution d'hémoglobine
d'oxyde de carbone, ajoutant de l'alcool et faisant refroidir, on
obtient des cristaux rouges d'hémoglobine oxycarbonée, plus
stables que l'oxyhémoglobine et dont les bandes d'absorption,
moins larges et moins accusées, occupent, entre D et E, à peu
près la même position que les raies de l'oxyhémoglobine ; mais,
contrairement à ce qui ce passe pour l'oxyhémoglobine, ces
deux raies résistent à l'emploi des réducteurs, et la bande de
Stokes n'apparaît pas (planche I).

La stabilité de la carboxyhémoglobine permet de comprendre
le mécanisme de l'empoisonnement par l'oxyde de carbone. Ce
gaz se substituant à l'oxygène dans l'hémoglobine normale, les
globules ne remplissent plus leurs fonctions physiologiques,
ils n'apportent plus d'oxygène dans l'intimité des tissus :
l'asphyxie se produit. Toutefois, malgré sa stabilité, la combinaison oxycarbonée de l'hémoglobine peut, à la longue,
perdre son oxyde de carbone, sous l'influence d'un grand
excès d'oxygène, ce qui explique les bons effets de la respiration artificielle dans l'intoxication oxycarbonée.

Le tableau suivant montre bien que, toutes choses égales
d'ailleurs, l'hémoglobine oxycarbonée se dissocie plus difficilement que l'oxyhémoglobine :

TENSIONS de O^2.	PROPORTIONS d'hémogl.-O^2 non dissociée.	TENSIONS de CO.	PROPORTIONS d'hémogl.-CO non dissociée.
1 millim........	29,33	1 millim........	93,1
5 —	31,1	5 —	98,5
10 —	52,4	10 —	99,3
20 —	68,8	20 —	99,6
50 —	84,6	50 —	99,85
100 —	91,7	100 —	99,93

Le sang, dans l'empoisonnement par l'oxyde de carbone, manifeste les caractères décrits ci-dessus (les deux bandes, presque identiques à celles de l'oxyhémoglobine, ne donnant pas la bande de Stokes par les réducteurs). En outre, le sang oxycarboné fournit avec les oxydes métalliques et avec les sels (potasse, sublimé), ainsi qu'avec un certain nombre de composés organiques (tanin), des laques qui tranchent par leur couleur rouge clair sur les précipités plus sombres obtenus, dans les mêmes conditions, avec le sang normal [1].

On a préparé avec le bioxyde d'azote et l'hémoglobine légèrement ammoniacale une autre combinaison cristalline encore plus stable que la précédente et dont le spectre est presque identique : c'est l'hémoglobine bioxy-azotée. D'autres combinaisons avec l'acétylène, l'acide prussique et peut-être l'acide carbonique, ont été signalées ; elles sont peu connues.

Au contact de l'eau chaude, vers 70°, à froid et en présence des acides et des bases, l'oxyhémoglobine se détruit en donnant une matière albuminoïde du groupe des globulines, la *globine*, et un pigment ferrugineux, l'*hématine*, qui sera étudié plus loin. En même temps, un peu d'oxygène est fixé, tandis qu'une petite quantité d'acides gras (formique et acétique) devient libre. LAWROW a démontré que 100 grammes d'hémoglobine décomposés par HCl dilué donnent :

1. L'intoxication oxycarbonée s'accompagne de phénomènes complexes : l'acide carbonique et l'oxygène du sang diminuent, l'acide lactique augmente jusqu'à atteindre trois à quatre fois la teneur normale (SAIKI et WAKAYAMA).

Globine 94,09
Hématine 4,47
Autres produits 1,44

La **globine** est une matière albuminoïde insoluble dans l'eau, soluble dans les acides, précipitée par les alcalis : elle présente les réactions générales des matières protéiques et se rapproche du groupe des histones par sa teneur élevée en azote (16,89) et par la forte proportion (20,3 p. 100) de bases hexoniques (arginine, histidine et lysine) que fournit son dédoublement par les acides (SCHULZ, LAWROW).

3° Dérivés de l'hémoglobine. — Nous étudierons : l'hémoglobine réduite, la méthémoglobine, l'hématine, l'hémochromogène et l'hématoporphyrine.

a. *Hémoglobine réduite.* — Cette substance, qui existe dans le sang veineux et se produit par l'action des agents réducteurs sur l'oxyhémoglobine, s'obtient en faisant agir sur des cristaux de cette dernière, à l'abri de l'air, les bactéries d'un peu de sang putréfié. On dissout dans l'eau bouillie et ajoute de l'alcool; l'hémoglobine réduite cristallise (HÜFNER, NENCKI et SIEBER).

On obtient ainsi des cristaux rouge violet par transparence, verts par réflexion, absorbant énergiquement l'oxygène pour passer à l'état d'oxyhémoglobine.

Un gramme d'hémoglobine absorbe $1^{cc},35$ d'oxygène ou d'oxyde de carbone (DE SAINT-MARTIN) ; une molécule d'oxygène $O^2 = 32$ dégage 14,7 Calories en s'unissant à l'hémoglobine ; une molécule d'oxyde de carbone $CO = 28$ dégage 18,7 Calories, ce qui explique la stabilité plus grande de la carboxy-hémoglobine (BERTHELOT). L'hémoglobine réduite se combine avec l'oxyde de carbone, le bioxyde d'azote, l'acétylène. Elle donne, au spectroscope, la bande de réduction de Stokes (planche II).

b. *Méthémoglobine.* — Cette matière colorante, qui apparaît quelquefois dans l'urine (méthémoglobinurie) et dans les vieux foyers d'extravasation, se forme dans le sang à la suite de l'empoisonnement par le chlorate de potasse et autres agents oxydants. Elle prend naissance *in vitro* par l'action sur l'oxyhémoglobine d'oxydants énergiques (permanganate, nitrite d'amyle, ferricyanure de potassium), ou encore en présence de certains corps aromatiques (aniline, pyrogallol, kairine, bleu de méthylène). La présence des alcalis (carbonate ou bicarbonate de soude) enraie la formation de la méthémoglobine, *in vitro* comme dans l'organisme. Les alcalis sont de véritables contre-poisons des agents méthémoglobinisants (MASOIN).

C'est en ajoutant 3 ou 4 centimètres cubes d'une solution concentrée de ferricyanure de potassium à un litre d'une solution concentrée d'hémoglobine qu'on obtient, en additionnant d'alcool et refroidissant, la méthémoglobine cristallisée (HÜFNER et KÜLZ).

La méthémoglobine est un protéique ferrugineux ayant la même composition que l'oxyhémoglobine, dont elle ne diffère que parce que l'oxygène y est plus énergiquement combiné. C'est un corps en cristaux brunâtres, assez peu solubles dans l'eau, insolubles dans l'alcool et l'éther, donnant les spectres figurés planche I.

La méthémoglobine est de réaction acide. Comme l'hémoglobine, elle se dédouble sous l'influence des acides et des alcalis en globine et hématine ; elle fixe de l'oxyde de carbone et de l'hydrogène sulfuré et peut être ramenée par les réducteurs à l'état d'hémoglobine réduite, laquelle régénère à l'air l'oxyhémoglobine. La sulfométhémoglobine est caractérisée au spectroscope par une bande d'absorption dans le rouge ($\lambda = 610$ à $\lambda = 625$).

Quand l'oxyhémoglobine se transforme en méthémoglobine, 1 centimètre cube d'oxygène environ se dégage pour chaque gramme de pigment transformé. Donc, avant de se méthémoglobiniser, l'oxyhémoglobine passe à l'état d'hémoglobine réduite. VON ZEYNEK, qui a étudié ce phénomène, considère la méthémoglobinisation comme une migration moléculaire. D'après lui, dans l'oxyhémoglobine, l'oxygène faiblement combiné serait à un état représenté par :

$$\text{Hmgl.} \diagup\!\!\!\diagdown \begin{array}{c} \text{O} \\ | \\ \text{O} \end{array}$$

tandis que, dans la méthémoglobine, on aurait :

$$\text{Hmgl.} \underset{\diagdown OH}{\overset{\diagup OH}{\Big\langle}}$$

d'où stabilité plus grande et acidité, vérifiées d'ailleurs par l'expérience, de la méthémoglobine.

c. *Hématine*. — NENCKI et ZALESKI ont donné un procédé de préparation qui consiste à saturer de NaCl un litre d'acide acétique cristallisable ; on chauffe à 90° et ajoute 200 grammes de sang défibriné filtré sur mousseline. Par refroidissement, l'*hémine*, dérivé chlorhydrique de l'hématine, cristallise ; après vingt-quatre heures, on recueille l'hémine, lave, sèche et dissout dans du chloroforme contenant 2 à 3 p. 100 de quinine. La solution chloroformique, agitée, à son tour, avec de l'alcool faible acidulé par de l'acide chlorhydrique, lui cède l'hémine pure. Celle-ci, décomposée avec précaution par la potasse étendue, fournit l'hématine.

Les recherches de NENCKI, de KÜSTER et de BIALOBRZEWSKI ont montré que les divers modes de préparation ne donnaient pas la même hématine, celle-ci contractant des combinaisons avec les dissolvants dans lesquels elle cristallise (alcool amylique, acide acétique, etc.). D'ailleurs, les hématines des diverses espèces animales ne sont pas, non plus, identiques (CAZENEUVE et BRETEAU).

L'hématine est une poudre noire, insoluble dans la plupart des dissolvants, sauf dans les alcalis et l'alcool acidulé. Chauffée vers 200°, l'hématine se décompose sans fondre. En liqueur alcaline, elle donne au spectroscope une bande très accusée dont le centre est un peu en avant de la raie D ($\lambda = 618$), dans l'orangé, tandis que le spectre s'éteint vers le bleu. En liqueur acide, elle absorbe le violet et donne trois et même, pour certaines dilutions, quatre bandes, dont la plus large est dans le vert (voir planche II, p. 228). En solution neutre, on a deux bandes entre C et D rejetées un peu sur la droite (ARNOLD).

L'hématine, de formule $C^{34}H^{34}N^4FeO^5$, s'unit aux acides et forme en particulier un dérivé chlorhydrique cristallisé, brun (*hémine* de TEICHMANN) ; elle se combine aussi avec certains oxydes métalliques et avec le cyanure de potassium. C'est une substance stable, très résistante à l'action des ferments : elle traverse le tube digestif sans s'altérer sensiblement, ce qui démontre que l'administration de l'hémoglobine, en tant que médicament ferrugineux, est une pratique illusoire.

L'hématine peut se recombiner avec la globine provenant du dédoublement de l'hémoglobine et donner naissance à de la méthémoglobine que le sulfure ammonique transforme, à son tour, en hémoglobine réduite. Celle-ci, au contact de l'air, régénère l'oxyhémoglobine (BERTIN-SANS et MOITESSIER).

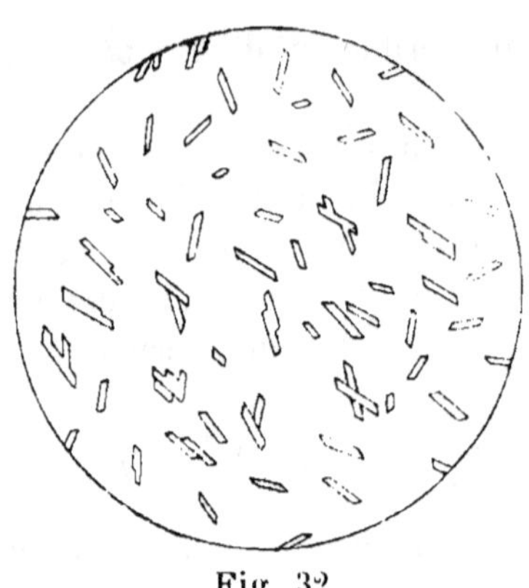

Fig. 32.

Cristaux d'hémine humaine.

L'hématine se combine avec l'acide acétique, l'alcool amylique ; elle possède deux oxhydriles OH ; l'action prolongée de l'eau bouillante l'altère (CAZENEUVE et BRETEAU).

Oxydée par le bichromate de soude en liqueur acétique, l'hématine se dédouble en deux portions à peu près égales :

1° Des pigments rouge brun riches en fer, solubles dans les alcalis :

2° Un *acide hématique* tribasique, bien cristallisé, $C^8H^9NO^4$ ou, en formule développée :

$$CH^3.C \underline{\qquad} C.C^2H^4.COOH$$
$$CO \qquad\qquad CO$$
$$NH$$

qui, sous l'influence de l'eau et des alcalis, perd NH^3 et se transforme en un anhydride, $C^8H^8O^5$,

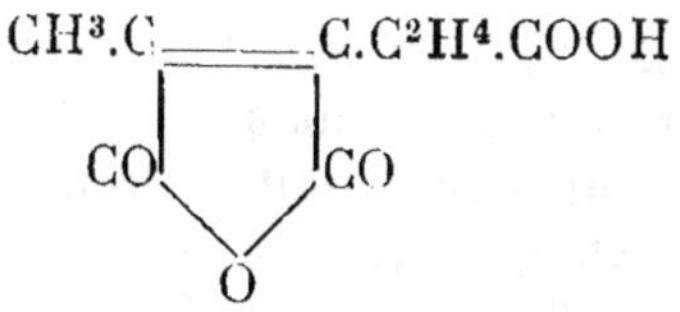

$$CH^3.C\underline{\qquad}C.C^2H^4.COOH$$
$$CO \qquad CO$$
$$O$$

L'acide hématique[1] se produit également dans l'oxydation de
la bilirubine (W. KÜSTER).

L'hématine ordinaire, qu'il vaut mieux appeler *oxyhématine* (LINOSSIER), traitée par les réducteurs alcalins, en présence
de la soude et en l'absence de l'ammoniaque et des albumines,
donne de l'*hématine réduite*, composé possédant des caractères
spectroscopiques définis et susceptibles de se transformer à l'air
en hématine ordinaire (BERTIN-SANS et MOITESSIER). Si la
réduction a lieu au contact de l'ammoniaque, des amines ou des
protéiques, la réduction va jusqu'à l'hémochrogène.

Quand on soumet l'hématine à une réduction énergique
en présence des acides, elle perd son fer et donne un produit
nouveau, la *mésoporphyrine* $C^{32}H^{36}N^4O^4$, d'où une réduction
plus énergique encore fait sortir l'hémopyrrol en $C^8H^{13}N$.

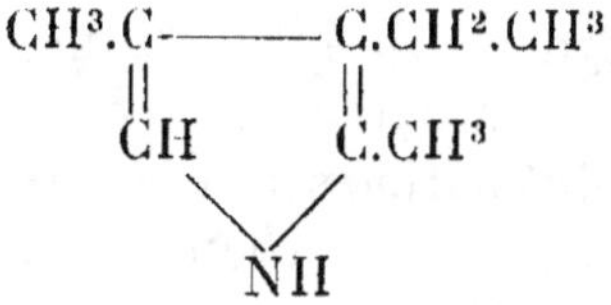

$$CH^3.C\underline{\qquad}C.CH^2.CH^3$$
$$CH \qquad C.CH^3$$
$$NH$$

Hémopyrrol.

Par l'action des acides forts (SO^4H^2, HCl), à l'air, on obtient
l'*hématoporphyrine* $C^{32}H^{36}N^4O^6$, dont il va être question.

Les alcalis, en décomposant l'hématine, en dégagent des
composés ternaires ayant la composition élémentaire des acides
gras (PIETTRE et VILA).

d. *Hémochromogène*. — HOPPE-SEYLER a obtenu ce pigment
cristallisé, en chauffant à l'abri de l'air l'hémoglobine en pré-

---

1. Déjà, en 1868, SCHULTZEN et RIESS avaient trouvé dans l'urine
de malades atteints d'atrophie aiguë du foie un acide en $C^8H^8O^4$;
or, dans le foie atteint d'atrophie aiguë, les extravasats sanguins
sont nombreux.

sence de la soude. On le prépare habituellement en traitant l'hématine en solution ammoniacale et toujours à l'abri de l'air, par un réducteur (hydrosulfite de soude, sulfures alcalins, tartrate ferreux, hydrate d'hydrazine).

On peut obtenir facilement des cristaux d'hémochromogène en traitant sur une lame porte-objet une goutte de sang frais par une goutte ou deux d'un mélange de : pyridine (2 parties), baume de Canada (1 partie). On chauffe doucement pour chasser la pyridine, après avoir recouvert la préparation avec un couvre-objet. Par refroidissement, l'hémochromogène donne des cristaux visibles à un faible grossissement. On peut aussi constater au microspectroscope le spectre de l'hémochromogène, réaction du sang encore plus sensible que le spectre de l'hémoglobine (SARDA et DERRIEN).

L'hémochromogène est une substance qui paraît être de formule $C^{34}H^{34}N^4FeO^2$ et dont les solutions rouge pourpre présentent le spectre très net à deux bandes, figuré planche III, page 228.

L'hémochromogène est très avide d'oxygène, qui le transforme en oxyhématine ordinaire ; il se combine avec l'oxyde de carbone et le bioxyde d'azote (LINOSSIER).

On considère l'hémochromogène comme le dérivé ferreux d'un composé dont l'hématine serait le dérivé ferrique.

e. *Hématoporphyrine.* — En chauffant doucement, à l'air, l'hématine avec de l'acide sulfurique un peu concentré, le fer est éliminé, de l'oxygène se fixe, et on obtient l'hématoporphyrine.

A l'acide sulfurique on substitue avec avantage une solution d'acide bromhydrique dans l'acide acétique (NENCKI et SIEBER). A 75 grammes d'acide acétique saturé à froid d'HBr on ajoute par petites quantités 5 grammes d'hémine ; on abandonne à froid trois ou quatre jours en agitant fréquemment; on verse dans un grand excès d'eau, filtre et sature par la soude ; l'hématoporphyrine se précipite. On la purifie par redissolution dans la soude et neutralisation à l'aide de l'acide acétique.

Poudre brunâtre, de formule $C^{33}H^{36}N^4O^6$, donnant des solutions brun rouge. Peu soluble dans l'eau, insoluble dans la benzine et le chloroforme, soluble dans les alcalis, l'alcool et les acides, présentant des caractères spectroscopiques figurés planche II, page 228.

L'hématoporphyrine donne des sels cristallisés dont elle est tantôt l'acide, tantôt la base (chlorhydrate, dérivé sodique).

Oxydée, elle fournit de l'acide hématique.

Elle donne la réaction de Gmelin, comme les matières colorantes de la bile. Du reste, la formule de l'hématoporphyrine et celle de la bilirubine paraissent très voisines, sinon identiques. C'est encore une preuve des relations étroites qui existent entre les pigments sanguins et les biliaires.

L'intoxication par le plomb, par le sulfonal, se compliquent fréquemment d'hématoporphyrinurie : ce syndrome urinaire apparaît aussi chez les ictériques, les constipés, les malades qui ont des hémorragies intestinales (Jolles, Stokvis, Garrod, Riva, Hopkins).

4° Origine de l'hémoglobine. — Le fer nécessaire à la formation de l'hémoglobine préexiste dans l'œuf, à l'état d'hématogène ou bien provient du sang maternel.

L'*hématogène* de Bunge est un composé complexe qui contient un groupement protéique donnant par hydrolyse des acides aminés, soudé à un noyau riche en fer (*hématovine*). C'est une sorte d'hémoglobine embryonnaire, non différenciée ; car on y trouve également du phosphore, de la magnésie, etc. (Hugounenq et Morel).

Chez l'embryon, l'hémoglobine apparaît de bonne heure ; chez le poulet, Wulf a constaté sa présence dans la moitié caudale de la tache germinative, dès le second jour de l'incubation. Chez les mammifères, à la naissance, le sang est très riche en hémoglobine, 18,86 p. 100 dans le sang du chien nouveau-né ; mais cette proportion n'est déjà plus que de 14 p. 100 après quarante-huit heures. Moreau a montré que le sang de l'enfant nouveau-né contenait également un excès d'hémoglobine : 14,84, au lieu de 12,04 chez l'adulte. En expérimentant sur le lapin, Abderhalden a vu qu'au moment de la naissance les quantités absolues d'hémoglobine sont très faibles, mais que, par rapport au poids du corps, elles sont cependant plus élevées qu'à aucune autre période de la vie. Le fer, qui n'est pas engagé dans la molécule de l'hémoglobine et se trouve diffusé dans les tissus, est également, chez le nouveau-né, en proportion plus élevée. Il constitue une réserve utilisée pendant la période de l'allaitement. Cette réserve est déposée dans le foie et évaluée à 0,25 p. 1000 chez le nouveau-né (voir p. 89). C'est du fer à l'état de combinaison organique. Après la naissance et tant que dure la lactation, la provision de fer diminue dans l'organisme, à cause de l'extrême pauvreté du lait en fer ; mais, dès que le jeune lapin peut manger des plantes vertes, la quantité de fer augmente rapidement, celles-ci étant, au contraire, riches en fer.

L'hémoglobine est soumise à un métabolisme incessant : elle se détruit et se reforme et on trouve dans le sang circulant de nombreux pigments qui sont les témoins de la destruction à ses divers stades de l'hémoglobine (NASSE, ZIMMERMANN, VIRCHOW). Inversement, d'après BARD et MALLET, on trouverait dans le sang normal, à côté de l'hémoglobine définitivement constituée, des hémoglobines en voie de formation et encore imparfaites : certains états pathologiques entraîneraient tantôt (chlorose) la prédominance de l'hémoglobine jeune, tantôt (cachexie) la prédominance de l'état adulte, suivant que l'hématopoïèse est conservée ou abolie. La différence entre les deux degrés évolutifs de l'hémoglobine se marquerait par ce fait que l'hémoglobine imparfaite possède tout son fer, mais que le pouvoir colorant n'est pleinement réalisé que dans la matière colorante définitivement constituée. Du moins, c'est ainsi que BARD et MALLET interprètent les divergences que présentent les dosages d'hémoglobine basés, d'une part, sur l'évaluation chimique du fer et, de l'autre, sur l'intensité colorante.

Quoi qu'il en soit, la reconstitution de l'hémoglobine a lieu, au moins en partie, à l'aide du fer des globules détruits : il est très douteux que l'ingestion des préparations ferrugineuses active la reconstitution de l'hémoglobine (GAULE).

C'est probablement dans la rate et surtout la moelle osseuse que l'hémoglobine se reconstitue, d'après les expériences de LAUDENBACH. La clinique et l'anatomie pathologique établissent que le foie est le siège le plus important de la destruction de l'hémoglobine.

De récents travaux ont mis à jour les analogies de structure que présentent les pigments sanguins et la chlorophylle des végétaux, et il est inutile de souligner l'importance de ces rapports au point de vue philosophique. C'est ainsi qu'en partant de la chlorophylle, on a obtenu un composé, la phylloporphyrine $C^{32}H^{36}N^4O^2$, très voisin par sa composition et ses propriétés de l'hématoporphyrine $C^{32}H^{36}N^4O^6$ et de la mésoporphyrine $C^{32}H^{36}N^4O^4$, obtenue par réduction de l'hématoporphyrine (Schunck et Marchlewski, Nencki et Zalesky). Les pigments dérivés de la chlorophylle, comme ceux dérivés de l'hémoglobine, donnent par oxydation les acides hématiques et, par réduction énergique, l'hémopyrrol; ils ont, par conséquent, un noyau identique, de structure pyrrolique :

$$
\begin{array}{ccc}
HC & \!-\!\!-\!\!-\! & CH \\
\| & & \| \\
HC & & CH \\
& \diagdown\!\diagup & \\
& NH &
\end{array}
$$

Le tableau suivant permet de se rendre compte de ces rapports :

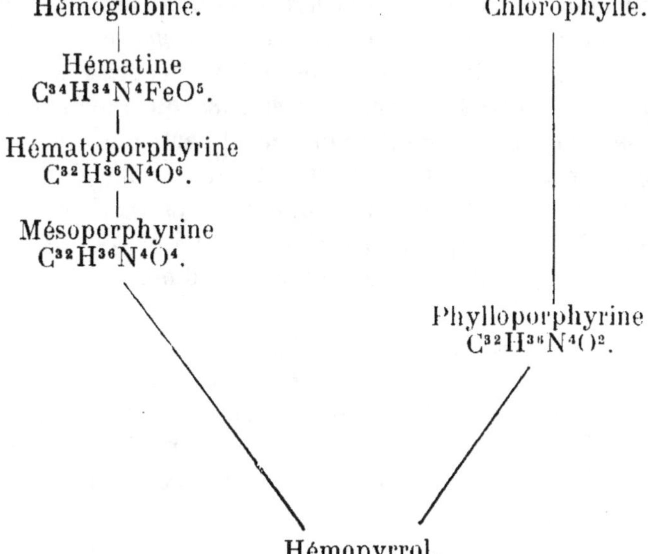

5° Pigments pathologiques dérivés de l'hémoglobine.
— Les globules rouges du sang, en se détruisant, soit dans le
sang circulant (anémie paludéenne, par exemple), soit dans
certains organes hématolytiques (foie, rate, moelle des os, etc.),
soit dans les foyers hémorragiques interstitiels (hémorragie
cérébrale, ecchymoses, etc.), donnent naissance à des pigments
solides, de forme, de nature et de réactions chimiques très
diverses.

α) L'*hématoïdine* (Virchow), pigment cristallisé, ne contenant pas de fer, se forme au centre des foyers hémorragiques, par
simple décomposition chimique, indépendamment de toute
intervention vitale des tissus (Neumann). L'identité de l'hématoïdine et de la bilirubine est aujourd'hui généralement
admise.

β) La *sidérine* (Quincke) ou *hémosidérine* (Neumann) ou
rubigine (Auscher et Lapicque) est un pigment amorphe,
donnant les réactions microchimiques des sels ferriques, c'est-à-
dire bleuissant par l'action successive du ferrocyanure de potassium et de l'acide chlorhydrique dilué, noircissant par le sulfure d'ammonium. Ce pigment, très important en anatomie
pathologique, a été rencontré d'abord par Virchow dans les
foyers hémorragiques et par Perls dans les viscères. Il est
constitué par de l'oxyde ferrique hydraté (Kunckel), peut-être
combiné dans certains cas à des protéiques (*hépatine, ferratine*).

Confirmant l'opinion ancienne de Langhans et les recherches
de Quincke, Neumann a démontré, en 1888, que l'intervention
des éléments cellulaires de l'organisme, et particulièrement des
leucocytes, est nécessaire pour transformer l'hémoglobine en
hémosidérine ; l'hémosidérine n'apparaît qu'à la périphérie
des foyers hémorragiques, au contact des tissus, tandis qu'au
centre des caillots, il se forme de l'hématoïdine.

A la suite de nombreux états pathologiques, tous caractérisés
par une destruction globulaire intense et rapide, l'hémolyse
intravasculaire s'accompagne de la mise en liberté de l'hémoglobine ; cette hémoglobine, — qui, dans les conditions normales de destruction et de néoformation sanguines physiologiques, ou bien sert à reconstituer de nouveaux globules rouges,

ou bien est éliminée sous forme de pigments solubles par la bile et l'urine, — cette hémoglobine en excès est reprise par les cellules de certains tissus ou organes et transformée en pigment ferrugineux. On trouve alors de l'hémosidérine en quantité plus ou moins considérable dans le foie, le pancréas, la rate, la moelle osseuse, les ganglions lymphatiques, les reins, les glandes salivaires et sudoripares, le cœur, etc. On donne à cet état anatomo-pathologique le nom d'*hémosidérose*. Le foie est toujours l'organe le plus surchargé de pigment ferrugineux ; ses lésions (dégénérescence graisseuse, cirrhose) jouent incontestablement un rôle favorisant pour le dépôt de la sidérine dans les cellules hépatiques.

Parmi les nombreuses cachexies au décours desquelles les viscères peuvent se surcharger de pigment ferrique, il faut signaler l'anémie pernicieuse (QUINCKE), le diabète (HANOT et CHAUFFARD), le paludisme chronique (KELSCH et KIENER), les cirrhoses du foie, la phtisie pulmonaire, le cancer, etc., etc., maladies qui s'accompagnent toutes de destruction des globules rouges et souvent de lésions de la cellule hépatique.

Expérimentalement, QUINCKE, en 1880, a reproduit la sidérose viscérale en rendant les chiens pléthoriques par injection intraveineuse de sang de chien défibriné, ou bien en leur faisant des transfusions péritonéales, démontrant ainsi la pathogénie exacte de la surcharge pigmentaire viscérale. MINKOWSKI et NAUNYN, KIENER et ENGEL, d'autres auteurs encore sont arrivés au même résultat, en se servant de poisons destructeurs des hématies (hydrogène arsénié, sulfure de carbone, toluylène-diamine, etc.).

§ 5. — LES GAZ DU SANG ; OXYGÉNATION DES TISSUS

Dans le vide de la pompe à mercure, le sang abandonne des gaz : l'oxygène, l'acide carbonique et l'azote. La proportion de ces divers gaz, rapportée à 100 centimètres cubes de sang, est la suivante, chez le chien :

14.

| | SANG ARTÉRIEL. | SANG VEINEUX. |
	c. c.	c. c.
O	20	12
CO_2	43	50
N	2	2

Il faut ajouter une petite quantité d'argon ($0^{cc},41$) par litre de sang, d'après REGNARD et Th. SCHLŒSING, et $1^{cc},4$ par litre d'oxyde de carbone (DE SAINT-MARTIN et NICLOUX). Ce dernier gaz existerait même dans le sang du fœtus au moment de la naissance (DE SAINT-MARTIN).

Si la solubilité suffit à expliquer le teneur du sang en acide carbonique, il n'en est pas de même de l'oxygène et de l'azote. Au contact de l'air où l'oxygène est à la pression de $1/5^e$ d'atmosphère environ, le sang, en admettant que son pouvoir dissolvant pour l'oxygène fût égal à celui de l'eau, ne devrait en dissoudre que $0^{cc},755$ p. 100 ; il en absorbe 20 à 30 fois plus. C'est qu'il ne s'agit pas d'un phénomène physique, mais bien d'une combinaison chimique : l'oxygène est uni à l'hémoglobine sous la forme d'une combinaison instable qui porte ensuite dans l'intimité des tissus l'oxygène qui doit y être consommé.

Il ne faut pas négliger toutefois l'oxygène dissous par le plasma en vertu d'un phénomène physique. Si faible que soit cette quantité, elle joue un rôle prépondérant dans la respiration. C'est l'oxygène dissous dans le plasma qui est offert directement aux cellules et aussitôt remplacé à mesure qu'il disparaît par l'oxygène venu du globule. Inversement, quand l'oxygène se fixe sur le sang, c'est d'abord dans le plasma qu'il pénètre pour s'écouler ensuite dans le globule où l'hémoglobine le fixe. L'oxygène du plasma est donc l'intermédiaire indispensable : le globule rouge sert seulement de réservoir et de régulateur. « C'est par l'intermédiaire du plasma que ce réservoir se remplit au niveau du poumon et qu'il se vide au niveau des tissus, et l'alternance de ces deux phénomènes est réglée par la tension de l'oxygène dans le plasma. Quand cette tension augmente, le réservoir se remplit ; quand elle diminue, le réservoir se vide » (LAMBLING).

La majeure partie de l'acide carbonique du sang ne se trouve pas dans le plasma à l'état de dissolution, mais seulement une

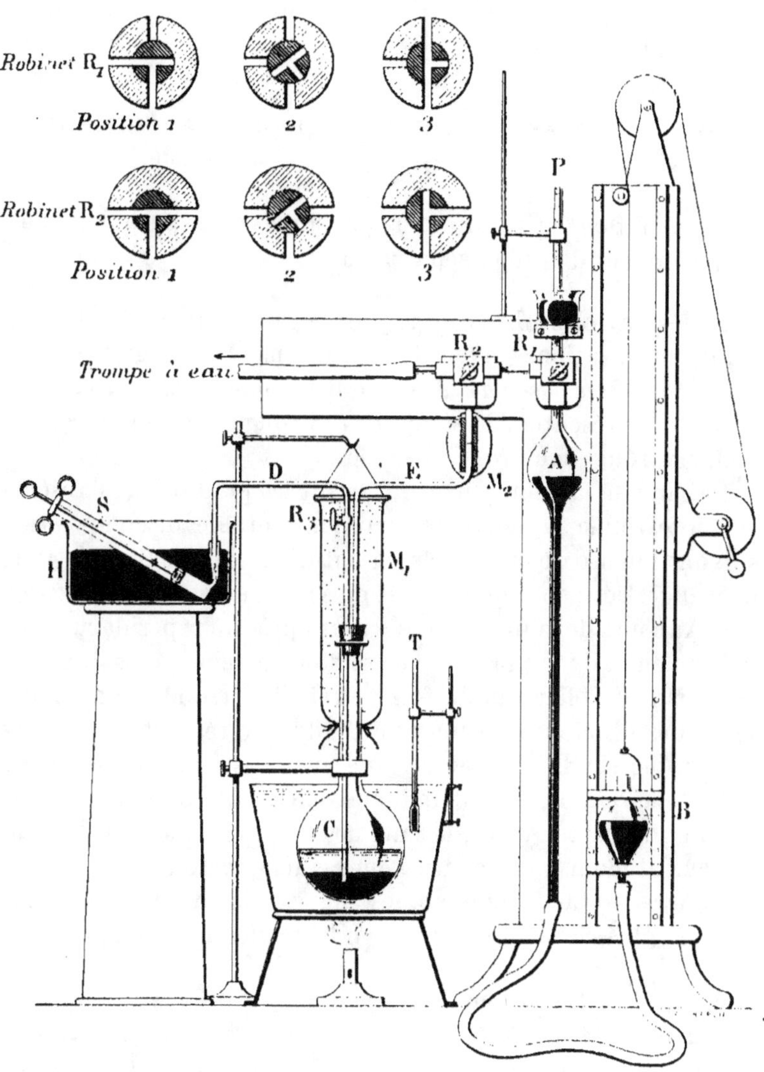

Appareil pour l'extraction des gaz du sang.

fraction minime, 5 p. 100 environ ; le reste est à l'état de bicarbonate, c'est-à-dire fixé par le carbonate de soude du sang

(50 p. 100) et en combinaison avec les albumines (45 p. 100) (Bohr). Il y aurait aussi une petite quantité d'acide carbonique dans le globule.

§ 6. — Variations de la composition chimique du sang

Elles sont de deux ordres : les physiques et les pathologiques, qu'il convient d'étudier séparément.

1° Variations physiologiques. — La composition du sang subit des variations suivant les conditions physiologiques.

a. *Territoires vasculaires.* — Tout le monde connaît la différence que présentent le sang artériel rouge vermeil et le sang veineux, rouge sombre.

Le sang de la veine porte, qui reçoit les produits de l'absorption intestinale, présente des variations notables de composition suivant l'heure de la journée, la nature des aliments, l'activité de la digestion ; en général, il est plus riche en matériaux extractifs. Au cours de la digestion, surtout après un repas de sucre ou de féculents, il y a plus de glucose dans la veine porte que dans les vaisseaux efférents du foie ; c'est l'inverse chez l'animal à jeun. Ces différences tiennent à l'influence régulatrice exercée par le foie sur la mise en réserve et la distribution du sucre.

Dans le rein, le sang abandonne, entre autres substances, de l'eau et de l'urée ; aussi, le sang des veines rénales est-il moins aqueux et moins riche en urée que celui des artères.

b. *Sexe.* — Chez l'homme, le sang est plus dense que chez la femme, plus riche en globules, en hémoglobine et en principes solides.

c. *Age.* — L'âge amène aussi des modifications : augmentation de la fibrine à l'époque de la puberté, de la cholestérine pendant la vieillesse. La richesse globulaire atteint son maximum de vingt à vingt-cinq ans, se maintient ou décroît légèrement jusqu'à quarante-cinq ans environ, puis s'abaisse notablement.

Le sang du nouveau-né est plus riche en hémoglobine que le

sang de l'adulte (Leichtenstern, Hugo Winternitz, Moreau.)

Le sang des règles contient, en moyenne, $0^{mmg},28$ p. 1000 d'arsenic (A. Gautier) : l'iode est quatre fois plus abondant dans le sang menstruel ($0^{mm},11$ p. 1000) que dans le sang normal (P. Bourcet).

d. *Altitude.* — A la suite d'une diminution de la pression atmosphérique, l'organisme s'adapte à son nouveau milieu et multiplie dans un air plus raréfié la surface d'oxygénation : les globules et l'hémoglobine augmentent. C'est ce qu'a montré Rosenqvist en faisant vivre des animaux sous une cloche à pression réduite (450 millimètres de mercure correspondant à 4 000 mètres d'altitude). En dix-neuf jours, la proportion d'hémoglobine s'était élevée à 14,7 p. 100. Giacosa a constaté des faits analogues sur le Mont-Rose (4 630 mètres). Suter et Jaquet ont fait des expériences comparatives à Bâle (265 mètres) et à Davos, dans l'Engadine, à 1600 mètres ; des cobayes, qui avaient vécu dans ces deux stations, ont été sacrifiés : par des lavages intravasculaires avec du chlorure de sodium à 1/100, on a extrait et dosé l'hémoglobine. Les animaux qui avaient été transportés à Davos ont fourni 104 centimètres cubes de sang à 14,95 p. 100 d'hémoglobine ; ceux qui étaient restés à Bâle ont donné $90^{cc},9$ de sang à 12,07 d'hémoglobine seulement. L'augmentation relative et absolue est manifeste.

Inversement, dans l'air comprimé, le nombre des globules diminue (Doyon et Morel).

2° Variations pathologiques. — La composition chimique du sang éprouve des modifications par suite de certains procès pathologiques.

α) La fibrine augmente notablement dans les phlegmasies franches, telles que la pneumonie, le rhumatisme articulaire aigu, etc. (Andral et Gavarret); il en est de même pour la sérumglobuline.

β) Chez les anémiques, l'hémoglobine s'abaisse, dans les cas graves, jusqu'au quart et même au huitième seulement de la proportion normale ; même observation pour la chlorose. Cette diminution est peut-être due à l'accumulation sur un point de l'économie (la rate, le foie ou les organes génitaux) de matériaux indispensables à l'édification de l'hémoglobine, le fer par exemple ; ainsi s'expliquerait la fréquence de la chlorose chez les jeunes filles, à l'époque de la puberté.

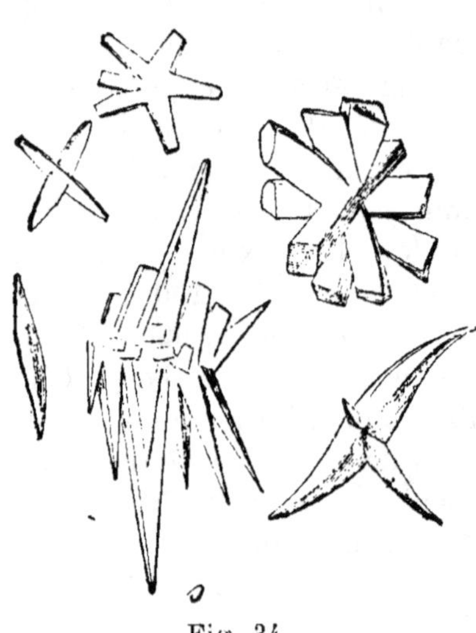

Fig. 34.

Cristaux de Charcot.

γ) Dans la leucocythémie que BARD considère comme un cancer du sang, la proportion des leucocytes, au lieu d'être de 1/500 ou de 1/1000 par rapport aux globules rouges, est de 1/6 ou même 1/3 ; le sang est purulent, il contient de la xanthine, de l'hypoxanthine et autres bases provenant du dédoublement des nucléines ; on y trouve aussi un peu de gélatine. Après la mort, on y voit apparaître des cristaux incolores, aciculés, dits *cristaux de Charcot*, constitués par du phosphate de spermine peut-être combiné avec du phosphate de chaux.

Le sérum est plus riche en chaux, plus pauvre en cholestérine ; les éléments globulaires (hémoglobine, fer, potasse) diminuent, l'acide phosphorique est augmenté (ERBEN).

δ) Le sang des goutteux est riche en urate de soude (on en a trouvé jusqu'à 0^{gr},15 par litre). Si on ajoute à une goutte de sérosité de vésicatoire provenant d'un goutteux une trace d'acide acétique et qu'on introduise dans le mélange un fil de soie, on voit, après vingt-quatre heures, des cristaux d'acide urique déposés sur le fil. Le sang normal ne donne jamais cette réaction (GARROD) ; mais on la trouve, par contre, chez des malades atteints de néphrite. La réaction de Garrod n'est donc pas spécifique de la goutte. L'alcalinité du sang des goutteux ne paraît pas diminuée (MAGNUS-LÉVY).

ε) Au cours du diabète, la teneur du sang en sucre dépasse le chiffre normal, $0^{gr},09$ p. 100, et atteint $0^{gr},2$, ou même $0^{gr},6$. Au sucre vient quelquefois s'ajouter l'acétone ; l'alcalinité du sang diminue notablement, de plus d'un tiers. Dans le coma diabétique, on trouve, à côté de l'acétone et d'un excès de sucre, de l'acide acétylacétique et de l'acide β-oxybutyrique. On a vu plus haut (p. 192) par quel mécanisme se forment les corps acétoniques. Nous aurons l'occasion d'y revenir. Aucun de ces composés ne possède d'action toxique véritable ; mais les deux acides acétylacétique et β-oxybutyrique, en diminuant l'alcalinité du sang, contribuent à créer l'état dyscrasique désigné sous le nom d'*acidose*. La diminution de l'alcalinité du sang est de règle dans le diabète.

ζ) Les maladies infectieuses provoquent la formation dans le sang d'agents spéciaux (agglutinines, précipitines) dont l'étude et les applications au diagnostic et à la thérapeutique ressortissent encore actuellement à la bactériologie et à la médecine expérimentale.

CHAPITRE II

ANALYSE DU SANG

Nous donnerons dans ce chapitre quelques renseignements sur les méthodes analytiques les plus usitées pour le dosage des éléments du sang.

§ 1. — DOSAGE DE QUELQUES ÉLÉMENTS SPÉCIAUX

1° Hémoglobine. — On la dose par les méthodes chimiques ou optiques.

A. MÉTHODES CHIMIQUES. — On incinère au rouge sombre naissant un poids exactement déterminé de sang ; tout le fer de l'hémoglobine passe à l'état d'oxyde ferrique Fe^2O^3. On reprend par l'acide chlorhydrique dilué, on réduit le peroxyde de fer par le zinc bien pur et on titre au permanganate $n/100$.

On peut aussi ajouter du sulfocyanate de potasse et titrer colorimétriquement, en suivant les prescriptions du procédé de LAPICQUE. Dans ce cas, 2 grammes de sang suffisent. Du poids de fer trouvé, on déduit le poids de l'hémoglobine, sachant que celle-ci renferme 0,30 p. 100 de fer.

B. MÉTHODE FERROMÉTRIQUE. — Les méthodes précédentes, d'ailleurs assez délicates, ont l'inconvénient d'exiger au moins 2 grammes de sang, quantité dont on ne dispose pas toujours en clinique. JOLLES a imaginé une méthode qui ne met en œuvre que 0,05, soit une goutte.

Voici le principe de ce procédé : on aspire le sang d'une piqûre à l'aide d'une pipette capillaire qu'on remplit jusqu'au

trait 0,05. On refoule le sang dans une petite capsule de platine ;
à plusieurs reprises, on lave la pipette par aspiration, en ajoutant au sang les liqueurs de lavage ; le tout est évaporé au bain-
marie, après addition de $0^{gr},10$ de bisulfate de potasse, puis
porté au rouge sur un bec Bunsen jusqu'à fusion tranquille et
destruction complète de la matière organique. Après refroidissement, on dissout à douce température dans 5 centimètres
cubes d'eau ; on verse dans un tube gradué ; on lave la capsule
et réunit les eaux de lavage à la liqueur primitive jusqu'au
volume total de 10 centimètres cubes. On ajoute 1 centimètre cube d'acide chlorhydrique à 1/3, puis une solution de
sulfocyanate d'ammoniaque à 7,5 p. 100, pour parfaire exactement le volume de 15 centimètres cubes.

D'autre part, on prépare un liquide étalon dont chaque centimètre cube contient $0^{gr},0005$ d'oxyde de fer et $0^{gr},10$ de sulfate
de potasse : on prend un volume exactement connu (5 à 8 c.c.) de
cette liqueur auxquels on ajoute de l'eau jusqu'à 10 centimètres
cubes, puis 1 centimètre cube HCl à 1/3 et du sulfocyanate à
7,5 p. 100 jusqu'à volume final de 15 centimètres cubes. Il n'y
a plus qu'à comparer la liqueur préparée à partir du sang avec
le liquide type, soit à l'aide du colorimètre de DUBOSCQ, soit
avec le colorimètre spécial de JOLLES, appelé *ferromètre*.

C. MÉTHODES OPTIQUES. — On s'adresse le plus souvent aux
méthodes optiques, soit qu'il s'agisse de déterminations approximatives, suffisantes en clinique, soit pour les dosages plus
précis de la chimie biologique.

a. *Procédés cliniques.* — Les appareils cliniques sont ceux de
HAYEM, MALASSEZ et HÉNOCQUE.

HAYEM examine comparativement deux cellules de verre
de même dimension : l'une contient une dilution à un titre
connu du sang à examiner ; l'autre contient de l'eau distillée.
On fait passer au-dessous de celle-ci une série de papiers teints
en rouge sang, dont la coloration varie d'intensité et tels que
chacun correspond à une teneur déterminée en hémoglobine.
Quand les deux cellules sont colorimétriquement égales, c'est que
la richesse du sang est celle du titre indiqué par le papier coloré.

Dans l'*hémochromomètre* de MALASSEZ, on compare à un étalon de picrocarmin ammoniacal dont la teinte correspond exactement à celle d'une solution d'hémoglobine de richesse connue, on compare, disons-nous, une dilution de sang ou d'hémoglobine, placée dans une cuve prismatique qu'une crémaillère fait mouvoir devant l'œil de l'observateur. Ce dispositif permet aux rayons lumineux de traverser des épaisseurs variables de la solution à examiner. Quand l'égalité des teintes est perçue pour le picrocarmin et le sang, on lit sur une graduation de l'appareil l'épaisseur de sang traversée ; une table transforme ces résultats en hémoglobine.

HÉNOCQUE a construit deux appareils : l'*hématoscope* simple et l'*hématoscope* avec analyseur chromatique.

Le premier se compose de deux lames de verre bien dressées, fixées l'une au-dessus de l'autre, non pas parallèlement, mais de façon à former un angle dièdre très aigu. Dans l'interstice des deux lames, on introduit deux ou trois gouttes de sang empruntées au doigt, par exemple. On a ainsi une petite cuve dont l'épaisseur va croissant ; on la dépose sur une plaque de fonte émaillée portant une graduation empirique. A gauche, sous une faible épaisseur, les chiffres seront visibles ; puis, sous des épaisseurs croissantes de sang, ils s'estomperont et finiront par disparaître. L'instrument est gradué de telle sorte que le dernier chiffre visible exprime, en centièmes, la teneur en hémoglobine. Ce procédé est expéditif, mais n'est pas très exact : dans les cas d'hyperglobulie, par exemple, l'opacité due à l'excès de globules est attribuée à l'hémoglobine ; avec le sang leucocythémique, l'appareil fournirait des résultats complètement erronés.

Au lieu de faire une piqûre au doigt, HÉNOCQUE dose l'hémoglobine du sang circulant dans les tissus à l'aide d'un analyseur chromatique et d'un petit spectroscope à vision directe. En plaçant l'extrémité du doigt, la lèvre, le pavillon de l'oreille ou même la main devant le collimateur du spectroscope, on peut voir les deux bandes d'absorption de l'hémoglobine, à la condition d'exposer la partie qu'on examine à une vive lumière et, mieux encore, au soleil ; un disque mobile, adapté à l'appareil, permet de placer devant la fente des verres colorés et méthodiquement gradués qui atténuent ou éteignent les bandes de l'oxyhémoglobine. Les bandes disparaissent avec un verre plus ou moins épais, ce qui permet de déterminer la quantité d'oxyhémoglobine, en lisant le chiffre gravé au-dessous du dernier verre qui laisse encore distinguer la première bande d'absorption.

Ce procédé n'est pas précis ; mais, il permet de répéter les

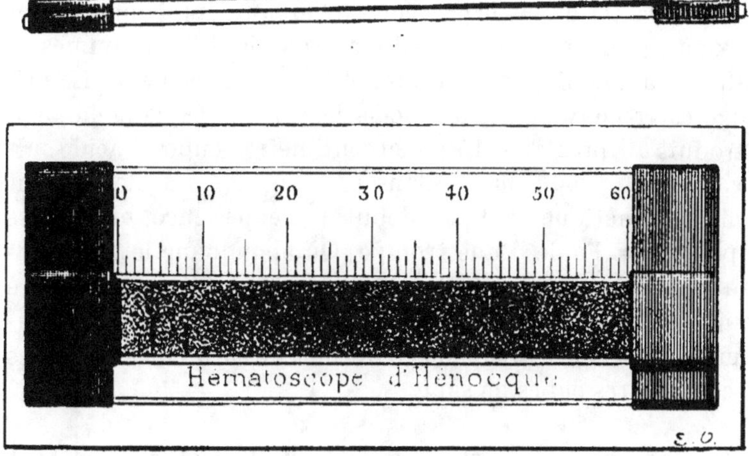

Fig. 35.

observations, sans pratiquer ni incision, ni piqûre. De plus, on peut, en ligaturant le doigt placé au grand jour devant la fente du spectroscope, noter le temps nécessaire pour que les deux bandes de l'oxyhémoglobine disparaissent et donnent lieu à l'apparition de la bande de Stokes ; ce temps mesure la vitesse de réduction de l'hémoglobine. Cette vitesse est normalement de 70 secondes ; elle est plus grande dans la fièvre.

b. *Procédé scientifique.* — La méthode spectrophotométrique, beaucoup plus exacte que les précédentes, est la méthode d'élection en chimie biologique.

C'est une méthode empruntée à la physique et dont la description ne saurait trouver place ici [1].

2° Hémo-alcalimétrie. — On opère sur le sérum et non sur le sang. On dilue, à l'aide d'une pipette spéciale, 50 millimètres cubes de sérum dans un centimètre cube d'eau et on titre, en présence d'une goutte de phénolphtaléine, avec de l'acide sulfurique à 1 1000° (DROUIN). On substitue avec avantage l'acide tartrique à l'acide sulfurique : plusieurs auteurs préfèrent, comme indicateur, le lacmoïde à la phtaléine ou au tournesol.

SALKOWSKI a donné le procédé suivant qui semble plus rigoureux : à 20 centimètres cubes de sang on ajoute 20 grammes de sulfate d'ammoniaque cristallisé et 20 grammes d'eau. Le mélange est recouvert d'une cloche de verre sous laquelle on a introduit au préalable 10 ou 20 centimètres cubes d'acide sulfurique à 1/1000°, placés dans une capsule. La cloche doit fermer hermétiquement ; au début de l'expérience, on abaisse la pression à l'aide d'une trompe. On abandonne le tout pendant six heures ; les alcalis du sang dégagent une quantité équivalente d'ammoniaque qui, à son tour, sature l'acide sulfurique. La perte de titre de ce dernier mesure l'alcalinité des 20 centimètres cubes de sang.

3° Fibrine. — Le dosage de la fibrine s'effectue en battant avec un petit balai d'osier un échantillon de sang dont le poids est connu. Les filaments de fibrine sont réunis dans un nouet qu'on lave à l'eau froide. La fibrine, complètement décolorée, est ensuite lavée à l'eau pure, à l'alcool, à l'éther, enfin desséchée à 110° et pesée.

4° Glucose. — Vingt grammes de sang environ sont reçus dans une capsule tarée qu'on repèse ensuite, ce qui donne le poids exact de la prise d'essai. On ajoute un poids égal de sulfate de soude non effleuri, quelques gouttes d'acide acétique

---

1. Voir, pour plus de développements : LAMBLING, *Analyse des liq. et des tissus de l'organisme (Encyclopédie chimique de Frémy)* et BRANLY [*Ann. Chim. et Phys.* (5e série), t. XXVII, p. 246].

et on fait bouillir. Quand le coagulum devient noir, on étend d'eau, on exprime à chaud, on amène à un volume connu et on titre à la liqueur de Fehling (Cl. Bernard).

On substitue avec avantage à la titration directe la méthode de G. Bertrand, dont il sera question ultérieurement (voir au chapitre de l'urine). Elle consiste à préparer extemporanément la liqueur de Fehling et à faire agir sur elle, dans des conditions bien précises, le liquide sucré. On recueille l'oxyde cuivreux; on l'oxyde avec une solution de sulfate ferrique et on titre au permanganate le sulfate ferreux formé par réduction.

Le dosage du glucose par réduction donne des résultats qui ne sont pas rigoureusement exacts, à cause de la présence dans le sang d'un corps réducteur autre que le glucose (Hédon, Hanriot). Pour les dosages très précis, il vaut mieux avoir recours à la fermentation.

CHAPITRE III

LA LYMPHE

La lymphe est une humeur qui a des connexions étroites avec
le sang. On admet qu'elle provient de l'extravasation dans les
espaces lacunaires du tissu conjonctif d'une certaine quantité
de plasma sanguin, lequel imprègne les cellules, assure leur
nutrition et élimine leurs déchets.

La lymphe est collectée dans des vaisseaux particuliers analogues aux veines et accompagnant celles-ci dans leur trajet.
Ces canaux s'anastomosent, rencontrent des organes spéciaux,
les ganglions, et, après s'être réunis en un tronc principal, le
canal thoracique, s'abouchent dans le système veineux par
la sous-clavière.

1° Propriétés générales. — La lymphe est un liquide limpide ou opalin, de couleur ambrée, de réaction alcaline, de
densité comprise entre 1 012 et 1 022, de concentration moléculaire exprimée par l'abaissement du point de congélation $\Delta =$
— 0°,625 (Fano et Botazzi). Elle tient en suspension : des globules blancs, dont il a déjà été question à propos du sang, un
très petit nombre de globules rouges et des granulations graisseuses. Le chiffre des leucocytes est, en moyenne, de 8 à 10 000
par millimètre cube ; mais on observe de grandes variations
autour de cette moyenne.

La lymphe se coagule à sa sortie des vaisseaux, par un mécanisme analogue à celui du sang ; mais elle fournit beaucoup
moins de fibrine (de 0^{gr},4 à 0^{gr},8, au lieu de 2 à 4 grammes, par
litre). Le liquide qui se sépare du caillot porte le nom de sérum
lymphatique ; il ne diffère du plasma de la lymphe que par
l'absence de fibrine.

2° Plasma. — On trouvera ci-dessous deux analyses comparatives dues à C. Schmidt et à Lehmann : l'une se rapporte au plasma sanguin, l'autre à la lymphe :

	Plasma sanguin.	Lymphe.
Eau	902,90 p. 1 000	986,34 p. 1 000
Résidu fixe	97,10 —	13,66 —
Fibrinogène	4,05 —	1,07 —
Autres protéiques	78,84 —	2,30 —
Matières extractives	5,66 —	1,31 —
Sels minéraux	8,55 —	4,78 —

Le fibrinogène une fois séparé par coagulation, il reste dans le sérum lymphatique des albumines qui paraissent être très voisines, sinon identiques, avec celles du sérum sanguin (globuline, sérine, peptones). La proportion en est moins élevée, la lymphe étant plus diluée que le sang.

Les matériaux extractifs sont nombreux : graisses, savons, amidostéarine, lécithine, urée ($0^{gr},1$ à $0^{gr},2$ p. 100), glucose ($0^{gr},5$ à $1^{gr},5$ p. 1000). La lymphe coagule le lait (Floresco).

Chez l'homme, d'après Hensen et Dæhnardt, la composition chimique des sels serait la suivante :

Chlorure de sodium ($NaCl$)	$6^{gr},14$ par litre de lymphe.	
Soude (Na^2O)	0,57	—
Potasse (K^2O)	0,49	—
Anhydride phosphorique (P^2O^5)	0,33	—
Chaux (CaO)	0,13	—
Magnésie (MgO)	0,02	—
Peroxyde de fer (Fe^2O^4)	0,006	—
Acide carbonique combiné (CO^2)	0,64	—
Acide sulfurique (SO^4H^2)	traces.	—

La lymphe tient en dissolution de très petites quantités d'oxygène et d'azote, avec beaucoup d'acide carbonique (35 à 45 p. 100, en volume).

3° Leucocytes. — Ce sont de véritables cellules (puisqu'ils sont pourvus d'un noyau), mobiles, indépendantes, se déformant facilement dans leurs mouvements amiboïdes, douées d'une activité chimique très intense. Les leucocytes sont incolores, réfringents, de forme arrondie, de diamètre variable

(6 à 10 μ) ; ils présentent, au centre d'une atmosphère granuleuse de protoplasma, un noyau segmenté en plusieurs lobules que l'acide acétique met en évidence.

Les globules blancs renferment des matières protéiques et surtout des nucléo-protéides, de la lécithine, de la cholestérine, du glycogène, des sels minéraux.

On y a décelé la présence d'un grand nombre de diastases : le principe qui intervient dans la formation du fibrine-ferment, des oxydases, de la lipase, un ferment coagulant et protéolytique que le globule blanc met en œuvre pour corroder et dissoudre des exsudats et même des cellules atteintes par certains procès pathologiques.

Voici une analyse de globules blancs, supposés secs ; elle est due à Hoppe-Seyler :

Albumines et nucléo-protéides	47,9 p. 100
Insoluble	20,5 —
Lécithines et graisses	14.8 —
Cholestérine	7.4 —
Extractif	4,4 —
Cérébrine	5.2 —
Sels	1.8 —

4º Chyle. — La lymphe est une des humeurs dont la constitution et la composition chimique subissent les plus grandes variations. Ainsi, la lymphe qui circule dans les vaisseaux lymphatiques intestinaux pendant la digestion est un liquide jaunâtre, trouble, laiteux, tenant en suspension de fines gouttelettes graisseuses. C'est le chyle, dont voici la composition, chez l'homme :

	Hoppe-Seyler.	N. Paton.
Eau	940,7 p. 1 000	943-958 p. 1 000
Résidu fixe	59,3 —	56-42 —
Fibrinogène Autres albumines	36,7 —	11-13 —
Graisses	7,23 —	
Cholestérine	1,32 —	
Lécithines	0,83 —	25 27 —
Acides gras, savons, extractif	0,60 —	
Sels minéraux	6,80 —	6,25 —

Panzer a publié des résultats à peu près identiques sur du chyle éliminé par une femme dont le canal thoracique avait été ouvert au cours d'une intervention opératoire.

Erben a donné de la matière grasse de chyle l'analyse suivante :

```
Acides gras libres...........................   1.68 p. 100
Graisses neutres.............................  95.98  —
Lécithines ..................................   0,56  —
Cholestérine.................................   1,71  —
```

Ces graisses donnent à la saponification 10,71 p. 100 de glycérine et contiennent, à côté des acides gras ordinaires, une proportion élevée (25 p. 100) d'un acide oxystéarique en $C^{18}H^{36}O^3$, fusible à 51°, 5.

L'alimentation imprime à la composition moyenne du chyle d'importantes variations.

CHAPITRE IV

TRANSSUDATS ET EXSUDATS

PATHOLOGIQUES

Sous l'influence de causes diverses (compressions vasculaires, inflammations de séreuses, lésions de la peau ou du tissu cellulaire sous-cutané, etc.), des liquides très analogues à la lymphe et, d'ailleurs, originaires des vaisseaux sanguins ou lymphatiques, s'infiltrent dans le tissu conjonctif ou s'accumulent dans des cavités ordinairement virtuelles (plèvre, péricarde, péritoine). On divise un peu artificiellement ces liquides en deux groupes, suivant leur mode de formation, auquel correspond, dans une certaine mesure, une composition chimique déterminée.

Quand la pression sanguine augmente par suite d'un obstacle apporté en aval à la circulation (tumeur, sclérose d'un organe), une exsudation du plasma sanguin se produit en amont : le plasma, plus ou moins modifié, s'extravase et se répand (ascite consécutive à la cirrhose alcoolique, œdème des malléoles chez les cardiaques). Une pareille exsudation est un phénomène pathologique d'ordre secondaire qui peut être dû à des causes souvent éloignées ; la séreuse elle-même n'intervient dans la génèse du liquide qu'à la façon d'un obstacle pour ainsi dire passif, elle n'est pas lésée : c'est le cas pour l'hydrothorax, l'ascite. Le liquide, extravasé dans ces conditions, ne dépasse pas 1015 de densité ; il ne se coagule spontanément qu'avec lenteur, mal ou pas du tout, ne renferme que très peu ou point de globules blancs : c'est un *transsudat*.

Si, au contraire, l'exsudation est due à une lésion primitive, *in situ*, de la séreuse (pleurésie aiguë), celle-ci, enflammée, aura un rôle actif dans la genèse de l'épanchement ; elle l'élabore aux dépens des matériaux que lui apporte le sang. Le liquide aura, dans ce cas, une densité supérieure à 1015 ou même à 1018 ; il sera chargé d'une quantité considérable de globules blancs et de substances solubles et se coagulera rapidement : l'*exsudat inflammatoire* est réalisé. Dans quelques conditions spéciales, cet exsudat est extrêmement riche en leucocytes ; il est crémeux, complètement opaque, mais il perd alors la propriété de se coaguler : c'est le *pus*.

Laissons ce cas particulier et revenons aux exsudats et transsudats. La classification que nous en avons faite est schématique; cliniquement, la différence n'est pas aussi tranchée : il y a toute une série d'intermédiaires entre les deux groupes d'épanchements. On est même allé plus loin. Les transsudats seraient toujours inflammatoires, contrairement à ce qui a été dit plus haut : l'hydrothorax ne serait pas une *hydropisie de la plèvre*, mais une *pleurésie séreuse subaiguë* ; l'inflammation s'y révélerait au minimum, sur un point circonscrit, mais elle existerait toujours. De même pour l'ascite, qui reconnaîtrait pour origine constante une phlogose active. Il n'y aurait, en somme, suivant cette théorie, qu'une seule espèce d'épanchements : ils seraient tous inflammatoires (LETULLE).

Quoi qu'il en soit du caractère absolu ou relatif de ces différenciations pathogéniques, et sous les réserves qui viennent d'être formulées, nous étudierons séparément les transsudats et exsudats: ceux-ci, franchement inflammatoires et de densité supérieure à 1015 ; les autres, de densité plus faible, résultant de procès inflammatoires moins accusés.

1° Transsudats. — Les transsudats sont des liquides alcalins, jaunâtres, ne se coagulant pas spontanément ou seulement avec une grande lenteur ; leur densité est inférieure à 1016. Ils renferment du fibrinogène (très peu), de la sérumglobuline, de la sérine, des matériaux extractifs (urée, acide urique, cholestérine, graisses, sucre, etc.), des sels. Toutefois, la teneur en fibrinogène du liquide de ponction n'est nullement en rapport avec la quantité de fibrine qui a pu préexister dans l'épanchement à un moment donné, à cause des dépôts fibrineux formés sur les parois des cavités ; les liquides analysés ne sont le plus souvent que des résidus.

Voici quelques analyses de transsudats simples ; elles sont rapportées au litre :

I. Lésion mitrale, asystolie. Pleurésie droite (LETULLE).
II. Pleurésie, chez un tuberculeux (LETULLE).
III. Cinquième ponction, chez le malade I (LETULLE).
IV. Maladie de Bright (HALLIBURTON).
V. Cirrhose hépatique (DRIVON).
VI. Syphilis hépatique (LETULLE).
VII. Néphrite chronique. Cirrhose (LETULLE).
VIII. Cirrhose hypertrophique dans le diabète (LETULLE).

	Œdème sous-cutané.	Transsudats pleurétiques.				Liquides d'ascite.			
		I	II	III	IV	V	VI	VII	VIII
densité	1012	1012	1010	1012	1012	1011	1010	1014	1011
Albumines totales	3,33	23,35	13,0	24,20	13,24	13,49	12,6	26,90	8,30
Fibrinogène spontanément coagulable.	0,00	0,00	0,00	0,00	0,00	—	0,7	traces	traces
Fibrinogène non spontan. coagulable.	0,02	0,20	0,08	0,72	0,06	—	0,1	0,04	—
Cendres	—	—	8,5	7,50	—	7,33	5,9	7,5	8,5

Souvent, on détermine à part, non seulement la fibrine spontanément coagulable et le fibrogène restant, mais encore la sérumalbumine et la sérumglobuline. Leur rapport, ou *quotient des albumines*, varie d'un sujet à l'autre ; mais il est constant chez un même malade, et égal à celui du plasma sanguin.

Les liquides ascitiques sont quelquefois chargés de graisse, mêlés qu'ils sont avec du chyle : c'est l'*ascite chyleuse*, dont l'étiologie et la nature ne sont pas encore bien conuues.

Voici trois analyses de liquides d'ascite chyleuse, dues à STRAUSS :

	1re ponction.	2e ponction.	3e ponction.
Densité	1013	1011	1012
Eau	957,46 p. 1000	967,69 p. 1000	956,20 p. 1000
Résidu fixe	42,54 —	32,31 —	43,80 —
Albumines	24,00 —	17,00 —	20,52 —
Graisses	4,37 —	3,86 —	9,48 —
Fibrine	0,00 —	0,00 —	0,00 —
Sels	1,51 —	1,24 —	1,59 —

Nous ajouterons, à propos des transsudats, quelques mots sur le liquide des *kystes hydatiques*. Ce liquide est incolore, neutre, rarement opalescent, de densité variant entre 1006 et 1015 ; il contient des traces d'albumine, de petites quantités d'urée, de créatine, d'inosite et d'acide succinique. Mourson et Schlagdenhaufen y ont signalé la présence d'une ptomaïne toxique.

2° Exsudats. — Les exsudats sont plus riches en matériaux fixes ; leur densité est toujours élevée, habituellement supérieure à 1015 ; ils contiennent du fibrinogène.

Pour les liquides d'hydrocèle, qui sont constamment inflammatoires, Méhu a montré que la composition est à peu près la suivante :

Eau	967 à 874 p. 1000
Fibrinogène	0,030 à 1 gr. —
Cholestérine	traces à 4.64 —
Autres matières organiques	22,80 à 109,10 —
Sels	7,40 à 9,20 —

Voici, d'autre part, la composition de quelques exsudats de la plèvre, à caractères inflammatoires prononcés (Letulle) :

		I	II
Densité		1021	1016
Albumines totales		56,60	40,40
Fibrinogène	spontanément coagulable	1,61	0,29
	non spontanément coagulable	0,26	0,24
Cendres		7,7	7,30

G. Carrière a confirmé ces résultats et trouvé, en outre, dans les liquides pleuraux, une nucléo-protéide, de l'urée, des corps xanthiques. Chez les tuberculeux, la fibrine est peu abondante ; en général, une proportion élevée de fibrine est l'indice d'une poussée aiguë, et on la considère comme étant d'un pronostic plutôt favorable. La présence des albumoses et des peptones indique une tendance à la suppuration.

Dans la péritonite, l'exsudat peut contenir jusqu'à 2 et 3 p. 100 de fibrine.

Les exsudats renferment souvent des ferments solubles (lipase, trypsine, etc.) ; on y a signalé des sédiments formés d'oxalate de chaux, d'acides gras cristallisés, etc.

3° Analyse des exsudats. — La clinique tire profit de l'analyse de ces liquides ; car, en général, le procès qui leur a donné naissance a un caractère inflammatoire d'autant plus prononcé qu'ils sont plus riches en fibrine et en matériaux solides.

On dose la fibrine, en abandonnant un volume connu de l'exsudat à la coagulation spontanée ; on recueille le caillot, filtre, sèche et pèse la fibrine obtenue. Dans la liqueur filtrée, on ajoute un peu de sang pour coaguler la fibrinogène, s'il en reste ; le second caillot, lavé, desséché et porté sur la balance donnera la fibrine non spontanément coagulable.

Du filtratum, neutralisé exactement, on sépare la globuline, en saturant par le sulfate de magnésie. On redissout dans l'eau chargée de SO^4Mg à 5 ou 6 p. 100 et on dialyse ; les globulines se précipitent. La liqueur mère contient encore de la sérine, qu'on insolubilise par la chaleur, après avoir acidulé par l'acide acétique. Il reste en solution des matières extractives et des sels : on peut soumettre les matières extractives à l'analyse immédiate ou les doser en bloc, par différence, en pesant d'abord le mélange de l'extractif et des sels minéraux, puis, après incinération, les cendres.

A côté des exsudats proprement dits, il en existe d'autres qui n'ont avec le sang ou la lymphe que des rapports assez éloignés (kystes de l'ovaire, par exemple). Ce sont des produits spéciaux ; ils seront étudiés avec les organes auxquels ils se rattachent.

4° Le pus. — Quand certains microbes pathogènes (staphylocoques ou streptocoques), après avoir franchi une des barrières qui séparent l'économie du milieu extérieur, se sont développés librement dans les tissus, constituant un nodule toxi-infectieux, l'organisme menacé mobilise, pour se défendre, ses globules blancs. La circulation s'active, les leucocytes traversent les parois des capillaires, diapédèsent, viennent enserrer le noyau microbien, lui opposer un obstacle vivant, entrer en lutte avec les germes et, le plus souvent, les absorber (phagocytose).

La suppuration est, au sens étroit et littéral du mot, une bataille où l'on peut voir les combattants, leucocytes et microbes, à côté des produits de désagrégation ou de destruction : cellules du tissu conjonctif, cellules endothéliales, fibrilles connectives ou élastiques désagrégées, graisse évacuée, tissus nécrosés, fragments de fibrine, liquides albumineux exsudés en même temps que les leucocytes ou ayant fait irruption dans le foyer, à la suite de la destruction suppurative des capillaires lymphatiques ou sanguins.

L'exsudat complexe ainsi constitué, c'est le pus.

a. *Propriétés physiques.* — Le pus est un liquide opaque, crémeux, jaune clair ou jaune verdâtre, non spontanément coagulable, d'odeur tantôt nulle, tantôt fétide, de réaction alcaline, de densité variant entre 1030 et 1040. Il est à peine besoin d'ajouter que le pus n'est pas un liquide homogène : il tient en suspension des éléments histologiques plus ou moins altérés, des fragments de fibrine, de la graisse, des microbes (très souvent des variétés de streptocoques dont l'activité fermentative communique à certains pus leur mauvaise odeur), enfin, et par-dessus tout, une masse énorme de globules blancs qui en constituent l'élément essentiel. On peut, par centrifugation, séparer ces globules du liquide interstitiel (sérum du pus). Les leucocytes ayant été étudiés avec la lymphe, nous n'examinerons à part que ce sérum.

b. *Propriétés chimiques.* — Le sérum du pus présente une composition très variable. En voici un type moyen :

Eau	937,9 à 979,5 p. 1000
Résidu fixe	62,1 à 20,5 —
Mat. protéiq. (sérine, globuline, peptones)	11,8 à 48,0 —
Leucine, tyrosine	15,0 à 20,0 —
Corps puriques	Petites quantités.
Toxines microbiennes alcaloïdiques et albumosiques	Petites quantités.
Cholestérine	3,5 à 10,0 p. 1000
Graisses	10,0 à 19,0 —
Lécithines	6,0 à 10,0 —
Sels	5,64 à 14,16 —

Les sels présentent la composition suivante :

Chlorure de sodium	3,11 à 4,70 p. 1000
Phosphate de soude	traces à 2,2 —
Phosphates terreux	0,5 à 2,2
Sulfates et carbonates de soude et de potasse	1,9 à 3,1 —
Sels de fer et silice	0,16 à 0,96 —

Kossel et Freytag ont signalé dans le pus la présence de deux cérébrosides : la *pyosine* $C^{57}H^{110}N^2O^{15}$ et la *pyogénine,* $C^{65}H^{128}N^2O^{19}$, principes immédiats qui donnent des sucres réducteurs, par ébullition avec les acides étendus.

Quelques points sont à relever dans l'analyse précédente : d'abord, la présence des albumines du sérum sanguin et de la lymphe (globuline et sérine), celle d'une quantité notable de peptones, enfin l'absence de fibrinogène. Nous trouvons, parmi les autres matériaux, les produits de désassimilation de la vie cellulaire : cholestérine, graisses, lécithines, composés divers provenant de l'activité chimique fort intense des leucocytes diapédésés.

Le pus tient en suspension des flocons de fibrine concrète ; mais il ne paraît pas renfermer de fibrinogène ; dans tous les cas, comme on l'a dit plus haut, il ne se coagule pas spontanément.

Du reste, le pus est un liquide très riche en diastases variées (lipase, trypsine, amylase, oxydase, enzyme liquéfiant la gélatine, lab, etc.). Ces ferments ne sont pas d'origine microbienne, car ils existent dans l'abcès expérimental aseptique obtenu par une injection d'essence de térébenthine. Ils ne passent pas à travers les filtres et paraissent adhérer aux leucocytes (ACHALME).

c. *Variations du pus*. — En vieillissant, le pus modifie notablement sa composition ; l'activité chimique des leucocytes y provoque des modifications profondes : les albumines diminuent, les graisses et les produits de désassimilation augmentent, surtout la cholestérine, qu'on voit quelquefois nager, sous forme de grandes lamelles, dans les collections purulentes un peu anciennes.

Quand le pus est envahi par le bacille pyocyanique, il prend une teinte verte ou même bleue. FORDOS y a découvert un pigment bleu, cristallisable en prismes, soluble dans l'eau, l'alcool, le chloroforme, peu soluble dans l'éther : c'est la *pyocyanine*, composé faiblement basique, se colorant en rouge au contact des acides, avec lesquels il forme des sels cristallisés que les alcalis ramènent au bleu. Les réducteurs font virer au jaune la pyocyanine ; par agitation à l'air, la teinte verte reparaît. Les oxydants transforment la pyocyanine en un pigment jaune, cristallisé, la *pyoxanthose*, qui accompagne d'ordinaire la pyocyanine et donne leur teinte verte à certains pus.

Pour extraire la pyocyanine, on traite le pus bleu ou les linges de pansement par le chloroforme qui, agité ensuite avec de l'eau acidulée, cède à l'eau la pyocyanine, tandis que la pyoxanthose reste dans le chloroforme. La solution aqueuse et acide de pyocyanine est alors saturée par un excès de carbonate de baryte précipité et agitée avec du chloroforme ; celui-ci s'empare de la pyocyanine et l'abandonne cristallisée par évaporation.

CHAPITRE V

CHIMIE DES TISSUS

CONJONCTIF, ADIPEUX, CARTILAGINEUX ET OSSEUX

Nous avons maintenant à étudier les tissus qui constituent la trame solide de l'organisme : nous commencerons par le plus répandu et le moins différencié, le tissu conjonctif.

§ 1. — TISSU CONJONCTIF

Le tissu conjonctif se rencontre dans tout l'organisme ; c'est la gangue histologique des muscles, des nerfs, des glandes ; il s'étale souvent en membranes, ligaments, capsules ; c'est l'élément essentiel de la peau.

Histologiquement, il est composé de cellules dites conjonctives et de deux sortes de fibres : les conjonctives et les élastiques. Les cellules conjonctives sont plates, munies de prolongements multiples. Les fibres conjonctives se gonflent sous l'action des acides faibles et se dissolvent dans la potasse. Quant aux fibres élastiques, très fines, réfringentes, elles sont inattaquables aux acides ou aux bases.

Telle est, du moins, la constitution du tissu connectif lâche ; car, suivant la prédominance ou la disposition anatomique de tel ou tel élément, le tissu conjonctif prend le nom de tissu fibreux, muqueux, réticulé, etc.

1° Composition chimique. — Elle est peu connue et difficile à élucider, à cause du défaut d'homogénéité de la matière première.

α. Il y a, dans le tissu conjonctif, des matériaux albuminoïdes provenant du plasma, plus ou moins modifié, exsudé de la lymphe dans les espaces lacunaires.

On peut encore extraire du tissu conjonctif : une substance mucilagineuse, insoluble dans l'eau et les acides, soluble dans l'eau de chaux ou de baryte, exempte de soufre, une vraie mucine, par conséquent : enfin, d'après Müntz, une dernière albumine insoluble dans l'eau, les acides et les bases, soluble dans la liqueur de Schweitzer, ne gélatinisant pas par la coction : c'est la *conjonctine.*

L'origine, le mode de formation et les rapports de ces matières avec les éléments histologiques ne sont pas connus.

β. Les cellules du tissu conjonctif ne peuvent être isolées et, par conséquent, analysées ; on ne peut rien dire de leur composition.

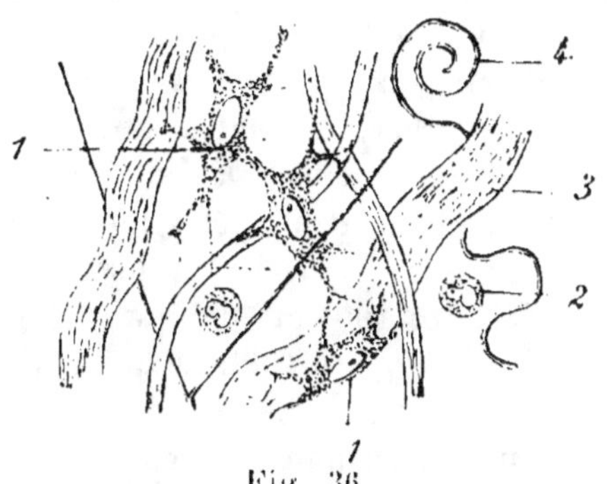

Fig. 36.

Tissu conjonctif lâche (schéma).

1, cellules fixes du tissu conjonctif. — 2, globule blanc. — 3, fibre conjonctive. — 4, fibre élastique.

γ. Les fibres conjonctives (tendons) sont formées de *géline,* albumine transparente, insoluble dans l'eau qui la gonfle, attaquable par les alcalis qui, à la longue, la transforment par hydrolyse en produits cristallisés (acides aminés).

La propriété fondamentale de la géline, c'est de donner au sein de l'eau, en vase clos, à 120°, de la gélatine, matière protéique qui se gonfle dans l'eau froide, mais ne s'y dissout pas. Elle se dissout bien dans l'eau chaude, et la solution se prend en gelée par refroidissement.

La gélatine donne par hydrolyse : glycocolle, 16,5 ; alanine, 0,8 ; leucine, 2,1 ; sérine, 0,4 ; proline, 5,2 ; oxyproline, 3,0 ; acide aspartique, 0,56 ; acide glutamique, 0,88 ; arginine, 7,62 ; lysine, 2,75 ; histidine, 0,40. Les acides aromatiques (tyrosine, tryptophane) font défaut, ce qui donne à ce protéique une physionomie spéciale et diminue sa valeur alimentaire au point que la gélatine ne peut pas remplacer complètement l'albumine dans une ration.

La gélatine est liquéfiée et digérée par les sucs digestifs et par les diastases de certains microbes, caractère fréquemment utilisé pour la diagnose des espèces microbiennes.

δ. Les fibres élastiques, qui constituent à peu près exclusivement le ligament cervical, sont formées d'*élastine*.

C'est une substance protéique, jaunâtre, dure, se gonflant dans l'eau sans se dissoudre, insoluble dans les acides, les bases, l'alcool, l'éther, ne gélatinisant pas par coction, très difficilement attaquable par les sucs digestifs.

Comme la gélatine, l'élastine appartient au groupe des albumoïdes ; elle est riche en glycocolle (25,75 p. 100), en leucine (21,4 p. 100) et alanine (6,6 p. 100) ; elle contient peu de diamines (0,3 p. 100). Ce qui la distingue de la gélatine, c'est la présence des corps aromatiques (tyrosine, phénylalanine). Par suite de sa haute teneur en glycocolle, l'élastine est plus résistante que la gélatine à l'action des sucs digestifs.

ε. Indépendamment de ces éléments essentiels, il y a dans le tissu conjonctif des matières organiques inconnues ainsi que des sels minéraux. On peut s'en rendre compte sur les deux analyses que voici, dues à WIENHOLT et à SCHULTZE.

	Tissu conjonctif ordinaire (derme).	Tissu élastique (carotide).
Eau.	575,0 p. 1 000	693,0 p. 1 000
Résidu fixe	425,0 —	307,0 —
Albumines insolubles	353.3 —	168,3 —
Albumines solubles	15,4 —	87,2 —
Matières extractives	44.3 —	22,7 —
Sels	—	10,8 —

§ 2. — TISSU ADIPEUX

Le tissu adipeux est formé de cellules volumineuses, arrondies (vésicules adipeuses), possédant une membrane amorphe (capsule), laquelle est doublée en dedans d'une lame de proto-

plasma très mince, renfermant en un point un noyau lenticulaire aplati. Dans la cavité circonscrite par cette lame protoplasmique, se trouve une boule de graisse
fluide, séparée du protoplasma par une
faible quantité de liquide séreux. Chaque
vésicule adipeuse est entourée par un
cercle de capillaires sanguins.

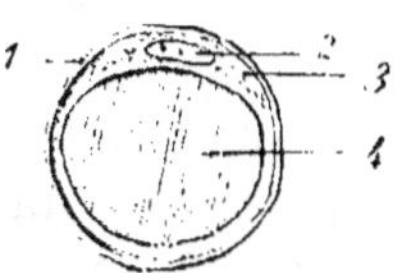

Fig. 37.

Vésicule adipeuse
(schéma).

1. capsule. — 2. noyau.
— 3. protoplasma. —
4. boule de graisse.

La graisse ne se rencontre pas seulement dans le tissu adipeux, mais encore
dans le lait, le sang, le cerveau, le muscle,
le foie, la bile, la salive, la sueur, la
synovie, etc. Certaines cellules, quand
leur vitalité diminue, peuvent être le
siège d'un dépôt graisseux, se *stéatoser*
en quelques heures (intoxication par le phosphore), ou se
remplir lentement de graisse.

1º Composition chimique. — Le tissu adipeux comprend
comme éléments essentiels :

α. Une très petite quantité de matériaux protéiques provenant de la couche protoplasmique qui englobe la graisse.
Ces albumines paraissent formées de géline modifiée et d'élastine ;

β. Un peu de cholestérine ; des substances extractives mal
connues ; un pigment jaune, le *lipochrome*, qu'on peut extraire
en épuisant le tissu adipeux par l'alcool bouillant et précipitant
par l'eau ; le lipochrome reste en solution. C'est un corps voisin
de la bilirubine ;

γ. Enfin, les corps gras proprement dits.

En moyenne, indépendamment de 30 p. 100 d'eau, le tissu
graisseux sec contient :

Graisses.......................... 80 à 95 p. 100
Membranes et éléments cellulaires.... 20 à 5 —

2º Graisse humaine — Aucun élément essentiel ne la
distingue de la graisse des diverses espèces animales.

a. *Composition.* — La composition des graisses varie suivant les organes, l'âge, le régime, le climat, les races, etc. Les odeurs spéciales exhalées par certaines catégories d'individus (nègres et blancs) proviennent d'acides gras particuliers (caproïque, hircique, etc.).

La graisse humaine est une masse butyreuse, blanc jaunâtre, insoluble dans l'eau, fort peu dans l'alcool, très soluble au contraire dans l'éther, la benzine, le chloroforme, le sulfure de carbone. Elle fond, suivant les cas, entre $+15°$ et $+25°$ et se solidifie entre $+17°$ et $+6°$.

Comme composition élémentaire, celle de la graisse humaine est à peu près la suivante :

Carbone	76,5 p. 100
Hydrogène	12,0 —
Oxygène	11,5 —

La graisse de l'homme est constituée principalement par un mélange de trois corps gras ou éthers neutres de la glycérine (oléine, palmitine, stéarine) auxquels il faut joindre de petites quantités d'autres graisses (caproïne, butyrine, etc.). La proportion des trois éléments fondamentaux est représentée comme suit (LANGER) :

	Enfant.	Adulte.
Oléine	67.7	89,8
Palmitine	28,9	8,1
Stéarine	3.3	2,0

Nous rappelons ici les propriétés principales de ces éthers :

L'oléine $C^3H^5 = (O.C^{18}H^{33}O)^3$ est un liquide huileux, neutre, solidifiable vers $0°$, peu soluble dans l'alcool, très soluble dans l'éther. Dissout bien les autres graisses.

La palmitine $C^3H^5 = (O.C^{16}H^{31}O)^3$ se présente sous la forme de cristaux aiguillés, blancs, peu distincts, fusibles vers $62°$, peu solubles dans l'alcool froid.

La stéarine $C^3H^5 = (O.C^{18}H^{35}O)^3$ est en paillettes blanches, fusibles à $71°$, très peu solubles dans l'alcool froid, solubles à chaud. L'éther bouillant dissout bien la stéarine.

Ces trois corps, comme toutes les graisses, donnent par la

potasse : de la glycérine et le sel potassique de l'acide correspondant (savon). C'est ainsi que l'oléine donnera : de la glycérine et de l'oléate de potasse, etc.

b. *Variations physiologiques.* — La composition des graisses est, nous l'avons dit, variable. En général, l'oléine domine chez les individus qui vivent dans les climats froids et, chez le même sujet, dans les régions les plus exposées au refroidissement.

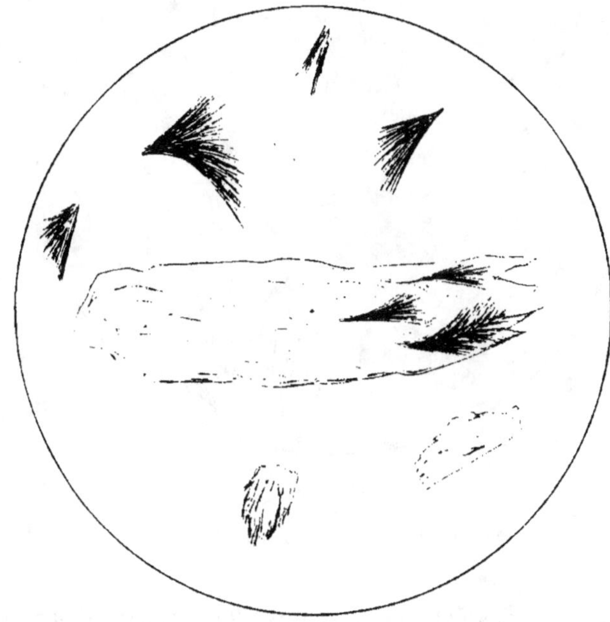

Fig. 38.

Acide palmitique, d'après MOREL.

C'est là ce qui explique pourquoi la graisse du tissu cellulaire sous-cutané est fusible à 20-22°, tandis que les masses graisseuses qui entourent le rein fondent au delà de 25°.

c. *Analyse.* — Pour extraire et séparer les graisses du tissu adipeux, on le dessèche et l'épuise à l'éther et mieux au sulfure de carbone, qui enlève tous les corps gras.

Quand le tissu dont on veut doser les graisses est riche en matières protéiques, il est préférable, avant d'épuiser à l'éther,

de soumettre les matières à une digestion pepsique complète.
On sépare par le filtre le résidu insoluble qui contient toutes

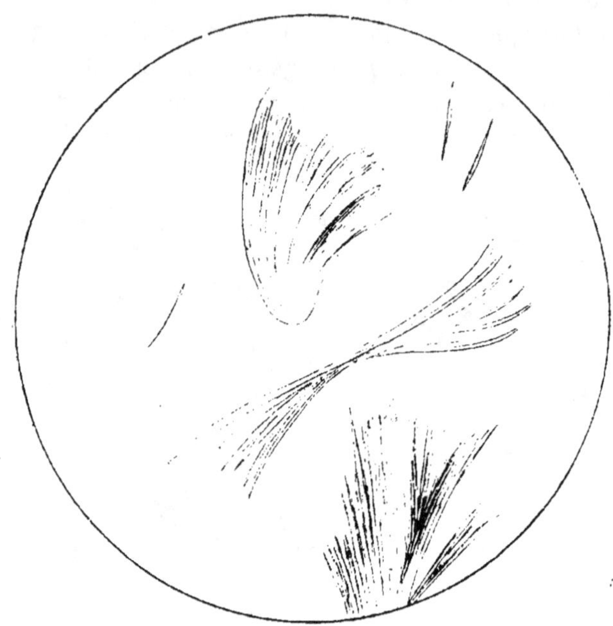

Fig. 39.

Acide stéarique, d'après MOREL.

les graisses, on dessèche et on enlève les corps gras par l'éther
ou le sulfure de carbone.

3° Origine des graisses. — Elle est multiple, les trois
groupes d'aliments (graisses, hydrocarbonés et albumines) par-
ticipant à la formation des corps gras.

a. *Graisses.* — HOFMANN soumet un chien à l'inanition, de
façon à lui faire perdre ses réserves de glycogène et de graisse.
Au moment où la débâcle urinaire des matériaux azotés montre
que l'animal en est réduit à brûler ses albumines, le chien est
alimenté pendant quelques jours avec très peu de viande et
beaucoup de graisse, puis sacrifié. On trouve dans ses tissus plus

d'un kilogramme de corps gras qui ne peuvent avoir d'autre origine que la fixation directe de la graisse alimentaire.

En nourrissant un chien avec de la viande et de l'huile de colza, Munk a retrouvé dans la graisse de l'animal l'acide érucique $C^{22}H^{42}O^2$, composé spécial à l'huile de colza et qui, par conséquent, ne préexiste pas dans la graisse du chien. Rosenfeld a montré que, si on nourrit des chiens avec de la graisse de cheval ou avec du suif de mouton, le tissu adipeux de ces chiens se charge de différents corps gras, voisins par leurs propriétés de la graisse alimentaire dont ils proviennent. Néanmoins, les expériences de cet ordre ne réussissent pas avec tous les corps gras indistinctement (Wurtz et Colin, Szubotin), et on admet que la fixation directe des graisses alimentaires, très réelle dans les conditions extraphysiologiques réalisées par Hofmann, n'a lieu, à l'état normal, que pour une certaine fraction. Ce qui le prouve, c'est la constance de la composition des graisses animales, malgré les variations presque illimitées de l'alimentation.

b. *Hydrocarbonés.* — Une ancienne expérience de Huber a établi qu'en nourrissant les abeilles exclusivement avec du sucre, elles continuent à sécréter de la cire, substance très riche en carbone et comparable aux corps gras.

Sans autre aliment organique que le sucre, la levure de bière fabrique des graisses (Pasteur).

Un insecte, le *Cynips* de la noix de galle, forme ses graisses avec l'amidon de la galle (Riche et de Lacaze-Duthiers).

Les animaux supérieurs (oies, porcs, bœufs) sont engraissés le plus souvent avec des féculents ; Boussingault, Hennebert et Stohmann, Tscherwinski, Chamewski, Munk, Rubner ont confirmé par des expériences précices ce fait d'observation vulgaire. Citons un exemple. Boussingault a nourri des oies exclusivement avec du maïs. Pendant les trente et un jours de l'expérience, les animaux ont reçu une quantité de maïs qui contenait $5^{kg},02$ de matière grasse. Or, après ce laps de temps, les oies ont été sacrifiées et ont fourni $8^{kg},22$ de graisse ; l'excédent, soit plus de 3 kilogrammes, provenait de la transformation *intra corpus* des hydrocarbonés du maïs.

Plœsz a montré qu'après un jeûne de huit jours, chez le lapin, les granulations graisseuses disparaissent des cellules hépatiques et des villosités intestinales; mais il suffit d'une injection intraveineuse de glucose pour provoquer leur réapparition.

Hanriot a, d'ailleurs, établi directement que le glucose introduit dans l'organisme n'y subit pas simplement une combustion ; l'étude du quotient respiratoire lui a montré que le sucre peut se transformer en corps gras, avec élimination d'acide carbonique. En effet, après l'ingestion d'une dose un peu élevée de sucre, on trouve sous forme de CO^2 expiré plus d'oxygène que le sujet n'en a absorbé par le poumon : le quotient respiratoire $\dfrac{CO^2}{O^2}$ est supérieur à 1. Cet excès d'oxygène ne peut provenir que de la transformation du sucre en un corps plus pauvre en oxygène, c'est-à-dire en graisse. On pourrait, par exemple, rendre compte de cette transformation par l'équation suivante, théorique d'ailleurs :

$$13C^6H^{12}O^6 = C^{55}H^{104}O^6 + 23CO^2 + 26H^2O$$

Glucose.   Graisse.

C'est en vain que Voit rejette la transformation des hydrocarbonés en graisses, en se fondant sur la teneur en oxygène plus élevée des hydrates de carbone; l'activité des procès réducteurs dans l'organisme, bien mise en évidence par Gautier, réduit à néant cette objection.

c. *Albumines.* — Les matières albuminoïdes de l'alimentation paraissent contribuer également, au moins dans certains cas, à la genèse des graisses.

On connaît l'observation célèbre de Fourcroy sur la transformation des muscles en savons calcaires (*gras de cadavre* ou *adipocyre*) dans un charnier du cimetière des Innocents. Ce phénomène est dû sans doute à des bactéries abondantes dans le sol ou dans quelques eaux où les pièces anatomiques se convertissent rapidement en adipocyre; c'est le cas d'une fontaine d'Oxford.

Enfin, plusieurs auteurs et, en première ligne GAUTIER, ETARD, LEHMANN, SALKOWSKI, ont établi la formation d'acides gras aux dépens des albumines, pendant la putréfaction, ce qui met au jour une analogie de plus entre les phénomènes putréfactifs et les réactions de la cellule vivante.

4° Rôle des graisses. — Les corps gras sont des coussinets protecteurs, des matériaux de remplissage d'une faible densité; par leur onctuosité, ils assurent la protection et la conservation de la peau et, grâce à leur mauvaise conductibilité, s'opposent à la perte de calorique par rayonnement.

Les corps gras sont, avant tout, des réserves d'énergie potentielle que l'organisme utilise pour produire de la chaleur et du travail, soit directement, soit après les avoir transformés au préalable en hydrates de carbone, d'après CHAUVEAU et KAUFMANN. Les corps gras sont les régulateurs du niveau thermique. Ils ne s'éliminent pas en nature, mais se détruisent, complètement brûlés en acide carbonique et en eau.

5° Lipomes. — Les lipomes sont des tumeurs assez communes formées de tissu graisseux. Voici une analyse de SCHULTZE et SCHWALBACH ; elle a trait à un lipome de 28 kilogrammes.

Eau......................	22,00 p. 100
Tissu conjonctif...............	2,25 —
Matières grasses..............	75,75 —
Cholestérine................	traces.

Les corps gras étaient formés de 7,31 p. 100 d'acides gras et de 92,69 p. 100 de graisses neutres qui, par saponification, ont fourni 65,57 p. 100 d'acide oléique, 29,84 d'acide stéarique et 4,59 d'acide palmitique.

§ 3. — TISSU CARTILAGINEUX

Le cartilage est un tissu formé par des cellules plongées au sein d'une substance fondamentale amorphe, de consistance spéciale, à la fois dure et élastique. La cellule cartilagineuse, ovoïde ou arrondie, est entourée par une lame d'une certaine épaisseur (capsule cartilagineuse).

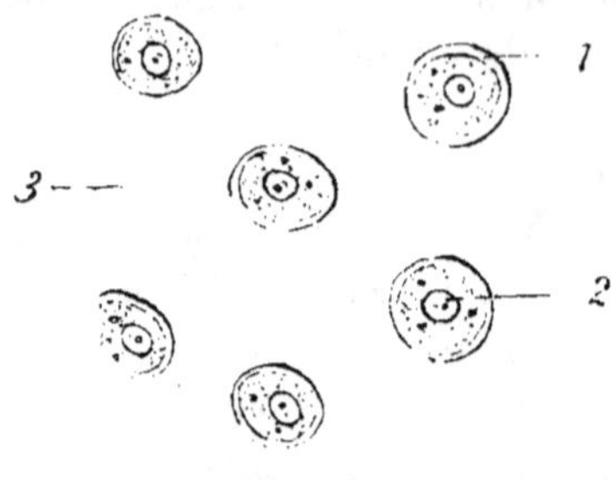

Fig. 40.

Cartilage hyalin (schéma).

1, capsule de la cellule cartilagineuse. — 2, noyau de la cellule. — 3, substance fondamentale.

1° Composition chimique. — Les notions anciennes touchant la substance fondamentale du cartilage ont été modifiées de fond en comble par les travaux de Krukenberg, Morochowetz, Mörner, Bödeker et Schmiedeberg, qui ont établi les faits suivants.

On trouve dans la substance fondamentale du cartilage :

a. *Le chondromucoïde* : c'est une sorte de protéide qui contient, d'après C. Mörner:

C.	47,30
H.	6,42
N.	12,58
S.	2,42
O.	31,28

Substance pulvérulente amorphe, insoluble dans l'eau, se liquéfiant en un liquide épais, visqueux, filant, au contact des sels alcalins, elle présente un caractère nettement acide ; les réactifs alcaloïdiques ne la précipitent pas et elle empêche la précipitation de quelques matières protéiques par les précipitants habituels : c'est ainsi qu'en sa présence, la gélatine n'est pas précipitée par le tannin. L'hydrolyse acide et surtout alcaline en détache des polypeptides et un complexe hydrocarboné mal connu.

Le chondromucoïde forme des granulations rondes ou ovoïdes qui se rencontrent sur les parois de la capsule, au voisinage immédiat de la cellule. Le violet de méthyle colore en bleu ces granulations.

b. *L'acide chondroïtine-sulfurique* : ce composé $C^{18}H^{26}NO^{14}.SO^3.H$ est un sirop épais que l'alcool précipite en une masse amorphe ; il est lévogyre. On le rencontre, probablement uni au chondromucoïde, dans les granulations capsulaires ou péricapsulaires. Il donne des sels également amorphes et manifeste une grande affinité pour les substances protéiques, avec lesquelles ll donne, à l'instar du tannin, des composés insolubles. A chaud, les acides dilués en séparent facilement de l'acide sulfurique et un produit nouveau, la *chondroïtine* :

$$C^{18}H^{26}NO^{14}.SO^3H + H^2O = SO^4H^2 + C^{18}H^{27}NO^{14}$$

Acide Chondroïtine-sulfurique.   Chondroïtine.

Cette dernière substance est une masse gommeuse, soluble, acide, qui dissout en bleu l'oxyde de cuivre, mais ne le réduit pas. Elle se dédouble, à son tour, par l'acide sulfurique étendu et chaud, en acide acétique et *chondrosine* :

$$C^{18}H^{27}NO^{14} + 3H^2O = C^{12}H^{21}NO^{11} + 3C^2H^4O^2$$

Chondroïtine.   Chondrosine.   Ac. acétique.

La chondrosine est un complexe aminé, peu stable à l'état libre ; elle dévie à droite la lumière polarisée et réduit les sels cuivriques. On remarquera que sa formule $C^{12}H^{21}NO^{11}$ ne diffère de celle du sucre de canne que par la substitution de N à H. La baryte décompose la chondrosine en acide glycuronique et glycosamine, dérivés immédiats du glucose :

$$C^{12}H^{21}NO^{11} + H^2O = C^6H^{10}O^7 + C^6H^{13}NO^5$$

Chondrosine.   Acide glycuronique.   Glycosamine.

L'acide chondroïtine-sulfurique n'est pas un composé spécifique du cartilage ; on le retrouve dans la paroi des gros troncs artériels, dans quelques tumeurs, dans la substance amyloïde (SCHMIEDEBERG, ODDI). Les travaux de STEUDEL,

16.

ORGLER et NEUBERG, FRAENKEL semblent indiquer que l'acide chondroïtine-sulfurique n'est pas un corps défini, mais un mélange de différentes espèces voisines. C'est ainsi que ORGLER et NEUBERG considèrent le complexe azoté comme formé par la tétra-oxy-leucine :

$$CH^2.OH — CH.OH — CH.OH — CH.OH — CH.NH^2 — COOH.$$

Cette question exige, pour être élucidée, de nouvelles recherches.

c. *Une substance collagène* très voisine de la gélatine et qui contient :

C	50,22
H	7,00
N	17,72
S	0,6

Le collagène semble réparti dans la substance fondamentale et dans la paroi des capsules.

d. *Une albumoïde*, plus pauvre en azote que la substance collagène (14,95 p. 100 seulement). C'est un composé intermédiaire entre la kératine et la gélatine. Il est attaqué par la pepsine chlorhydrique. L'albumoïde se rencontre exclusivement dans la substance fondamentale.

On trouve, dans le tissu cartilagineux, de l'eau et des sels (chlorure, sulfate et phosphate de sodium, phosphates de chaux et de magnésie, un peu de potasse). Voici une analyse du cartilage de la cloison du nez, chez le porc :

Eau	77,89
Résidu fixe	22,10
Matière organique (glycogène, graisse, etc.)	20,93
Sels minéraux	1,17

Les sels minéraux se répartissent comme suit (BUNGE) :

K²O	0.10	soit	8.92	p. 100 de cendres.
Na²O	0,83	—	70.72	—
CaO	0,13	—	11.47	—
MgO	0.02	—	1,72	—
Cl	0,05	—	4,32	—
P²O⁵	0,04	—	3,80	—
Fe²O³	traces		traces	

Le cartilage est de tous les tissus le plus riche en soude. BUNGE attribue cette particularité à un phénomène d'atavisme, le cartilage étant un tissu très ancien qui a apparu tout d'abord chez des animaux marins ; ce tissu a maintenu, même chez les animaux terrestres, son pouvoir fixateur électif pour le sel, comme un stigmate de son adaptation primitive au milieu où il s'était développé tout d'abord.

La proportion de cendres augmente avec l'âge : VON BIBRA a trouvé pour les cartilages costaux de l'homme :

	Cendres.
Age de 6 mois	2,24 p. 100
— 3 ans	3,00 —
— 20 —	3,40 —
— 40 —	6,10 —

Le tissu cartilagineux contient, en outre, un peu de graisse (0,8 p. 100) et, d'après HAENDEL et PFLÜGER, du glycogène : 0,16 à 0,20 p. 100.

Le cartilage a un pouvoir de fixation remarquable pour l'acide urique. Plongé dans une solution d'urate alcalin, il s'en imprègne et prend alors l'aspect et les caractères d'un cartilage de goutteux (ALMAGIA).

2° Phénomènes chimiques de l'ossification. — Quand le cartilage se transforme en os, des modifications chimiques se produisent qui peuvent se résumer ainsi : disparition de l'acide chondroïtine-sulfurique, incrustation de sels calcaires.

Suivant CHABRIÉ, cette transformation dans la substance fondamentale du cartilage serait accompagnée d'une fixation d'azote et d'une élimination de soufre. En fait, l'administration à des chiens de sels ammoniacaux favorise le développement des os longs.

L'acide chondroïtine-sulfurique paraît être l'agent actif de la calcification, peut-être avec le concours des lécithines.

La chimie pathologique du cartilage, d'une si haute importance pour l'étiologie et le traitement du rachitisme, est complètement inconnue.

§ 4. — Tissu osseux

Le tissu osseux est formé de cellules osseuses (ostéoplastes) et d'une substance fondamentale disposée en lames minces et comprenant un stroma organique (osséine), chargé de sels calcaires. Le plus souvent, les lamelles osseuses sont disposées concentriquement autour d'un vaisseau sanguin, constituant une sorte de cylindre plus ou moins épais (système de Havers), formé de lamelles alternativement homogènes et striées radialement.

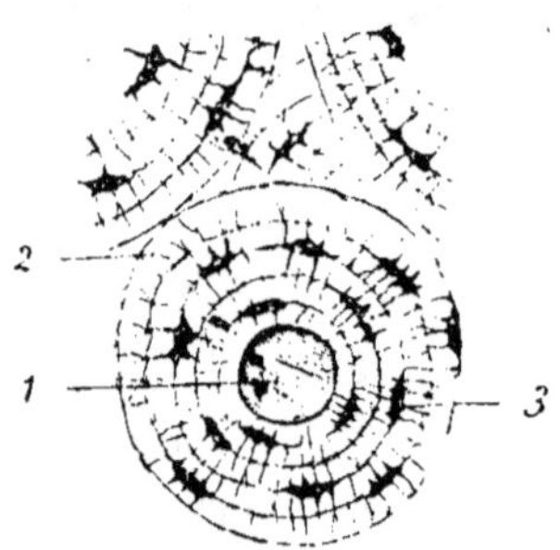

Fig. 41.

Coupe transversale d'un os long, système de Havers (schéma).

1, vaisseau central. — 2, lamelle osseuse. — 3, corpuscule osseux.

Les cellules osseuses ont une forme lenticulaire et émettent par toute leur surface un grand nombre de prolongements très fins qui traversent la substance fondamentale dans tous les sens, mais principalement suivant les rayons du système de Havers. Ces cellules sont contenues dans des cavités creusées au sein de la substance fondamentale et limitées par une lame très mince d'une substance plus résistante que l'os lui-même. Cette capsule osseuse épouse tous les contours de l'ostéoplaste et suit ses prolongements, de sorte que, lorsque la putréfaction a fait disparaître le protoplasma, l'os se présente creusé d'une série de lacunes qui contenaient les corps cellulaires et de canalicules qui logeaient les prolongements de ces derniers.

Il faut signaler également : la membrane fibreuse qui sert de gaine à l'os (périoste) et envoie dans le corps de l'os des fibres élastiques calcifiées (fibres de Sharpey), enfin la moelle, formée de tissu conjonctif lâche, gorgé de graisse.

1° Composition chimique. —L'os brut présente la composition moyenne suivante :

Eau	50,00 p. 100
Graisse	15,75 —
Osséine	11,40 —
Sels calcaires	22,85 —

Desséché et débarrassé de graisse, l'os proprement dit abandonné plusieurs jours au contact de l'acide chlorhydrique dilué perd ses sels minéraux et laisse comme résidu le **substratum** organique de l'os avec la forme et les dimensions de l'os primitif, mais translucide et de consistance élastique : c'est l'*osséine*, substance organique fondamentale du tissu osseux. A l'osséine il faut joindre un peu d'élastine provenant des fibres de Sharpey, une petite quantité de nucléine et d'albumine provenant des ostéoplastes, des vaisseaux et des nerfs qui pénètrent dans l'os.

Laissant de côté ces derniers éléments, nous admettrons que le tissu osseux dégraissé renferme, en moyenne :

Osséine et corps protéiques	30 p. 100
Matières minérales	70 —

D'après Gies, Hawk, Chittenden, la substance fondamentale de l'os comprendrait, indépendamment de l'osséine, des substances analogues à celles déjà décrites à propos du cartilage, c'est-à-dire : une *osséo-mucoïde* et une *osséo-albumoïde*, qui persisteraient après l'ossification. Rien, ni dans la composition élémentaire, ni dans les propriétés de ces matières, ne semble les distinguer de la chrondro-mucoïde et de la chondro-albumoïde, décrites à propos du cartilage.

a. *Osséine.* — Pour la préparer, on épuise à l'alcool et à l'éther un os râpé, puis on abandonne plusieurs semaines dans l'acide chlorhydrique dilué à 5° ou 6° B°; l'osséine reste.

C'est une matière protéique, incolore, amorphe, insoluble, contenant 50 p. 100 de carbone, 7 d'hydrogène, 18 d'azote, 0,7 de soufre. L'eau surchauffée, sous pression, la transforme en gélatine, protéine de composition très voisine de celle de l'osséine, mais soluble dans l'eau bouillante et formant par refroidissement des gelées transparentes. L'eau froide la gonfle, sans la dissoudre.

La gélatine n'est pas précipitée par tous les réactifs des matières albuminoïdes; mais les réactifs alcaloïdiques, le tannin notamment, la précipitent. Beaucoup d'espèces microbiennes liquéfient la gélatine en la peptonisant, par suite d'une véritable digestion : la pepsine transforme la gélatine en gélatine-peptone.

L'hydrolyse de la gélatine par les acides minéraux donne surtout du glycocolle (16,5 p. 100), de la proline (5,2), de l'oxyproline (3,0), de la leucine (2,1), de la valine (1,0), de l'alanine (0,8), des diamines (10,7), des acides aspartique et glutamique (1,40), de la phénylalanine (0,4). La gélatine ne fournit ni cystine, ni tyrosine, ni tryptophane. L'absence de ces deux derniers dérivés est probablement la cause de l'infériorité de la gélatine vis-à-vis des autres protéiques, et de l'impossibilité où l'on est de couvrir exclusivement avec cette matière les besoins d'albumine de l'économie. C'est un aliment quaternaire insuffisant parce qu'incomplet (voy. p. 272).

b. *Sels.* — On les obtient facilement par l'incinération complète de l'os. Ils présentent la composition suivante, d'après une analyse de GABRIEL :

Chaux (CaO)	51,31	p. 100
Magnésie (MgO)	0,77	—
Potasse (K_2O)	0,32	—
Soude (Na_2O)	1,04	—
Eau combinée (H_2O)	2,46	—
Anhydride phosphorique (P_2O_5)	36,65	—
— carbonique (CO_2)	5,86	—
Chlore (Cl)	0,01	—

Citons encore : un peu de fluor (de 0,23 à 1,74 p. 100) et d
traces de silice et d'oxyde de fer.

La composition centésimale de la cendre d'os peut être mise
sous la forme :

Phosphate de chaux $(PO^4)^2Ca^3$....	83,89 —	85,90 p. 100
— de magnésie $(PO^4)^2Mg^3$.	1,04 —	1,84 —
Carbonate de chaux CO^3Ca.......	9,06 —	11,00 —
Fluorure de calcium $CaFl^2$.......	3,20 —	0,60 —

Une fraction minime de l'acide phosphorique de la cendre
d'os a pour origine le phosphore organique (lécithines, phosphatides divers). Cette proportion serait de 1,82 pour 100
d'acide phosphorique total, d'après SUZUKI et YOSHIMURA.

c. *Constitution chimique*. — Il ne semble pas que l'osséine et
les sels minéraux soient simplement mélangés. Si, dans une
solution acide de phosphate de chaux additionnée de gélatine,
on verse de l'ammoniaque, le phosphate tribasique entraîne en
se précipitant de la gélatine ; si, inversement, on ajoute du
tannin à la même solution, le précipité de gélatine entraîne, à son
tour, le sel terreux. C'est sans doute le résultat de l'action
réciproque exercée par les colloïdes que sont la gélatine et le
phosphate de chaux fraîchement précipité.

De même, les sels minéraux ne sont pas, dans le tissu osseux,
à l'état de simple mélange : ainsi, dans l'eau, à la longue, l'os
abandonne du phosphate de chaux, bien que ce sel soit insoluble. Le chlore des cendres d'os, qui ne peut former avec les
bases de l'os que des chlorures solubles, ne se dissout cependant pas dans l'eau, ce qui semble prouver qu'une partie du
phosphate de chaux est combinée au chlorure et au fluorure
de calcium, comme dans les apatites naturelles de formule Ca^4
$(PO^4)^3$-Ca''-Fl ou Ca^4 $(PO^4)^3$-Ca''-Cl.

d. *Moelle osseuse*. — Elle est formée de tissu connectif lâche,
de vaisseaux et de nerfs englobés dans la matière grasse.

On trouve dans la moelle : une nucléo-protéide, une globuline, des traces d'une albumine coagulable à 70°-75° (FORREST),
de l'hypoxanthine, des principes extractifs, une matière colorante rouge qui est peut-être de l'hémoglobine, enfin une pro-

portion considérable de corps gras où prédomine l'oléine. La moelle peut contenir jusqu'à 96 p. 100 de graisse.

2° Variations physiologiques. — La composition chimique du tissu osseux varie suivant la nature de l'os, l'âge du sujet, le régime alimentaire.

Elle n'est pas, non plus, identique dans toutes les parties d'une pièce osseuse, comme le prouve cette analyse du fémur d'une petite fille de 4 ans (von BIBRA) :

	Tissu compact.	Tissu spongieux.	
		Épiphyse.	*Diaphyse.*
Eau	25,54	26,82	41,67
Graisse	2,29	36,75	25,72
Cendres	47,15	22,52	27,92
CaO	24,68	11,59	14,42
MgO	0,56	0,30	0,32
P^2O^5	19,07	9,28	11,36

a. *Nature de l'os.* — La proportion de matière minérale par rapport à la matière organique est habituellement plus élevée dans les os longs que dans les os courts.

	Substances organiques.	Substances minérales.
Fémur	15,99	38,18
Tibia	19,22	45,20
Humérus	16,90	35,11
Omoplate	26,07	39,33
Sacrum	30,65	28,98
Vertèbres lombaires (corps)	18,33	29,60
Atlas	32,79	56,26

La composition chimique de l'atlas est remarquable par la teneur très élevée de cette pièce osseuse en principes fixes, minéraux et organiques. Les substances accessoires (eau, graisses, etc.) y sont réduites au minimum.

b. *Age du sujet.* — Pendant la vie fœtale, le substratum organique paraît être différent de l'osséine, les os ne donnant pas de gélatine à la coction. Chez l'enfant, la proportion de chaux n'est pas suffisante pour saturer l'acide phosphorique, et on trouve dans le tissu osseux du phosphate monocalcique.

Plus tard, quand l'os est complètement développé, la calcification ne fait plus de progrès avec l'âge ; elle demeure constante à toutes les époques, sauf peut-être aux extrêmes limites de la vie, chez les vieillards qui présentent de l'ostéoporose. Quand elle varie, ses variations sont irrégulières (MASON).

c. *Régime alimentaire.* — Pendant la lactation, l'enfant fixe par semaine 5 à 6 grammes de chaux empruntés au lait, dont la teneur calcaire, toujours élevée, est chez les diverses espèces d'autant plus riche en chaux que le développement de l'animal est plus rapide. On admet que dans le lait une partie des sels calcaires est combinée à des matières organiques.

Chez les jeunes sujets, l'ostéogénèse est placée sous l'étroite dépendance de l'alimentation. SANSON a constaté la précocité de l'ossification chez les animaux maintenus à l'étable et soumis à une alimentation contenant beaucoup de phosphate de chaux ; la soudure précoce des épiphyses entraîne alors une diminution de la taille et un développement exagéré des parties charnues. OLLIER évitait de donner trop de chaux aux enfants réséqués des membres inférieurs et condamnés à l'immobilité ; il redoutait, chez eux, la soudure trop rapide des épiphyses qui a pour conséquence une diminution de la longueur des jambes, sans parler de la formation, dans la vessie, de calculs phosphatiques.

C'est une question de savoir si, indépendamment des sels de chaux alimentaires, on peut favoriser l'ossification en ajoutant du phosphate de chaux aux aliments. CHOSSAT et BOUSSINGAULT, ayant nourri des pigeons avec une ration analysée et exactement connue, ont retrouvé dans le squelette de ces oiseaux plus de chaux que n'en contenaient les aliments ; l'excédent provenait de l'eau, ce qui semblerait favorable à l'absorption directe des sels inorganiques. D'autre part, GOSSELIN et MILNE-EDWARDS ont vu les fractures se consolider plus rapidement après l'administration des sels de chaux.

Chez les jeunes chiens, ARON et SEBAUER ont montré qu'une

alimentation normale ou pauvre en chaux se traduisait par les résultats suivants :

	Cendres pour 100 parties d'os frais.		
Alimentation pauvre en chaux...	11,74	13,90	7,61
— normale............	28,57	29,60	25,09

Chez l'adulte, l'influence de la chaux alimentaire est controversée ; elle est très contestable (STILLING et VON MERING).

On admet de plus en plus que l'assimilation de la chaux destinée à la formation du squelette exige que les sels calcaires soient engagés dans des combinaisons organiques, comme ils le sont probablement dans le lait et les aliments. Aussi, pour favoriser l'ossification, préfère-t-on aux phosphates purs des aliments naturellement riches en composés organiques phosphorés ou calcaires : jaune d'œuf, pain de son, légumineuses, lait, poisson, viande (OLLIER). A cet état, les matériaux semblent être plus assimilables ; c'est de cette idée que procède la tentative, d'ailleurs infructueuse, faite en vue d'activer l'alimentation phosphorée par l'usage du lait fourni par des vaches dont la ration normale est artificiellement enrichie à l'aide d'une addition de phosphates. La présence dans le lait des *nucléones*, acides organiques azotés, phosphorés et susceptibles de fixer des proportions élevées de fer, montre que l'assimilation du phosphore, du fer et probablement aussi de la chaux, n'est pas aussi simple qu'on le croyait autrefois : elle met en jeu des molécules organiques complexes.

L'ingestion prolongée des acides (oxalique, sulfurique, lactique) provoque une décalcification partielle de l'os (SIEDAM-GRUDSKY et HOFMEISTER, ROLOFF, HEITZMANN). L'intoxication phosphorée a pour conséquence une augmentation de la proportion des cendres et de l'acide phosphorique (OFFER, KOCHMANN).

D'autres éléments que la chaux peuvent être fixés dans le tissu osseux : arséniates, sels de strontium et d'aluminium, matières colorantes, garance, etc. (PAPILLON).

3º Fossilisation. — Le tissu osseux est de beaucoup le plus résistant à la putréfaction. Après cent ans, on retrouve encore de l'osséine intacte ; à la longue, elle se modifie et se transforme, suivant von Bibra, en une sorte de gélatine. Même après un grand nombre de siècles, la matière organique n'a pas complètement disparu (Gautier). Les os vraiment fossilisés sont toutefois purement minéraux ; leur composition a subi cependant des modifications importantes. Le fluor augmente peu à peu, se substituant au carbonate calcaire (A. Carnot) ; il en est de même de la silice, de l'alumine et quelquefois des sels de fer. L'os se pétrifie, sa densité augmente, sa forme se maintient intacte par une sorte de phénomène de pseudomorphose, alors que la composition primitive s'est modifiée profondément. Plus tard, la proportion élevée des phosphates rappelle seule la nature de l'os primitif.

4º Variations pathologiques. — Elles sont nombreuses ; l'étiologie en est peu connue, quoiqu'elle ait été très étudiée.

a. *Ostéomalacie*. — C'est une maladie de la nutrition qui, neuf fois sur dix, atteint la femme à la période la plus active de sa vie génitale, le plus souvent pendant ou après la grossesse. L'ostéomalacie est caractérisée par une destruction de l'os consécutive à la décalcification du tissu osseux normal : l'os devient mou, flexible, se rompt facilement ; il se laisse envahir par les graisses (*nécrobiose graisseuse* de Lortet). On a attribué cette décalcification à une surproduction ou à un défaut de combustion de l'acide lactique qu'on trouve dans l'os ostéomalacique et qui lui donne sa réaction acide (Schmidt). Cette théorie a été justement attaquée par von Limbeck, Neumann, Moritz Levy, Beck, qui ont insisté sur l'excès presque insignifiant de chaux, d'acide phosphorique ou de déchets azotés qu'on trouve dans l'urine des ostéomalaciques, au moment où la désintégration du tissu osseux est la plus intense. Cependant Kühne et Bence Jones ont trouvé dans les urines des ostéomolaciques une substance collagène qui paraît provenir de l'osséine ; on doit à Raschkes une observation analogue ; enfin, l'apparition des albumoses et des nucléo-albumines dans l'urine des ostéomalaciques est un fait aujourd'hui classique (Bence-Jones, Matthews, Huppert, Kahler). En outre, l'élimination de la chaux ne se fait pas exclusivement par la voie rénale : dans le cas célèbre et si bien étudié par Morand de la femme Supiot, le dépôt calcaire s'effectuait dans la muqueuse de l'estomac. Les sels de chaux peuvent aussi être fixés par le fœtus, se déplacer, en somme, et non s'éliminer.

Petrone aurait réalisé, chez le chien, des lésions ayant quelques analogies avec l'ostéomalacie, en injectant dans les veines le microbe nitrificateur de Winogradsky ; on constaterait alors la présence des nitrites dans l'urine.

Quoi qu'il en soit de l'étiologie encore obscure de cette affection, les os ostéomalaciques présentent des modifications chimiques importantes et aujourd'hui bien connues. Moritz Levy les résume comme suit : 1° diminution en bloc des sels minéraux, portant également sur les phosphates et sur les carbonates ; 2° le rapport normal 6 PO^4 : 10 Ca reste constant ; 3° l'osséine n'éprouve pas de modification chimique, du moins au début ; 4° augmentation énorme des graisses (20 à 30 p. 100).

Ci-dessous une analyse d'os ostéomalacique, due à Weber :

Osséine, eau et matières solubles........	49,99 p. 100
Graisses............................	23,40 —
Lactate de chaux....................	0,21 —
Acide lactique libre	1,31 —
Phosphate de chaux.................	18,86 —
— de magnésie.............	2,07 —
Carbonate de chaux.................	3,75 —

b. *Rachitisme*. — Bouchard le définit : « une anomalie de la nutrition de l'enfant, qui produit un accroissement excessif des tissus d'ossification avec une calcification insuffisante de ces tissus et qui entraîne comme conséquence des déformations passagères ou durables des diverses parties du squelette ».

Les expériences de Heisss, de L. Tripier et d'Arloing, celles plus récentes de Rudel et de Vierordt ne laissent aucun doute à cet égard : ce n'est pas à une absorption insuffisante de chaux qu'il faut attribuer le rachitisme. On rattache plus volontiers aujourd'hui le rachitisme à des troubles digestifs.

L'analyse suivante, due à MARCHAND, est celle d'un fémur rachitique. On y remarquera la prédominance des éléments organiques par rapport aux sels minéraux : le rapport est 79,4 : 20,6, au lieu du quotient normal 30 : 70.

Matières organiques	79,40
— minérales	20,60
Phosphate de chaux	14,78
— de magnésie	0,89
Carbonate de chaux	3,00
Sels solubles	1,02
Fluorure de calcium	1,00
Collagène ou osséine	72,20
Graisse	7,20

Souvent, les os rachitiques ne donnent pas de gélatine par coction, ce qui démontre l'altération fondamentale du squelette organique.

c. *Carie et nécrose.* — La carie est une ostéite suppurative de nature spéciale, caractérisée par le ramollissement, la désagrégation et la dégénérescence graisseuse du tissu osseux : la proportion des graisses augmente, celle des sels minéraux diminue.

La nécrose est la mort de tout ou partie de l'os : la matière organique s'altère et disparaît :

	CARIE		NÉCROSE
	I	II	
	Fémur.	Métacarpien.	Métacarpien.
	(BECQUEREL et RODIER.)		(VON BIBRA.)
Phosphate et fluorure de calcium	51,53 p. 100	31,36 p. 100	72,63 p. 100
Carbonate de chaux	5,44 —	4,07 —	4,03 —
Phosphate de magnésie	3,43 —	0,83 —	1,93 —
Autres sels	0,91 —	0,30 —	0,61 —
Osséine	35,69 —	59,36 —	19,58 —
Graisse	3,00 —	4,08 —	1,22 —

A la suite de la nécrose phosphorée, la composition du

squelette minéral est peu modifiée, mais les graisses augmentent dans l'os (OFFER), tandis qu'elles diminuent dans la moelle osseuse (ROGER et JOSUÉ).

d. *Cal et exostose.* — Le cal est la cicatrice osseuse qui réunit les fragments d'un os fracturé. On y relève la présence d'un excès de matières organiques et de sels solubles, comme l'a établi LASSAIGNE.

Matières organiques..	48,5 p. 100
Phosphate de chaux.....................	32,6 —
Carbonate —	6,2 —
Sels solubles	12,8 —

L'exostose est une tumeur due à une hypergenèse locale de l'os. LASSAIGNE en a donné l'analyse suivante :

Matières organiques....................	46,0 p. 100
Phosphate de chaux....................	30,0 —
Carbonate —	14,0 —
Sels solubles....................	10,0 —

e. *Périostite albumineuse.* — Cette affection, de nature peu connue, est caractérisée par l'accumulation sous le périoste et dans les couches parostales de l'os, d'un exsudat liquide, jaune ambré, transparent, filant, coagulable vers 80°, de réaction alcaline, de densité comprise entre 1014 et 1035. Cette dernière particularité, jointe à la teneur élevée en albumines, donne au liquide de la périostite un caractère nettement inflammatoire (OLLIER).

On a donné de cet exsudat l'analyse suivante (L. HUGOU-NENQ) :

Eau....................	91,61 p. 100
Résidu fixe....................	8,39 —
Nucléo-albumine.....	0,87 —
Sérine....................	5,61 —
Urée....................	0,02 —
Graisse, acide succinique, extractif......	0,98 —
Chlorure de sodium....................	0,49 —
Sulfate —	0,04 —

Carbonate de sodium.................... 0,50 p. 100
Phosphate   —   .... 0,06 —
Chlorure de potassium......... ....:.. 0,08 —
Phosphate tricalcique................. 0,05 —

Ce liquide se rapproche beaucoup, par sa composition, de la synovie.

5° Synovie. — On désigne sous ce nom le liquide visqueux, trouble, jaunâtre, alcalin, qui lubréfie les cavités synoviales.

La synovie contient : de l'eau, une substance albuminoïde phosphorée analogue aux nucléo-protéides, une autre albumine voisine des mucines, exempte de phosphore et ne donnant que très difficilement des substances réductrices par les acides dilués (SALKOWSKI). On trouve, en outre, dans la synovie, des graisses, des sels dont la majeure partie est constituée par du chlorure et du bicarbonate de sodium.

	Synovie du bœuf. (FRERICHS.)
Eau..	95,92 p. 100
Nucléo-protéide...........	0,40 —
Albumine spéciale (mucine)...........	2,60 —
Graisse et extractif...................	
Sels..............................	1,06 —

Dans l'hydarthrose et les diverses variétés d'arthrite, les exsudats se rapprochent beaucoup de celui de la périostite albumineuse, au point d'être identiques, dans le cas particulier de l'hydarthrose,

	ARTHRITE		HYDARTHROSE
	Aiguë.	Chronique.	
	(HAMMARSTEN.)		(HOPPE-SEYLER.)
Eau...............	93,37 p. 100	94,72 p. 100	92,83 p. 100
Résidu fixe........	6,63 —	5,28 —	7,47 —
Nucléo-protéide.....	0,36 —	0,27 —	0,66 —
Albumine..........	5,42 —	3,92 —	5,13 —
Graisse et extractif..	0,35 —	0,50 —	0,45 —
Sels minéraux......	0,85 —	0,86 —	0,73 —

§ 5. — Dents

On distingue, dans les dents, trois éléments : 1° le corps de la dent, ou *ivoire* ; 2° l'*émail*, qui en coiffe la partie supérieure ; 3° le *cément*, qui en recouvre la racine, c'est-à-dire toute la partie cachée par la gencive ou enchâssée dans l'alvéole.

1° Ivoire. — Le corps de la dent, ou *ivoire*, est formé par un substratum d'osséine imprégné de sels calcaires. En voici la composition :

	Homme adulte. (von Bibra.)
Osséine	27,61 p. 100
Graisse	0,40 —
Sels minéraux	71,99 —
Phosphate de chaux et fluorure	66,72 —
— de magnésie	1,08 —
Carbonate de chaux	3,36 —
Sels solubles	0,83 —

Wrampelmeyer évalue à 0,65 chez l'enfant et à 1,37 p. 100 chez l'adulte la proportion de fluor dans les dents.

La carie entraîne une déminéralisation des dents comme le prouvent ces analyses comparatives de Kehns :

	Dent saine.	Dent cariée.
Eau	4,27 p. 100	10,91 p. 100
Substances organiques	28,39 —	66,38 —
Phosphate tricalcique	52,90 —	14,47 —
Carbonate de chaux	42.93 —	7.92 —
Phosphate de magnésie	1,08 —	0,35 —

. La proportion de fluor n'est pas modifiée par l'évolution de la carie.

2° Email. — C'est une production épithéliale de nature spéciale, extrêmement dure, formée de tout petits prismes hexagonaux, biréfringents.

L'émail renferme, en même temps qu'une très forte proportion de sels minéraux, une petite quantité d'une matière organique peu connue, différente de l'osséine. C'est, de tous les tissus, le plus riche en sels inorganiques. Hoppe-Seyler a donné les chiffres suivants, pour la composition chimique de l'émail :

	Enfant.	Adulte.
Matière organique	15,59 p. 100	3.60
Phosphate de chaux	75,23 —	96.00
Carbonate —	7,48 —	
Phosphate de magnésie	1,72 —	1.05
— de fer	0,63 —	»
Sels solubles	0,35 —	»

3° Cément. — Le cément est du tissu osseux compact qui ne diffère de l'os ordinaire ni par sa constitution histologique, ni par sa composition chimique.

CHAPITRE VI

CHIMIE DES TISSUS MUSCULAIRES ET NERVEUX

Nous consacrerons ce chapitre à l'étude de deux tissus hautement différenciés et dont les mutations chimiques donnent lieu à des applications physiologiques nombreuses et importantes.

§ 1. — Tissu musculaire strié

Les muscles striés sont formés de longues fibres cylindriques revêtues d'une enveloppe amorphe, de constitution chimique mal connue, le *sarcolemme*, et composées d'une substance contractile, d'une faible quantité de protoplasma et de noyaux.

La substance contractile est constituée par la superposition de disques de nature différente, donnant à la fibre un aspect strié en travers. Parmi ces disques, les uns, minces et non contractiles, sont des pièces de soutènement ; les autres, épais, sont contractiles. Ces deux espèces de disques sont biréfringentes ; elles sont séparées par une substance claire monoréfringente. Les disques épais se dédoublent fréquemment en deux moi-

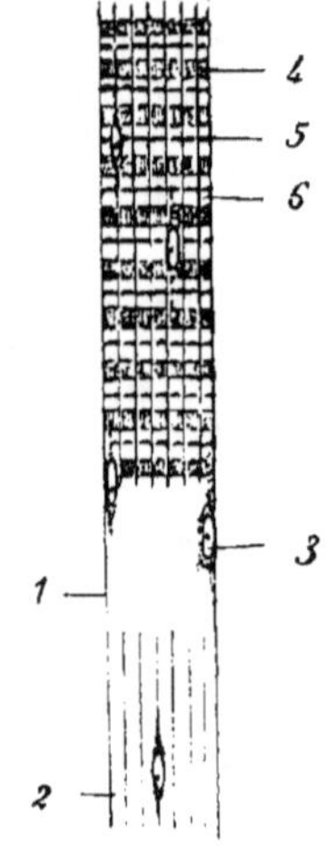

Fig. 42.

Fibre musculaire striée (schéma).

La striation est interrompue au niveau du point 1.
1, sarcolemme. — 2, cylindres contractiles. — 3, noyau entouré de protoplasma. — 4, disque épais. — 5, disque mince. — 6, bande claire.

tiés séparées par une bande claire ; quelquefois, le nombre des pièces de dédoublement est supérieur à deux.

Outre ces éléments fondamentaux, le muscle comprend des lames de tissu conjonctif, de la graisse, des vaisseaux sanguins et lymphatiques qui pénètrent entre les fibres, enfin des filets nerveux.

A) Chimie statique du muscle

Nous étudierons, sous ce titre, les éléments qui entrent dans la composition chimique du muscle au repos, sans nous préoccuper des modifications apportées par le travail musculaire.

1° Propriétés physiques. — Le muscle est, chez l'homme, un tissu de consistance élastique, translucide sous une faible épaisseur, de couleur rouge due à un pigment qui présente les plus grandes analogies avec l'hémoglobine ; son spectre est à peu près identique, mais les bandes sont rejetées légèrement vers le rouge. Cette propriété se retrouve dans le dérivé oxycarboné du pigment musculaire ou *myochrome*. L'hématine obtenue par dédoublement du pigment des muscles est identique avec l'hématine du sang (MÖRNER).

La densité du muscle est de 1055. Après la mort, le muscle devient rigide et opaque, à la suite de phénomènes qui seront étudiés plus loin.

2° Propriétés chimiques. — Le muscle au repos est alcalin ; des excitations répétées, la fatigue font apparaître l'acidité. A l'état normal, l'alcalinité correspond à $0^{gr},106$ de NaOH pour 100 grammes de muscles (MAGNUS LEVY).

La composition chimique du muscle humain est représentée assez exactement par l'analyse suivante (grand pectoral) :

Eau	73,5	p. 100
Résidu fixe...............................	26,5	—
Matières protéiques.......................	18,02	—
Graisses..................................	3,27	—
Substances extractives { glycogène, acide lactique, créatine, etc. }	0,22	—
Sels minéraux.............................	3,12	—

Cent grammes de chair musculaire desséchée représentent 14 à 15 grammes d'azote, 50 à 54 grammes de carbone, et dégagent en brûlant de 5 à 600 000 calories.

3° Matières protéiques. — C'est une question peu connue que celle des protéiques du muscle. On y distingue d'ordinaire, pour la clarté de l'exposition, deux catégories de composés, arbitrairement limitées d'ailleurs :

1° Les protéines qu'on peut extraire à l'aide de dissolvants convenablement choisis tels que les solutions salines. Elles constituent le *plasma musculaire* qui, en se coagulant, donne une masse solide et un *sérum musculaire*. Le plasma musculaire représente au moins les trois quarts des albumines du muscle ;

2° Les matières albuminoïdes, qui résistent à l'action des dissolvants, constituent, en quelque sorte, le squelette protéique du muscle et sont désignées sous le nom de *stroma musculaire*, soit un cinquième, au plus, des albumines du muscle.

On injecte, par l'aorte d'une grenouille saignée à blanc, de l'eau salée à 0,5 p. 100, afin de laver les muscles ; on les détache ensuite et, après les avoir hachés et lavés une seconde fois à l'eau salée, on les congèle à — 10°, puis on les broye, au contact du verre pilé, dans un mortier fortement refroidi ; après quoi, on exprime énergiquement. De la masse exsude un liquide sirupeux, jaunâtre, un peu louche, faiblement alcalin : c'est le *plasma musculaire* de KÜHNE. Abandonné à la température ordinaire, ce plasma ne tarde pas à se coaguler, mais sa coagulation ne ressemble pas aussi étroitement qu'on l'avait cru tout d'abord à la coagulation du sang.

O. VON FÜRTH admet dans le plasma musculaire la présence de deux matières protéiques fondamentales : la *myosine* qui, en se coagulant, donne la *myosine-fibrine*, et le *myogène* dont la coagulation donne la *myogène-fibrine*. Le coagulum, produit par la coagulation spontanée du plasma musculaire, provient donc de deux protéiques distincts.

La myosine représente, chez l'homme, 5 p. 100 des albumines totales ; le myogène est 3 et jusqu'à 6 fois plus abondant ; mais ces proportions varient considérablement suivant les espèces animales et, dans une même espèce, suivant les muscles. Chez l'homme, la teneur en myosine, qui atteint 5,2 p. 100 du bloc protéique, monte à 17 et même 22 chez le lapin ; dans le cœur, elle peut s'élever à 34,5 p. 100. Tout en n'accordant à ces chiffres qu'une exactitude relative, il n'en est pas moins certain que la proportion des deux protéiques est très variable.

a. *Myosine.* — C'est une albumine insoluble dans l'eau, soluble dans les solutions salées faibles, coagulable par la chaleur entre 46° et 51°. Elle se coagule spontanément à la température ordinaire en donnant la *myosine-fibrine*, mais avec quelque lenteur, en vingt-quatre heures. Elle est facilement précipitée par un excès de sels alcalins ($NaCl$, SO^4Mg, $SO^4(NH^4)^2$.

Elle a la composition élémentaire des albumines et s'extrait du muscle par le chlorure de sodium à 7 p. 1000.

Quant à la myosine-fibrine, elle ressemble aux albumines coagulées ; elle est insoluble dans les solutions de sels alcalins. Les sucs digestifs l'attaquent,.

b. *Myogène.* — On l'extrait du plasma musculaire par précipitation fractionnée à l'aide du sulfate d'ammoniaque : il est un peu soluble dans l'eau et donne des liquides limpides colorés en jaune ; il se prend en masse entre 55° et 65°. Il possède la composition et les propriétés générales des albumines.

Abandonné quelque temps à la température ordinaire, le myogène se transforme en myogène-fibrine soluble, laquelle peut se coaguler vers 35° ; la présence de cette substance, au moins à l'état de liberté dans le muscle des animaux à sang chaud est, en conséquence, peu probable. Le produit de la coagulation de la myogène-fibrine soluble est la myogène-fibrine insoluble.

c. *Myostromine.* — On réserve ce nom aux matières protéiques des muscles qui restent après l'épuisement du tissu par les divers dissolvants. C'est un résidu probablement complexe ; il est peu connu.

Du reste, il ne faut pas attribuer beaucoup d'importance à cette nomenclature ; elle ne couvre qu'imparfaitement notre ignorance du nombre, de la constitution et du mode de séparation des matières protéiques élémentaires du muscle.

Voici, cependant, à titre de renseignement et sous le bénéfice des réserves formulées ci-dessus, la répartition des différents matériaux dont il vient d'être question :

	En p. 100 de matières protéiques totales.		
	Myosine.	Myogène.	Stroma musculaire.
Muscles du lapin........	13,6	76,0	10,5
— du pigeon......	15,6	75,5	8,9
Cœur de bœuf.........	5,8	26,5	63,7
— de l'homme.......	5,2	31,4	63,4

Nucléo-protéides. — La présence des noyaux dans le tissu musculaire fait prévoir qu'il existe dans le muscle des nucléo-protéides : elles sont peu connues.

Myochrôme.—Après avoir été complètement privée de sang, la chair musculaire reste rouge. Elle doit cette coloration à un pigment, le myochrôme, très voisin de l'hémoglobine, mais distinct de celle-ci cependant (MAC MUNN). C'est une matière colorante qui se dédouble en une subtance protéique incolore et en un produit noir qui n'est autre que l'hématine ordinaire. Le spectre du myochrôme n'est pas tout à fait le même que celui de l'hémoglobine ; les bandes d'absorption sont légèrement déplacées vers le rouge. Le myochrôme se réduit comme le pigment du sang (bande de Stockes); il se combine avec CO et donne une combinaison dont le spectre à deux bandes est un peu rejeté vers le violet. Le myochrôme n'a pas été obtenu à l'état cristallisé.

La proportion de myochrôme ne paraît pas dépasser $0^{gr},50$ à $0^{gr},60$ par kilogramme de muscle : il faut 1 kilogramme de chair musculaire pour obtenir $0^{gr},02$ de cristaux d'hémine dérivés du myochrôme.

Diastases. — Le tissu musculaire est le siège d'actions

diastasiques nombreuses, mais peu connues ; il y existe, suivant toutes les vraisemblances, des diastases capables d'hydrolyser le glycogène, de désagréger les matières protéiques par protéolyse (autolyse des tissus). Enfin, nous verrons que, tout au moins pour certaines espèces, le muscle renferme des diastases qui transforment les purines (désamination de la guanine et de l'adénine, oxydation de la xanthine et de l'hypoxanthine) et interviennent, par conséquent, dans la série des transformations qui aboutissent à l'acide urique.

4° Substances extractives. — On les divise en azotées et non azotées.

A. Corps azotés. — Il en existe un grand nombre ; ils proviennent de la désagrégation des matières protéiques du muscle. On y distingue, d'une part, la créatine et d'autres bases qui paraissent avoir pour origine les albumines proprement dites du tissu ; d'autre part, les purines, qui ont pour origine exclusivement les nucléo-protéides.

a. *Créatine.* — Ce composé en $C^3H^9N^3O^2$ est la guanidine de l'acide méthyl-amino-acétique :

$$HN=C\begin{cases} NH^2 \\ N(CH^3) - CH^2 - CO^2H. \end{cases}$$

On peut extraire la créatine du muscle en épuisant par l'eau la chair musculaire hachée ; la liqueur, soumise à l'ébullition pour coaguler les albumines, est filtrée et traitée à froid par un très léger excès d'eau de baryte pour séparer les phosphates : on filtre et élimine par l'acide carbonique l'excès de baryte. On filtre à nouveau et précipite par l'acétate neutre de plomb, qui élimine un certain nombre de matières extractives (acide urique, etc.) ; la liqueur, séparée du précipité plombique, est débarrassée du plomb en excès par l'hydrogène sulfuré. En filtrant et évaporant la solution, on obtient la créatine cristallisée ; on la purifie par cristallisation, en présence du noir animal s'il y a lieu, afin de l'obtenir en cristaux incolores. A la chair musculaire on peut, dans cette préparation, substituer, comme matière première, l'extrait de viande du commerce.

La créatine est un corps solide, blanc, bien cristallisé, avec une molécule d'eau de cristallisation ; sa saveur est amère ;

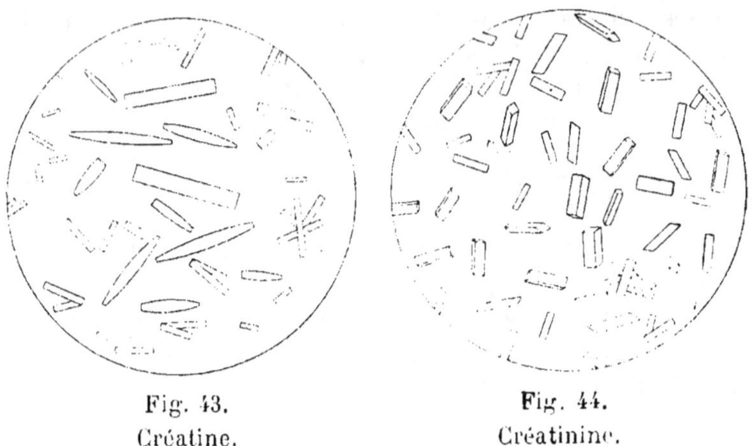

Fig. 43.
Créatine.

Fig. 44.
Créatinine.

elle est peu soluble dans l'eau froide, très soluble à chaud, insoluble dans l'alcool et l'éther.

Bien que neutre au tournesol, la créatine est capable de fonctionner comme un acide faible, en se combinant aux bases pour donner des sels (ENGEL).

La créatine se déshydrate facilement, surtout en présence des acides concentrés, et fournit de la créatinine.

$$NH = C \underset{N(CH^3) - CH^2 - COOH}{\overset{NH^2}{\big\langle}} \quad - H^2O =$$

Créatine.

$$NH = C \underset{N(CH^3) - CH^2}{\overset{NH \rule{1cm}{0.4pt} CO}{\big\langle}}$$

Créatinine.

En liqueur alcaline, à chaud, la créatine s'hydrate et donne de la sarcosine et de l'urée.

$$NH = C \begin{cases} NH^2 \\ N(CH^3) - CH^2 - COOH \end{cases} + H^2O =$$

Créatine.

$$CO \begin{cases} NH^2 \\ NH^2 \end{cases} + \begin{array}{c} CH^2.NH(CH^3) \\ | \\ COOH. \end{array}$$

Urée.　　　　Sarcosine.

La sarcosine est du méthylglycocolle.

Les muscles de l'homme contiennent de 0,15 à 0,30 p. 100 de créatine ; cette proportion s'élève à la suite du travail musculaire.

b. *Créatinine.* — La créatinine est une base en $C^4H^7N^3O$, ou, en formule développée :

$$HN = C \begin{cases} NH \text{———} CO \\ N(CH^3) - CH^2 \end{cases}$$

Elle dérive de la créatine par déshydratation à l'aide des acides concentrés.

La créatinine forme des cristaux blancs, brillants, solubles dans l'eau qui la transforme à la longue en créatine. Avec le chlorure de zinc, elle donne un chlorozincate peu soluble dans l'eau, insoluble dans l'alcool.

c. *Bases de* GAUTIER. — La *crusocréatinine* $C^5H^8N^4O$ est une base faible, en cristaux lamellaires jaunes.

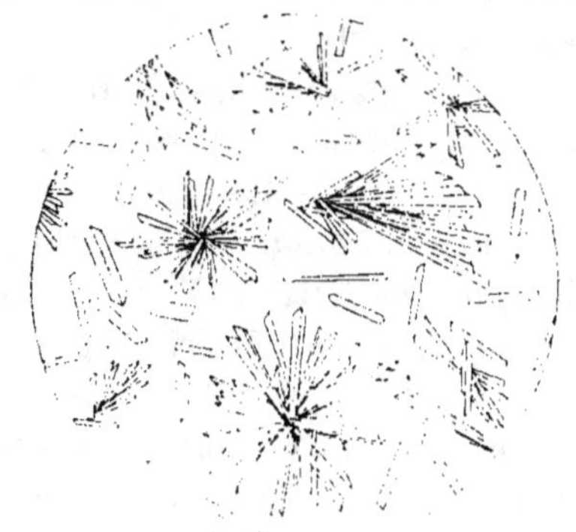

Fig. 45.

Chlorure de zinc et de créatinine.

La *xanthocréatinine*, base en $C^4H^{10}N^4O$, cristallise en paillettes jaune soufre assez solubles dans l'eau et dans l'alcool.

L'amphicréatine $C^9H^{19}N^7O^4$ présente à un faible degré le caractère basique ; elle est cristallisée.

d. *Autres bases*. — A côté de ces bases, on en connaît d'autres qui donnent également des sels cristallisables. C'est ainsi que les travaux de Gulewitsch et Krimberg, Kutscher, Lehmann et d'autres auteurs ont fait connaître :

La *carnitine* ou *novaïne*, composé fortement alcalin, donnant des sels et qui paraît être une bétaïne :

$$(CH^3)^3N\big<\begin{matrix} O \quad — \quad CO \\ CH^2—CH.OH—CH^2 \end{matrix}\big>$$

La *vitiatine*, qui est une diguanidine :

$$\begin{matrix} NH^2.C—N—CH^2—CH^2—NH.C—NH^2 \\ \| \quad | \qquad\qquad\qquad \| \\ NH \ (CH^3) \qquad\qquad\quad NH \end{matrix}$$

Citons encore la *néosine* en $C^6H^{17}NO^2$, l'*oblitine* en $C^{18}H^{38}N^2O^5$, la *carnine* $C^7H^8N^4O^3$ peu soluble et dont les sels cristallisent bien, la *carnosine* en $C^9H^{14}N^4O^3$, en aiguilles microscopiques, fusible à 239° (Gulewitsh et Admirazibi), la *méthylguanidine*, etc.

Il n'est pas impossible que plusieurs de ces composés soient des polypeptides qui seront identifiées plus tard.

e. *Purines*. — Les purines du tissu musculaire sont représentées par la *xanthine* $C^5H^4N^4O^2$, poudre amorphe, peu soluble, la *guanine* $C^5H^5N^5O$, corps blanc cristallisable peu soluble, l'*hypoxanthine* $C^5H^4N^4O$ dont les propriétés ressemblent à celles des corps précédents.

Cette dernière purine a ceci de particulier qu'on la rencontre dans le tissu musculaire à l'état libre et en combinaison avec l'acide phosphorique et un sucre particulier, le *d*-ribose, $C^5H^{10}O^5$ (Levene et Jacobs). C'est un fragment volumineux détaché en bloc de la molécule des nucléo-protéides et qui nous renseigne sur les relations dans ce complexe des divers groupements qui le constituent. Ce composé intéressant a été décrit tout d'abord sous le nom d'*acide inosique* (Neuberg et Brahn).

Au groupe des purines se rattache la *pseudo-xanthine* de A. GAUTIER. C'est un corps de formule $C^4H^5N^5O$, peu soluble et difficilement cristallisable.

Tous ces produits et d'autres encore, instables et mal connus, contribuent à donner à l'extrait du muscle une toxicité que l'exercice violent et le surmenage viennent encore augmenter.

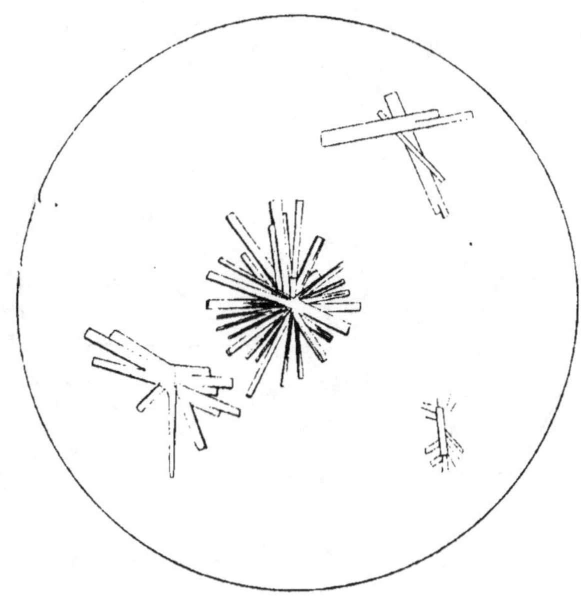

Fig. 46.

Guanine, d'après A. MOREL.

f. *Autres produits.* — On ne trouve dans le muscle que des traces de *taurine* $CH^2.NH^2—CH^2.SO^3H$, corps blanc, bien cristallisé, soluble dans l'eau, insoluble dans l'alcool. La taurine existe dans la bile, combinée à l'acide cholalique, sous forme d'acide taurocholique.

Enfin, le muscle renferme aussi, mais en très petites quantités : des lécithines, 0,08 p. 100 d'urée CH^4N^2O (PICARD, SCHŒNDORFF) et de l'acide urique $C^5H^4N^4O^3$, dont l'étude trouvera sa place au chapitre de l'*Urine*.

SIEGFRIED a démontré la présence dans le lait et le muscle

d'un composé nouveau, *l'acide phosphocarnique*, combinaison stable d'acide phosphorique et d'un acide carnique en $C^{10}H^{15}N^3O^9$. L'acide phosphocarnique forme avec le **peroxyde** de fer des combinaisons insolubles dans l'eau, solubles dans les alcalis (*carniferrines*). Le fer est masqué dans ces molécules, comme dans l'hématogène de BUNGE : le ferrocyanure

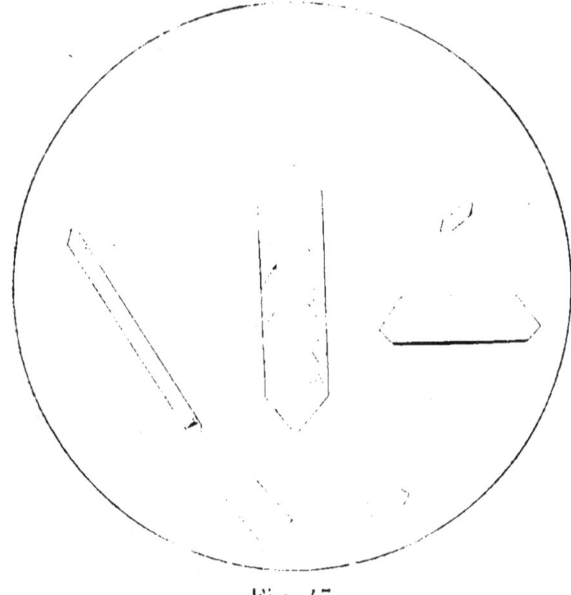

Fig. 47.

Hypoxanthine, d'après A. MOREL.

et le sulfure ammonique ne le font apparaître qu'après une ébullition prolongée. La baryte dédouble ces combinaisons avec formation d'hydrates de carbone mal définis et d'acides carbonique, succinique et lactique. Avec les acides forts, de l'acide carbonique se dégage. On désigne souvent l'acide phosphocarnique et ses dérivés (carniferrines) sous le nom de *nucléones*, par analogie, toute superficielle d'ailleurs, avec les nucléines.

L'acide phosphocarnique qui existe dans l'extrait musculaire, dans l'urine et probablement dans la plupart des tissus, est peut-être l'agent chargé de transporter l'acide phosphorique, le fer et la chaux dans l'économie. Cet acide est, pour le travail musculaire, une source d'énergie d'après les expériences de SIEGFRIED. Le muscle contient de 0,11 à 0,21 p. 100 de nucléone, chez l'adulte ; chez le nouveau-né, cette proportion n'est que de 0,02 à 0,04.

Il est douteux que l'acide phosphocarnique soit une espèce chimique définie.

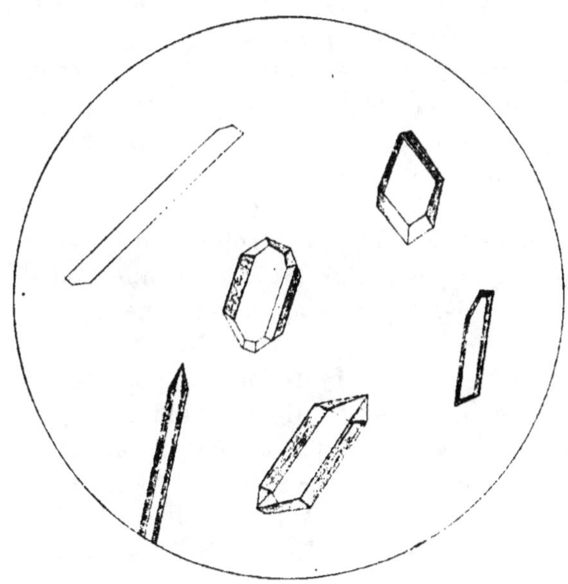

Fig. 48.

Taurine, d'après A. MOREL.

B. CORPS NON AZOTÉS OU TERNAIRES. — Ce sont : l'inosite, les acides lactiques, le glycogène :

a. *Inosite.* — Ce corps cyclique, en $C^6H^{12}O^6$, est une hexa-hydroxy-benzine ; il est relativement abondant dans le myocarde.

$$
\begin{array}{c}
\text{CH.OH} \\
\text{CH.OH} \qquad \text{CH.OH} \\
\text{CH.OH} \qquad \text{CH.OH} \\
\text{CH.OH}
\end{array}
$$

Il se présente en lamelles blanches, nacrées, contenant $2H_2O$; il se dissout dans l'eau, mais non dans l'alcool et l'éther, ne réduit pas la liqueur de Fehling et se distingue très nettement des sucres par ses propriétés et sa constitution chimique. Il ne fermente pas.

On le caractérise par les réactions suivantes, utiles à connaître parce que l'inosite, répandue dans nombre d'organes, apparait quelquefois dans l'urine.

Si on traite une goutte de solution d'inosite avec une goutte de nitrate mercurique et qu'on évapore, on observe une coloration rouge sombre qui disparait par refroidissement et reparait quand on chauffe (GALLOIS).

Quand on évapore à siccité une goutte d'une solution d'inosite avec quelques gouttes d'une solution de chlorure de calcium, puis qu'on ajoute au résidu sec une goutte d'acide nitrique, on obtient par évaporation une coloration rose rouge (SCHERER).

Le tissu musculaire ne renferme pas plus de 0,03 p. 100 d'inosite. Le myocarde en contient davantage.

b. *Acides lactiques*. — L'acide lactique des muscles, autrefois considéré comme une espèce définie et désigné sous le nom d'*acide sarcolactique*, est en réalité un mélange d'acide éthylidénolactique droit $CH^3—CH.OH—CO^2H$ avec un peu d'acide éthyléno-lactique inactif $CH^2.OH—CH^2—CO^2H$.

L'acide éthylidéno-lactique est un sirop incolore, incristallisable, acide, soluble dans l'eau et l'alcool ; il est dextrogyre. Son sel de zinc est $C^3H^5O^3.2Zn — 2H^2O$.

L'acide éthyléno-lactique est inactif ; c'est un sirop épais, incolore, soluble, acide. Son sel de zinc cristallise avec $4H^2O$.

L'acide lactique provient, suivant toutes les vraisemblances, du glycogène :

$$C^6H^{10}O^5 + H^2O = 2C^3H^6O^3$$
Glycogène.   Ac. lactique.

c. *Glycogène*. — Cet anhydrose en $(C^6H^{10}O^5)^{10}$ est une poudre blanche, insoluble dans l'alcool, soluble dans l'eau avec opalescence ; les acides dilués et des diastases le dédoublent par hydrolyse, en donnant du glucose. Nous ferons une étude plus complète de ce corps, à propos du foie (voir p. 339).

Le glycogène est particulièrement abondant dans les muscles du fœtus et du nouveau-né. Il fait défaut ou n'existe qu'à l'état de traces dans le cœur, où, sans doute, il est détruit au fur et à mesure de sa production par l'activité incessante du myocarde.

A ces divers matériaux extractifs du muscle, il faut ajouter : des graisses qui font partie intégrante du tissu musculaire, de la cholestérine (FLAUM), du glucose, de la maltose et de la dextrine, celle-ci particulièrement abondante chez le cheval, enfin des traces d'alcool (BÉCHAMP).

5° Éléments minéraux. — L'analyse suivante, due à BUNGE, donne la composition minérale du muscle strié :

	I		II	
Potasse (K^2O)	4,65 p. 1 000		4,16 p. 1 000	
Soude (Na^2O)	0,77	—	0,81	—
Chaux (CaO)	0,08	—	0,07	—
Magnésie (MgO)	0,41	—	0,38	—
Oxyde de fer (Fe^2O^3)	0,05	—	»	—
Anhydride phosphorique (P^2O^5)	4,64	—	4,58	—
Chlore (Cl)	0,67	—	0,70	—
Anhydride sulfurique (SO^3)	»		0,10	—

Des analyses plus récentes de KATZ confirment ces résultats.

Le muscle au repos respire ; il absorbe de l'oxygène et exhale de l'acide carbonique.

Dans le vide, à l'aide d'un dispositif spécial, on peut extraire d'après HERMANN :

Acide carbonique libre, dégagé à 60°	11,79 p. 100 (en volume).
Acide carbonique dégagé par les acides	2,04 —
Azote	1,23 —

Il n'y a pas d'oxygène à l'état de liberté, dans le tissu musculaire.

6° Rigidité cadavérique. — La mort du muscle est précédée de la rigidité cadavérique, dont l'apparition varie de
quelques minutes à sept ou huit heures et dont la durée se prolonge d'un à six ou sept jours. La fatigue accélère beaucoup la
rigidité cadavérique, laquelle est d'autant plus brève qu'elle
s'est montrée plus précoce.

La rigidité est la conséquence de la coagulation des matières protéiques du muscle. C'est ainsi que sur 100 parties
d'albumine musculaire normale, Saxl en a trouvé 87,3 qui
étaient solubles et seulement 12,7 insolubles dans une solution
à 1/10 de NH^4Cl. Après l'apparition de la rigidité, le rapport
était de 73,2 de matériaux insolubles pour 26,8 de solubles.
La diminution de solubilité porte surtout sur le myogène et
aussi sur la myosine, mais dans une mesure plus restreinte.

	Pour 100 parties d'albumine totale.	
	Myosine soluble.	Myogène soluble.
Aussitôt après la mort.........	13,1	74,6
6 heures —	12,0	54,2
9 — —	10,0	34,5
24 — —	7,5	24,0

En même temps qu'il est rigide, le muscle est dur, opaque et
inexcitable ; sa réaction devient presque toujours, mais non
constamment, acide.

La cessation de la rigidité est due à la régression de la
myosine coagulée et à sa rétrogradation, c'est-à-dire à sa
transformation en polypeptides sous l'influence de diastases.
Le muscle subit une autodigestion et finalement se putréfie.

Nous connaissons mal le mécanisme de la rigidité cadavérique. Mais, de ce que nous savons de la coagulation du
sang, du lait et d'autres liquides, nous sommes autorisés à
penser qu'il s'agit d'une coagulation sous des influences diastasiques, coagulation qui n'est qu'un épiphénomène d'un des
premiers stades de l'autolyse du muscle, c'est-à-dire de la
dégradation *post mortem* de ses constituants. La molécule se
scinde sous l'attaque des diastases et un des fragments de la

molécule se coagule d'abord, puis se redissout pour subir la rétrogradation définitive qui l'amène à l'état de composés plus simples (polypeptides) et finalement d'acides aminés, de bases alcalines comme la cadavérine, la putrescine, les méthylamines, l'ammoniaque, etc. etc.

B) Chimie dynamique du muscle

La source du travail musculaire est dans l'oxydation de l'un ou de plusieurs des éléments chimiques du muscle. Phénomènes chimiques de combustion, production de travail mécanique : telles sont les deux phases du phénomène. Entre l'état initial et l'état final, Chauveau intercale un intermédiaire, le travail physiologique ou mise en jeu de la contractilité du muscle.

1° Matières protéiques. — Elles ne paraissent pas subir de modification importante du fait de la contraction musculaire, ce qui s'accorde bien avec les conclusions du travail célèbre dans lequel Fick et Wislicenus ont démontré que l'urée excrétée pendant une période de travail actif correspondait à une quantité d'albumine très inférieure à celle dont la combustion serait nécessaire pour dégager une somme de calories susceptible de couvrir le travail produit. Ces deux expérimentateurs ont fait l'ascension du Faulhorn, à 1 956 mètres audessus du lac de Brienz (Oberland bernois) ; pendant toute la durée de l'ascension, six heures avant et six heures après, l'alimentation fut purement hydrocarbonée (graisse, sucre, amidon) ; l'urine recueillie pendant ces trois périodes de l'expérience était soigneusement analysée. La quantité d'urée correspondait à 37 grammes d'albumine brûlée et, par conséquent, à 150 calories, soit 63 750 kilogrammètres, alors que le travail développé dépassait 200 000 kilogrammètres.

Toutefois, le travail musculaire détermine, à la longue, une usure des albumines du muscle ; ainsi, Kurajeff a constaté que le muscle qui a travaillé a perdu une certaine quantité de matière protéique. Cette perte est rapidement réparée, en vingt-quatre ou quarante-huit heures ; mais elle n'en existe pas moins. On savait, du reste, depuis longtemps, que le travail produit dans le muscle une augmentation des principès immédiats solubles dans l'alcool, et ce fait semble bien plaider en faveur d'une destruction des albumines. Liebig avait déjà signalé la haute teneur en créatine de la chair d'un renard forcé à la chasse ; or, la créatine est certainement un produit de régression des albumines du muscle.

En résumé, bien que les matières protéiques du muscle ne soient pas, du moins à l'état normal, une source importante de l'activité musculaire, elles s'usent pendant le travail.

2º Matières extractives. — Nous les diviserons, comme ci-dessus, en azotées et non azotées.

A. Matières azotées. — Elles semblent augmenter pendant la contraction ; mais on n'a pas à cet égard de données bien précises.

Nous avons déjà dit que les matières solubles dans l'alcool augmentaient en bloc. Plusieurs d'entre elles, mal connues il est vrai, sont des réducteurs énergiques : c'est ainsi que le muscle au repos oxyde l'acide pyrogallique, sur lequel il n'agit plus après tétanisation. Le muscle fatigué réduit les nitrates en nitrites, décolore l'indigo, etc.

Le travail diminue le phosphore organique des muscles (phosphore des nucléines et des nucléones) ; l'acide phosphorique minéral augmente, au contraire.

Le travail a donc pour résultat de désagréger une petite quantité de substance albuminoïde et de dédoubler des principes phosphorés complexes, avec élimination de l'acide phosphorique devenu libre (Macleod).

B. Matières non azotées. — Elles comprennent : le glycogène, les graisses, l'acide lactique.

a. *Glycogène.* — Cl. Bernard avait vu depuis longtemps qu'un muscle au repos absolu accumulait du glycogène ; il en consomme, au contraire, pendant le travail. Après un travail intense, Külz a vu le glycogène disparaître complètement du foie, chez le chien.

Voici des analyses de Chauveau et Kaufmann :

	Glycogène.
Muscle au repos (masséter du cheval)......	1^{gr},774 p. 100
— en activité — —	1 .396 —
Différence............	0^{gr},378 —

Morat et Dufour ont trouvé :

	Glycogène.
Muscles au repos..............	0,684 — 0,532 p. 100
— excités..............	0,116 — 0,194 —

La quantité de glycogène qui disparaît pendant le travail musculaire n'est pas en rapport avec le travail produit : elle lui est de beaucoup supérieure. Seegen a montré que le poids de glycogène qui se détruit au cours du travail pourrait fournir de 10 à 50 fois plus d'énergie que le muscle n'en a dépensé en réalité. Cette conclusion suppose, il est vrai, que le glycogène subit une combustion complète ; mais cette conclusion est légitimée par ce fait que les quantités d'oxygène consommé et d'acide carbonique produit dans le muscle actif et dans le sang qui le traverse correspondent bien à la combustion totale du glycogène et du glucose disparus (Chauveau et Kaufmann).

b. *Graisse*. — L'immobilité favorise l'accumulation des corps gras : l'activité les détruit (Beaunis).

	Muscles sains.	Muscles paralysés.
Graisse............	1,89	151,24 p. 1 000

D'après Chauveau, la graisse qui disparaît pendant le travail ne pourrait être utilisée qu'après transformation préalable en glycogène. Zuntz conteste cette assertion, en faisant observer que la transformation des graisses en glycogène détermine une perte d'énergie considérable (29 p. 100) ; mais nous entrons ici dans les discussions qu'a provoquées la loi de l'isodynamie. On a exposé plus haut l'état de la question (voir p. 101).

c. *Acide lactique*. — Il augmente notablement par la contraction musculaire. Marcuse a trouvé, en moyenne :

	Acide lactique.
Muscles au repos......................	0,069 p. 100
— tétanisés......................	0,149 —

Bien que ces résultats aient été contestés (Astaschewski, Warren, Monari et Heffter), on admet, en général, que c'est à l'acide lactique qu'est due l'augmentation de l'acidité du muscle, pendant le travail. L'acide lactique provient non seulement du glycogène, mais peut-être aussi des matériaux azotés.

3o Matières minérales. — Elles ne semblent pas se modifier beaucoup ; il se produirait, pendant le travail, un peu de phosphate de potasse, d'après Mairet. En outre, la teneur en eau augmente, tandis que l'ensemble des principes fixes diminue (Ganicke).

On doit à Sczelkow et à Schœffer des expériences démontrant que le muscle en travail consomme beaucoup plus d'oxygène et dégage beaucoup plus d'acide carbonique qu'à l'état de repos. Précisant ces données, Chauveau et Kaufmann ont établi que la quantité horaire d'oxygène absorbée est vingt fois plus forte pendant le travail que pendant le repos ; la production d'acide carbonique est centuplée.

4o Origine de la force musculaire. — En résumé, on est à peu près fixé aujourd'hui sur l'origine de la force musculaire. Contrairement à l'opinion ancienne de Liebig, soutenue encore aujourd'hui par Pflüger et son école, il semble bien que les albumines n'interviennent que pour une part restreinte dans la production de l'énergie, comme l'ont établi Fick et Wisliscenus. Néanmoins, dans certains cas, à la suite d'une alimentation insuffisante, d'un travail excessif, mal réglé ou exécuté péniblement par un sujet non entraîné, une certaine quantité d'albumine paraît se détruire.

A l'état normal, ce sont les substances ternaires qui subviennent, pour une part prépondérante, à la contraction musculaire. Chauveau et ses élèves attribuent uniquement au sucre la charge de pourvoir aux dépenses énergétiques du muscle.

Cette opinion, peut-être trop exclusive, est adoptée par beaucoup d'auteurs, bien qu'elle invoque des expériences que Zuntz, Munk, Caspari, Heineman ont soumises à une critique abondante et serrée ; mais elle paraît vraie, dans son ensemble.

On est fondé à dire que, si les hydrates de carbone ne sont pas la source exclusive du travail musculaire, ils en représentent, dans les conditions ordinaires du moins, le facteur de beaucoup le plus important.

C) Variations de la composition chimique

Ce n'est pas seulement le travail physiologique qui influe sur la composition chimique des muscles ; d'autres causes interviennent aussi ; elles seront étudiées dans ce paragraphe.

1° Variations physiologiques. —La proportion de glycogène est très élevée dans les muscles du fœtus ; la teneur en eau est plus considérable chez le vieillard et surtout chez l'enfant que chez l'adulte. Du reste, pour ce dernier, le régime sec diminue notablement la quantité d'eau.

Le cœur ne renferme pas de glycogène ou seulement des **traces** ; il renferme une proportion d'inosite supérieure à celle des autres muscles.

On trouve également dans le cœur une substance du groupe des lipoïdes que A. Erlandsen a décrite sous le nom de *cuorine* ; c'est une sorte de lécithine qui contient trois radicaux d'acides gras, au lieu de deux ; ces acides paraissent appartenir aux séries $C^nH^{2n-4}O^2$ et $C^nH^{2n-6}O^2$. La cuorine a l'aspect d'une matière cireuse, jaune brun, hygroscopique, soluble dans l'eau, l'éther, le chloroforme ; elle donne la réaction de Pettenkofer. On lui attribue la formule $C^{71}H^{125}NP^2O^{21}$ qui en fait une mono-amino-diphosphatide ($N : P = 1 : 2$). Elle fournit par hydrolyse une base différente de la choline.

2° Variations pathologiques. — Nos connaissances à cet égard sont des plus restreintes.

a. *Choléra*. — L'urée augmente dans les muscles, notamment dans ceux qui sont le siège de crampes douloureuses.

b. *Stéatose*. — Elle est caractérisée chimiquement par une augmentation remarquable des graisses, précédée d'une formation exagérée de lécithines.

§ 2. — Tissu musculaire lisse

Ce tissu, qui donne leur contractilité au tube digestif, à la vessie, à l'uretère, à l'utérus, etc., et qui est réparti dans un grand nombre d'organes, est formé de cellules fusiformes, allongées, présentant : 1° une substance contractile ; 2° du protoplasma et un noyau. La substance contractile consiste en de longs cylindres juxtaposés allant d'une extrémité à l'autre de la fibre et séparés par une petite gaine de protoplasma, prolongement un peu différencié de l'atmosphère de protoplasma qui entoure le noyau. Les fibres lisses n'ont pas d'enveloppe propre ; leur réaction est alcaline ; elles sont biréfringentes.

On connaît mal la composition chimique du muscle lisse.

O. von Fürth y a trouvé des matières protéiques analogues à la myosine et au myogène, spontanément coagulables par conséquent ; il ne semble pas cependant qu'il y ait identité absolue. Pour le muscle lisse, la coagulation du myogène s'effectuerait sans passer par la forme soluble de la myogène-fibrine. D'autre part, Saxl a montré sur l'utérus de la vache que, contrairement à ce qui se passe pour les muscles striés, la proportion des protéiques insolubles était plus du double de la quantité des matériaux entraînés par les dissolvants (solutions salines).

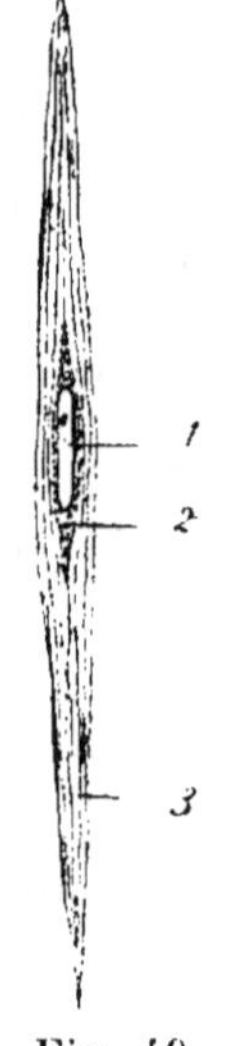

Fig. 49.

Fibre musculaire lisse.

1, noyau. — 2, protoplasma périnucléaire. — 3, substance contractile.

Le muscle lisse contient cinq fois plus de nucléo-protéides que le muscle strié. Signalons encore des matières extractives (créatine, hypoxanthine, taurine, glycogène, graisses, acide lactique), enfin un résidu minéral où prédomine la soude.

L'analyse suivante, de CHITTENDEN, se rapporte aux muscles lisses du *Pecten irradians* :

Eau	79.60-80,25 p. 100
Résidu fixe	20.40-19,75 —
Albumines	15,68-15-04 —
Glycogène	2,43- 1,98 —
Extractif	1,04- 0,63 —
Sels	1,26- 1,22 —

Pour le muscle lisse, comme pour le strié, c'est surtout le glycogène qui subvient au travail de la contraction.

§ 3. — TISSU NERVEUX

Le tissu nerveux est composé de fibres et de cellules. Celles-ci, généralement volumineuses, présentent à la périphérie du protoplasma des stries granuleuses se continuant sous forme de fibrilles dans des prolongements dont la cellule est pourvue. Ces prolongements sont de deux ordres : 1° les uns vont en se ramifiant pour se terminer à une petite distance par un chevelu de rameaux : ce sont les *dendrites* ; 2° l'autre prolongement, le plus souvent unique, constitue un filament régulier, donnant un nombre assez restreint de ramilles collatérales et allant se terminer très loin : c'est le *prolongement cylindraxile*, qui forme les fibres nerveuses.

Ces fibres sont revêtues d'une gaine de myéline ou bien en sont dépourvues (*fibres de Remak*). Les fibres à myéline montrent autour du cylindraxe une couche de myéline, limitée au dehors par une membrane amorphe (*gaine de Schwann*), laquelle présente de distance en distance des étranglements annulaires qui la divisent en segments pouvus chacun d'un noyau.

Dans les centres nerveux existe un tissu de soutien, la *névro-*

glie, formé d'un réseau délicat de fibres très fines, solubles dans l'eau froide et différant par ce caractère du tissu conjonctif.

Nous étudierons en premier lieu les centres nerveux ; nous

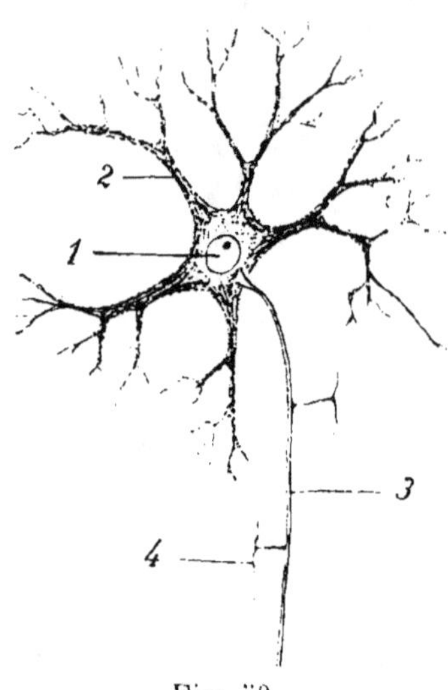

Fig. 50.

Cellule nerveuse (schéma).

1, noyau. — 2, prolongement protoplasmique (dendrite). — 3, prolongement cylindraxile. — 4, rameau colla-
téral du cylindraxe.

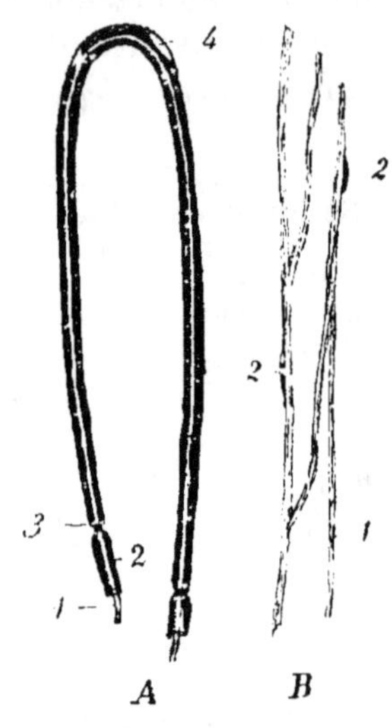

Fig. 51.

Fibres nerveuses (schéma).

A, fibre à myéline. — 1, cylindraxe.
— 2, myéline. — 3, étranglement annu-
laire. — 4, noyau. — B, fibre de Remak.
— 1, cylindraxe. — 2, noyau.

terminerons par quelques renseignements sur la composition des nerfs.

A) Centres nerveux

Le cerveau, sur lequel ont porté presque toutes les recherches relatives à la chimie du tissu nerveux, comprend une
couche périphérique grise formée de cellules et une portion
centrale blanche, constituée surtout par des fibres. La substance
grise est un peu acide, de densité 1053 ; elle représente environ
60 p. 100 de la masse cérébrale ; la blanche, légèrement

alcaline, a un poids spécifique de 1040. Suivant Halliburton, les deux substances à l'état frais seraient alcalines.

Les diverses régions des centres nerveux et les nerfs n'ont pas la même teneur en eau, comme on le verra dans le tableau suivant (Halliburton) :

	Eau.	Résidu fixe.	Albuminoïdes dans 100 parties de résidu fixe.
Cerveau. { Substance grise ...	83,46	16,54	31
— blanche.	69,91	30,09	33
Cervelet....................	79,80	20,20	42
Moelle (en moyenne).........	71,64	28,36	31
— cervicale..............	72,53	27,47	31
— dorsale...............	69,75	30,25	28
— lombaire............	72,64	27,36	33
Nerf sciatique..............	61.31	38,69	29

Voici une analyse de la matière cérébrale ; cette analyse est de Petrowsky :

	Substance grise.	Substance blanche.
Eau....	81,62 p. 100	68,25 p. 100
Résidu fixe...............	18.38 —	31,75 —
Albumines et kératine.....	11,42 —	8,87 —
Lécithine.................	3,16 —	3,14 —
Cérébrine.................	0,10 —	3,01 —
Cholestérine et graisses....	3,44 —	16,64 —
Sels.................	0,26 —	0,18 —

1° Albuminoïdes. — Les matières albuminoïdes du tissu nerveux forment deux groupes ; une kératine (névro-kératine) et des albumines que rien, jusqu'à présent, ne semble distinguer des albumines banales.

a. *Albumines non spéciales.* — L'histoire des albumines de la substance nerveuse est très confuse et, à l'heure actuelle, elle ne comporte aucune précision. On peut dire seulement qu'il existe des matières protéiques insolubles dans l'eau, solubles dans les solutions salées faibles, coagulables l'une à 47°, l'autre à 70°-75°. Halliburton les a décrites sous le nom de neuro-globulines α et β ; elles se présentent avec l'aspect et les propriétés des albumines ordinaires ; on ne sait rien de leur constitution.

Il y a, dans la matière cérébrale, des nucléo-protéides, 4 à 5 grammes pour la totalité du cerveau. On ignore si elles présentent des caractères spéciaux, permettant de les différencier des nucléo-protéides ayant une autre origine.

b. *Névrokératine.* — La névrokératine s'obtient, en faisant digérer à deux reprises, par de la pepsine en liqueur chlorhydrique et par du suc pancréatique, des cerveaux humains finement broyés et épuisés au préalable par l'alcool et l'éther bouillants. Le résidu des digestions est traité successivement par l'alcool, l'éther, la benzine, le chloroforme, la soude à l'ébullition, l'acide acétique et l'eau.

Il reste une substance blanc jaunâtre, amorphe, d'aspect corné, insoluble et inattaquable par la plupart des réactifs ; elle contient 57 p. 100 de carbone, 7,5 d'hydrogène, 13,1 d'azote et un peu de soufre (1,87 p. 100).

Il y a dans la substance grise 0,3 et dans la blanche jusqu'à 29 p. 100 de névrokératine.

c. *Diastases.* — Le cerveau paraît être très pauvre en diastases. Les recherches de Levene et Stookey, Kutscher et Lohmann, Batelli et Stern n'ont pas réussi à mettre en évidence une action diastasique bien nette. Cependant Rosell aurait constaté la présence d'une oxydase attaquant les aldéhydes.

Cette pénurie de diastases dans le tissu nerveux est remarquable.

2° Phosphatides et cérébro-galactosides. — A ces composés, assez abondants dans la substance nerveuse où ils jouent suivant toute vraisemblance un rôle important, correspond un des chapitres les plus obscurs et les plus difficiles de la biochimie. La difficulté inhérente au sujet s'accroît d'une multiplicité de dénominations des plus fâcheuses. Il est nécessaire, pour se diriger dans cette étude, d'exposer tout d'abord quelques notions générales qui trouveront ici leur place naturelle.

On désigne sous le nom de *phosphatides* des corps qui ont les propriétés physiques des lipoïdes [1] (cireux, vaguement cristallisés, donnant avec l'eau des solutions colloïdales) et qui, au point de vue chimique, se distinguent par la présence de l'azote et du phosphore. Ces substances se résolvent par l'hydrolyse en acide phosphorique habituellement uni à la glycérine, en acides gras et en une base azotée qui est le plus souvent la *choline* ou hydrate de triméthyl-hydroxéthylène-ammonium :

$$(CH^3)^3 = N \left\langle \begin{array}{l} C^2H^4.OH \\ OH \end{array} \right.$$

mais qui peut être une base différente.

Suivant le rapport de l'azote au phosphore dans la molécule, on classe ces composés en monoamino-monophosphatides (N : P = 1), en diamino-monophosphatides (N : P = 2 : 1), etc. Ainsi, on dira que les lécithines sont des monoamino-monophosphatides parcequ'elles contiennent un atome d'azote pour un atome de phosphore.

A côté de ces phosphatides, on rencontre dans la matière cérébrale d'autres composés qui contiennent de l'azote, mais sont privés de phosphore. Ils se dédoublent par la baryte en donnant un sucre en $C^6H^{12}O^6$, la galactose, un acide gras et une base azotée : ce sont les cérébro-galactosides.

Enfin, phosphatides et cérébro-galactosides sont souvent unis, non par une combinaison chimique, mais à l'état de simples mélanges qu'on considérait à tort, autrefois, sous le nom de *protagons*, comme des espèces définies. Il n'y a pas lieu de les décrire.

Nous restons donc finalement en présence de deux classes de composés : phosphatides et cérébro-galactosides, et ici une simplification s'impose dans la nomenclature très confuse des espèces. Pour ne pas troubler l'ordre de cet exposé, on en a résumé les principes dans la note au bas de cette page [2].

---

1. Voir p. 58.
2. On a adopté, pour toutes les désignations de ce chapitre, la

Ceci posé, voici le tableau des phosphatides et des cérébrosides retirés du tissu nerveux et étudiés par Thudichum, Kossel et Freytag, Gamgee, Geoghegan, Zuelzer et autres auteurs :

A. Phosphatides.

1° *Monoamino-monophosphatides* (N : P = 1 : 1).
  a. Lécithines.
  b. Céphalines.
2° *Diamino-monophosphatides* (N : P = 2 : 1).
  Sphingomyéline.

B. Cérébro-galactosides (azote ; pas de phosphore).

1° Phrénosine.
2° Cérasine.

A. Phosphatides. — Les composés les mieux connus de ce groupe sont les *lécithines*, découvertes par Gobley dans le jaune d'œuf, mais répandues dans tous les tissus et probablement dans toutes les cellules vivantes. Elles y existent le plus souvent combinées à des matières protéiques.

Nous grouperons ensemble les lécithines et les céphalines : nous étudierons en second lieu la sphingomyéline.

a. *Lécithines et céphalines*. — Les lécithines sont des corps difficilement cristallisables, de consistance cireuse, solubles dans l'alcool surtout à chaud, dans le chloroforme, la benzine,

nomenclature proposée par O. Rosenheim au Congrès de chimie appliquée de Londres, en 1909. En voici les principes :

1° *Protagons*, *cérébrote* et *acide cérébrique* désignent de simples mélanges. Ces noms doivent donc disparaître.

2° *Cérébrine*, *pseudocérébrine* et *cérébrone* ne sont autre chose que la *phrénosine* de Thudichum ; ils doivent être rayés de la nomenclature. Le terme de *phrénosine* seul subsistera.

3° L'*homocérébrine* de certains auteurs est identique à la *kérasine* de Thudichum. On conservera seulement ce dernier nom.

4° Le terme de *myéline* appartient à la langue de l'anatomie. Il doit être rayé de la nomenclature chimique : il ne répond à aucune espèce chimique définie.

les huiles, moins solubles dans l'éther. L'acétone les précipite de leurs dissolutions. Avec l'eau, elles forment des colloïdes plus ou moins visqueux : elles sont altérables à la température ordinaire, très rapidement vers 100°.

Les lécithines se combinent avec les acides et les bases, avec le chlorure de cadmium (3 molécules de lécithine pour 4 CdCl²) et donnent avec l'acide sulfurique et le sucre la réaction de PETTENKOFER, en raison de la présence de l'acide oléique dans leur molécule (teinte rouge intense). Le suc pancréatique et aussi l'action des alcalis dédou-

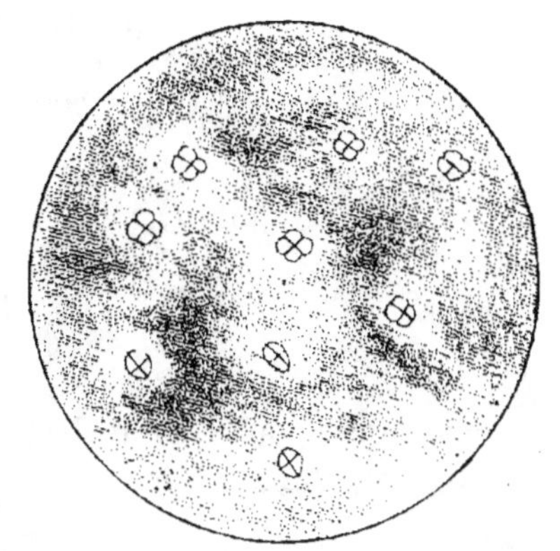

Fig. 52.

Grains de lécithine vus au microscope polarisant (nicols croisés).

blent les lécithines en acide glycérophosphorique, sirop épais, acide, soluble dans l'eau :

$$C^3H^5 \diagup^{(OH)^2}_{\diagdown OPO = (OH)^2}$$

en acides gras (stéarique, oléique, etc.) et en choline :

$$(CH^3)^3 \equiv N \diagup^{C^2H^4.OH}_{\diagdown OH}$$

base sirupeuse, alcaline, toxique, donnant des sels ; son action a des analogies avec celle du curare (abolition de l'excito-motricité).

Si nous considérons une lécithine dont le copule gras serait celui de l'acide stéarique $C^{18}H^{36}O^2$, la formule de cette lécithine stéarique apparaîtra comme un éther de l'acide distéaro-glycéro-phosphorique et de la choline ou hydrate de triméthyl-hydroxéthylène-ammonium :

$$C^3H^5 \begin{cases} O.C^{18}H^{35}O \\ OC^{18}H^{35}O \end{cases}$$
$$O.PO \begin{cases} OH \\ OC^2H^4 — N = (CH^3)^3 \\ OH \end{cases}$$

L'acide gras varie d'une lécithine à l'autre ; mais, d'après THUDICHUM, dans les lécithines naturelles un de ces acides

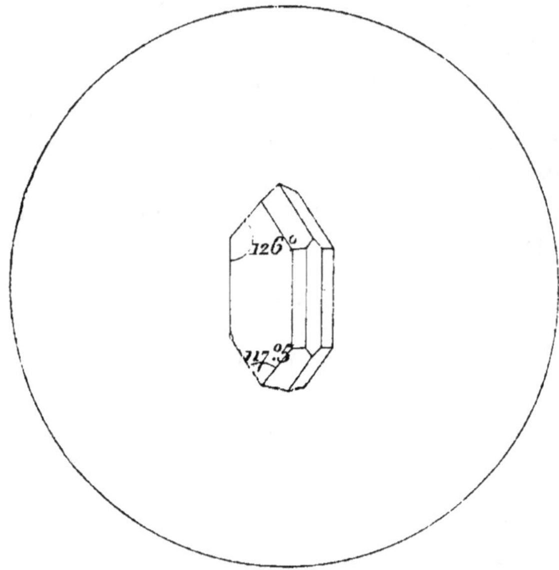

Fig. 53.

Chloroplatinate de choline, d'après A. MOREL.

gras serait toujours l'acide oléique $C^{18}H^{34}O^2$. Il existe un grand nombre de ces lécithines naturelles, différentes par le second acide gras qu'elles renferment.

Ainsi, on connaît des lécithines qui ne renferment pas

d'acide oléique, mais de l'acide linoléique $C^{18}H^{32}O^2$ en même temps que de l'acide stéarique $C^{18}H^{36}O^2$. Ce sont les *céphalines*, sortes de lécithines ressemblant beaucoup aux lécithines ordinaires.

Les céphalines représentent les phosphatides les plus abondants du cerveau ; elles sont répandues aussi dans tous les tissus en plus forte proportion que les lécithines proprement dites.

Il existe plusieurs espèces de céphalines et de lécithines, et il ne faudrait pas considérer ces produits comme des principes

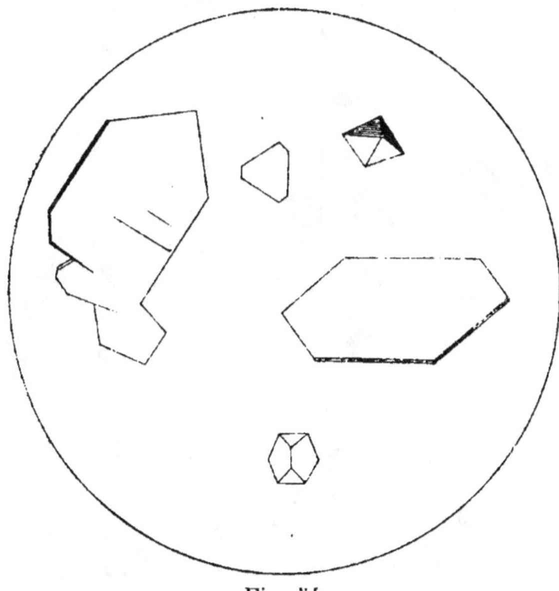

Fig. 54.

Chloroplatinate de névrine, d'après A. Morel.

immédiats uniques, mais bien plutôt comme des types de tout une série de dérivés.

On extrait les lécithines en dégraissant la matière cérébrale par l'éther froid et épuisant ensuite par l'alcool, à la température de 60°. La liqueur est évaporée ; le résidu dégraissé à l'éther est repris par l'alcool absolu. En refroidissant vers 10°, les lécithines se déposent.

b. *Sphingomyéline.* — C'est une diamino-monophosphatide

extraite par Thudichum et Rosenheim de la substance blanche.

La sphingomyéline cristallise en aiguilles, en tables ou en étoiles; elle n'a pas la consistance cireuse, mais forme avec l'eau des émulsions; elle n'est pas soluble dans l'éther, mais se dissout bien dans l'alcool chaud; elle se combine avec le chlorure de cadmium. Sa formule paraît être $C^{52}H^{104}N^2PO^9$.

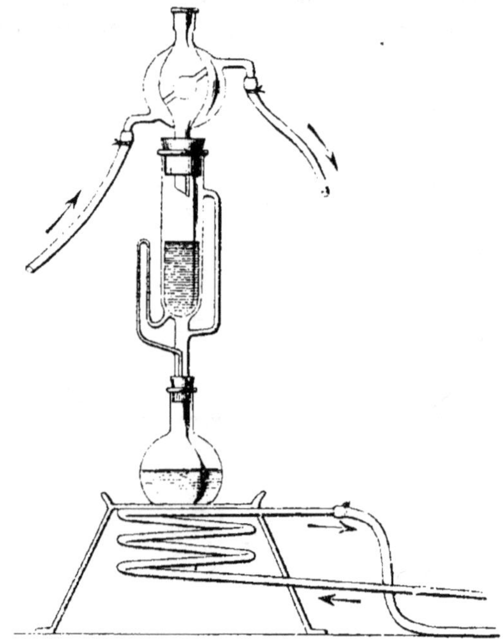

Fig. 55.

Appareil de Soxhlet, pour l'extraction des graisses par l'éther, des lécithines par l'alcool, etc.

Par dédoublement à l'acide de la baryte, elle fournit, non pas de l'acide glycéro-phosphorique comme les lécithines, mais de l'acide phosphorique libre sans glycérine, un corps ternaire, le sphingol, alcool en $C^{18}H^{36}O^2$, un acide particulier en $C^{18}H^{36}O^2$ isomère de l'acide stéarique ordinaire, l'*acide sphingostéarique,* de la choline et une autre base azotée, la *sphingosine*

en $C^{19}H^{39}NO^2$, substance blanche, hygroscopique, mal cristallisée, insoluble dans l'eau, soluble dans l'alcool et l'éther. La
sphingosine pourrait n'être qu'un acide gras aminé ou, d'après
THIERFELDER et KITAGAWA, un mélange d'acides gras aminés.
S'il en était ainsi, la sphingomyéline serait une combinaison
d'acide phosphorique et de diverses acides gras, aminés et non
aminés, avec la choline.

On a trouvé dans les capsules surrénales un corps très voisin
de la sphyngomyéline.

B. CÉRÉBRO-GALACTOSIDES. — Nous en étudierons deux :
la phrénosine et la cérasine.

a. *Phrénosine.* — C'est une poudre cristalline, blanche, insoluble dans l'eau, soluble dans l'alcool, l'acétone, le chloroforme, fusible un peu au-dessous de 200°. On lui attribue
la formule, très incertaine d'ailleurs, $C^{70}H^{140}N^2O^{13}$.

Les acides dédoublent la phrénosine en donnant : un acide
gras particulier, l'acide *neuro-stéarique* ; de la galactose, $C^6H^{12}O^6$,
un des deux sucres élémentaires du lactose, et de la sphingosine, base qui a été décrite plus haut à propos de la sphyngomyéline.

b. *Cérasine.* — Ce corps, voisin du précédent, se présente sous
la forme d'un magma incolore constitué par de fines aiguilles
fusibles à 130°, avec décomposition. Il fournit avec l'acide nitrique ou la potasse fondante de l'acide stéarique : les acides
dilués le dédoublent, en donnant un sucre réducteur (PARCUS).

Tous ces produits, phosphatides et galactosides, contiennent
des acides gras et peuvent être considérés comme des graisses
spéciales, complexes, toujours azotées, souvent phosphorées.
Ce sont des lipoïdes, et cette constatation répond vraisemblablement à quelques-unes des propriétés les plus importantes que
présentent ces dérivés (voir : lipoïdes et leur rôle dans la narcose,
p.62).

Dans le tableau ci-dessous, THUDICHUM donne la répartition
de quelques-uns des principes dont on vient de parler :

	Cholestérine.	Céphalines.	Lécithines.
Hémisphère droit......	1,92	0,72	1,29
Cervelet..............	1,57	1,04	2,39
Moelle et partie médiane du cerveau.........	3,06	1,37	1,24
Substance blanche.....	3,26	0,09	0,73
Substance grise........	1,96	0,33	1,59

Ces chiffres s'entendent pour 100 parties de matière à l'état naturel, avant dessiccation.

3º Matières extractives. — De la substance nerveuse on a extrait de la cholestérine, qui a été autrefois considérée, bien à tort, comme le produit de désassimilation par excellence des éléments nerveux. AUSTIN FLINT avait prétendu établir que la cholestérine était plus abondante dans le sang de la jugulaire que dans celui de la carotide. Le résultat de ses analyses n'ayant aucune portée, sa théorie a été abandonnée.

A côté de la cholestérine, on rencontre des graisses peut-être spéciales, mais encore très mal connues, puis des matières extractives : acide lactique de fermentation, acide urique, xanthine, hypoxanthine, créatine, pentoses, inosite, glycogène. GULEWITSCH a montré que l'urée faisait partie intégrante du tissu nerveux.

Ces produits de désassimilation ont une grande analogie avec ceux du muscle, ce qui s'explique par la présence dans les deux tissus de deux albumines voisines se désintégrant sans doute de la même façon. Ils n'ont, semble-t-il, rien de spécial.

4º Sels minéraux. — La proportion totale varie de 0,1 à 1 p. 100 ; les sels paraissent être plus abondants dans la substance grise que dans la substance blanche.

L'analyse suivante de GEOGHEGAN se rapporte à 1 000 grammes de matière cérébrale :

Cl...........	0,4 à 1,3		K...........	0,6 à 1,7
PO^4.........	0,9 à 2,0		Na..........	0,4 à 1,1
CO^3.........	0,2 à 0,7		Mg..........	0,0 à 0,07
SO^4.........	0,1 à 0,3		Ca..........	0,005 à 0,02
$(PO^4)^2Fe^3$.....	0,009 à 0,01			

L'acide phosphorique et la potasse dominent, comme dans tous les tissus d'une haute différenciation histologique et d'une activité physiologique intense.

En outre, d'après PADERI, le système nerveux central renfermerait des traces de brome.

B) Liquide céphalo-rachidien

C'est le liquide qui remplit les ventricules du cerveau et le canal central de la moelle. Il est alcalin, incoagulable par la chaleur seule et coagulable en présence de l'acide acétique ; il réduit la liqueur de Fehling. L'alcalinité au tournesol répond à 15 ou 20 centimètres cubes SO^4H^2 $n/10$ pour 100 centimètres cubes de liquide. Presque toutes les analyses de cette humeur ont été faites sur des liquides provenant d'hydrocéphales ou de malades atteints de *spina bifida* :

	Jeune fille de 19 ans.	Hydrocéphalie.
Eau	98,97 p. 100	98,68 p. 100
Résidu fixe	1,03 —	1,32 —
Albumines	0,08 —	0,37 —
Substances extractives	0,96 —	
Sels		0,95 —

La densité, généralement voisine de 1008, est plus élevée le matin que le soir (CAVAZZANI, PANZER) ; l'alcalinité est très nette.

Les matières protéiques sont constituées par un mélange d'albumine et de globuline, peut-être aussi par des polypeptides, mais, dans certains cas seulement, car leur présence n'est pas constante.

Le liquide céphalo-rachidien réduit faiblement la liqueur de Fehling : la cause en est dans la présence d'un peu de glucose qui disparaît rapidement après la mort et peut-être aussi de pyrocathéchine $C^6H^4 = (OH)^2{}_{1\cdot2}$; mais ce dernier point est contesté.

On trouve, en outre, dans ce liquide, de la cholestérine, des graisses, des savons.

Voici une analyse de PANZER :

Eau	980,03	p. 1 000
Résidu fixe	19,97	—
Matières organiques	11,34	—
— inorganiques	8,63	—
Albumine	8,45	—
Globuline	1,14	—
Extractif	1,75	—
CO_2	0,55	—
SO_3	0,16	—
P_2O_5	0,05	—
Cl	4,06	—
K_2O	0,29	—
Na_2O	4,34	—

Le liquide céphalo-rachidien n'est pas toxique à l'état normal. A l'état pathologique, il n'est toxique qu'exceptionnellement (WIDAL, SICARD et LESNÉ).

C) NERFS

Les trois éléments histologiques qui constituent le filet nerveux n'ont pas la même composition. La gaine de Schwann est formée d'une variété d'élastine facilement soluble dans les alcalis. La myéline est un mélange semi-fluide de graisses phosphorées (lécithine, céphalines) avec de la cholestérine et des graisses ordinaires ; elle réduit l'acide osmique, avec dépôt noir d'osmium métallique ; après la mort, elle se solidifie. Le cylindraxe est un prolongement de la cellule nerveuse, dont il présente, sans doute, la composition très complexe ; on y a démontré la présence de la névrokératine (KÜHNE et EWALD).

Voici une analyse, déjà ancienne, il est vrai, du sciatique elle est de CHEVALIER et se rapporte au nerf desséché :

Matières protéiques	36,8	p. 100
Lécithine	33,57	—
Cholestérine et graisse	12,22	—
Cérébrine	11,30	—
Névrokératine	3,07	—
Autres substances organiques	4,00	—

On ne sait presque rien des variations chimiques qui accompagnent le fonctionnement du système nerveux. Le nerf, qui, au repos, est alcalin, tend vers l'acidité quand il travaille ; la sécrétion de l'acide phosphorique s'exagère un peu (MAIRET) peut-être aussi celle de l'urée. Quant à la surproduction de la chlolestérine pendant le travail cérébral, elle n'est pas démontrée, malgré les assertions déjà citées d'AUSTIN FLINT.

La chimie pathologique du cerveau n'est pas même ébauchée. Il semblerait résulter d'une analyse ancienne de LASSAIGNE que, chez les aliénés, les graisses et les lécithines de la substance blanche diminuent, tandis que les sels minéraux augmentent.

CHAPITRE VII

CHIMIE DES ORGANES

Les organes n'étant jamais homogènes, leur composition chimique dépend de la nature et de la proportion des tissus élémentaires qui les constituent. Cette composition n'est connue qu'imparfaitement et d'après des analyses déjà anciennes pour la plupart.

Dans ce chapitre, nous étudierons successivement :

1º Les *organes de la cavité thoraco-abdominale* (poumons, foie, pancréas, reins, etc.) ;

2º Les *organes lymphoïdes* (rate, corps thyroïde, thymus, ganglions lymphatiques, capsules surrénales) ;

3º Les *organes reproducteurs* (testicule, ovaire, utérus) ;

4º La *peau* et les *organes des sens* (œil et oreille).

§ 1. — ORGANES DE LA CAVITÉ THORACO-ABDOMINALE

On trouvera dans ce paragraphe quelques renseignements sur la chimie des organes. L'étude de leurs propriétés biochimiques ressortit, en réalité, au chapitre des fonctions qu'ils assurent.

1º Poumons. — Le poumon est comparable à une glande en grappe dans laquelle les voies aériennes représentent les canaux excréteurs, tandis que les infundibula et les alvéoles représentent les acini. Les alvéoles sont formées par une paroi propre très mince, riche en fibres élastiques et supportant un lacis de capillaires sanguins recouverts de cellules endothéliales. L'arbre respiratoire comprend : un épithélium à cils vibratiles, un derme muqueux avec des muscles lisses et, en dehors, une couche fibreuse contenant des anneaux ou des fragments d'anneaux de cartilage hyalin.

La réaction du tissu pulmonaire est alcaline.

A. Composition chimique. — Il intervient trop de tissus différents dans la structure du poumon pour que son analyse quantitative ait quelque portée.

Les poumons contiennent : de l'eau, près de 80 p. 100, des matières albuminoïdes diverses (mucine, élastine, chondrine, jusqu'à 50 p. 100 du poids du poumon du nouveau-né, à l'état sec), de la lécithine, de la leucine, des purines, du glycogène, de l'inosite, des sels (en première ligne, des phosphates et des chlorures alcalins), des traces de fer.

Le tissu pulmonaire renferme des diastases : une diastase protéolytique qui intervient activement dans la liquéfaction et la résorption de l'exsudat fibrineux de la pneumonie ; elle est peut-être d'origine leucocytaire. On a signalé également une catalase, une peroxydase, un agent qui s'oppose à la coagulation du sang (Doyon, Morel et Kareff), des diastases qui transforment les purines, etc.

B. Variations pathologiques. — Chez les citadins, surtout dans les villes manufacturières, les poumons sont imprégnés de granulations pigmentaires noires, formées de particules de charbon (*anthracosis.*)

Hlana a signalé, chez un potier, l'imprégnation du poumon par du kaolin en poudre impalpable.

La tuberculose pulmonaire s'accompagne de modifications chimiques importantes, mais peu connues : la caséification des foyers tuberculeux n'est autre chose qu'une transformation graisseuse des matériaux albuminoïdes des cellules, probablement sous des influences microbiennes. La calcification est caractérisée par le dépôt de carbonate et de phosphate de chaux, plus ou moins imprégnés de substances protéiques. D'après Freund, les poumons, comme d'ailleurs le sang et le pus, des tuberculeux renfermeraient de la cellulose.

L'hépatisation pulmonaire, dans la pneumonie, est due à la coagulation des liquides albumineux extravasés dans les alvéoles. La diastase qui provoque cette coagulation est probablement sécrétée par les globules blancs.

C. CRACHATS. — Ce sont les produits visqueux, sécrétés par l'arbre aérien et rejetés au dehors. Le poids des matériaux ainsi expulsés varie de quelques grammes à 150 et, exceptionnellement, à 300 grammes par jour. LANZ évalue à $0^{gr},25$ et plus, jusqu'à 1 gramme, par vingt-quatre heures, la quantité d'azote éliminée par l'expectoration. La couleur des crachats est quelquefois caractéristique (crachats jus de pruneau de la pneumonie); d'ordinaire, ils sont blancs ou jaune verdâtre. Dans ce dernier cas, ils doivent leur coloration à des pigments sécrétés par des microbes chromogènes (B. pyocyanique, staphylocoque, etc.).

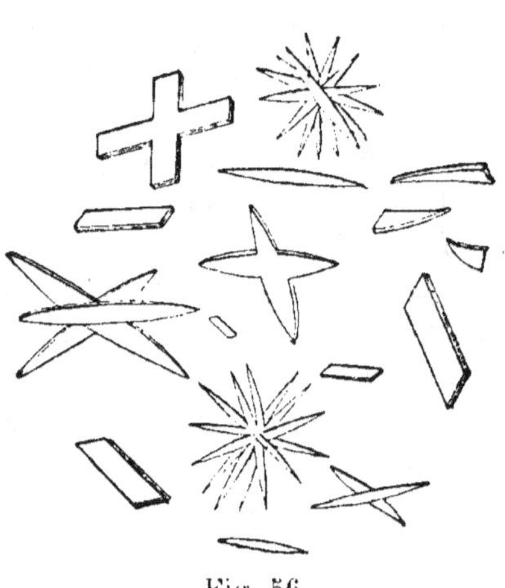

Fig. 56.

Cristaux de Charcot.

Les crachats contiennent de l'eau, des matières protéiques, des substances extractives mal connues, parmi lesquelles ZOJA a relevé la présence de la lécithine, des corps gras et des sels minéraux. La mucine est toujours abondante ; la fibrine apparaît dans les procès inflammatoires.

Les tableaux ci-dessous donnent la composition centésimale des crachats, dans quelques affections des voies aériennes :

	Bronchite.	Pneumonie.	Phtisie.
Eau	97,6-98,3	90,99-93,6	94,5
Résidu fixe	2,3- 1,7	9,01- 6,3	5,5
Mucine	1,1- 1,7	1,1 - 1,39	1,8 -2,4

Protéiques divers......	»	3,09	0,29-0,39
Graisse.	»	0,02-0,32	0,36-0,39
Substances extractives.	0,08	2,8 -3,9	1,6 -2,01
Cendres...............	0,53-0,64	0,66-0,77	0,76-0,80

Quelquefois, les produits sécrétés par les glandes de la trachée et du pharynx sont expulsés sous la forme de petites masses d'une gelée transparente, non liquide : ils sont constitués par de la mucine et contiennent peut-être de la colloïdine (voir : *Kystes de l'ovaire*). Par dédoublement, ils fournissent les produits de décomposition de la lécithine (choline, acides gras, acide glycérophosphorique).

Les crachats entraînent au dehors de nombreux éléments anatomiques (fibres, cellules, etc.), des microbes (bacilles de la tuberculose), quelquefois des cristaux de Charcot (asthme, bronchite), déjà décrits à propos du sang leucémique.

ROGER et VALENSI ont préconisé la recherche de l'albumine dans les crachats (*albumino-réaction*) ; ils lui attribuent une très grande importance dans le diagnostic. Pour ces auteurs, une albumino-réaction négative permettrait d'éliminer la tuberculose. Chez les tuberculeux, comme aussi dans l'œdème du poumon, la broncho-pneumonie, etc., l'albumino-réaction est souvent positive.

Pour effectuer cette réaction, on délaie les crachats dans un peu d'eau, on ajoute quelques gouttes d'acide acétique pour coaguler le mucus; le liquide filtré, traité par deux ou trois gouttes de ferrocyanure de potassium, donnera un précipité s'il y a de l'albumine.

2° Foie. — Le foie est formé de cellules épithéliales groupées en grains polygonaux (*lobules hépatiques*). Dans chaque lobule se trouvent des capillaires sanguins qui, partant des ramifications ultimes de la veine porte situées à la périphérie du lobule, traversent radialement ce dernier et viennent former par leur concours au centre du lobule une radicule d'origine des veines sus-hépatiques. Sur les parois des cellules épithéliales sont creusées de petites gouttières qui s'unissent à des gouttières semblables creusées sur les cellules voisines, pour former des canalicules très fins, origines des canaux biliaires.

Le foie est alcalin.

A. Composition chimique. — Elle est représentée en gros dans le tableau suivant, dû à von Bibra :

Eau...................................	761,7 p. 1 000
Résidu fixe..........................	238,3 —
Tissus insolubles.....................	84,4 —
Protéiques divers.	57,7 —
Matières extractives.................	60,7 —
Matières grasses.....................	25,0 —
Sels	11,0 —

Ces derniers se répartissent comme suit, pour 100 grammes de cendres :

Potasse...............................	25,23
Soude.................................	14,51
Magnésie..............................	0,20
Chaux.................................	3,61
Silice................................	0,27
Oxyde de fer..........................	2,74
Oxydes de plomb, cuivre, etc..........	0,16
Chlore................................	2,58
Acide phosphorique....................	50,18
— sulfurique.........................	0,92

a. *Albumines.* — Le foie contient des matières protéiques diverses mal connues et des nucléo-protéides.

Il est riche en agents diastasiques qui agissent sur les purines pour les désaminer, les oxyder et peut-être aussi les détruire complètement (guanase, adénase, xanthinoxydase, uricolyse, etc.).

b. *Matières extractives, graisses et sels.* — Les matières extractives sont très nombreuses : l'urée, l'acide urique, la xanthine, l'hypoxanthine, la guanine (3 à 4 grammes de purines en tout, pour un foie humain), l'inosite, ainsi qu'une substance voisine des lécithines, la *jécorine*, complexe mal défini qui renferme de la lécithine et un sucre, le glucose probablement.

La jécorine, en $C^{105}H^{186}P^3SO^{46}$, est un corps blanc, soluble, réducteur de la liqueur de Fehling ; il se pourrait que ce fût un mélange.

On trouve aussi, dans le foie, des lécithines (de 1,4 à 2,6 p. 100 environ), de la leucine et de l'acide lactique, du sucre, une trace douteuse de maltose (Külz et Vogel), des pigments biliaires, une petite quantité de cholestérine, de 2 à 3 p. 100 de graisses (oléine, palmitine, stéarine).

Signalons enfin, parmi les substances minérales, le fer. Le foie exsangue contient jusqu'à 0,50 p. 1000 de fer et, dans certains états pathologiques, jusqu'à 0,96 ; chez la femme, la teneur physiologique ne dépasse pas 0,2 p. 1000. Mais, les maladies qui entraînent une globulyse intense (malaria, anémie pernicieuse, leucocythémie) déterminent le dépôt dans le lobule hépatique de pigments ocracés, riches en fer (*rubigine*, etc.) ; c'est la sidérose (Lapicque et Guillemonat, Stockmann). On peut produire expérimentalement de la sidérose hépatique par des injections répétées de citrate de fer (Nölke).

c. *Glycogène*. — De tous les principes immédiats du foie, le plus important et le mieux connu est le glycogène, qui y a été découvert, en 1856, par Cl. Bernard.

Il existe dans le muscle et dans beaucoup d'autres tissus (os, cartilage, muscle, peau, tendons, rein, rate, pancréas, globules blancs, etc.). C'est une des substances dont la diffusion est la plus générale : peut-être n'est-il pas de cellule exempte de glycogène. L'organisme humain ne contient pas moins de plusieurs centaines de grammes de glycogène : la majeure partie est en dépôt dans le foie et les muscles.

Le tableau ci-dessous donne la répartition du glycogène, d'après Cramer, Pflüger et Athasiu :

	Poids du corps.	Foie.	Muscles.	Os.	Viscères.	Peau.	Cœur.	Cerveau.	Total.	Par kilogr. de poids du corps.
	kil.	gr.	gr.	gr.	gr.	gr.	gr.	gr.	gr.	gr.
Enfant nouveau-né..	3,33	,95	25,84	»	0,07	»	0,02	0,03	28,92	8,68
Chien, après 23 jours de jeûne......	33.6	24,26	20,75	5,90	traces	1,40	»	»	52,50	1,56

On remarquera la proportion élevée du glycogène dans l'organisme du nouveau-né.

α) On extrait le glycogène en réduisant à l'état de pulpe avec un appareil spécial, ou en broyant dans un mortier au contact du verre pilé, un poids connu de tissu hépatique prélevé sur un foie qui vient d'être enlevé sur l'animal vivant. On chauffe quarante-cinq minutes à 90° avec la potasse à 6 p. 100 ; la liqueur, refroidie et acidifiée par l'acide chlorhydrique, est débarrassée des matières albuminoïdes par des additions successives d'iodure double de mercure et de potassium et d'acide chlorhydrique ; avec le réactif iodomercurique dilué, on épuise dix à quinze fois le précipité jeté sur un filtre. Les liqueurs, neutralisées par l'ammoniaque, sont additionnées de deux volumes d'alcool à 96° ; le glycogène qui se précipite est lavé à l'alcool à 70°, redissous dans l'eau, puis reprécipité par l'alcool absolu, et cela plusieurs fois de suite, jusqu'à purification complète. Enfin, on dessèche et on pèse (KÜLZ, BRÜCKE).

Cette méthode expéditive ne fournit qu'un produit impur.

β) La méthode de FRÆNCKEL, modifiée par GARNIER, donne de meilleurs résultats que la précédente. Elle consiste à broyer au mortier 20 grammes de foie au contact de 10 à 15 grammes de sable quartzeux et avec 10 centimètres cubes d'une solution à 4 p. 100 d'acide trichloracétique, afin de coaguler les albumines ; on ajoute ensuite peu à peu 40 centimètres cubes de ce même acide à 4 p. 100 ; on laisse digérer une demi-heure, on filtre à la trompe et on lave avec 10 centimètres cubes d'acide. Le papier et le contenu soumis à la presse fournissent un liquide qu'on recueille ; le résidu, qui a déjà passé sous la presse, repris par 15 centimètres cubes d'acide, est délayé et pressé ; on recommence à trois reprises avec 5 centimètres cubes d'acide chaque fois. Les liqueurs réunies et filtrées sont précipitées par l'alcool : le glycogène peut être redissous dans l'eau et reprécipité par l'alcool, finalement lavé à l'alcool et à l'éther, puis séché.

γ) Enfin, GAUTIER a donné une méthode qui fournit un produit très pur.

Le foie, coupé en gros morceaux, est traité pendant un quart d'heure par l'eau bouillante ; on achève alors le broyage complet de la matière, on fait bouillir dans la même eau pendant trente ou quarante minutes, on passe à travers un linge. On recommence l'opération jusqu'à ce que l'iode ne donne plus de réaction ; on neutralise, filtre et évapore rapidement à moitié du volume primitif. On délaie alors finement dans un peu du décocté 20 à 25 grammes d'acétate mercurique pour 1 litre de solution ; on y ajoute un peu d'acétate de potasse et, peu à peu, on verse le tout dans la liqueur. On laisse déposer douze heures le précipité qui s'est formé : on le sépare par filtration ou centrifugation et, après l'avoir lavé avec de l'acétate mercurique à 1 p. 100, on acidifie le filtrat par l'acide acétique et on le verse dans un égal volume d'alcool à 85° ; le précipité qui se forme est lavé à l'alcool dilué (33° centésimaux) aiguisé d'acide acétique, et redisssous dans l'eau à la température de 70°-80°. Le liquide, additionné d'acide acétique à 5 p. 100 et de chlorure de sodium à 2 p. 1000, est soumis à l'ébullition, filtré à nouveau, presque neutralisé après refroidissement et reprécipité par l'alcool. On termine par des lavages à l'alcool à 40°, puis à 90° centésimaux, enfin par un mélange de 2 volumes d'alcool pour 1 volume d'éther.

A l'état normal, et *pendant la vie*, le foie contient de 5 à 10 p. 100 de glycogène, soit de 75 à 150 grammes, pour un foie moyen de 1 500 grammes.

Le glycogène est un amidon en $C^6H^{10}O^5$, avec des quantités d'eau variant de 1,35 à 4,8 p. 100 (GAUTIER). Le poids moléculaire, déterminé par SABANEJEFF, est de 1625, ce qui correspond à la formule $(C^6H^{10}O^5)^{10}$. Le glycogène se présente sous la forme d'une poudre blanche, amorphe, insoluble dans l'alcool fort, soluble dans l'eau, avec laquelle il donne des liqueurs opalescentes qui ne sont pas de vraies solutions, mais des liquides colloïdaux qui ne passent pas à travers la porcelaine dégourdie. Il est dextrogyre : $\alpha_{,,} = +211°$. L'alcool, même à 36°, le précipite, surtout en présence d'une trace de sel marin. Le tannin, la chaux, la baryte, le sous-acétate de plomb le précipitent également. Il ne réduit pas la liqueur de Fehling et ne fermente pas avec la levure de bière. La potasse à 3 p. 100 ne l'attaque pas à l'ébullition.

La réaction fondamentale du glycogène, c'est la saccharification qu'il éprouve de la part d'un certain nombre d'agents : en présence des acides dilués, à chaud, sous l'influence de plusieurs diastases (celle de la salive, en particulier), ou encore par contact direct avec le protoplasma de certaines cellules, dans des conditions indéterminées.

Les diastases de la salive et du pancréas, aussi bien que les acides minéraux, donnent d'abord un mélange d'érythrodextrine et d'achroodextrine, cette dernière étant prédominante. Le produit ultime est de la maltose avec la salive et le suc pancréatique ; c'est du glucose, si l'attaque est produite au contact du parenchyme hépatique (CHRISTINE TABB). Finalement, on obtient :

$$C^6H^{10}O^5 + H^2O = C^6H^{12}O^6$$
$$\text{Glycogène.} \qquad\qquad \text{Glucose.}$$

Les oxydants transforment le glycogène en acide glycogénique, puis en acide oxalique.

Avec le brome, en présence de l'eau, on obtient l'acide gluconique $C^6H^{12}O^7$ (NIEBEL).

L'iode donne avec le glycogène une coloration rouge acajou.

Le glycogène exerce *in vitro* une action antiseptique sur certaines cultures microbiennes (P. TEISSIER). Il peut résister pendant plusieurs semaines à la putréfaction (AZÉMAR).

B. FONCTION GLYCOGÉNIQUE DU FOIE. — Pendant la vie embryonnaire, le glycogène abonde dans presque tous les tissus (cellules épithéliales, cartilages, poumons). Chez le fœtus, la fonction glycogénique n'est pas localisée au foie ; elle est éparse dans tout l'organisme. Après la naissance, pendant la digestion, le foie reçoit par la veine porte le sucre élaboré par l'intestin (LEURET, LASSAIGNE, GMELIN, TIEDEMANN) ; il le déshydrate, le transforme en glycogène et l'accumule. Au cours de la digestion d'un repas riche en hydrocarbonés, on trouve effectivement plus de sucre dans la veine porte que dans les veines sus-hépatiques. Par contre, quand on dose, chez un animal à jeun, le sucre dans le sang qui vient de l'intestin (veine porte), on en trouve beaucoup moins que dans le sang qui a traversé le foie : le foie accumule donc le sucre et le déverse ensuite dans le torrent circulatoire, pour maintenir constante la teneur en sucre du sang artériel.

Quand on lie la veine porte chez un animal en pleine digestion, le sucre, qui ne traverse plus le foie et qui, par conséquent, n'est plus fixé par lui, se répand dans toute l'économie et ne tarde pas à apparaître dans l'urine (Cl. Bernard).

Si, d'autre part, on lave, à l'aide d'un courant d'eau, un foie qui vient d'être extirpé chez un animal, on parvient à débarrasser l'organe de la totalité de son sucre ; mais, après quelque temps, le sucre se reforme ; nécessairement, il a sa source dans une matière première, le glycogène, qui préexiste dans la glande. Cette expérience fondamentale a été le point de départ de la découverte par Cl. Bernard du glycogène et de la glycogénie.

Le foie reçoit donc de l'intestin du glucose ou des corps analogues, les accumule sous forme de glycogène et distribue ensuite la matière sucrée à l'économie, suivant ses besoins. *Le foie est le régulateur de la consommation du sucre dans l'ensemble de l'organisme.*

Le glycogène a pour origine, en premier lieu, les substances hydrocarbonées de l'alimentation : amidon, sucre, glucose, lévulose, galactose, maltose, dextrine, glycérine, mais non les gommes, ni les sucres en C^3 (Frentzel). L'inuline serait, d'après Miura, un médiocre formateur de glycogène. Quand le foie est débordé par un afflux de sucre trop abondant, le sucre s'écoule par le rein (glycosurie alimentaire). Le procédé de transformation de ces matériaux en glycogène ne nous est pas connu ; il se résume en condensations et déshydratations.

Du reste, il ne faudrait pas croire que les hydrocarbonés seuls font ou peuvent faire du glycogène : les matières albuminoïdes, les acides aminés, comme l'asparagine, l'alanine et le glycocolle, semblent jusqu'à un certain point suppléer les hydrates de carbone et favoriser directement ou indirectement la formation du glycogène. Cl. Bernard a montré, par exemple, que si on fait vivre des larves de mouches sur de la viande exempte d'hydrates de carbone, les vers blancs qui se développent sont bourrés de glycogène. R. COHN a vu la leucine donner lieu à la formation de glycogène dans le foie.

Au bout de quelques jours de jeûne, le glycogène a presque complètement disparu du foie ; il suffit d'instituer une alimentation exclusivement quaternaire, sans hydrocarbonés ni graisse, par la fibrine pure, pour voir la provision de glycogène se reformer rapidement (VON MERING). On voit, du reste, les diabétiques faire des quantités considérables de sucre avec l'albumine de leurs aliments ou de leurs tissus.

Les graisses ne semblent pas subvenir directement à la formation du glycogène, du moins dans le foie.

Comme l'amidon dans la plante, le glycogène est une matière de réserve où l'économie vient puiser, au fur et à mesure de ses besoins, l'énergie mécanique ou calorifique qui lui est indispensable (un gramme de glycogène dégage en brûlant 4 190 calories, d'après STOHMANN et SCHMIDT). La plupart du temps, le glycogène, qui doit être modifié ou brûlé, est, au préalable, saccharifié par un ferment (CL. BERNARD) ou par l'action directe du protoplasma cellulaire (NASSE, PANORMOW, DASTRE).

La combustion n'a pas lieu à la surface du poumon, comme le croyait tout d'abord CL. BERNARD, mais dans les capillaires généraux, dans l'intimité des tissus (CHAUVEAU). C'est le système musculaire qui est le grand consommateur de sucre et c'est le foie qui pourvoit à cette consommation.

Comment le glycogène est-il transporté jusqu'au muscle? Sans aucun doute, sous forme de glucose. Il y a bien des traces de glycogène dans les globules rouges ; mais, ce glycogène fait partie intégrante de leur squelette chimique ; il est utilisé par leur activité propre. C'est le glucose du plasma qui, parti du foie, arrive au muscle, où il redevient du glycogène. Le cycle est donc complet.

Quels sont les agents de ces hydratations et déshydratation successives? Nous ne le savons pas avec précision : c'est probablement l'activité physiologique des cellules, par l'intermédiaire des diastases.

Il faut distinguer deux ordres de phénomènes. La production

du glycogène par voie synthétique aux dépens du glucose semble supposer l'intégrité de la vie cellulaire ; car, après la mort, le glycogène se détruit, mais ne se reforme jamais. Au contraire, la destruction du glycogène est indépendante de l'intégrité de structure : le foie broyé, congelé ou conservé pendant quelque temps dans l'alcool, peut encore détruire son glycogène, pourvu que le séjour dans l'alcool n'ait pas été trop prolongé (Pavy). D'autre part, une température de 70°, l'action prolongée de l'alcool, le fluorure de sodium, le borate de soude (Dastre) détruisent le pouvoir saccharifiant du foie. Toutes ces particularités semblent indiquer que la saccharification du glycogène résulte de l'activité spéciale d'une diastase.

On peut même arrêter la saccharification du glycogène dans le foie par une injection de 0^{gr},5 à 1 gramme de violet de méthyle, et cette expérience de Cavazzani peut nous mettre sur la voie. Le violet de méthyle, en effet, n'a aucune action sur les ferments solubles ; mais il se fixe énergiquement sur les nucléo-albumines. Si l'on admet que le pouvoir saccharifiant du foie sur le glycogène réside dans les nucléo-protéides des noyaux cellulaires, tout s'éclaire dans les expériences qui précèdent.

Peut-être même cette nucléo-protéide, en vertu des actions réversibles que présentent nombre de diastases, exerce-t-elle les deux actions : 1° formation du glycogène par synthèse et déshydratation ; 2° dédoublement par hydrolyse du glycogène formé. C'est une question de densité des solutions ou de pression osmotique dans la cellule.

La teneur du foie en glycogène augmente après le repas ; elle diminue, au contraire, par le jeûne, la fièvre, la maladie, l'exercice musculaire prolongé, les convulsions tétaniques post-strychniques. Le glycogène est très abondant dans le foie du fœtus. Le foie contient plus de glycogène en hiver qu'en été (Grüber). Sur le cadavre des sujets ayant succombé à une maladie aiguë ou chronique de quelque durée, on ne trouve plus de glycogène ni de sucre dans le foie ; par contre, on trouve 2 à 4 grammes de sucre chez les sujets frappés de mort subite ; c'est même une méthode de diagnose en médecine légale (Fochier, Colrat, Lacassagne).

L'infection diminue la proportion de glycogène (Luschi) ; au contraire, pendant la grossesse, le glycogène s'accumule (Charrin et Guillemonat).

C. Fonctions chimiques du foie. — Elles sont nombreuses; on en trouvera la liste ci-dessous :

1º Transformation du glycogène en sucre par une amylase hépatique (Cl. Bernard, Salkowski, Arthus et Huber, Nasse) dont l'action est peut-être réversible, c'est-à-dire susceptible dans certaines conditions de condenser le glucose pour reconstituer du glycogène.

2º Désamination des acides aminés et aussi des amino-purines (adénine et guanine) transformées ultérieurement en hypoxanthine, xanthine et acide urique (*guanase*, *adénase*, *xanthinoxydase*). Destruction de l'acide urique formé (*uricase*).

3º Production de la créatinine aux dépens de la créatine et destruction subséquente de la créatinine. Rappelons, à cet égard, que le foie retient la créatine injectée par la veine mésaraïque (L. Blum).

4º C'est dans le foie que prennent naissance les acides biliaires par soudure à l'acide cholalique du glycocolle et de la taurine venue de la cystine.

5º Nous verrons l'importance prépondérante du foie dans le cycle de l'urobiline, et nous avons appris à voir dans le foie le siège, sinon unique, au moins le plus important de la formation des pigments biliaires aux dépens de l'hémoglobine.

6º Formation de l'acide acétylacétique et de l'acétone aux dépens des acides gras (acide butyrique, par exemple) et de certains acides aminés (la leucine, la tyrosine, la phénylalanine et peut-être l'acide glutamique). Destruction d'une partie de l'acide acétylacétique formé (Embden, Marx, Baer, Blum, Michaud).

7º Rappelons l'action antitoxique du foie : elle s'exerce sur de nombreux poisons et prévient l'auto-intoxication dont l'organisme est constamment menacé du fait des toxines endogènes et surtout exogènes (intestin). Cette action antitoxique apparaît nettement dans la transformation de l'ammoniaque provenant de la désagrégation des protéiques et douée de propriétés toxiques, en urée inoffensive (uréopoïèse).

D'autres exemples sont fournis par la transformation dans le foie du phénol et de l'indol, corps toxiques, en acides phényl et indoxyl-sulfuriques, dépourvus de toxicité :

$$C^6H^5.OH \rightarrow C^6H^5.O.SO^3H$$
Phénol. Acide phénylsulfurique.

$$C^6H^4 \diamondsuit \begin{matrix} CH \\ CH \\ NH \end{matrix} \rightarrow C^6H^4 \diamondsuit \begin{matrix} C.O.SO^3H \\ CH \\ NH \end{matrix}$$
Indol. Acide indoxyl-sulfurique.

8° Nous avons vu précédemment que plusieurs des facteurs qui interviennent dans la coagulation du sang ont leur origine dans le foie : le fibrinogène (DOYON), l'antithrombine hépatique (DOYON, MOREL et POLICARD).

9° Il faudrait ajouter à cette liste d'autres actions chimiques : la saponification des graisses et de quelques éthers (HANRIOT, DOYON et CHANOZ), des propriétés réductrices (HÉLIER).

Ce n'est pas sans motif que le foie a été considéré comme le laboratoire de l'économie, en raison de l'intensité et de la variété de ses actions chimiques.

A toutes ces fonctions s'en ajoute une autre, qui mérite d'être étudiée à part ; la fonction martiale.

D. FONCTION MARTIALE DU FOIE. — Le foie, rendu exsangue par des lavages, contient du fer, et, chez les animaux qui n'ont pas d'hémoglobine, le foie est riche en fer (DASTRE et LAPICQUE). A la naissance, le foie contient beaucoup de fer, à peu près également dans les deux sexes ; mais, pendant la croissance, le fer diminue rapidement et peut tomber à 0,03 p. 1000 ; dans l'âge adulte, la teneur en fer est plus élevée chez l'homme (0,23 p. 100) que chez la femme (0,09), la fonction menstruelle équivalant à des saignées répétées. C'est là toutefois une explication insuffisante, car la différence persiste après la ménopause.

On sait que la quantité de fer dans le foie peut être influencée par des injections de sels ferriques, de sang, d'hémoglobine qui provoquent la formation de ces pigments ocreux riches en fer, de constitution mal connue et désignés sous le nom de : *rubigine sidérine, ferratine,* etc. Cliniquement, des pigments voisins et peut-être identiques apparaissent dans le foie au cours de l'anémie pernicieuse, de l'impaludisme, du diabète bronzé, de diverses intoxications, de certaines variétés de cirrhose : c'est la *sidérose hépatique.*

On peut considérer ces pigments comme les termes d'une désagrégation progressive de l'hématine ; quelques-uns d'entre eux sont si riches en fer qu'ils se comportent comme du peroxyde hydraté $Fe^2O^3,3H^2O$ pur ou à peu près, donnant d'emblée les réactions des sels ferriques par le ferro ou le sulfo-cyanure, le sulfure ammonique, etc. Peut-être aussi quelques-uns de ces pigments représentent-ils divers stades de la formation synthétique de l'hémoglobine.

Le fer hépatique a une double origine : l'alimentation et le métabolisme de la matière colorante du sang. Le foie est l'organe où ces réactions se poursuivent.

E. VARIATIONS PATHOLOGIQUES. — Bien que le foie soit un des organes dont l'activité chimique est la plus grande, ses lésions s'accompagnent de modifications qui, pour la plupart, sont peu connues.

Dans la dégénérescence graisseuse consécutive à l'intoxication phosphorée, la graisse augmente et passe de 3 p. 100 à 7, ou même à 15 et 18 p. 100. Mais cette graisse ne provient pas de la transformation *in situ* des protéiques, comme on le croyait autrefois : c'est de la graisse de transport, venue d'autres organes, ainsi que l'a montré ROSENFELD. Pendant la durée de cette migration, le sang est surchargé de graisse (jusqu'à 0,8 p. 100).

RÖHMANN a trouvé, dans un cas d'atrophie aiguë : des albumoses, de la peptone, de l'acide lactique, des acides aminés (leucine, tyrosine, alanine).

En provoquant chez les animaux de l'urémie expérimentale, Popoff a vu se former, dans le parenchyme du foie, des cristaux aiguillés, considérés par lui comme étant de l'urée. Ce fait s'explique aisément, la majeure partie de l'urée urinaire se formant dans le foie.

On ne connaît pas, chez le diabétique, d'autre modification dans la composition chimique du foie qu'une légère augmentation du sucre.

Le foie emmagasine les poisons minéraux (plomb, cuivre, arsenic), comme il fixe et détruit un grand nombre de poisons organiques (ROGER).

Le foie est assez fréquemment le siège de kystes à échinocoques, ou *kystes hydatiques*, dont le contenu est un liquide limpide ou laiteux, alcalin, non coagulable par la chaleur et contenant de 3 à 5 grammes de matières organiques, et 7 à 8 grammes de sels par litre.

3° Pancréas.—C'est une glande en grappe présentant des canaux excréteurs et des culs-de-sac dont les cellules sécrétantes sont prismatiques. La réaction, alcaline pendant la vie, devient rapidement acide après la mort.

A. COMPOSITION CHIMIQUE. — D'après les analyses d'OIDTMANN, le pancréas humain renferme : 74,53 p. 100 d'eau ; 24,51 de matières organiques ; 0,95 de sels minéraux.

Le pancréas contient des matières albuminoïdes, parmi lesquelles une nucléo-protéide qui fournit de l'acide guanylique. Cet acide, en $C^{10}H^{14}N^5PO^8$, est peu soluble à froid dans l'eau, plus soluble à chaud ; il ne donne ni la réaction de Millon, ni celle du biuret. Les acides dilués le dédoublent à l'ébullition en donnant de l'acide phosphorique, de la guanine et un sucre en C^5, l'arabinose (STEUDEL et BRIGL) :

$$C^{10}H^{14}N^5PO^8 + 2H^2O = C^5H^5N^5O + C^5H^{10}O^5 + PO^4H^3$$

Ac. guanylique.   Guanine.   Arabinose.

IVAR BANG avait déjà décrit ce composé sous le nom d'acide β-guanylique. L'acide β ne préexisterait pas dans le pancréas ;

il dériverait de l'acide α-guanylique $C^{52}H^{80}N^{20}P^4O^{40}$ ou peut-être $C^{13}H^{20}N^5PO^{10}$ (Ivar Bang et Raaschon). L'étude de ces composés a l'avantage de montrer comment sont soudés ensemble les divers éléments des nucléo-protéides, de pénétrer, par conséquent, la structure des substances nucléaires : c'est là ce qui en fait l'intérêt.

L'acide guanyl-nucléinique agit sur l'organisme à la façon d'un narcotique, après une courte période d'excitation ; il abaisse la pression sanguine et rend l'urine alcaline.

On a également extrait du pancréas : de la leucine, de la tyrosine, de la guanosine, des purines (xanthine, sarcine, guanine, adénine), des graisses, de l'inosite, de l'acide lactique, divers acides gras.

Le pancréas exerce sur la destruction du sucre une action régulatrice dont la mécanisme est encore obscur : les chiens auxquels on a enlevé le pancréas deviennent glycosuriques ; mais il suffit de greffer sur la peau un fragment de la glande pour voir le sucre disparaître de l'urine. Il s'agit là d'une sécrétion interne dont les effets seuls nous sont connus (Minkowski, Lépine, Hédon, Thiroloix).

Le pancréas, traité à la température de 38° par l'acide sulfurique dilué, abandonne à l'acide un principe non isolé qui détruit le glucose. Cette substance, qui ne se produit pas en présence de l'eau pure, semble être le ferment glycolytique (Lépine).

B. Variations pathologiques. — Elles n'ont fait l'objet d'aucun travail, malgré l'intérêt qu'elles présenteraient au point de vue de la pathogénie du diabète.

On trouve parfois, dans les canaux excréteurs du pancréas, des calculs formés de phosphate et de carbonate calcaires, imprégnés d'une matière organique.

4° Rein. — En dehors de la capsule conjonctive, le rein est essentiellement formé de longs tubes épithéliaux, composés d'une rangée de cellules reposant sur une membrane basale. Ces tubes, étroitement juxtaposés et séparés par les vaisseaux et un peu de tissu conjonctif, présentent sur leur trajet diverses modifications (*tubes contournés, anses de Henle, tubes droits*). L'élément vasculaire est représenté par les capillaires du glomérule et les vaisseaux situés entre les tubes.

Comme la plupart des tissus, le rein, alcalin pendant la vie, s'acidifie après la mort.

A. Composition chimique. — Elle comprend : des matières protéiques, des matières extractives et des sels. Le rein contient 84 p. 100 d'eau. Il n'y aurait dans le rein qu'une albumine coagulable à 52°, insoluble dans l'eau, soluble dans les solutions salées faibles ; on y trouverait, en outre, une mucine contenant du phosphore, d'après Halliburton, et une ou plusieurs nucléoprotéides.

Au nombre des substances extractives, il faut citer : l'urée, l'acide urique, la xanthine, l'hypoxanthine, la créatine, la taurine, des lécithines, l'acide chondroïtine-sulfurique, le glycogène, l'inosite, des graisses (3,79 p. 100), etc.

Dans le rein se rencontrent des diastases qui déshydratent la créatine pour la transformer en créatinine (Gérard) ou, par un mécanisme analogue, font de l'acide hippurique avec du glycocolle et de l'acide benzoïque (Abelous et Ribaud).

On y a trouvé également une lipase, une diastase qui dédouble certaines polypeptides (Abderhalden), les diastases qui agissent sur les purines (adénase, guanase, uricase). Hedin et Rowland ont décrit un ferment protéolytique ; Gérard attribue au parenchyme rénal la propriété d'hydrolyser la lactose, le glycogène, et d'autres auteurs ont étendu ce pouvoir hydrolysant aux amides ; il y aurait, en outre, une oxydase, bref, la gamme à peu près complète des diastases.

B. Variations pathologiques. — Elles sont peu connues.

La proportion des graisses augmente naturellement dans la stéatose rénale ; la quantité d'acide urique s'élève chez les goutteux.

Le rein subit, comme la rate, le foie, l'utérus et d'autres organes, ce que Virchow a appelé la *dégénérescence amyloïde*.

C'est une formation de fines granulations transparentes, constituées par une matière albuminoïde spéciale que l'iode et le violet de méthyle colorent en rouge, l'iode et l'acide sulfurique en violet ou en bleu. Cette réaction est due à la production d'acide chondroïtine-sulfurique (voir : Cartilage, p. 281).

L'obstruction d'un uretère par un calcul a pour conséquence une dilatation considérable de toute la portion du conduit urinaire située en amont, laquelle se remplit d'un liquide où les éléments normaux de l'urine ne tardent pas à disparaître, pour faire place à des matières albuminoïdes. Voici l'analyse d'un liquide d'hydronéphrose :

Eau	97,96 p. 100
Résidu fixe	2,04 —
Albumines	0,76 —
Sels	0,86 —

§ 2. — ORGANES LYMPHOIDES

Les organes lymphoïdes sont des organes dont la physiologie est encore obscure; on sait seulement qu'ils ont avec la lymphe d'étroites relations, imparfaitement connues d'ailleurs Quelques-uns de ces organes (la rate, le corps thyroïde) portent aussi le nom de *glandes vasculaires sanguines*, *glandes internes*.

1° Rate. — Comme le foie, mais à un moindre degré, la rate est le siège d'une activité chimique intense ; elle paraît être préposée à la destruction ou à la formation des globules blancs et rouges, peut-être aux deux phénomènes simultanément.

La rate est une sorte d'éponge fibreuse dans les vacuoles de laquelle se trouvent : la *boue splénique*, formée de globules blancs et rouges en voie de transformation ; les *corpuscules de Malpighi*, constitués par du tissu connectif lâche bourré de globules blancs. Le long des trabécules qui constituent la charpente de la rate, courent de nombreux vaisseaux sanguins et lymphatiques.

La rate est alcaline.

A. COMPOSITION CHIMIQUE. — La rate est un des organes de l'économie dont la composition est assujettie aux plus grandes variations : c'est ainsi que la proportion des matières solides y oscille entre 22 et 32 p. 100 environ.

L'analyse suivante, due à OIDTMANN, se rapporte à la rate d'un aliéné de cinquante-six ans :

```
Eau.............................  750,31 p. 1 000
Résidu fixe.....................  249,69    —

Matières organiques.............  242.32    —
Sels minéraux...................    7.36    —
```

Ces derniers se répartissent comme suit :

```
Chlore..........................  0,04 p. 1 000
Acide phosphorique..............  1,99    —
  —   sulfurique................  0,18    —
Silice..........................  0,01    —
Potasse.........................  0,70    —
Soude...........................  3,26    —
Chaux...........................  0,55    —
Magnésie........................  0,03    —
Oxyde de fer....................  0,53    —
  —   de cuivre et de manganèse.  0,01    —
```

La rate contient un grand nombre de substances organiques, produits de régression des globules : d'abord, plusieurs matières albuminoïdes, une nucléo-protéide, de la nucléo-histone provenant sans doute des leucocytes, des polypeptides (GOURLAY, BOTAZZI); de nombreuses matières extractives, de l'urée, des purines (l'acide urique, la guanine, la xanthine, l'hypoxanthine et l'adénine), des lécithines, de la cholestérine, des graisses, de l'inosite, de la taurine, de l'acide succinique, des acides gras, de l'arginine et de la lysine (GULEWITSCH), de la leucine et de la tyrosine, de l'ammoniaque : bref, tous les produits de régression des protéiques qui se détruisent dans la rate.

La boue splénique n'est pas moins riche en diastases : un agent protéolytique (HÉDIN), des désaminases qui agissent sur l'asparagine, les diastases des purines (adénase, guanase, xanthinoxydase), du moins pour certaines espèces animales. Il

20.

faut y ajouter une oxydase, une lipase. Toutes ces diastases provoquent, au cours de l'autolyse de la rate, une désagrégation profonde des protéiques avec formation de polypeptides et d'acides aminés : arginine, histidine, lysine, leucine, valine tryptophane, acide aspartique, etc.

Le fer est très abondant dans la rate, surtout chez le fœtus et le nouveau-né (Lapicque) ; peut-être y en a-t-il un peu plus chez la femme que chez l'homme, afin de subvenir à la production de l'hémoglobine chez le fœtus et le nouveau-né, ce dernier ne trouvant dans le lait qu'une quantité de fer tout à fait insuffisante. Chez l'adulte, la rate exsangue contient de 0,0 à 3,29 p. 1000 de fer (Guillemonat et Lapicque).

La rate réduite en bouillie agit sur l'hémoglobine pour la décolorer et la détruire. Nous n'insisterons pas sur ce point déjà étudié à propos de l'hémoglobine. Nous parlerons également, en étudiant l'acide urique, de la formation de cet acide dans la boue splénique exposée à l'air, à une température de 37°.

B. Variations pathologiques. — La rate est l'organe qui subit le plus souvent la dégénérescence cireuse ou amyloïde.

Dans la boue splénique, on trouve un excédent de fer, chez les malades atteints d'anémie pernicieuse ; dans la leucocythémie, apparaissent les cristaux de Charcot.

2° **Thymus.** — Cet organe transitoire, situé dans le médiastin antérieur, derrière le sternum, disparaît par dégénérescence graisseuse, à l'époque de la puberté. C'est une glande close, formée d'un canal enroulé et dans lequel aboutissent des lobules contenant un liquide albumineux, grisâtre, tenant des éléments cellulaires en suspension.

Oidtmann a trouvé dans le thymus d'un enfant de quinze jours :

Eau	80,70 p. 100
Matières organiques	19,27 —
Sels	0,02 —

Les matières organiques comprennent : les albumines coaguables, des nucléo-protéides, de la matière collagène, de l'élastine, des graisses et, à l'état de traces, de la leucine, des purines.

SCHINDLER a trouvé :

	Adénine.	Hypoxan- thine.	Guanine.	Xanthine.
Thymus frais............	0,179	0,0023	0,0025	0,038
— après dessiccation.	1,919	0,218	0,071	0,360

Le thymus est la matière première la plus avantageuse pour la préparation de l'adénine.

Les sels sont formés principalement de phosphate potassique.

La graisse augmente naturellement beaucoup avec l'âge.

KOSSEL et LILIENFELD ont repris l'étude du thymus. Voici une de leurs analyses, rapportée à 1000 parties de substance sèche :

Matières protéiques...........................	17,6
Leuconucléine...............................	687,8
Histone....................................	86,7
Lécithine..................................	75,1
Graisses...................................	40,2
Cholestérine...............................	44,0
Glycogène..................................	8,0

Ils ont trouvé, en outre, de l'inosite, des phosphatides et un peu d'acides lactique et succinique.

Le produit le plus intéressant, extrait par KOSSEL et LILIENFELD du thymus, est une nucléo-protéide particulière que l'eau enlève au parenchyme de cet organe. HUISKAMP et BANG ont montré qu'il s'agissait probablement d'un mélange. C'est là une question qui n'a pas encore été complètement éclaircie.

Les nucléo-protéides du thymus se dédoublent en donnant, entre autres dérivés, un ou plusieurs corps (FLEROFF, I. BANG) appartenant au groupe des histones, matières protéiques très riches en azote (18 p. 100). Les 35/100 de cet azote sont à l'état de diamines (arginine surtout, avec un peu de lysine et d'histidine). Ces composés ont des propriétés basiques; l'ammoniaque les précipite de leurs dissolutions dans les acides; le précipité est soluble dans un excès d'ammoniaque.

Avec les histones se détache de la molécule des nucléo-protéides du thymus un acide nucléinique particulier, l'*acide thymonucléinique*.

C'est une poudre blanche, amorphe, de réaction acide, riche en phosphore, très peu soluble dans l'eau, soluble dans les alcalis : $C^{40}H^{57}N^{15}P^4O^{26}$ d'après STEUDEL. En solution acétique, cet acide, précipite les albumines (nucléines artificielles). A l'état pur, il ne donne ni la réaction de Millon, ni celle du biuret ; la réaction des pentoses est positive. Son sel de soude se présente sous deux modifications α et β : la première se prend en gelée et, quand on chauffe, donne la modification β qui ne gélatinise plus.

Si on soumet l'acide thymonucléinique à l'action prolongée de l'eau bouillante, il subit une dégradation complète en donnant de l'acide phosphorique, de la guanine (10,72 p. 100), de l'adénine (9,58 p. 100), de la cytosine (7,86 p. 100), de la thymine (8,93 p. 100) et de l'acide lévulique $C^5H^8O^3$ provenant d'un hydrate de carbone (pentose) :

$$\begin{array}{ll} NH \text{---} CO & NH \text{---} C\text{---}NH^2 \\ \mid \quad\quad \mid & \mid \quad\quad \parallel \\ CO \quad\quad C.CH^3 & CO \quad\quad CH \\ \mid \quad\quad \parallel & \mid \quad\quad \mid \\ NH \text{---} CH & N == CH \\ \text{Thymine.} & \text{Cytosine.} \end{array}$$

Ces nucléoprotéides du thymus ne sont pas encore bien connues ; elles sont intéressantes parce qu'elles pourraient bien avoir quelque rapport avec les agents de la coagulation du sang ou les matières premières d'où proviennent les facteurs de la coagulation (HUISKAMP).

Le thymus contient encore une globuline. Il ne renferme pas trace d'iode (MENDEL) ; mais A. GAUTIER y a démontré la présence normale d'une petite quantité d'arsenic, à l'état organique.

3° Corps thyroïde.— Il est constitué par des vésicules formées chacune d'une membrane propre, très mince et d'une rangée de cellules épithéliales. Lorsqu'elles ont atteint une certaine grosseur, les vésicules se remplissent de matière colloïde. L'organe est largement vascularisé par de nombreux vaisseaux sanguins et lymphatiques.

L'ablation de la **glande provoque**, chez les animaux thyroïdectomisés, de la tétanie, de l'asthénie, des troubles généraux de la nutrition et la mort à brève échéance.

Les myxœdémateux, chez lesquels la fonction thyroïdienne est insuffisante ou abolie, présentent une diminution considérable des échanges nutritifs avec abaissement de l'oxygène consommé, de l'azote excrété, etc.

A. COMPOSITION CHIMIQUE. — L'étude de la glande thyroïde a fait, dans ces derniers temps, de grands progrès. Voici d'abord une analyse d'ensemble de BALDONI :

	Mouton.	Porc.
Eau	73,30 p. 100	68,09
Résidu fixe	26,69 —	31,90
Albumine	16,23 —	20,80
Graisses	2,35 —	4,58
Cendres	0,92 —	0,92

Les cendres contiennent 75 p. 100 de sels solubles, avec 8 p. 100 de Cl, 12,59 de P^2O^5 et des traces de sulfates. Rappelons que la thyroïde contient, à l'état de composés organiques, de l'iode (BAUMANN), de l'arsenic (A. GAUTIER), et enfin des traces de brome (BALDI) : nous reviendrons tout à l'heure sur ces divers points.

a. *Albumine iodée : iodothyrine.* — Quand on épuise des glandes thyroïdes hachées par la solution physiologique de sel marin, on en extrait :

1° Une nucléo-protéide non iodée, contenant 0,16 p. 100 de phosphore ;

2° Une albumine (thyréo-globuline) qui contient : $C = 52,21$; $H = 6,83$; $Az = 16,59$; $S = 1,86$; $I = x$. La proportion d'iode est très variable ; elle peut s'élever à 1,66 dans quelques cas et s'abaisser jusqu'à zéro pour certaines espèces animales dont la thyroïde est complètement privée d'iode (carnivores). Sauf pour l'iode, la composition élémentaire est à peu près constante.

Le mélange de la nucléo-protéide et de la globuline constitue la matière colloïde du corps thyroïde.

Soumise à la digestion pepsique, la thyréo-globuline laisse un résidu indigestible, sorte de nucléine iodée contenant jusqu'à 2 et 3 p. 100 d'iode ; en même temps, entrent en solution des albumoses iodées (OSWALD).

Si on chauffe la thyréo-globuline à l'ébullition avec de l'acide sulfurique à 1/10, on obtient comme résidu une substance de composition inconstante, mais très riche en iode : c'est l'*iodothyrine* découverte par BAUMANN en 1895, substance insoluble dans l'eau, soluble dans les acides et surtout dans les alcalis, précipitant par le ferrocyanure acétique, le sublimé, l'acide picro-citrique, etc. Cette matière, de composition non définie, renferme du soufre, de l'azote (9,10 p. 100), du carbone (60 p. 100 environ) et quelquefois jusqu'à 14,5 p. 100 d'iode (moyenne : 2 à 5 p. 100) avec des traces de chlore organique.

BAUMANN préparait l'iodothyrine en faisant bouillir la glande hachée avec de l'acide sulfurique au dixième. Par refroidissement, le liquide abandonne un précipité qu'on recueille, lave et épuise à chaud par l'alcool à 85° ; en évaporant l'alcool, on obtient un résidu qu'on débarrasse des graisses par l'éther de pétrole et qu'on dissout dans la soude caustique faible. Celle-ci, saturée par l'acide sulfurique étendu, abandonne l'iodothyrine sous forme de flocons brun grisâtre.

On peut aussi, comme on vient de le voir, préparer l'iodothyrine, en faisant digérer les glandes par le suc gastrique artificiel ; le résidu non digéré est traité comme le produit de la destruction par l'acide sulfurique du tissu de la glande.

Les glandes de moutons renferment 2 à 3 p. 1000 environ d'iodothyrine.

C'est une substance insoluble, amorphe, grise quand elle est humide, mais qui devient noire quand on la dessèche, peut-être par suite d'une oxydation. Elle ne donne pas la réaction de

Millon, bien qu'elle contienne des groupements aromatiques; mais, si on la chauffe en présence de l'eau, en vase clos, la réaction de Millon apparaît. Il semble donc que dans la molécule de l'iodothyrine l'iode soit fixé sur la tyrosine et l'empêche de réagir au Millon. C'est encore un exemple des fonctions physiologiques très importantes assurées par le noyau aromatique dans l'édifice moléculaire des protéiques.

L'iodothyrine possède à un très haut degré les propriétés physiologiques de l'extrait thyroïdien : elle rétablit le rythme cardiaque et fait cesser les convulsions, chez les animaux thyroïdectomisés. Elle provoque une désassimilation énergique des substances azotées de l'organisme ; aussi a-t-elle une action très marquée contre l'obésité ; mais c'est un médicament dangereux à cause de la débâcle azotée qu'il entraîne, et aussi parce qu'il provoque de la tachycardie. A la dose de quelques milligrammes de produit pur, l'iodothyrine agit favorablement sur les symptômes dyspnéiques du goitre parenchymateux et permet, dans la plupart des cas, d'obtenir une rétrogradation de la tumeur. On l'emploie aussi avec succès, du moins temporairement, dans le traitement du myxœdème.

On a aussi attribué à l'iodothyrine une action antitoxique contre les toxines intestinales qu'augmente l'alimentation carnée (BLUM). Mais il n'est pas certain que cette propriété appartienne à l'iodothyrine plutôt qu'à un autre principe immédiat de la glande.

La thérapeutique utilise encore l'iodothyrine pour activer la nutrition chez des enfants dont le développement est retardé.

C'est, en somme, un médicament actif, mais qu'il faut surveiller. En raison des dangers qu'il présente, on a essayé de le remplacer par divers produits iodés : les acides diiodo et dibromostéariques semblent avoir donné des résultats encourageants (CORONEDI).

b. *Nucléines arsenicales.* — A. GAUTIER a démontré que la thyroïde contenait normalement de l'arsenic à l'état organique (arséno-nucléine). En soumettant à la digestion pepsique du tissu thyroïdien, on obtient un résidu notablement arsenical. Chez l'homme, 100 grammes de tissu frais correspondent à

0^{mgr},75 d'arsenic ; une glande thyroïde humaine contient normalement 0^{mgr}, 15 à 0^{mgr},17 d'arsenic.

L'arsenic thyroïdien s'élimine par des voies différentes, suivant le sexe : chez l'homme, par la chute des cheveux, des poils, des ongles et surtout par la desquamation épidermique ; chez la femme, par la voie génitale. Le sang des règles est riche en arsenic, alors que le sang normal n'en contient pas. GAUTIER, à qui on doit ces faits nouveaux, estime que les 400 grammes de sang d'une période menstruelle suffisent pour épuiser le stock arsenical d'une thyroïde féminine ; l'organisme, du reste, reconstitue aussitôt sa réserve. Ces faits éclairent les rapports de la thyroïde avec l'activité génitale (hypertrophie de la glande après les premiers rapports sexuels ou pendant la menstruation).

B. VARIATIONS PHYSIOLOGIQUES ET PATHOLOGIQUES. — La teneur en iode est loin d'être constante, même à l'état physiologique (BAUMANN, ROOS, OSWALD, WEISS). Ainsi, on a trouvé dans divers pays des quantités d'iode très différentes :

	Teneur en iode de la glande totale. milligr.
Genève	9,32
Lausanne	7,07
Bâle	6,48
Zurich	10,27
Berne	13,04
Hambourg	3,80
Berlin	6,60
Fribourg	2,50
Breslau	4,04

Il semble que, dans les pays montagneux, où le goitre est souvent endémique, la teneur en iode soit plus élevée ; de fait, chez les goitreux, le corps thyroïde contient au total plus d'iode qu'à l'état normal, mais la proportion relative est plus faible (OSWALD). On peut, du reste, augmenter la teneur en iode de la glande en administrant de l'iodure de potassium.

L'iode a une origine alimentaire : on n'en trouve pas dans

la glande du nouveau-né, et SUIFFET a montré que la thyroïde
des moutons qui pâturent au bord des lagunes de la Méditerra-
née, non loin de Montpellier, contient deux fois plus d'iode que
celle des moutons qui vivent dans l'intérieur des terres.

Les glandes accessoires sont plus iodées que le corps thyroïde
lui-même (GLEY, MENDEL).

4º Capsules surrénales. — Ce sont des organes constitués
par une série de cloisons parallèles s'insérant sur une enveloppe
corticale conjonctive et élastique. Dans ces trabécules, on
trouve de nombreuses cellules polyédriques accolées, ainsi que
des granulations graisseuses. Les capsules sont largement
irriguées par des artères dont le sang se mêle au sang veineux, de
telle sorte que le sang des vaisseaux efférents est très riche en
oxygène (CHASSEVANT et LANGLOIS).

On sait que l'extrait aqueux des capsules exerce une action
énergique, principalement sur le système circulatoire : les artères diminuent de calibre, la pression sanguine s'élève, le cœur
se ralentit : l'asthénie musculaire, la fréquence des mouvements
respiratoires et la mort sont les conséquences de cette intoxication.

A. COMPOSITION CHIMIQUE. — Elle comprend des matières
albuminoïdes, des produits de régression (acides aminés, corps
puriques, etc.), des sels, et, comme principe actif, une substance très importante, *l'adrénaline.*

B. ADRÉNALINE. — C'est VULPIAN qui, le premier, en 1856,
a constaté que le suc des capsules se colore en vert avec pointe
de violet au contact du perchlorure de fer : les oxydants
(Cl, Br, I), les alcalins, divers chlorures (Co, Mn, Ni, Pt, Au)
et, à la longue, l'eau ordinaire colorent en rose le suc dilué.
Quand on conserve dans l'alcool des capsules surrénales en
flacons bouchés, au bout de quelques mois, elles prennent
une belle coloration rose rouge. La nature du corps chromogène, pris d'abord pour de la pyrocatéchine, a fait l'objet de
nombreux travaux (BRUNNER, KRUKENBERG, MANNASSE,

Moore, Fraenkel, Grüber, von Fürth, John Abel). C'est Jokichi Takamine et Aldrich qui ont résolu la question et découvert le principe actif des capsules, l'adrénaline (1901).

Le procédé de préparation consiste à broyer les capsules fraîches et à épuiser la pulpe ainsi obtenue avec de l'eau acidulée additionnée d'une petite quantité de zinc en poudre pour prévenir toute oxydation. On exprime ; le liquide qui provient de ce traitement est filtré et évaporé dans le vide. On précipite par l'alcool méthylique et l'acétate neutre de plomb. Dans le filtrat, on se débarrasse du plomb par l'hydrogène sulfuré ; on concentre dans le vide et précipite par l'ammoniaque. On purifie en redissolvant dans l'acide chlorhydrique dilué ; la solution est additionnée d'ammoniaque, l'adrénaline se dépose. Le rendement peut atteindre 1 p. 1 000 environ. De 118 kilogrammes de surrénales provenant de 3 900 chevaux, G. Bertrand a retiré 125 grammes d'adrénaline pure.

Stolz a fait, en 1904, la synthèse de l'adrénaline, et c'est le produit synthétique qu'on emploie généralement aujourd'hui.

L'adrénaline est une poudre cristalline, formée de cristaux lamellaires réunis en boules. Elle est altérable à la lumière et se colore en brun ; aussi la conserve-t-on dans des flacons ou des tubes en verre jaune. Saveur extrêmement amère. L'adrénaline fond à 263° ; elle est très peu soluble dans l'eau, insoluble dans l'alcool, lévogyre. L'isomère droit est à peu près dépourvu de toute action physiologique (Cushny) et il est très curieux de voir deux stéréo-isomères, c'est-à-dire des composés dont la structure ne diffère que par la position dans l'espace de leurs groupements, se montrer si différents dans leurs actions physiologiques.

L'adrénaline, $C^9H^{13}NO^3$, est de constitution :

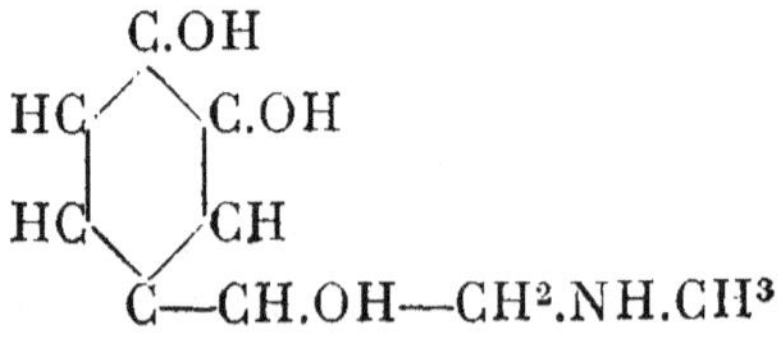

$$C.OH$$
$$HC \diagdown C.OH$$
$$HC \diagup CH$$
$$C-CH.OH-CH^2.NH.CH^3$$

C'est donc une pyrocatéchine, c'est-à-dire un diphénol substitué.

Corps basique donnant des sels, l'adrénaline ne précipite cependant pas par les réactifs généraux des alcaloïdes : le perchlorure de fer la colore en vert émeraude (VULPIAN), virant
au rouge par la potasse.

Les oxydants (chlore, iode, action de l'air à la longue)
colorent l'adrénaline en rouge, en violet et finalement en brun.

Elle réduit les sels d'argent et d'or, et développe l'image
photographique latente.

L'adrénaline est toxique (la dose de $0^{gr},10$ est très dange-
reuse pour l'homme); elle exerce une action vaso-constrictrice
extrêmement énergique : à la dose de $0^{mgr},0013$, elle provoque la contraction d'un fragment de vaisseau (réaction de
O. B. MEYER), ou dilate la pupille d'un œil de grenouille énucléé
(réaction de MELTZER). On s'est servi de ces caractères si sensibles pour déceler la présence de l'adrénaline dans le sang. La
vaso-constriction s'accompagne naturellement de l'élévation
de la pression sanguine et du ralentissement de la circulation.
En même temps, le glycogène diminue dans le foie, il y a hyperglycémie et glycosurie consécutives : une dépense exagérée
d'albumine est corrélative de la consommation excessive des
hydrocarbonés.

L'adrénaline a reçu plusieurs applications en thérapeutique,
bien entendu à de très faibles doses (quelques gouttes d'une
solution à 1 p. 100). On l'a utilisée contre le glaucome : ses
propriétés vaso-constrictrices en font un agent précieux pour
décongestionner une muqueuse (coryza avec obstruction) ou
assurer l'hemostase au cours d'une intervention chirurgicale
sur les fosses nasales, par exemple.

On admet comme très vraisemblable que l'adrénaline dérive
de la tyrosine. Les schémas qui suivent rendent compte des
relations de ces deux composés et permettent de voir comment
on peut les rattacher l'un à l'autre.

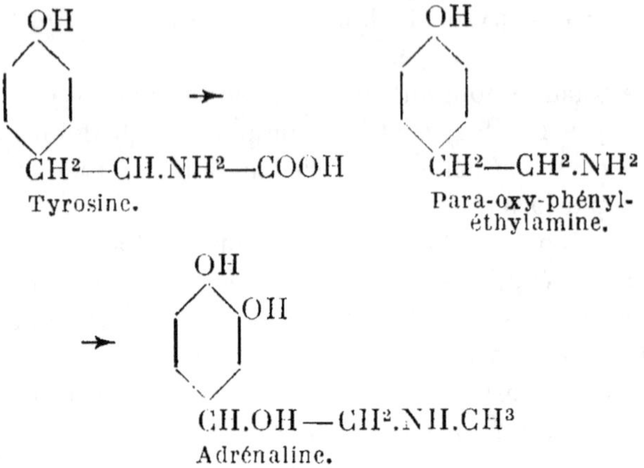

$$OH$$

CH²—CII.NH²—COOH

Tyrosine.

$$OH$$

CH²—CH².NH²

Para-oxy-phényl-
éthylamine.

$$OH$$
OII

CII.OH—CII².N II.CH³

Adrénaline.

Ici encore apparaît l'importance des groupements aromatiques dans la molécule des albuminoïdes. Si l'organisme est
hors d'état de produire synthétiquement des noyaux aromatiques, si ces noyaux doivent pénétrer dans nos tissus exclusivement par la voie exogène de l'alimentation, on comprend
que les protéiques privés de copules aromatiques (la gélatine,
par exemple) soient incapables, à eux seuls, de couvrir le
besoin d'albumine. L'organisme humain peut-il élaborer la
chaîne fermée des dérivés benzéniques, quand celle-ci ne
préexiste pas dans les matériaux alimentaires? La démonstration n'en a jamais été faite et on n'a pas le droit de répondre
a priori par l'affirmative.

5° Ganglions lymphatiques. — Ces organes sont formés
d'un stroma de tissu conjonctif réticulé contenant de nombreux vaisseaux et dans les mailles duquel est logée une quantité considérable de globules blancs. Les ganglions lymphatiques sont grosssièrement comparables à la rate ou au thymus,
avec cette réserve que ces deux derniers présentent quelques
particularités de structure.

La réaction des ganglions lymphatiques est alcaline pendant
la vie et acide après la mort, par suite de la formation d'acide
lactique.

Les ganglions lymphatiques renferment 70 p. 100 d'eau et
environ 30 p. 100 de matériaux solides, parmi lesquels : de la
leucine, de la tyrosine et des purines, produits de dédoublement des acides nucléiniques.

§ 3. — ORGANES GÉNITAUX

1º Testicule. — Il est constitué par une capsule fibreuse
épaisse (*albuginée*), limitant une cavité ovoïde subdivisée par
des cloisons conjonctives délicates en un certain nombre de
loges qui contiennent les éléments essentiels de la glande, les
tubes séminifères. Ces tubes, très longs, sont formés d'une membrane propre supportant un épithélium spécial, composé de
plusieurs couches superposées de cellules différentes les unes des
autres et représentant les étapes successives du développement
des spermatozoïdes.

A. COMPOSITION CHIMIQUE. — Il est difficile de faire la
part, dans une analyse globale du testicule, de ce qui revient
au sperme et au tissu propre de la glande. On a trouvé dans le
testicule : des matières albuminoïdes, des nucléo-protéides et
leurs dérivés, les purines, une assez forte proportion de
lécithine, de choline (TOTANI), des graisses, de la spermine dont
il sera parlé à propos du sperme, des sels, etc.

Voici deux analyses de GERHARTZ et VON DER HEIDE :

	Veau 4 à 6 mois.	Taureau 1 an.
Poids du testicule........	7^{gr},8	161^{gr},0
Eau.....................	83,5 p. 100	87,4 p. 100
Résidu sec..............	16,5 —	12,6 —
Azote...................	1,93 —	1,7 —
Extrait éthéré...	2,39 —	» —
Sels....................	0,89 —	» —

Le glycogène ne fait jamais défaut, du moins chez l'homme.
On trouverait aussi des acides aminés (alanine, leucine) qui,
d'après KOSSEL et DAKIN, seraient des matériaux destinés à
l'élaboration des matières albuminoïdes.

***B*. Chimie pathologique.** — Dans la tunique vaginale, s'accumule quelquefois un **liquide séreux** dont la teinte varie du jaune clair au brun foncé : sa densité est élevée (1016 à 1026) ; il est très chargé de matériaux fixes et se coagule au contact d'un peu de sang. Ce liquide, qui a, par conséquent, un caractère inflammatoire des plus accusés, est le liquide de l'hydrocèle. Il renferme des albumines (fibrinogène, globuline, sérine), de l'acide succinique, de l'inosite, une trace d'urée, souvent des cristaux de cholestérine.

Voici une analyse d'Hammarsten :

Eau....................................	938,85 p. 1000
Résidu fixe..............................	61,15 —
Fibrine.................................	0,59 —
Globuline...............................	13,25 —
Sérine..................................	35,94 —
Substances extractives..................	4,02 —
Sels....................................	9,26 —

Dans le testicule se forment parfois des kystes spermatiques : ils sont constitués par un liquide de faible densité (1006 à 1010), légèrement acide, d'aspect trouble et laiteux. On y trouve des spermatozoïdes et des globules gras, en même temps qu'une petite quantité d'albumine et de sels.

Eau....................................	986,83 p. 1000
Résidu fixe..............................	13,17 —
Fibrine.................................	0,00 —
Globuline...............................	0,59 —
Sérine..................................	1,82 —
Extractif et sels.......................	10,70 —

Gérard a donné l'analyse d'un liquide kystique de l'épididyme qui est très voisine de l'analyse précédente.

2° Ovaire. — L'ovaire, revêtu d'une couche d'épithélium cylindrique, est constitué par un stroma connectivo-vasculaire creusé, à la périphérie, d'une série de logettes renfermant les éléments caractéristiques de l'ovaire, les *follicules de Graaf*,

Chaque follicule comprend une membrane d'enveloppe très mince, de nature conjonctive, doublée en dedans d'une couche épithéliale épaisse, la *membrane granuleuse*, au sein de laquelle est placé l'ovule.

A. COMPOSITION CHIMIQUE. — L'ovaire est très riche en substance collagène et en mucine ; il contient un peu de nucléine. BARRELL y a trouvé des traces d'iode. On n'en a pas fait d'analyse complète.

La composition du liquide (*liquor folliculi*), qui sépare en deux parties la membrane granuleuse des follicules de Graaf, est mal connue. Ce liquide est très peu chargé de matériaux fixes et pauvre en albumine.

Des *corps jaunes* on a extrait, à l'état cristallisé, un pigment en lamelles dichroïques vertes et orangées, qui se rattache au groupe des lipochromes, la *lutéine*. La lutéine est insoluble dans l'eau et soluble dans l'alcool ; elle donne au spectroscope une bande d'absorption en deçà de la raie F et une autre entre les raies F et G.

B. KYSTES DE L'OVAIRE. — La composition chimique des liquides provenant des kystes de l'ovaire n'est pas constante. La plupart de ces liquides sont filants comme de la bile ; ils tiennent en suspension de véritables mucines donnant par l'action prolongée de l'acide sulfurique dilué et chaud, des hydrates de carbone réducteurs de la liqueur de Fehling : on a décrit deux de ces mucines sous les noms de *paramucine* et de *pseudomucine*. La pseudomucine est particulièrement abondante dans les liquides filants : la paramucine se rencontre surtout dans les kystes gélatineux, incolores.

La *paramucine*, qu'on peut recueillir en traitant le liquide kystique par plusieurs fois son volume d'eau acidulée par HCl, est une matière blanche, insoluble dans l'eau et les dissolvants habituels, de réaction acide. Elle donne par hydrolyse les acides aminés habituels (leucine, alanine, proline, tyrosine, phénylalanine, tryptophane, acides aspartique et glutamique, des traces de diamine) et 3, 4 et quelquefois jusqu'à 35 p. 100

d'un corps réducteur, la glycosamine, qui semble préexister dans la molécule à l'état de condensation comme une sorte de glycogène azoté. Réactions générales des protéines.

La *pseudomucine* est une substance très voisine des mucines, donnant, comme elles, par ébullition avec les acides dilués, un corps réducteur ; elle contient du soufre. C'est une matière filante, non coagulable par la chaleur, précipitable par l'alcool, mais non par l'acide acétique. Elle est soluble dans les alcalis et les acides, donne les réactions générales des matières protéiques. L'hydrolyse en détache 30 p. 100 de glycosamine, sucre azoté réducteur de la liqueur de Fehling, et des acides aminés (leucine, tyrosine, arginine, lysine, etc.)

Quant aux matières désignées par divers chimistes sous le nom de *colloïdes*, ce sont des mélanges non définis de diverses mucines, donnant avec les acides dilués et bouillants des corps réducteurs de la liqueur de Fehling.

On trouve encore quelquefois, dans les kystes ovariques, des matières albuminoïdes proprement dites (sérine, globuline), mais en moindre quantité que les corps mucoïdes précédents.

Nombre de kystes sont colorés en brun chocolat par des pigments dérivés de l'hématine. Hoppe-Seyler et Salkowski y ont signalé la présence de la bilirubine. Enfin, quand ils sont anciens, presque tous ces liquides tiennent en suspension des paillettes de cholestérine.

D'après von Zeynek, les kystes dermoïdes contiennent des matières grasses où l'analyse décèle la présence des acides suivants : myristique $C^{14}H^{28}O^2$, palmitique $C^{16}H^{32}O^2$, stéarique $C^{18}H^{36}O^2$, arachidique $C^{20}H^{40}O^2$, oléique $C^{18}H^{34}O^2$, en même temps que des traces d'acides formique et butyrique ; tous ces acides sont combinés avec la glycérine. La matière grasse des kystes renferme encore de l'alcool cétylique ou éthal $C^{16}H^{33}$. OH, un des principes constituants du blanc de baleine. Dans les kystes qui ne sont pas trop anciens, on ne trouve pas souvent la cholestérine ; par contre, on peut extraire constamment et en proportion assez considérable une huile difficilement cristallisable qui paraît constituée par des corps mal déterminés voisins de la cholestérine.

Il résulte d'un travail d'Œrum que les liquides des kystes de l'ovaire ont une densité comprise entre 1010 et 1028 ; ils renferment de 25 à 75 p. 1000 de résidu fixe, où prédominent les matières protéiques et les mucines (de 8 à 50 p. 100).

Les liquides séreux de la vésicule de Graaf sont beaucoup moins chargés de principes fixes ; leur densité oscille entre 1005 et 1020. Ils ne renferment guère que 40 à 50 grammes par litre de matériaux fixes et se rapprochent d'ailleurs à tous les points de vue des sérosités ordinaires.

3° Utérus et placenta. — On ne connaît rien de particulier touchant la composition chimique du muscle utérin.

On sait que le placenta contient du glycogène (Cl. Bernard), comme aussi d'ailleurs la muqueuse utérine. Moscati en évalue la proportion à 3 grammes pour l'ensemble du placenta et des membranes. Une amylase accompagne ce glycogène (Bergell et Liepmann). On trouve encore, dans le placenta, de la lécithine, des graisses, du fer localisé surtout dans le chorion. On y a signalé la présence d'une oxydase.

§ 4. — Revêtement cutané et organes des sens

1° Revêtement cutané. — Nous étudierons, sous ce titre, la peau, ses annexes et ses sécrétions.

Les travaux de A. Gautier ont établi que la peau et les phanères servaient, chez l'homme, à l'élimination de la réserve de nucléine arsénicale accumulée dans la thyroïde ; chez la femme, ces réserves s'éliminent par la voie génitale.

A. Peau. — Abstraction faite des éléments accessoires qui se terminent dans la peau, la traversent ou s'y implantent (terminaisons nerveuses, glandes, poils, vaisseaux), la peau se compose de deux couches : la couche profonde, ou *derme*, formée de tissu conjonctif et de fibres élastiques ; la couche extérieure, ou *épiderme*, constituée par des cellules en contact ou séparées par une très faible quantité d'un ciment semiliquide. Les strates profonds de l'épiderme sont composés de cellules molles (*corps muqueux de Malpighi*), unies entre elles par des filaments très courts et très fins (*filaments unitifs* de RANVIER). Dans les strates superficiels, au contraire, les cellules sont dures et cornées.

a. *Composition chimique.* — Le derme est formé de matières chondrogènes, c'est-à-dire se transformant en gélatine par la coction ; ce sont des substances protéiques déjà étudiées à propos du tissu conjonctif (conjonctine, élastine, etc.). On y a signalé la présence d'une mucoïde qui augmente beaucoup chez les myxœdémateux, aussi bien dans la peau que dans d'autres organes (à l'état normal, moins de 1 p. 100). Cette mucoïde donne par hydrolyse un hydrate de carbone réducteur. Ces composés retiennent énergiquement le tannin et forment avec lui une combinaison imputrescible, le cuir.

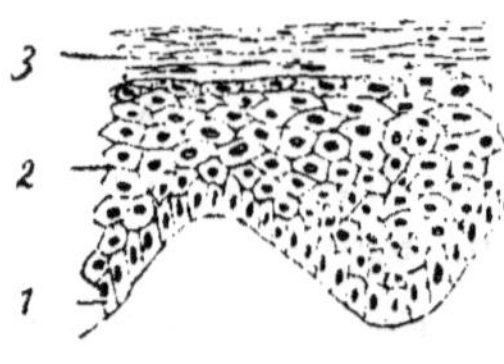

Fig. 57.

Épiderme (schéma).

1, couche génératrice. — 2, corps muqueux de Malpighi. — 3, couche cornée.

L'épiderme est formé de kératine, substance protéique non chondrogène, déjà étudiée avec les matières albuminoïdes, au commencement de ce volume. Signalons encore, dans les cellules de Malpighi, le pigment qui colore diversement la peau dans les différentes races humaines : c'est une *mélanine*, substance noire qui ne se dissout bien que dans la potasse et les acides sulfurique et azotique concentrés. Cette mélanine renferme 12 p. 100 d'azote et des traces de fer. Elle est, du reste, peu abondante : ABEL et DAVIS évaluent à 1 gramme le poids du pigment de toute la surface cutanée, chez un nègre adulte.

A. GAUTIER a démontré la présence de l'arsenic dans la peau et ses dépendances (poils, cheveux, etc.).

b. *Variations pathologiques.* — Dans l'ichtyose, les cellules cornées de l'épiderme se chargent de graisse et de cholestérine ; on y a trouvé également de l'acide hippurique et de la silice.

Dans la pellagre, les modifications chimiques sont à peu près les mêmes : il se forme aussi de la leucine, de la tyrosine, une huile jaune et un corps gras solide.

Donnons ici la composition chimique d'un liquide provenant des vésicules de l'eczéma (Méhu) :

    Eau .... 962,82 p. 1000
    Matières organiques .... 29,43 —
    Sels .... 7,75 —

Le liquide qui s'accumule dans les bulles de pemphigus ou dans les ampoules de vésicatoire est un exsudat riche en principes fixes (45 à 65 p. 1000). Il est alcalin et contient une substance réductrice de la liqueur de Fehling. Tous les autres liquides qui s'accumulent dans les bulles, vésicules, etc., au cours des diverses affections de la peau, renferment de 3 à 5 p. 100 d'albumine.

On a signalé des indurations sous-cutanées dues à l'infiltration du tissu cellulaire par une concrétion formée de 20 à 25 p. 100 de matière organique, 5 à 6 p. 100 de carbonates, 65 à 70 p. 100 de phosphates de chaux et de magnésie (Gascard).

La peau est fréquemment le siège de troubles trophiques (pigmentation, chute des cheveux), qui se rattachent, chez la femme, à l'activité génitale (grossesse, menstruation). A. Gautier attribue ces troubles à l'insuffisance de l'élimination arsénicale par le tégument cutané, la presque totalité des réserves arsénicales thyroïdiennes étant alors dirigée sur l'utérus.

B. Cheveux et poils. — Poils et cheveux sont formés d'un tube extérieur constitué par des cellules épithéliales allongées engainant une partie centrale composée de cellules plus lâches, lesquelles contiennent les pigments qui donnent aux cheveux leur couleur. Une matière grasse, qui comprend de l'oléine, de la palmitine, de la stéarine et aussi de la cholestérine combinée à des acides gras, enduit les poils et les cheveux.

Soumis à l'analyse, les cheveux donnent 10 à 15 p. 100 d'eau et des proportions très variables de cendres (depuis 0,3 jusqu'à 7 p. 100). L'élément principal en est une matière albuminoïde, la kératine, insoluble dans l'eau, qui la gonfle et la ramollit seulement, surtout à chaud. A température plus élevée, vers 150,°

sous pression, l'eau décompose la kératine en mettant en liberté des produits sulfureux mal connus ; en présence de l'acide sulfurique dilué et chaud, une transformation du même ordre a lieu, avec production d'acides aminés (leucine, tyrosine, etc.). La kératine n'est pas attaquée par les ferments digestifs ; elle résiste très bien à la putréfaction. C'est une des substances protéiques les plus riches en azote et en soufre : elle contient 50 p. 100 de carbone, 6,3 d'hydrogène, 20,8 d'azote et de 3 à 8 p. 100 de soufre, d'après von Bibra. Au total, les cheveux renferment au minimum 4 à 5 p. 100 de soufre (Dürina) ; ils sont, de plus, riches en silice (10 p. 100 d'après Kunckel) ; enfin, ils contiennent normalement des traces d'arsenic (A. Gautier) et peuvent contenir de l'iode, à la suite d'un traitement ioduré.

Ces propriétés de la substance fondamentale des poils et des cheveux rendent compte de la résistance de ces derniers à la putréfaction et à la plupart des réactifs. Notons toutefois que l'acide azotique colore les cheveux en jaune, l'eau oxygénée en blond roux. L'acide sulfurique les désagrège et les détruit ; quand il est dilué, il met en liberté un pigment qui varie suivant la couleur des cheveux. Pour les cheveux noirs, ce pigment serait très voisin de la mélanine du derme, probablement identique. La mélanine est insoluble dans l'eau et les dissolvants habituels ; elle renferme : C, 53,9 ; H, 4,0 ; N, 10,6. Soumise à distillation sèche, elle fournit des acides gras, des acides oxalique et succinique, du pyrrol, de l'indol, du scatol, peut-être un phénol (Nencki et Berdez). Par oxydation, on obtient de l'acide méthyl-dibutylacétique (Spiegler) :

$$^3(CH^3)C - \underset{\underset{\displaystyle COOH}{|}}{\overset{\overset{\displaystyle CH^3}{|}}{C}} - C(CH^3)^3$$

Il est utile de faire remarquer, à ce propos, que l'action prolongée des acides sur bon nombre de matières albuminoïdes incolores (corne, caséine, peptones) aboutit également à des substances très voisines des pigments mélaniques.

La mélanine résulte d'une oxydation par la *tyrosinase* ou une diastase analogue des complexes aromatiques dérivés des albumines : tyrosine, tryptophane, etc. (G. BERTRAND, GESSARD). La fixation de l'oxygène s'accompagne d'une condensation de la molécule : peut-être, au lieu de porter sur un acide aminé isolé, porte-t-elle sur un complexe (polypeptide) contenant, par exemple, de la tyrosine et de la cystine, ce qui expliquerait la présence du soufre dans certains pigments. Quant au fer, si tant est qu'il fasse partie intégrante de la molécule, il faudrait, pour rendre compte de sa présence, faire intervenir dans ces procès d'oxydation l'hémoglobine ou ses dérivés.

On ne connaît pas bien le pigment des cheveux blonds ou roux.

En même temps que l'eau, la kératine et les pigments, les cheveux contiennent en abondance des sels minéraux, dont voici plusieurs analyses (cheveux humains). Elles sont rapportées à 100 parties de cendres (BAUDRIMONT) :

	CHEVEUX			
	Blancs.	Blonds.	Bruns.	Noirs.
	p. 100	p. 100	p. 100	p. 100
Sulfate de sodium	22,08	13,17	»	»
— de potassium	1,42	8,44	42,93	56,50
— de calcium	13,57	»	»	»
Carbonate de sodium	»	»	10,08	»
— de calcium	16,18	9,96	5,60	4,63
— de magnésium	5,04	3,36	4,26	2,89
Chlorure de sodium	traces	traces	2,45	3,30
Phosphate de calcium	20,53	9,61	10,13	15,04
Oxyde de fer	8,38	4,22	10,86	8,09
Silice	12,30	30,71	30,66	6,61

D'après LAER et BAUDRIMONT, il semble que les cheveux les plus foncés soient aussi les plus riches en fer : tandis que les cheveux blonds renferment 2,4 Fe^2O^3 pour 100 de cendres, la proportion serait de 6,4 pour les cheveux bruns ; c'est bien ce qui ressort aussi des analyses précédentes. Un autre point non moins remarquable est l'augmentation de la chaux dans les cheveux blancs. Avec l'âge, les cheveux subissent une sorte d'infiltration calcaire.

Quant à la cause originaire du blanchissement des cheveux, elle serait due, d'après METCHNIKOFF, à l'absorption des granulations pigmentaires par les phagocytes.

C. ONGLES. — Les ongles sont des productions épidermiques formées de kératine presque pure ; néanmoins, cette variété de kératine est moins riche en azote et en soufre que celle des cheveux. L'eau sous pression, la potasse, les acides agissent à peu près de la même façon sur les ongles que sur les cheveux. Les ongles contiennent de petites quantités de sels minéraux (chlorures, phosphates, chaux, magnésie, silice, fer).

MULDER a publié une analyse élémentaire des ongles. Il y a trouvé :

C.	51,00 p. 100
H	6,94 —
N.	17,51 —
O.	21,75 —
S.	2,80 —
Cendres	1,00 —

Nous rappellerons ici que la substance fondamentale de l'ongle, la kératine, donne, à l'hydrolyse : 25,75 p. 100 de glycocolle, 21,4 de leucine, très peu de tyrosine (0,34) et d'arginine (0,3), 6,6 d'alanine, 3,9 de phénylalanine, 1 de valine, 1,7 de proline, une petite quantité d'acide glutamique.

D. SUEUR. — La sueur est sécrétée par des glandes formées d'un petit tube enroulé sur lui-même dans la profondeur du derme et débouchant à la surface de la peau par un canal excréteur.

Bien que la sueur ait un rôle surtout physique, celui d'un régulateur de la température, elle entraîne cependant au dehors un assez grand nombre de matériaux divers. On évalue à un peu moins d'un litre, soit 800 à 900 grammes par jour en moyenne, la quantité de sueur sécrétée par l'adulte. Mais, quelles que soient les précautions prises pour la recueillir, la sueur n'est jamais pure ; elle se mélange à des débris épithéliaux et à la sécrétion des glandes sébacées. De là, les discussions au sujet de la réaction de la sueur : acide suivant les uns, alcaline suivant les autres. Au début d'une sudation, la sueur est acide ; après quelques minutes, elle devient neutre, puis alcaline (ARLOING).

La sueur est un liquide incolore, limpide, de densité voisine de 1005, d'odeur *sui generis*, surtout à l'aisselle et chez certains individus. Cette odeur est due vraisemblablement à des traces d'acides gras volatils. L'abaissement du point de congélation de la sueur varie à l'état normal de — 0°,08 à — 0°,46 (ARDIN-DELTHEIL). La sueur est peu toxique ; elle présente cependant une action toxique manifeste dans certains cas, plus particulièrement chez des épileptiques pendant la crise, et chez des paralytiques généraux (MAIRET et ARDIN-DELTHEIL).

a. *Composition chimique.* — La composition chimique de la sueur physiologique n'est pas exactement connue, la plupart des auteurs ayant, pour obtenir plus de liquide, excité artificiellement la sécrétion par le travail forcé, la chaleur, ou même provoqué la suractivité des glandes à l'aide d'excitations nerveuses ou de poisons (jaborandi).

Voici une analyse de FAVRE :

Eau	995,57 p. 1 000
Résidu fixe	4,43 —
Albumines	traces.
Sels organiques alcalins	1,56 —
Urée	0,04 —
Lactates alcalins	0,31 —
Graisses	0,01 —
Chlorure de sodium	2,23 —
— de potassium	0,24 —
Sulfates alcalins	0,01 —
Phosphates alcalins	traces.
— terreux	traces.

A cette liste, il faut ajouter l'acide carbonique libre.

Plus récemment, ERICH HARNACH a obtenu, chez un rhumatisant, les chiffres suivants :

Eau .... 990,9 p. 1 000
Résidu fixe................................. 9,1 —

Urée...................!................... 1,2 —
Matières organiques diverses.......... 1,2 —
Chlorure de sodium.................... 5,2 —
Phosphate de chaux................... 0,2 —
   —   de magnésie............... 0,1 —
Sulfates................................. 0,6 —
Carbonate de potasse................. 0,1 —

On évalue à 0,08 p. 100, la quantité d'azote éliminée par la sueur : cette proportion peut être doublée chez des urémiques (Köhler). Atwater a donné des chiffres un peu différents, 0,2 à 0,66 et, en moyenne, $0^{gr},29$ par jour.

L'urée est de tous les produits azotés de la sécrétion sudorale de beaucoup le plus important. Mais la sueur renferme d'autres principes azotés que l'urée : la présence de l'acide urique y a été constatée par Tichborne, après un bain turc. Il paraît y avoir des traces d'éthers sulfuriques du phénol et peut-être du scatol et de l'indol (Kast). Ces dérivés, décomposés par les bactéries de la peau, seraient la cause de la coloration que la sueur présente dans certains cas (*chromhydrose*). L'acétone a été signalée par Devoto chez les sujets sains et chez certains malades (diabète, paludisme, fièvre typhoïde).

Il est douteux que les albumines qui figurent dans l'analyse de Favre proviennent de la sueur ; elles ont plutôt pour origine les débris épithéliaux ; peut-être pourrait-on en dire autant des lactates. On a signalé la présence, dans la sueur, d'un grand nombre d'acides gras (formique, acétique, propionique, butyrique, valérique, caproïque), d'autres acides (urique, hippurique, benzoïque, lactique, oxalique), de la cholestérine, etc. Ces corps existent, il est vrai, dans le suint de mouton, d'où Buisine les a isolés ; mais le suint est une sécrétion sudorale, mélangée au produit de sécrétion des glandes sébacées, profondément modifiée ensuite par de nombreux procès fermentatifs et mélangée d'ailleurs à des déjections plus ou moins altérées. En réalité, les divers principes énumérés plus haut ne paraissent pas exister dans la sueur humaine normale.

A l'état physiologique, la sueur n'élimine, en fait de matériaux organiques, qu'une petite quantité d'urée.

Elle est, par contre, un émonctoire important pour les sels minéraux, principalement pour les alcalins. Le résidu fixe de la sueur est le plus riche en composés inorganiques de tous les résidus que laisse l'évaporation des liquides de l'économie, ainsi qu'il résulte du tableau suivant :

	Proportion de sels minéraux pour 100 parties de résidu fixe.
Plasma sanguin	8,6
Lymphe	17 — 20
Liquide de l'hydrocèle	14,6
— du péricarde	15
— de la plèvre	16,8
— du péritoine	29,3
Urine	21,9 — 40
Liquide amniotique	42,3
Humeur aqueuse	64,1
Larmes	72,2
Sueur	75,0

Cette richesse de la sueur en substances minérales et surtout en potasse avait été signalée par CHEVREUL ; l'industrie en a tiré partie, en utilisant le suint de mouton pour la fabrication en grand du carbonate de potasse (P. HUGOUNENQ).

La toxicité de la sueur est contestée : elle est très faible, si tant est qu'elle existe réellement.

b. *Variations physiologiques.* — Quand la sécrétion de la sueur est abondante et continue, le liquide devient de plus en plus pauvre en principes fixes.

La sueur, recueillie sur les diverses parties du corps, n'a pas la même composition ; celle des pieds est plus riche en résidu fixe ; elle contient aussi, comme aux aisselles et au pli de l'aine, des corps odorants (acides gras, amines, corps sulfurés).

L'alimentation, le genre de vie, le sexe, peuvent faire varier notablement l'odeur de la sueur. A l'hôpital, quand on entre dans une salle de femmes, l'odeur n'est pas la même que celle qui se dégage d'une salle d'hommes. Des agglomérations dans un lieu confiné d'individus soumis à une vie sédentaire et

à une alimentation déterminée, les prisonniers par exemple,
s'exhalent des odeurs spéciales dues à la sueur et aux principes
odorants de celle-ci (Bouchard).

c. *Variations pathologiques.* — A l'état pathologique, les
glandes sudoripares peuvent servir à l'élimination d'un grand
nombre de principes qui n'existent pas, ou seulement à l'état
de traces, dans la sueur normale. Exemples : l'urée, dans l'urémie, le choléra et diverses intoxications ; l'acide urique et
quelquefois l'albumine, chez les rhumatisants et les goutteux ;
le sucre, chez les diabétiques (Lehne et Schottin, Favre).
Chez des brightiques, la sueur est quelquefois si riche en urée
que celle-ci cristallise à la surface de la peau (Jahnel, Easter-
brook).

La sueur peut également entraîner des pigments qui la colorent en bleu, en rouge, en noir ; on a vu de la sueur colorée par
de l'indigo, des matières colorantes biliaires (Bizio, Gamgee).

Enfin, la sueur contient aussi, dans certains cas, des substances médicamenteuses absorbées par le tube digestif : les
iodures, l'arsenic, le mercure, la quinine, etc. (Bergeron et
Lemattre).

E. Sébum. — Le sébum ou matière sébacée est déversé à la
surface de la peau par de petites glandes spéciales, généralement annexées aux poils, mais quelquefois indépendantes, dans
certaines régions, telles que la région génitale, où la sécrétion
sébacée est particulièrement abondante. On évalue à 400 grammes par mois environ la quantité de matière grasse éliminée par
la peau (Leubuscher). Mais c'est un chiffre approximatif et
soumis du reste à de grandes variations.

a. *Composition chimique.* — Le sébum est une matière
grasse qui oint la peau, les cheveux et les poils. Il est acide et
renferme : une petite quantité de matière protéique, une forte
proportion de corps gras, très peu de cholestérine (1 p. 100) et, en
assez grande quantité, un corps ternaire soluble dans l'alcool,
l'éther, le chloroforme, de constitution encore inconnue, probablement acétonique (Rosenfeld). On n'y trouve pas de sucre.
N'était cette dernière particularité, le sébum ressemblerait

assez à du lait. D'ailleurs, il est à remarquer que, pendant la vie intra-utérine, la production du sébum est fort active, pour s'arrêter presque complètement à la naissance, juste au moment où, pendant quelques jours, la sécrétion lactée apparaît.

Chez le nouveau-né, on trouve la peau recouverte d'un enduit sébacé (*Vernix caseosa*), où se rencontrent en abondance : des débris épithéliaux, de la graisse ordinaire, des graisses cholestériques analogues à la lanoline (LIEBREICH, SPIEGEL), des matières extractives peu connues, des principes odorants, des sels.

Voici une analyse déjà ancienne de l'enduit sébacé du nouvau-né (LEHMANN).

Eau..........................	669.8 p. 1000	
Résidu fixe....................	330,2	—
Débris épithéliaux et matières albuminoïdes........................	40,0	—
Graisses........................	107,2	—
Matières extractives............	183,0	—

W. G. RUPPEL a repris l'étude du *Vernix caseosa* ; il y a trouvé des éthers, de la cholestérine, de l'iso-cholestérine et des acides gras (oléique et palmitique), ces derniers combinés aux bases alcalines (savons), à la glycérine (graisses) et à la cholestérine (lanolines). Au cours de ce travail, W. C. RUPPEL a réussi à séparer la cholestérine des graisses cholestériques ou lanolines à l'aide d'un dissolvant, l'éther acétylacétique.

Le smegma du prépuce est une matière sébacée dont la composition est modifiée par le mélange avec l'urine et par les fermentations qui se produisent autour du gland. On trouve, dans le smegma, jusqu'à 50 p. 100 et plus de corps gras, des composés aromatiques tels que l'acide benzoïque, d'origine évidemment putréfactive, de l'acide hippurique, des savons d'ammoniaque, de la cholestérine, etc.

b. *Variations pathologiques*. — Par obstruction du canal excréteur des glandes sébacées, le sébum s'accumule et constitue parfois des tumeurs dures, mobiles, rondes ou ovoïdes, quelquefois très volumineuses (loupes, kystes sébacés). En voici une analyse, due à SCHMIDT :

Eau.................................... 317,0 p. 1 000
Résidu fixe............................ 683,0 —

Cellules épithéliales.................. 617,5 —
Corps gras............................. 41,6 —
Acides gras............................ 12,1 —
Sels minéraux.......................... 11,8 —

Ces kystes contiennent fréquemment des savons et **surtout** de la cholestérine, en grands cristaux.

2° Œil. — L'œil est protégé extérieurement par les paupières munies sur leur rebord externe de cils et de glandes, **les glandes de Meibomius**. Celles-ci sécrétent un mélange de savon, d'acides gras et de cholestérine (PES).

A. SCLÉROTIQUE. — L'œil a pour enveloppe extérieure, sur la majeure partie de sa surface, une membrane protectrice opaque, la sclérotique, formée de tissu fibreux et ayant la composition chimique, déjà étudiée, de ce tissu.

B. CORNÉE. — En avant, fait saillie une membrane transparente, la cornée, qui renferme : 1° une matière collagène donnant par coction une chondrine très voisine de celle que fournit le cartilage ; 2° une mucine et peut-être des traces d'autres albumines. La substance principale de la cornée se rapproche beaucoup de celle du cartilage hyalin.

L'analyse suivante du tissu cornéen est de HIS :

Eau.................................... 758,8 p. 1 000
Résidu fixe............................ 241,2 —

Matières collagènes.................... 203,8 —
Matières insolubles dans l'eau .... 28,4 —
Sels minéraux.......................... 9,5 —

Certains poisons (sels de thallium et de plomb), en injections intrapéritonéales, provoquent de l'opacité cornéenne (RICHET).

C. CHOROÏDE. — La choroïde est une membrane conjonctive, ayant par conséquent la composition chimique du tissu conjonctif, mais imprégnée d'un pigment noir, insoluble dans

l'eau et les dissolvants neutres, soluble en rouge brun dans les
alcalis ou les acides minéraux forts et concentrés. Ce pigment
est azoté et ne renferme ni fer, ni soufre ; il laisse à l'incinération un peu de silice. Le chlore le détruit ; la potasse en fusion
le dédouble avec production d'ammoniaque, d'amines, d'acides
gras, d'acide oxalique et d'indol.

Suivant LANDOLT, le pigment choroïdien renferme, déduction
faite des cendres : $C = 54,48$ p. 100 ; $H = 5,35$; $N = 12,65$;
$O = 27,52$. Ce paraît être une mélanine.

D. RÉTINE. — La rétine comprend des éléments nerveux et
connectifs. On y a signalé la présence de la myosine, d'une globuline et de la sérine. Il y a aussi des matériaux extractifs encore
inconnus et des sels. On trouvera ci-dessous des analyses de
la rétine du bœuf (CAHN) :

Eau...........................	86,52 à 87,61 p. 100
Résidu fixe...................	13,48 à 12,39 —
Matières albuminoïdes...........	8,45 à 7,02 —
Matières extractives............	0,67 à 1,07 —
Cholestérine...................	0,66 à 0,77 —
Lécithine.....................	2,08 à 2,89 —
Graisses......................	0,00 à 0,57 —
Sels..........................	0,69 à 1,25 —

Ces derniers comprennent :

Phosphate de sodium...................	42,16 p. 100
Chlorure —	35,16 —
Carbonate —	5,51 —
Sulfate de potassium....................	8,73 —
Chlorure —	4,63 —
Phosphate de calcium...................	2,71 —
— de magnésium.................	1,10 —

Le principe immédiat le plus caractéristique de la rétine est
le *pourpre rétinien* ou *rhodopsine* de KÜHNE. On l'extrait en
faisant macérer, dans l'obscurité, des rétines fraîches dans une
solution de sels biliaires à 3 p. 100 ; on dialyse et évapore dans

le vide. Le résidu, d'une belle couleur pourpre, est de la rhodopsine impure.

Le pourpre est soluble dans l'eau, altérable à la lumière, qui le détruit, altérable aussi en présence de nombreux réactifs ; il exerce une absorption diffuse dans le spectre, entre les raies D et E. Détruit par la lumière, il se régénère à l'obscurité par un mécanisme inconnu.

Du reste, la rétine est le siège de réactions photochimiques actives : elle devient fluorescente, quand on la soumet, dans l'obscurité, à l'action des rayons ultra-violets ; le contact de l'oxygène lui fait subir également des modifications.

E. CRISTALLIN. — C'est une lentille dont la densité diminue graduellement du centre à la périphérie, de 1194 à 1076, comme d'ailleurs l'indice de réfraction (1456-1407). Elle est enveloppée d'une capsule conjonctive très riche en fibres élastiques. La pression osmotique cristallinienne correspond à des teneurs en NaCl variant de 8 à 12 p. 100, suivant les espèces (MANCA et ORIO).

a. *Composition chimique.* — Les recherches de MÖRNER ont jeté quelque lumière sur la composition du cristallin. On y trouve, d'après cet auteur (résultat de l'analyse de 2 000 cristallins) :

1° Des matières protéiques : une albumoïde insoluble dans l'eau et les solutions salines (17 p. 100), une albumine soluble dans l'eau (0,2 p. 100) et deux globulines distinctes, l'α-cristalline (6,8 p. 100) et la β-cristalline (11 p. 100), en tout 35 p. 100 de protéines. La teneur en albumoïde et en β-cristalline augmente de la périphérie au centre ; l'albumine, au contraire, diminue, de même que l'α-cristalline. Ces variations ne sont pas sans rapport avec la densité des diverses couches de la lentille.

Les matières protéiques du cristallin présentent les plus grandes analogies dans toute la série animale ; mais, chez le même animal, on peut les distinguer des autres albumines de l'organisme, grâce à une réaction biologique, par la formation des précipitines (UHHLENLUTH).

2° De la cholestérine, de la graisse, de la lécithine, des matières extractives, des sels. La cholestérine est plus abondante au centre qu'à la périphérie (2,2 contre 0,75 p. 100).

L'analyse ci-dessous appartient à LAPSCHINSKY :

Eau	63,57 p. 100
Résidu fixe	36,43 —
Albumines	34,93 —
Lécithine	0,23 —
Cholestérine	0,22 —
Graisses	0,29 —
Sels	0,76 —

Parmi ces derniers, figurent des sulfates, de la chaux, du chlore et des alcalis :

SO^4	0,7 p. 100
Cl	2,6 —
Ca	0,3 —

b. *Variations pathologiques.* — Le poids du cristallin augmente avec l'âge, comme le montre le tableau suivant dont les éléments ont été empruntés aux recherches de HEINE :

	Grammes.
Nouveau-né	0,0785
10 mois	0,1245
16 ans	0,158
26 —	0,146
37 —	0,187
47 —	0,185
58 —	0,207
64 —	0,222
67 —	0,224
73 —	0,275
81 —	0,244

La plus importante des modifications est celle qu'éprouve le cristallin au cours des cataractes séniles. Le contenu de l'organe devient graisseux, se trouble ; de la cholestérine et des sels calcaires s'y déposent ; la proportion des matières albuminoïdes diminue.

Voici des analyses comparatives de CAHN, rapportées à 100 parties de matière sèche :

	Cristallin normal.	Cristallin cataracté.	
		I	II
Albumine	94,71	81,48	85,87
Cholestérine..............	0,62	6,22	4,55
Lécithine.................	0,63	4,52	0,80
Graisse...................	0,79	»	1,19
Extrait alcoolique.........	0,71	0,83	1,45
— aqueux............	1,52	3,94	2,76
Sels solubles.............	1.36	1,81	2,41
— insolubles	0,46	1,14	1,45

Il n'y a pas de sucre dans le cristallin normal; on en trouve dans le cristallin du diabétique, mais en proportion si faible qu'il est impossible d'expliquer par là l'opacité. La teneur en eau subit des variations irrégulières et dont on ne peut tirer aucune conclusion.

On a proposé un grand nombre d'explications de l'opacité cristallinienne. LEBER invoque l'augmentation des lipoïdes qui retiendraient alors les produits intermédiaires du métabolisme circulant dans le sang (acides β-oxybutyrique, acétylacétique, acétone, etc.). Cette interprétation n'est pas d'accord avec les faits. DOR met en avant une déshydradation et une augmentation des sels de chaux ; il explique la teinte foncée du cristallin sénile par l'oxydation de la tyrosine; cette dernière opinion paraît vraisemblable.

Un fait est certain, c'est l'accumulation des sels de chaux. Tous les auteurs sont d'accord à ce sujet. WURZER a trouvé 68,9 p. 100 de phosphate de chaux, chez un ours; LASSAIGNE, 51,4 p. 100, chez un cheval; dans un cas, chez l'homme, WAGNER a trouvé la lentille complètement calcifiée.

L'augmentation de la cholestérine dans le cristallin cataracté a été également démontrée par des chiffres. En opérant sur un grand nombre de cristallins, ZEHENDER, MATTHIESEN et JACOBSEN ont trouvé en moyenne 2,24 p. 100 de cholestérine à l'état normal et 2,71 p. 100 dans la cataracte (moyenne de 239 déterminations) et on a vu plus haut les résultats des

analyses de Cahn. En somme, l'intervention de la cholestérine (cholestérinémie) et la localisation cristallinienne de ce
composé (libre ou à l'état d'éther) apparaissent de plus en
plus comme des facteurs importants et peut-être prédomi-
nants de l'opacité du cristallin cataracté. On a vu d'autre part
le rôle des lipoïdes cholestériques dans la production du
gérontotoxon ou arc sénile de la cornée (voir p. 159).

Rappelons ici que l'administration, prolongée quelque temps,
de la naphtaline et de plusieurs autres composés aromatiques
provoque le cataracte, chez le lapin. Jusqu'à présent, cette
réaction singulière n'a pas reçu d'explication satisfaisante.

F. Humeur aqueuse. — La matière transparente qui remplit la chambre antérieure est un liquide alcalin, de densité
très voisine de celle de l'eau (1006 environ) et ne renfermant
que peu de substance en dissolution, de 1,16 à 1,18 p. 100,
en moyenne, dont 0,35 de substance organique et 0,82 de sels
minéraux. L'humeur aqueuse a une pression osmotique légèrement supérieure à celle du sérum (Manca).

L'humeur aqueuse contient une globuline et une trace d'albumine coagulable à 80°. On y trouve, en outre : un peu d'urée,
du glucose, de l'acide lactique, et peut-être un second acide,
voisin de l'acide lactique (Grünhagen, Pautz).

Quoique l'humeur aqueuse ne soit pas spontanément coagulable, Leber y admet l'existence des générateurs de la fibrine.

Voici la composition chimique de l'humeur aqueuse, d'après
Lohmeyer :

Eau....................................	986,87 p. 1000
Résidu fixe............................	13,13 —
Albumine,.............................	1,22 —
Extractif.............................	4,21 —
Sels minéraux........................	7,69 —

Les sels se composent surtout de chlorure de sodium (6,89),
avec des phosphates et des sels de chaux, en petite quantité.

Les alcaloïdes toxiques s'accumulent dans l'humeur aqueuse, comme aussi dans l'humeur vitrée (SIRINGO-CORVAÏA).

La kératite, l'iritis entraînent une augmentation des substances protéiques; une ponction de la cornée également.

G. CORPS VITRÉ. — Le corps vitré se rattache au tissu conjonctif muqueux : il est formé d'une substance mucilagineuse, transparente, tenant en suspension des cellules qui s'anastomosent.

On trouve dans le corps vitré : 1° une globuline précipitable par le sulfate de magnésie et coagulable à 75° ; 2° une trace d'albumine coagulable à 80° ; 3° d'après YOUNG, une substance mucinogène qui, après la mort, se transforme rapidement en mucine. L'extractif est, comme pour l'humeur aqueuse, formé d'urée et peut-être aussi d'acide lactique.

Le corps vitré a la composition suivante (LOHMEYER) :

Eau	986,40	p. 1 000
Résidu fixe	13,60	—
Albumine	1,36	—
Graisse et extractif	3,21	—
Sels	8,68	—

Voici, d'après CAHN, la composition des sels minéraux, pour l'humeur aqueuse et l'humeur vitrée :

	Humeur aqueuse.	Humeur vitrée.
K^2SO^4	5,99	3,74
KCl	2,92	5,57
$NaCl$	78,11	74,43
PO^4HNa^2	1,99	1,82
$(PO^4)^2Ca^3$	0,62	0,44
$(PO^4)^2Mg^3$	0,40	0,22
Na^2CO^3	8,72	12,67

En somme, l'humeur vitrée a sensiblement la même composition que l'humeur aqueuse.

On aperçoit quelquefois, dans le corps vitré, des cristaux lamellaires, nacrés et brillants (*Synchysis étincelant*) ces cristaux ne sont pas autre chose que de la cholestérine, qui, nous le savons déjà, se dépose volontiers dans les milieux de l'œil.

H. LARMES. — Le produit de la sécrétion des glandes lacrymales est un liquide alcalin, salé, tenant en dissolution un peu de matière albuminoïde et des sels.

Eau	982,0	p. 1000
Résidu fixe	18,0	—
Albumine	5,0	—
Chlorure de sodium	13,0	—
Autres sels minéraux	0,2	—

D'après BERHEIM, les larmes exerceraient une action antiseptique vis-à-vis des microbes, tout comme le mucus nasal, avec lequel elles se mélangent.

3° Oreille. — Nous ne savons encore rien sur la chimie de l'oreille interne, sinon que la *périlymphe* est un liquide riche en mucine et en chlorure de sodium, tandis que l'*endolymphe* tient moins de matériaux solides en dissolution.

Quant aux *otolithes*, ils sont formés de carbonate de chaux englué dans du mucus.

Le *cérumen* est le produit de sécrétion des glandes spéciales du conduit auditif externe. Ç'est une sorte de cire molle, jaunâtre, amère, partiellement soluble dans l'eau et dans l'alcool, et qui a, d'après PÉTREQUIN et CHEVALLIER, la composition suivante :

Eau	10,00	p. 100
Graisse	26,00	—
Corps solubles dans l'alcool	38,00	—
— l'eau	14,00	—
Résidu insoluble	12,00	—

La potasse domine parmi les sels minéraux du cérumen.

Voici, d'autre part, une analyse plus récente et plus complète du cérumen. Elle est de LANNOIS et MARTZ :

	Cérumen humide.	Cérumen sec.
Eau	56,53	»
Acides	1,40	2,99
Graisses	3,55	8,16
Cholestérine	3,07	7,06
Savons solubles dans l'alcool	7,00	16,10
Urée	0,20	0,46
Substances solubles dans l'eau froide et l'eau bouillante	11,29	25,96
Matières insolubles	14,40	33,13
Substances diverses et pertes	2,66	6,15
	100,00	100,00
Azote total	2,7	6,21
Cendres	3,08	7,08
Acides gras totaux, insolubles	8,63	19,84
Lécithine	1,63	3,74

Le pigment jaune du cérumen paraît très analogue au pigment de la graisse humaine : il est soluble dans l'alcool et dans les graisses, mais peu soluble dans l'éther. Quant au principe amer du cérumen, il est soluble dans l'eau et dans l'alcool.

§ 5. — COMPOSITION CHIMIQUE GLOBALE DE L'ORGANISME

Nous croyons devoir terminer cet exposé sur la chimie des tissus et des organes isolés par une étude de la composition du corps humain dans son ensemble.

1° Adulte. — On connaît mal la composition de l'organisme à l'état adulte. En adoptant les données approximatives de VON NOORDEN et de BOUCHARD, on a :

Eau	66,0 p. 100
Matériaux fixes	34,0 —
Albumine	16,0 —
Graisse	13,0 —
Sels minéraux	5,0 —

soit, pour un homme du poids moyen de 65 kilogrammes :

	Kgr.
Eau	42,900
Matériaux fixes	22,100
Albumine	10,400
Graisse	8,450
Sels minéraux	3,250

BOUCHARD répartit comme suit les 160 p. 1000 d'albumine de l'organisme :

Albumine circulante..	12	sanguine	3
		lymphatique	9
Albumine fixe	148	globulaire	8
		musculaire	70
		autres tissus	70

On trouvera dans le tableau suivant la répartition des matériaux organiques pour le corps d'un sujet moyen :

Homme du poids de 68^kg,65, après dessiccation
(d'après C. VOIT et A. CRAMER).

	Poids après dessiccation.	Albumines.	Collagène.	Graisse.	Glycogène.
Squelette	8 637,6	»	2 202,6	2 617,2	»
Muscles	7 074,9	4 837,5	573,2	636,8	102,6
Langue, pharynx . . .	42,7	32,1	3.8	»	»
Voile du palais, glandes salivaires, œsophage, estomac, intestin	419,0	297,3	35,2	»	1,75
Foie, pancréas, rate, thyroïde, reins, organes génito-urinaires	675,3	347,1	98,9	73,2	46,9
Larynx, bronches et poumons	115,2	»	115,2	»	2,8
Cœur	69,1	51,9	6,2	»	0,36
Vaisseaux	94,5	»	94,5	»	»
Système nerveux . . .	465,0	186,5	0,2	226,9	»
OEil	0,2	»	»	»	»
Oreilles et nez	12,4	»	12,4	»	»
Tissu adipeux	8 809,4	»	»	8 809,4	»
Peau	1 356,5	48,8	1 037,7	»	»
Sang	581,1	559,1	»	»	»
	28 362,9	6 360,3	4 179,9	12 363,5	154,4

ce qui donne :

Eau......................................	41,3 p. 100
Matériaux solides......................	58,7 —

et pour 100 parties de matériaux solides :

Albumines.............................	22,25
Collagène.	14,80
Graisses..............................	44,00
Glycogène.............................	0,55

Il faudrait ajouter 10 à 12 grammes de pentose, pour l'ensemble de l'économie.

2° Fœtus. — On doit à MICHEL, à CAMERER et à SŒLDNER quelques analyses de fœtus. En voici la moyenne :

Poids du fœtus	$2^{kg},685$
Eau	1 ,912
Matériaux fixes......	773
Matières albuminoïdes..................	308
— extractives......................	43
— grasses........................	357
Cendres...............................	65

MICHEL a trouvé que, chez le fœtus humain, la teneur en matériaux fixes s'élevait progressivement de 1 gramme à deux mois et demi jusqu'à 156 grammes à sept mois et 1028 grammes au terme de la grossesse ; c'est donc dans les deux derniers mois que le poids de l'embryon augmente le plus. Ainsi, l'azote total, qui n'était que de 16 grammes à sept mois, est de $72^{gr},700$ à la naissance.

On avait déjà fait des constatations du même ordre pour les substances minérales. Ici, il est possible, non pas seulement d'évaluer en bloc les variations de tout un groupe de matériaux, mais de suivre les modifications qu'éprouvent les acides, les bases, les divers sels, et de rattacher ces modifications au développement de tel ou tel tissu (os, sang, etc.). A ce point de vue, ces analyses sont plus particulièrement instructives

A titre d'exemples, nous en citerons deux, relatives à un fœtus de 6 à 7 mois et à un enfant à terme (L. HUGOUNENQ).

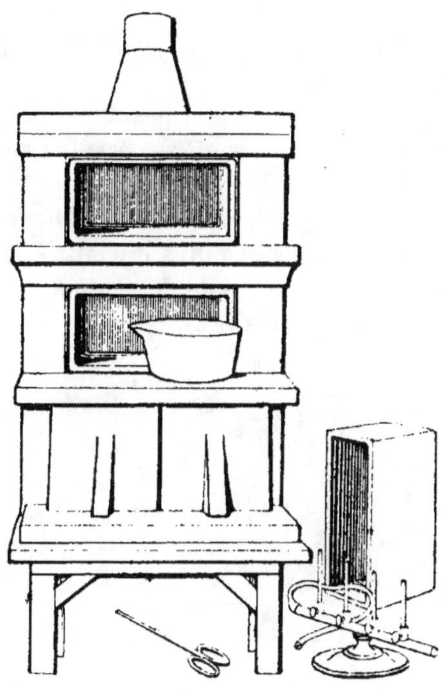

Fig. 58.

Four pour l'incinération des fœtus.

Période de la grossesse............	6 mois 1 2 à 7 mois.	Terme.
Sexe.................................	F.	M.
Poids du fœtus.....................	1 285 grammes.	2 720 grammes.
— des cendres.................	32^{gr},97	96^{gr},75
CO_2.....................	0,32 p. 100	1,89 p. 100
Cl....................	8,53 —	4,26 —
P_2O_5.....................	35,39 —	35,36 —
SO_3....................	1,46 —	1,53 —
CaO.....................	34,13 —	40,55 —
MgO.....................	1,17 —	1,51 —
K_2O.....................	8,45 —	6,20 —
Na_2O.....................	10,95 —	8,12 —
Fe_2O_3.....................	0,38 —	0,39 —

Comme les substances organiques, les substances minérales se fixent dans l'organisme fœtal surtout pendant les deux derniers mois de la gestation. De plus, le phosphate de chaux n'est pas assimilé en nature ; l'embryon fixe d'abord du phosphore organique sous forme de nucléine ou de lécithine, puis ultérieurement de la chaux.

Les deux bases alcalines ne sont pas fixées parallèlement ; la soude domine pendant la première période ; vers la fin, c'est surtout de la potasse dont le fœtus a besoin.

Enfin, il n'y a pas parallélisme, du moins chez l'homme, entre les cendres du fœtus et les cendres du lait (L. HUGOUNENQ) : ce parallélisme n'existe que pour les animaux de petite taille à développement rapide (BUNGE).

CHAPITRE VIII

LES SÉCRÉTIONS GÉNITALES

Dans ce chapitre, nous étudierons des produits ou des liquides dont la composition chimique diffère beaucoup, mais dont la physiologie fait l'unité, en dépit de leur diversité apparente : le sperme, l'œuf, le lait.

§ 1. — SPERME

Le testicule sécrète un liquide spécial, le sperme, qui, emmagasiné dans les vésicules séminales, est ensuite projeté au dehors pendant l'éjaculation. Dans le trajet des voies séminales ou urinaires, la sécrétion originelle du testicule reçoit le produit de plusieurs autres glandes accessoires (glandes des vésicules, de la prostate, de Cowper, etc.). Ces sécrétions sont constituées par des liquides albumineux mal connus ; elles se mélangent au liquide provenant du testicule, de telle sorte que le sperme éjaculé n'est pas un produit homogène.

1° Propriétés. — Le sperme éjaculé est un liquide muqueux, filant, opalin, non homogène, présentant de petites masses blanches, opaques, qui semblent coagulées et où abondent les spermatozoïdes. L'odeur est spéciale et rappelle un peu celle d'un os râpé ; la réaction est légèrement alcaline et correspond à 0,147 p. 100 de NaOH ; la densité (1020 à 1039) est un peu supérieure à celle de l'eau, avec laquelle le sperme n'est pas miscible. Quelque temps après l'éjaculation, le sperme se fluidifie et se transforme en un liquide transparent, homogène ; l'odeur disparaît.

Examiné au microscope, le sperme se résout en un liquide tenant en suspension des granulations, des globules muqueux et des *spermatozoïdes*, éléments essentiels. Ce sont des cellules très différenciées, en forme d'épingle, et qui présentent une *tête* ovoïde, allongée, terminée par un cil en forme de longue queue ; les deux portions sont réunies par une petite pièce cylindrique, le *segment intermédiaire* de SCHWEIGGER-SEIDEL.

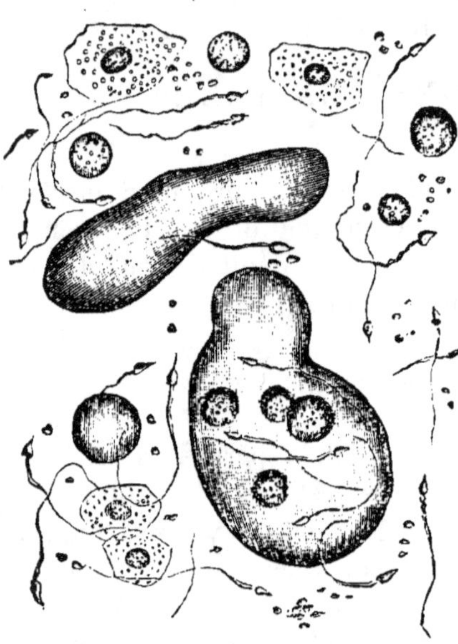

Fig. 59.

Sperme humain (d'après PAULIER et HÉTET).

Les spermatozoïdes sont formés par un noyau et, dans la queue, un axe fibrillaire, le tout engaîné dans une pellicule très mince de protoplasma. Ils sont constitués chimiquement par des nucléoprotéides riches en phosphore et des albumines. Vis-à-vis des réactifs colorés, ils se comportent comme des ferments, avec lesquels ils ne sont pas, d'ailleurs, sans présenter quelques analogies, les spermatozoïdes pouvant être considérés comme des ferments histogènes. Ils sont mobiles, surtout en milieu alcalin et à la température de 37° ; les acides, l'alcool, le chloroforme, nombre de poisons, mais non tous, gênent ou arrêtent leurs mouvements. Il en est de même d'une température inférieure à 0° ou supérieure à 53°, laquelle coagule leur protoplasma. Les spermatozoïdes ne sont pas complètement dissous par les acides minéraux forts et concentrés, ni par la soude bouillante ; la potasse caustique à l'ébullition les fait disparaître ; ils résistent bien à la putréfaction et laissent à l'incinération 5 p. 100 de cendres, formées, pour les trois quarts, de phosphate de potasse.

Quand on évapore doucement du sperme, on obtient par refroidissement des cristaux découverts par BAYARD et identiques à ceux que CHARCOT a signalés dans le sang leucocythé-

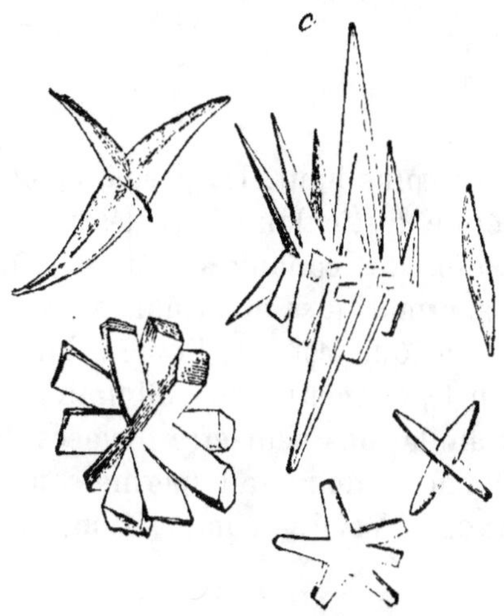

Fig. 60.

Cristaux du sperme.

mique. Ces cristaux à quatre pans, terminés par des pyramides, fondent en se décomposant vers 170° ; ils sont formés, suivant LADENBURG, d'une combinaison de phosphate calcaire et de phosphate de spermine.

2° Composition chimique. — Voici, d'après B. SLOWTZOFF la moyenne de cinq analyses de sperme humain :

Densité............................	1030	
Eau................................	90,32	p. 100
Résidu fixe........................	9,68	—
Albumines coagulables par la chaleur...	1,39	—
— solubles à chaud............	0,41	—
Nucléo-protéides...................	0,20	—
Extractif soluble dans l'éther..........	0,17	—
— dans l'eau et l'alcool .	6,10	—
Sels minéraux solubles...............	0,68	—
— insolubles	0,22	—

L'analyse des cendres du sperme humain a donné à B. Slowtzoff les résultats ci-dessous :

NaCl	29,05	p. 100 de cendres.
KCl	3,12	—
SO^3	11,72	—
CaO	22,40	—
P^2O^5	28,79	—

Comme on l'a dit plus haut, le sperme éjaculé est un mélange de la sécrétion testiculaire avec les produits venus de
glandes diverses dont les canaux sécréteurs s'ouvrent sur le
trajet des voies spermatiques et urinaires.

Le liquide prostatique est un liquide laiteux filant, de
réaction neutre ou légèrement acide, albumineux et tenant en
suspension des granulations peut-être formées de lécithine ; il
est riche en spermine et donne au sperme son odeur caractéristique (Fürbringer). Voici sa composition, d'après Echard :

Eau	97,6	p. 100
Résidu sec	2,4	—
Albumine	1,0	—

Nos connaissances sur la composition chimique du sperme
de diverses espèces animales ont fait de grands progrès, grâce
aux recherches de Kossel et de ses collaborateurs, complétant
les travaux déjà anciens de Miescher.

Des spermes de poissons on a retiré :

1º Des protamines, sortes d'albumines basiques de constitution relativement simple et offrant ceci de particulier
qu'elles contiennent une très forte proportion de diamines,
surtout d'arginine (jusqu'à 89 p. 100 de cette dernière base)
en combinaison avec trois ou quatre acides aminés qui varient
suivant les espèces : valine, alanine, sérine, proline, tyrosine,
tryptophane, leucine, etc. ;

2º Des acides nucléiniques dont le dédoublement fournit :
a) de l'acide phosphorique ; b) des purines (adénine, guanine);
c) des pyrimidines (thymine, cytosine ou uracile suivant les cas);
d) enfin, un hydrate de carbone en C^6.

On trouve dans ces spermes de poisson : 60 p. 100 environ d'un acide nucléinique différent suivant les espèces, 38 p. 100 de protamine, 2 p. 100 de cendres.

La présence des protamines paraît être une particularité du sperme de poisson : on n'en trouve pas dans le sperme d'autres animaux (coq, sanglier, taureau, etc.), et il n'est pas probable que le sperme humain contienne des protamines. On sait seulement qu'il contient des nucléo-protéides dont les propriétés nous sont, d'ailleurs, inconnues. La biochimie comparée nous enseigne donc que le sperme est, chimiquement, un liquide étroitement spécial à chaque espèce, ce qui n'a pas lieu de surprendre.

On trouve dans le sperme humain, indépendamment des albumines et des nucléo-protéides dont il a été question :

1° De la *spermine*, qui semble provenir de la prostate. C'est une base cristalline qui, pour les uns, n'est autre que la diéthylène-diamine $C^2H^4 = (NH^2)^2$ (LADENBURG et ABEL), qui pour d'autres (SCHMIDT et MAJERT), serait différente. POEHL lui attribue la formule $C^5H^{12}N^2$ ou $C^{10}H^{26}N^4$. On est d'accord pour admettre que les cristaux de Charcot qu'on rencontre dans le sang leucémique, dans les crachats, etc., sont formés par du phosphate de spermine, peut-être combiné à du phosphate de chaux.

2° Des lécithines, des graisses, de la cholestérine, des produits de régression des nucléo-protéides, particulièrement des purines ;

3° Enfin, des sels dont on a donné plus haut une analyse.

Après ingestion d'alcool, ce dernier passe dans le sperme (NICLOUX) : c'est probablement là un phénomène d'ordre général pour beaucoup de substances alimentaires ou toxiques ; il est, en même temps, d'une grande portée. Il rend compte, par la présence du poison dans le sperme, des lésions anatomiques et en général de toutes les tares qui chargent l'hérédité des alcooliques (malformations congénitales, épilepsie, etc.).

Le sperme présente une réaction très sensible qu'on a attribuée à la choline, produit de dédoublement des lécithines, mais qui appartient aussi à d'autres substances, à des purines par exemple : c'est la *réaction de Florence*, qui est fréquemment utilisée aujourd'hui, pour la diagnose des taches de sperme, en médecine légale. FLORENCE fait agir sur le produit de la macération d'un fragment de tache une goutte d'une solution contenant, pour 30 centimètres cubes d'eau, $1^{gr},65$ d'iodure de potassium et $2^{gr},54$ d'iode. A un grossissement moyen, on aperçoit des cristaux jaunes ou bruns,

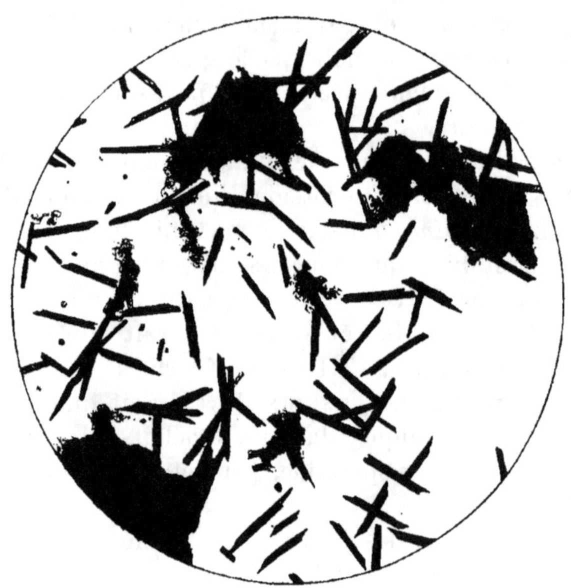

Fig. 61.

Cristaux de FLORENCE.

en lamelles allongées rappelant la forme d'une lame de parquet, habituellement réunis en croix ou en étoiles, quelquefois bifurqués à leurs extrémités. Ces cristaux, qui ressemblent à s'y méprendre à des cristaux d'hémine, sont extrêmement abondants.

Bien entendu, le sperme est spécifique, c'est-à-dire que, si on prépare un lapin, par exemple, en lui injectant à plusieurs reprises dans le péritoine du sperme humain, le sérum du lapin précipite les dilutions même très étendues de sperme humain, et de ce sperme seulement.

§ 2. — ŒUF

L'ovule est une cellule et, comme tel, possède un noyau appelé *vésicule germinative*, un corps protoplasmique et une membrane d'enveloppe, la *membrane vitelline*. Il se distingue des autres cellules par son grand volume, dû à la présence, au sein de son protoplasma, de diverses substances (lécithines,

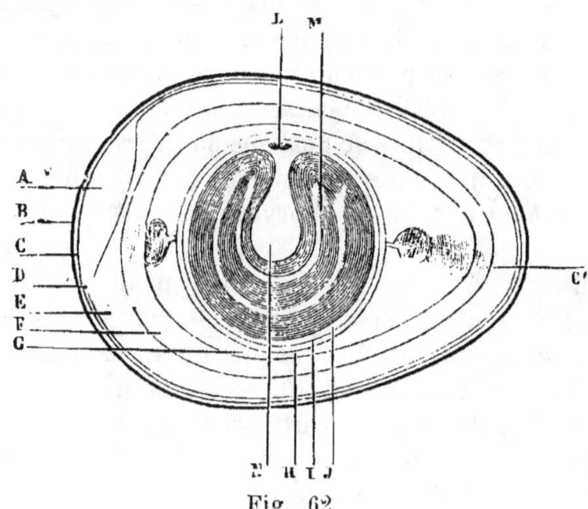

Fig. 62.

Œuf de poule (coupe schématique).

A, B, C, D, E, F, G, H, parties accessoires. — I, membrane vitelline. — J, M, N. parties diverses du vitellus nutritif, ou jaune. — L, cicatricule.

graisses). Le protoplasma de l'ovule a reçu le nom de *vitellus* et on le distingue, sous le nom de *vitellus formatif*, des substances qu'il renferme et qui constituent le *vitellus nutritif*. Le vitellus formatif est la partie vivante ; c'est de lui et de la vésicule germinative que descendent tous les éléments cellulaires de l'organisme. Le vitellus nutritif, qui peut dépasser de beaucoup en volume le vitellus formatif (poule), est une simple réserve nutritive.

1° Composition chimique. — On n'a aucun renseignement sur la composition chimique de l'œuf humain ; toutefois, on peut, dans une certaine mesure, lui appliquer par analogie certaines des notions que l'on possède sur l'œuf de poule.

Indépendamment des éléments essentiels décrits plus haut et, en particulier, d'un vitellus nutritif très abondant (jaune), l'œuf de poule complètement développé comprend, en allant de la périphérie au centre : 1° une coquille formée d'une matière kératinique (4 p. 100) imprégnée de carbonate de chaux (95 p. 100), d'un peu de magnésie et de phosphates ; chez certains oiseaux, cette coquille est colorée uniformément ou par places par des pigments d'origine biliaire ; 2° des membranes sous-jacentes (*membranes coquillières*), de nature albuminoïde et très voisines de l'osséine par leurs propriétés ; 3° un albumen, ou blanc, très volumineux ; 4° un vitellus ou jaune abondamment pourvu de réserves nutritives.

A. BLANC OU ALBUMEN. — Chez la poule, le blanc d'œuf, dépouillé de toutes ses membranes, contient 86,68 p. 100 d'eau et 13, 32 de résidu fixe constitué presque exclusivement par des albumines (12,27) et des sels (0,66). Ces derniers sont formés de chlorure de potassium, de carbonates de soude et de potasse ; il s'y trouve également de petites quantités d'acide phosphorique, de chaux et d'oxyde de fer.

a. *Albumines*. — On admet, dans le blanc d'œuf, la présence de trois matières protéiques, au moins :

1° Une *ovoglobuline*, insoluble dans l'eau, soluble dans les solutions salées faibles ; la proportion en serait de 0, 75 p. 100, d'après DILLNER ;

2° L'*ovalbumine*, ou albumine de l'œuf proprement dite, cristallisable, soluble dans l'eau, et insoluble dans l'alcool, l'éther et les dissolvants organiques ; elle est lévogyre : $\alpha_D = -23°,6$ (PANORMOFF), ou $-28°,7$ (OSBORNE), pour l'albumine cristallisée pure. L'albumine de l'œuf n'est pas dialysable, et se coagule par la chaleur, en plusieurs phases : vers 55°, vers 75° (portion principale) et un peu au-dessous de 80°. Elle présente la composition chimique et les propriétés générales des matières albuminoïdes.

L'hydrolyse en détache les acides aminés suivants : alanine (8,1 p. 100), leucine (7,1), acide glutamique (8,0), acide aspartique (1,5), tyrosine (1,1), phénylalanine (4,4), proline (2,25), cystine (0,2), tryptophane. Peu ou pas de glycocolle.

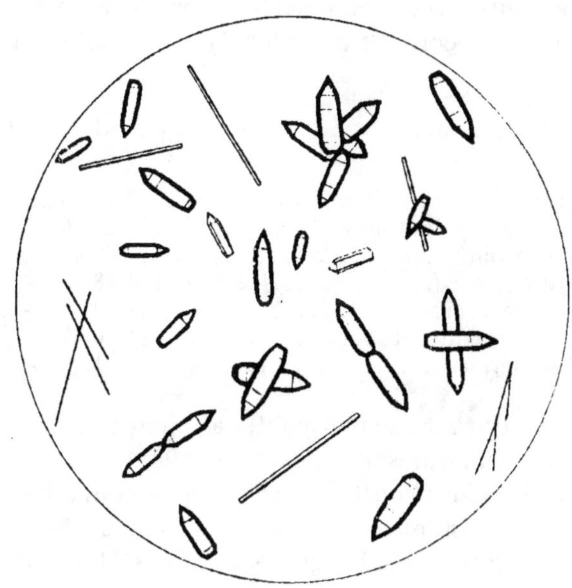

Fig. 63.
Ovalbumine cristallisée.

3° L'*ovomucoïde* est une substance riche en soufre (2,20 p. 100) et pauvre en azote (12,65 p. 100), qui fournit par ébullition avec les acides dilués de la glycosamine ; elle ne précipite pas par les acides, donne les réactions xanthoprotéiques, de Millon, du biuret, mais non celle d'Adamkiewicz. L'ovomucoïde peut s'extraire de l'albumen, dans la proportion de 1,45 p. 100 ; c'est donc, après l'ovalbumine, la matière albuminoïde la plus abondante du blanc d'œuf.

b. *Extractif*. — L'albumen de l'œuf de poule renferme encore, mais en très petites quantités, des matières extractives azotées, une trace d'urée, des corps gras (oléine, palmitine), de la cholestérine, des savons, un peu de glucose, enfin, des sels. C'est à de la soude libre ou combinée avec de l'acide carbonique ou des albumines que le blanc d'œuf doit son alcalinité.

B. VITELLUS OU JAUNE. — Si le blanc de l'œuf est un dépôt de réserves nutritives albuminoïdes, c'est dans le jaune que s'accumulent les corps gras. L'analyse suivante est due à GOBLEY.

Eau	51,49 p. 100
Résidu fixe	48,51 —
Vitelline et autres albumines	15,76 —
Corps gras (palmitine et oléine)	21,30 —
Cholestérine	0,44 —
Lécithine	8,43 —
Cérébrine	0,30 —
Sucre, pigments, etc.	0,55 —
Sels minéraux	1,33 —

Les sels sont formés de phosphates alcalino-terreux (1 p. 100 environ) et de chlorures alcalins (0,3 p. 100).

Le jaune d'œuf est constitué par des cellules diaphanes dans lesquelles apparaissent des granulations de deux espèces : des sphérules de graisse et des grains semi-cristallins de nature protéïque.

a. *Albumines.* — Le jaune d'œuf contient une substance albuminoïde très complexe, la *vitelline*. C'est une matière albuminoïde qui paraît unie, dans le vitellus, à de la lécithine. Elle donne, quand on la soumet à la digestion, un résidu ferrugineux inattaquable par les sucs digestifs, l'hématogène de BUNGE (0,45 p. 100 de fer), qui paraît être une sorte d'hémoglobine embryonnaire, incomplètement différenciée et décomposable par les acides en un complexe protéique et en un groupement ferrugineux, l'*hématovine* (HUGOUNENQ et MOREL). L'hématogène est, suivant toutes les vraisemblances, la substance mère de l'hémoglobine, chez l'embryon.

L'hydrolyse décompose la vitelline en donnant des acides aminés, à peu près dans la même proportion que la caséine.

	Caséine (vache).	Vitelline (œuf de poule).
Glycocolle	traces.	1,1
Leucine	10.5	11,0
Acide glutamique	11,0	12,2
Phénylalanine	3,5	2,8
Tyrosine	4,5	1,6
Proline	3,1	3,3
Arginine	4,8	1,1
Lysine	5,8	2,4

La vitelline et la caséine sont destinées à l'alimentation des jeunes : leur constitution chimique traduit par d'étroites ressemblances cette analogie dans les fonctions. D'autre part, et pour le même motif, c'est à bon droit qu'on range à côté les unes des autres, au point de vue de leur valeur alimentaire, les albumines du lait et celles de l'œuf.

b. *Extractif et sels.* — On trouve dans le jaune d'œuf des cérébrosides, de la lécithine, de la cholestérine, des graisses, un peu de glucose, des granulations qui ressemblent à de l'amidon et bleuissent par l'iode (GAUTIER), des pigments mal connus, un résidu salin très riche en acide phosphorique (69,5 p. 100 parties de cendres).

Il reste bien entendu que les notions précédentes ne s'appliquent pas directement à l'œuf humain, dont la composition nous est inconnue ; elles donnent lieu cependant à des rapprochements qui peuvent être instructifs.

2° Annexes de l'œuf. — Nous décrirons sous cette dénomination le liquide qui remplit, au début de la gestation, la vésicule allantoïdienne et celui qui, contenu dans les membranes de l'œuf, s'écoule au moment de leur rupture, pendant l'accouchement : le liquide amniotique. Ici, nous reprenons contact avec la biochimie des mammifères et de l'homme.

a. *Liquide allantoïdien.* — Le liquide allantoïdien est alcalin ; il tient en dissolution une albumine et de l'*allantoïne*.

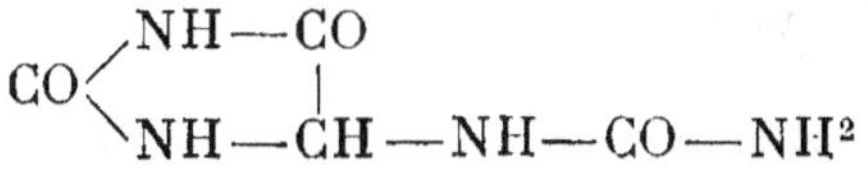

$$CO\underset{\diagdown NH-CH-NH-CO-NH^2}{\overset{\diagup NH-CO}{\big<}}$$

corps incolore, bien cristallisé, peu soluble, neutre. L'allantoïne est une di-uréide, c'est-à-dire la combinaison, avec élimination d'eau, d'un radical acide, celui de l'acide glyoxylique CHO-COOH, avec deux molécules d'urée ; dans ce cas particulier, le radical est adhéhydique et acide.

L'allantoïne pourrait bien représenter le terme de l'évolution des purines dans l'organisme fœtal, comme on l'observe chez l'adulte dans quelques espèces animales.

Le liquide allantoïdien a une concentration moléculaire mesurée par un abaissement du point de congélation égal à 0°,56. Il paraît provenir, en grande partie tout au moins, du rein fœtal. On y trouve du chlore (0,149 p. 100), de la chaux, de la magnésie, un peu d'albumine, du glucose, de l'urée et de l'acide lactique (DœDERLEIN).

b. *Liquide amniotique.* — A la fin de la grossesse, le liquide amniotique est jaunâtre et troublé par des débris épithéliaux ou des globules de graisse. Sa réaction est alcaline ; sa densité s'écarte peu de celle de l'eau (1005 à 1010). La cryoscopie donne comme abaissement du point de congélation : $\Delta = -0°,58$.

Voici une analyse de liquide amniotique ; elle a trait à une femme de vingt-neuf ans, à terme. Cette analyse est due à LABRUHE :

Eau	989,25	p. 1000
Résidu fixe	10,75	—
Sérine	2,25	—
Mucine et polypeptides	1,21	—
Glucose	traces.	
Urée	0,38	—
Graisses	0,25	—
Chlorure de sodium	5,22	—
Phosphate —	1,43	—
Sulfates	traces.	

On a noté, dans certains cas, la présence de la créatine. Tous ces divers éléments proviennent directement ou indirectement du sang ou de la lymphe.

3° Fécondation. — Les dernières recherches des embryo-

logistes font pressentir le rôle des réactions chimiques dans la
fécondation. Déjà, l'importance des phénomènes de pression
osmotique a été mise hors de doute. Loeb et Morgan ont constaté le développement parthénogénétique des œufs de certains
animaux inférieurs, par la seule action de solutions salines faibles. Ces observations ont été confirmées et étendues (Girard,
Delage, Bataillon).

On a étudié sur des œufs d'oiseaux et d'insectes les modifications chimiques qu'entraînent la fécondation et le développement de l'embryon : le glycogène, les albumines insolubles,
la cholestérine diminuent (Tichomiroff), la lécithine augmente, les acides aminés apparaissent ainsi que les purines
(Levene, Kossel). C'est la conséquence de la désagrégation
des protéiques de l'œuf qu'opère l'embryon pour constituer
ses tissus. Chez les mammifères, les conditions du développement sont tout autres, l'œuf n'est pas isolé et réduit à ses
propres réserves nutritives ; l'organisme maternel subvient à
ses besoins par la voie placentaire.

§ 3. — Le lait

La mamelle est une glande en grappe dont les acini sont
tapissés de cellules épithéliales qui, au moment de la lactation,
deviennent le siège d'une activité chimique intense : leur protoplasma se charge de gouttelettes graisseuses, puis une partie de
ce protoplasma subit une véritable fonte et entraîne au dehors,
par la lumière du canal excréteur, les globules gras qui s'étaient
formés dans la cellule. Le liquide ainsi constitué est le lait.

Après l'accouchement, les glandes mammaires sécrètent un
litre de lait par jour, environ.

Bien qu'il ait été l'objet d'un grand nombre de recherches,
le lait est un liquide imparfaitement connu. Nous étudierons
d'abord ses propriétés, puis sa constitution physique ; nous
passerons ensuite en revue la composition chimique du lait et
les variations qu'elle éprouve du fait de quelques circonstances
physiologiques et pathologiques.

1° Propriétés physiques. — Le lait est un liquide opaque sous une faible épaisseur, de couleur blanche tirant quelquefois sur le jaune ou sur le bleu, de densité voisine de 1030, de réaction très légèrement acide (VAUDIN).

Exprimée en anhydride phosphorique, cette acidité est de $0^{gr}15$ à $0^{gr}36$ par litre de lait, chez la femme. Le lait frais, acide à la phtaléine du phénol, est alcalin au lacmoïde et amphotère au tournesol : sa réaction varie donc suivant les ndicateurs. En réalité, aux méthodes plus précises de la physicochimie, le lait est à peu près complètement neutre (FOA).

L'odeur du lait est peu accusée et variable avec les espèces ; sa saveur est faiblement sucrée. L'abaissement du point de congélation du lait est de : $\Delta = -0^{o},52$ à $-0^{o},55$ (WINTER).

2° Constitution. — Quand on examine du lait au microscope, on constate qu'il est formé par un nombre très considérable de

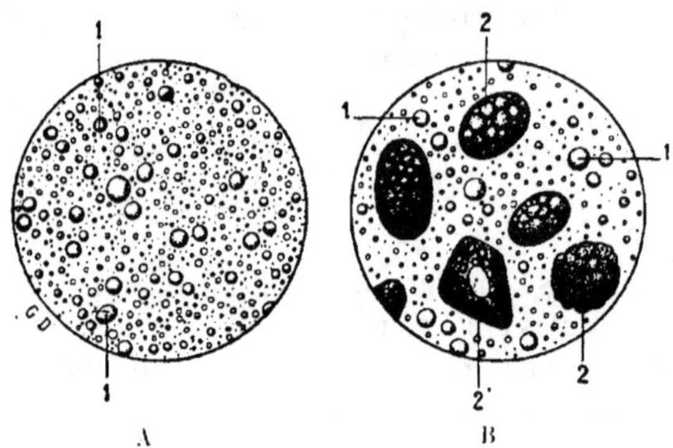

Fig. 64.

Produits de la glande mammaire (d'après TESTUT).

A, une goutte de lait. — B, une goutte de colostrum.
1, 1, globules du lait. — 2, 2, corpuscules du colostrum. — 2', un corpuscule du colostrum, au centre duquel se voit un noyau de la cellule primitive.

globules gras (*globules butyreux*) en suspension dans un liquide interstitiel composé d'eau, de matières albuminoïdes, de lactose et de sels. Les globules gras mesurent de 1 à 10 μ, et il y a, en moyenne, à peu près autant de globules de graisse dans le lait qu'il y a d'hématies dans le sang, soit cinq millions environ par millimètre cube. A côté des globules de beurre, on trouve, en outre, dans le lait, des granulations de nature protéique et aussi un peu de phosphate de chaux tribasique, en suspension à l'état de grains très ténus. Il est aujourd'hui admis par presque tous les auteurs que les globules gras sont des globules nus, en contact immédiat avec le liquide interstitiel ; ce sont des graisses émulsionnées dans un liquide albumineux, en vertu d'une action simplement physique (DUCLAUX).

Quant à la caséine, elle est, en partie, à l'état colloïdal ; cependant, une fraction, que DUCLAUX évalue à 40 p. 100, serait en suspension dans le liquide à l'état de fines granulations.

DUCLAUX se fonde, pour appuyer sa manière de voir, sur les faits suivants. Du lait, reçu et conservé aseptiquement dans un ballon de verre, puis abandonné longtemps au repos, se divise en plusieurs couches : au fond, un dépôt léger, blanc, de phosphate tricalcique ; au-dessus, un liquide troublé par un précipité de caséum en fines granulations ; plus haut, c'est une couche opalescente, rougeâtre (caséine à l'état colloïdal) ; enfin, à la surface, la matière grasse s'est rassemblée (crème). Si, d'autre part, on filtre du lait sur bougie de porcelaine, il passe un liquide jaunâtre, parfaitement limpide, et qui ne contient ni toute la caséine ni tous les sels du lait : la totalité du beurre, une partie de la caséine et du phosphate de chaux sont restés sur la porcelaine. Cette expérience, qui paraît, à première vue, confirmer la théorie de DUCLAUX, n'a que l'apparence de la simplicité : en réalité, la filtration sur porcelaine de la caséine colloïdale n'est possible, qu'à la condition d'ajouter au liquide des quantités d'alcali supérieures à celles qu'on trouve dans le lait. En liqueur neutre, la caséine colloïdale reste sur le filtre et y forme un dépôt, tout comme si elle avait été précédemment en suspension à l'état de flocons (HUGOUNENQ). Les alcalis agissent en diminuant les dimensions des granulations micellaires de la caséine colloïdale et favorisent, par conséquent, leur diffusion (HOLDERER).

L'examen microscopique est à peu près le seul moyen de démontrer directement la présence de la caséine et du phosphate de chaux. Cette présence de la caséine et du phosphate doit être admise ; mais il n'est pas exact que les deux cinquièmes de la caséine, comme le voulait Duclaux, soient, dans le lait, à l'état solide ; la proportion de caséine en suspension est moins importante.

3° Composition chimique. — Le lait contient de l'eau, des matières albuminoïdes, du sucre de lait ou lactose, de la graisse, des sels et des matières extractives.

Voyons comment se répartissent ces divers principes, d'abord dans le lait de femme, puis dans quelques laits usuels ; nous étudierons ensuite spécialement chacun de ces principes immédiats.

On trouvera ci-dessous quelques analyses de laits provenant de femmes d'âges divers ; ces analyses sont de Szilasi :

Age de la femme.	Age du lait.	Densité du lait.	Résidu sec.	Mat. albuminoïdes.	Matières grasses.	Sucre de lait.	Sels minéraux.
Années.	Jours.		p. 100	p. 100	p. 100	p. 100	p. 100
18	63	1034	10,44	1,37	1,92	6,95	0,20
21	14	1034	12.69	2,05	3,86	6,59	0,19
22	14	1033	11,59	1,90	2,72	6,74	0,23
23	14	1035	12,13	1,97	3,06	6,96	0,14
24	12	1034	11,91	1,76	2,41	7,57	0,17
25	20	1032	13,45	1,99	4,13	7,14	0,19
26	14	1029	12,55	1,85	4,13	6.48	0,19
28	24	1035	11,66	2,10	2,30	6,81	0,23
30	244	1033	9.81	1,26	1,00	7,35	0,20
32	15	1035	11,86	1,55	2,58	7,56	0,17
34	50	»	13,21	1,84	3,66	7,46	0,25
36	17	1032	12,14	1,85	3,24	6,89	0,16
40	14	1034	12,11	2,06	3,06	6,90	0,19

Les analyses suivantes, de laits de vache et de chèvre, sont empruntées à Duclaux; l'analyse du lait d'ânesse appartient à A. Schlossmann.

	Vache.	Chèvre.	Anesse.
	p. 100	p. 100	p. 100
Matières albuminoïdes............	3,27	3,74	4,00
— grasses.........	2,75	1,90	0,15 à 0,60
Sucre de lait...........	5,38	5,13	4,94
Phosphates de chaux et sels solubles.........	0,70	0,87	0,40

A titre de curiosité, voici une analyse de lait d'éléphant, d'après DOREMUS :

Eau	69,29 p. 100
Résidu fixe	30,71 —
Caséine	3,69 —
Matières grasses	19,90 —
Sucre de lait	7,27 —
Cendres	0,66 —

Ce lait est, comme on voit, très concentré.

SHENSTONE a donné une analyse des laits condensés livrés par le commerce :

Eau	26,4 p. 100
Matières albuminoïdes	12,6 —
— grasses	11,5 —
Sucre de lait	14,4 —
— de canne	30,0 —
Cendres	2,1 —

Le sucre de canne est, bien entendu, introduit dans le lait, avant la concentration, pour en rendre le goût plus agréable et en assurer mieux la conservation.

Les analyses précédentes ne relatent que les principes immédiats les plus importants ; mais il y en a plusieurs autres dans le lait. Nous allons les passer en revue.

A. MATIÈRES ALBUMINOÏDES. — On n'est pas d'accord sur le nombre des matières albuminoïdes du lait. On y distingue : un élément fondamental, la *caséine* ; deux autres albumines, la *lactoglobuline* et la *lactalbumine* ; une matière protéique moins bien connue, l'*opalisine* (WROBLEWSKI) ; une nucléone, sans parler des agents diastasiques, etc.

a. *Caséine.* — BÉCHAMP la prépare en additionnant le lait frais et refroidi de 2^{gr},9 d'acide acétique par litre ; on lave le précipité, on le met en suspension dans l'eau et on le redissout dans un léger excès de carbonate d'ammoniaque ; la liqueur filtrée est reprécipitée par l'acide acétique ; on lave, puis reprend le coagulum par le carbonate d'ammoniaque. Ce traitement, répété quatre ou cinq fois, fournit un produit ne donnant plus de résidu appréciable à l'incinération ; après une dernière précipitation par l'acide acétique, on lave à l'eau pure et on sèche.

La caséine est une substance blanche, amorphe, fort peu soluble dans l'eau, insoluble dans les dissolvants organiques habituels, soluble dans les alcalis, les sels alcalins, les acides étendus et les solutions très concentrées de résorcine ; la résorcine, en dissolvant la caséine, détruit l'émulsion et sépare le beurre. La caséine a, dans ses solutions alcalines, un pouvoir rotatoire compris entre — 110° et — 113°. Le sulfate de magnésie saturé à froid la précipite ; il en est de même du sel marin. Elle présente les propriétés générales des matières albuminoïdes et, bien entendu, leur composition élémentaire :

	C	H	N	S	P
Caséine de vache.......	52,96	7,05	15,65	0,76	0,85
(Hammarsten.)					
Caséine de femme......	52,24	7,32	14,97	0,68	1,12
(Wroblewski.)					

L'hydrolyse acide dédouble la caséine en donnant : ammoniaque (1,8 p. 100) ; glycocolle, 0 ou traces ; alanine (0,9) ; valine (1,0) ; leucine (10,5) ; isoleucine ; acide aspartique (1,2) ; acide glutamique (10,7) ; cystine (0,06) ; sérine (0,43) ; acide diamino-trioxy-dodécanoïque (0,75) ; arginine (4,84) ; lysine (5,80) ; histidine (2,59) ; proline (3,1) ; oxyproline (0,23) ; phénylalanine (3,2) ; tyrosine (4,5) ; tryptophane (E. Fischer).

Les sucs digestifs (gastrique, pancréatique, intestinal) digèrent la caséine en donnant les mêmes produits que l'hydrolyse par les acides minéraux. Rappelons qu'à peu près seule, parmi les protéiques, la caséine est attaquée directement par l'érepsine du suc intestinal.

La caséine est un acide faible, susceptible de s'unir aux bases. Le formol la durcit ; l'industrie fabrique différents objets avec de la caséine formolée ou *galactite* (Trillat).

La caséine du lait de femme diffère de celle de la vache : en effet, l'acide acétique doit être employé en proportion plus

forte pour coaguler la caséine humaine ; de plus, on obtient
avec le lait de femme, non pas un magma épais, mais des
flocons légers qui ne s'agrègent ni ne se rétractent ; il en est
de même si on provoque la coagulation par la présure. On ne
connaît pas exactement la cause de cette particularité. Le
pouvoir rotatoire de la caséine de femme serait de — 83°, au
lieu de — 110° (BÉCHAMP). La caséine de femme donne la
réaction de Molisch que ne donne pas la caséine de vache, ou
qu'elle ne donne que faiblement [1].

Quand on soumet la caséine à la digestion pepsique, elle
laisse un résidu indigestible contenant 2 p. 100 de phosphore ;
ce résidu est une paranucléine, c'est-à-dire une matière protéique phosphorée qui ne fournit pas de bases puriques. Contrairement à l'opinion de certains auteurs, la caséine de femme
donne de la paranucléine, comme la caséine de vache.

La coagulation du lait par le suc gastrique présente avec la
coagulation du sang des analogies étroites : elle est due à une
action diastasique et est favorisée par la présence des sels de
chaux solubles. Si, au préalable, on élimine la chaux en
dissolution en ajoutant un oxalate alcalin, la coagulation n'a
plus lieu.

La formation du caillot de caséine, qu'on désigne quelquefois sous les noms de *caséum*, de *paracaséine*, résulte d'un
dédoublement hydrolytique qui scinde la caséine en deux
produits distincts : le caséum qui se coagule et une matière
protéique (*lacto-sérum-protéose*) qui reste dissoute. Ce dernier produit est un fragment de la molécule primitive, une
polypeptide, qui, au début, représente quelques centièmes de
la caséine, mais qui augmente peu à peu ; car, au contact
du suc gastrique, le caséum est attaqué à son tour, désagrégé,
dissous, digéré. La coagulation n'est donc qu'une particularité

---

1. La réaction de MOLISCH sert à mettre en évidence le complexe
des hydrates de carbone : on ajoute à 1 centimètre cube de la
solution deux gouttes d'une solution alcoolique à 20 p. 100 d'α-
naphtol, et on fait couler avec précaution dans un tube contenant
2 centimètres cubes SO^4H^2 concentré : anneau violet intense, s'il y
a un hydrate de carbone.

de la régression digestive de la caséine avec rupture de la molécule en deux fragments distincts et inégaux, dont l'un, le plus abondant, se coagule, c'est le caséum ; l'autre reste en dissolution. L'action du suc gastrique se poursuivant toujours, le caséum est corrodé et finalement dissous par l'attaque digestive. Mais si, par un procédé quelconque, on le soustrait à cette attaque, on peut recueillir ce caséum et le conserver. C'est ce qu'on fait d'ordinaire dans l'industrie laitière et fromagère. Mais, dans l'ordre naturel des faits physiologiques, à prendre les choses telles qu'elles se passent dans le tube digestif, le caséum n'a qu'une existence éphémère : il disparaît par dissolution ; et, pour rendre compte de ces phénomènes, il n'est pas nécessaire de faire intervenir un ferment spécial (lab, ferment de la présure), l'action de la pepsine y suffit, la coagulation qui suit l'hydrolyse digestive étant expliquée par l'action réciproque des colloïdes en présence pourvus de charges électriques différentes (voir p. 11).

Indépendamment du suc gastrique, beaucoup d'autres produits d'origine animale ou végétale coagulent le lait : testicule du jeune veau, fleurs d'artichaut, de caille-lait, sécrétions microbiennes, etc. On dit quelquefois que ces produits renferment des *caséases*.

b. *Lactoglobuline*. — Quand on a, par saturation avec du chlorure de sodium, débarrassé le lait de sa caséine, on obtient par filtration un liquide d'où l'on peut précipiter une nouvelle substance albuminoïde, en saturant les liqueurs avec du sulfate de magnésie : c'est la lactoglobuline, matière protéique insoluble dans l'eau, soluble dans les solutions diluées de sels alcalins et très voisine de la sérumglobuline du sang, peut-être identique.

c. *Lactalbumine*. — Dans le lait, on précipite la caséine et la lactoglobuline en le saturant par du sulfate de magnésie ; on obtient par filtration un liquide limpide qui contient encore une substance albuminoïde spéciale, difficile à distinguer de la sérine du sang, la lactalbumine : c'est une albumine proprement dite, coagulable vers 75°, et dont le pouvoir rotatoire est voisin de — 36°.

La lactoglobuline et la lactalbumine représentent ensemble 0,5 p. 100 dans le lait de femme, et 0,3 p. 100 chez la vache. Dans le lait de femme, la lactalbumine est parfois, d'après HAMMARSTEN, aussi abondante que la caséine.

d. *Opalisine*. — WROBLEWSKI a rencontré cette substance dans la plupart des laits (femme, vache, jument) ; on peut l'isoler, après séparation de la caséine, en précipitant par le sulfate d'ammoniaque. C'est une substance albuminoïde phosphorée, peu soluble, ne donnant pas de paranucléine à la digestion.

Elle ne contient pas de substance réductrice. Sa teneur en carbone est de 45,01 p. 100 seulement. Son individualité chimique est douteuse, et ce pourrait bien être un produit de décomposition de la caséine.

Abstraction faite de l'opalisine et des deux albumines précédentes qui sont peut-être des albumines du plasma, sécrétées telles que, la caséine reste, par sa masse et ses propriétés, le protéique de beaucoup le plus important du lait. Il semble qu'un produit aussi spécifique ne puisse se former que dans la mamelle; c'est probablement ce qui a lieu. Néanmoins, aucune expérience directe ne le démontre. L'injection sous-cutanée d'une solution alcaline de caséine provoquerait, chez les femelles, d'après MICHAELIS et RONA, un gonflement des mamelles qui se rempliraient de lait, comme s'il s'agissait d'une lactation normale. Ce fait demanderait confirmation.

B. LACTOSE. — Quand on a séparé la caséine à l'aide de la présure, la partie restée liquide (*petit-lait*) abandonne par évaporation des cristaux de lactose.

Ce sucre, en $C^{12}H^{22}O^{11} + H^2O$, cristallise en prismes orthorhombiques, durs, craquants, solubles dans l'eau, fusibles à 203°,5, lévogyres : $\alpha_D = + 49°,3$.

Les acides dilués le transforment à chaud, par hydrolyse, en deux glucoses : le glucose ordinaire ou dextrose et la galactose. tous deux en $C^6H^{12}O^6$:

$$C^{12}H^{22}O^{11} + H^2O = C^6H^{12}O^6 + C^6H^{12}O^6$$
$$\text{Lactose.} \qquad\qquad \text{Glucose.} \quad \text{Galactose.}$$

Le sucre de lait réduit la liqueur de Fehling et donne avec la phénylhydrazine un composé jaune cristallin, la lactosazone, qui se distingue de la glucosazone par sa solubilité dans l'eau bouillante et par l'aspect flexueux de ses cristaux.

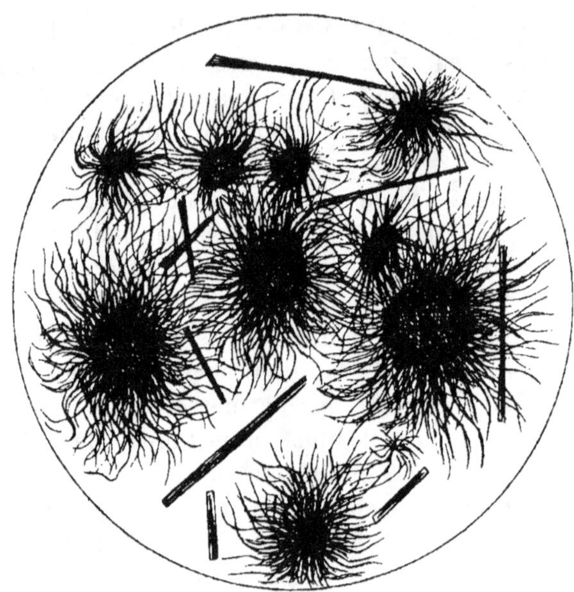

Fig. 65.

Phényllactosazone (d'après Aders Plimmer).

Plusieurs espèces microbiennes font fermenter le sucre de lait, avec production d'acide lactique :

$$C^{12}H^{22}O^{11} + H^2O = 4C^3H^6O^3$$
Lactose.   Acide lactique.

La levure ordinaire n'agit pas sur le sucre de lait ; mais, certaines levures spéciales (Duclaux) le font fermenter alcooliquement : c'est ainsi que le képhir et le koumys sont obtenus par la fermentation alcoolique des laits de vache ou de jument.

Les lactoses des laits de femme, de vache, de chèvre, d'ânesse de brebis, de chienne et, sans doute, des autres animaux, sont absolument identiques (DENIGÈS).

La présence d'une proportion notable dans le lait d'un composé comme la lactose, qui n'existe pas dans le sang, est un bel exemple de la diversité et de la spécificité des procès synthétiques dans les cellules de l'organisme. Ces cellules, où la morphologie ne décèle pas toujours d'élément spécial, sont cependant, au point de vue chimique, très hautement différenciées.

C'est, en effet, dans la mamelle, à l'exclusion de tout autre organe, que se forme la lactose, aux dépens du glycogène. Celui-ci fournit à la glande du glucose :

$$\overset{\displaystyle H \quad H \quad OH \quad H}{CH^2.OH - \underset{\displaystyle OH\ OH\ H\ \ OH}{C - C - C - C} - CHO}$$

Une partie de ce glucose est transformé dans la mamelle en galactose :

$$\overset{\displaystyle OH \quad H \quad H \quad OH}{CH^2.OH - \underset{\displaystyle H\ \ OH\ OH\ H}{C - C - C - C} - CHO}$$

et ce dernier sucre, s'unissant molécule à molécule avec le glucose non transformé, donne du lactose, avec élimination d'une molécule d'eau :

$$C^6H^{12}O^6 + C^6H^{12}O^6 - H^2O = C^{12}H^{22}O^{11}$$

Glucose.   Galactose.   Lactose.

Ce qui démontre bien que ce travail n'est effectué que dans la mamelle, c'est que si, après le part, on extirpe la mamelle, chez la chèvre, on observe aussitôt de la glycosurie, avec des traces de lactose, et la présence de la lactose dans l'urine est due à ce que l'extirpation n'a pas été complète, quelques fragments de la glande ayant été respectés.

Chez la femme, à la fin de la grossesse, la glycosurie est fréquente ; mais, après la délivrance, dès que la mamelle fonctionne, le glucose fait place dans l'urine à la lactose (de 1 gramme à 10 grammes *pro die*, les premiers jours). On peut même dire que l'apparition du glucose avant l'accouchement fait prévoir une bonne nourrice.

Dans certaines espèces animales, la lactosurie persiste longtemps ; chez la vache, elle se continue jusqu'au vêlage suivant ; mais toutes les causes qui déterminent un fléchissement de l'activité glandulaire ont pour conséquence la substitution partielle du glucose à la lactose : c'est le cas de la fièvre vitulaire, par exemple, qui retentit sur le fonctionnement de la mamelle et s'accompagne de glycosurie. Dès que l'affection rétrocède, le glucose diminue et fait place à la lactose.

En résumé, tout ce qui supprime, altère ou restreint l'activité fonctionnelle de la mamelle se traduit par la suppression ou la diminution de la lactose dans l'urine au profit du glucose. La mamelle est seule en état d'opérer la transformation de ce dernier sucre en lactose. Ces faits ont été bien mis en évidence par Porcher et Commandeur.

C. Matières grasses. — Les matières grasses (beurre) du lait de vache sont formées d'éthers neutres de la glycérine.

Oléine $C^3H^5.(O.C^{18}H^{33}O)^3$	25	p. 100 environ.
Palmitine $C^3H^5.(O.C^{16}H^{31}O)^3$	63	—
Butyrine $C^3H^5.(O.C^4H^7O)^3$	4	—
Stéarine $C^3H^5.(O.C^{18}H^{35}O)^3$	3	—
Caproïne $C^3H^5.(O.C^6H^{11}O)^3$	3	—
Caprine $C^3H^5.(O.C^{10}H^{19}O)^3$	2	—

Une analyse minutieuse du beurre de vache y a fait découvrir un très grand nombre d'acides combinés sous forme de corps gras neutres : d'abord, les acides précédents (oléique $C^{18}H^{34}O^2$, palmitique $C^{16}H^{32}O^2$, stéarique $C^{18}H^{36}O^2$, butyrique $C^4H^8O^2$, caproïque $C^6H^{12}O^2$, caprique $C^{10}H^{20}O^2$) ; puis, à l'état de traces pour la plupart, l'acide laurique $C^{12}H^{24}O^2$, et divers termes de la série $C^nH^{2n}O^2$, depuis C^4 jusqu'à C^{18} ; enfin, un acide de la série oléique.

D'après Kœfœd, 100 parties de beurre renfermeraient :

Acide oléique	34 p. 100
— stéarique	2 —
— palmitique	28 —
— myristique	22 —
— laurique	8 —
— caprique	2 —
— caprylique	0,5 —
— caproïque	2 —
— butyrique	1,5 —

Une partie de l'acide butyrique est à l'état de liberté.

On remarquera que tous les acides gras du lait ont un nombre

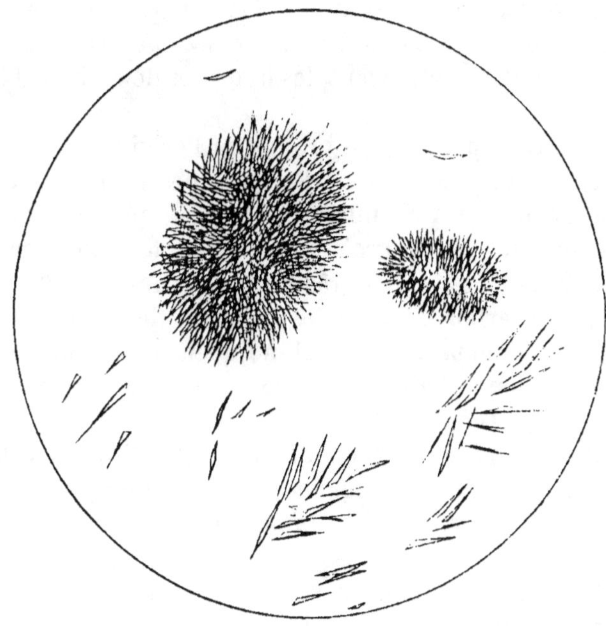

Fig. 66.

Acide caprique.

pair d'atomes de carbone : c'est une conséquence de la théorie de la β-oxydation exposée plus haut (p. 191) : les acides gras fondamentaux, stéarique et oléique en C^{18}, palmitique en

C^{16}, étant pairs, les acides qui en dérivent par raccourcissement de la chaîne n'ont pu se former que par perte de chaînons qui se sont détachés successivement, mais toujours deux par deux, de la molécule. Les acides produits ne pouvaient être que pairs.

La matière grasse du lait de femme est blanc jaunâtre, de densité 0,966, fusible à 34°, se solidifiant à 20°,2. Les acides gras inférieurs (butyrique, caproïque, caprylique, caprique) ne représentent que 1,4 p. 100, l'acide oléique 49,4, et les autres acides gras supérieurs (laurique, myristique, palmitique et stéarique), 49,2 p. 100.

Le beurre a une origine analogue à celle des autres graisses de l'économie : une partie provient de la graisse alimentaire, comme l'ont montré SPAMPANI, DADDI, CASPARI, en faisant ingérer à des animaux de l'huile de sésame ou des corps gras iodés : une autre partie vient des hydrates de carbone (JORDAN et JENTER).

Il faudrait répéter ici, à propos de l'origine des corps gras du lait, ce qui a été dit de l'origine des graisses en général (p. 190). Nous n'y reviendrons pas. Les graisses du lait ne se distinguent des autres graisses de l'économie que par la proportion élevée des acides gras volatils ayant un petit nombre d'atomes de carbone. Ces acides dérivent des acides gras supérieurs, comme nous venons de l'indiquer, par amputations successives de deux chaînons voisins, conformément à la théorie de la β-oxydation.

Le travail qui, chez l'animal en lactation, diminue tous les principes fixes du lait, augmente, au contraire, la proportion du beurre (MORGEN, KREUZHAGE, HÖZLE, SIEGLIN).

D. MATIÈRES EXTRACTIVES. — On en a signalé un certain nombre : la cholestérine (0^{gr},3 par litre), la lécithine (0^{gr},50 à 1^{gr},6 environ), l'urée (0^{gr},4 à 0^{gr},6), la créatine, un pigment jaune peut-être identique avec le lipochrôme, de la dextrine, des substances incristallisables et optiquement actives (DENIGÈS), des traces d'alcool et d'acide acétique (BÉCHAMP), des parfums mal connus.

BÜROW a montré que la proportion de lécithine dans le lait

d'une espèce donnée était d'autant plus grande que le poids du cerveau par rapport à l'ensemble du corps était lui-même plus élevé dans cette espèce.

L'acide citrique $C^6H^8O^7$ a été découvert par HENKEL dans le lait de vache, où on le trouve constamment, à la dose de 1 gramme à $1^{gr},5$ par litre ; il fait aussi partie intégrante des laits de chèvre et de jument; le lait de femme en renferme de

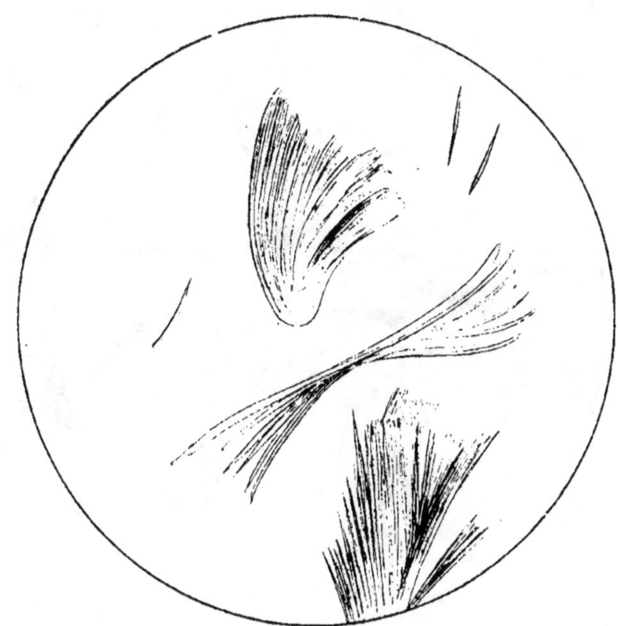

Fig. 67.

Acide stéarique.

$0^{gr},3$ à $0^{gr},7$ par litre (SIEBER). L'acide citrique ne provient pas de l'alimentation : c'est un produit direct de la glande, au même titre que la lactose ou la caséine.

Citons enfin des nucléones, dérivés de l'acide phosphocarnique, cette combinaison découverte d'abord dans le muscle et étudiée à la page 309 de ce livre. Le lait renferme de 1 à 2 grammes de nucléone par litre ; peut-être est-ce par l'intermédiaire de l'acide phosphocarnique que se fait, chez le nouveau-né, l'absorption de la chaux et du fer (Siegfried). On isole ces nucléones en les précipitant à l'ébullition, en solution neutre, par le perchlorure de fer, après avoir, au préalable, éliminé les matières albuminoïdes et l'acide phosphorique (Wittmack).

E. Matières minérales. — La proportion de sels minéraux varie notablement d'une espèce à l'autre : le lait de femme en

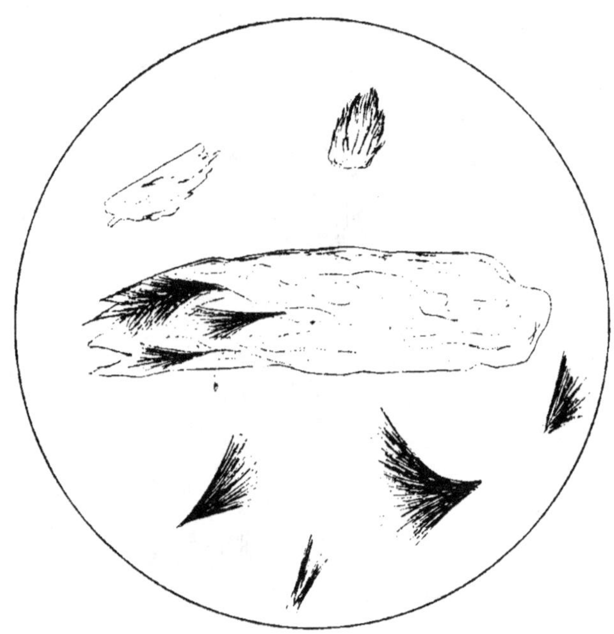

Fig. 68.

Acide palmitique.

renferme de 2 à 4 grammes, celui de vache de 6 à 7 grammes, ceux d'ânesse et de chèvre un peu moins (5 à 6 grammes par litre).

Suivant Sœldner, les sels du lait de vache se répartissent d'après le tableau ci-dessous, rapporté au litre :

Chlorure de sodium	0,962
— de potassium	0,830

Phosphate monopotassique..................... 1,156
   —   dipotassique...................... 0,835
   —   de magnésie...................... 0,336
   —   dicalcique 0,671
   —   tricalcique....................... 0,806
Citrate de potassium 0,495
   —   de magnésium...................... 0,367
   —   de calcium........................ 2,133

Friedrichs a trouvé 1 milligramme de fer par litre, dans le lait de femme. Nous avons déjà insisté sur l'insuffisance de la proportion du fer dans le lait et montré que le nouveau-né apportait, pour subvenir à l'élaboration de son hémoglobine, une provision de fer accumulée dans le foie ou dans la rate et empruntée, au cours de la vie fœtale et par la voie placentaire, à l'organisme maternel.

Le lait est très pauvre en chlorure de sodium ; c'est là un très grand avantage, toutes les fois que la cure de déchloruration s'impose en présence des œdèmes, de l'ascite, de l'anasarque consécutifs à des cardiopathies, à des lésions du foie, des reins, etc. Les bons effets du régime lacté n'ont souvent pas d'autre cause que cette pauvreté du lait en sel ; on peut dire tout au moins que c'est un facteur de premier ordre de l'action thérapeutique (Widal).

L'élément minéral le plus important du lait est le phosphate de chaux, dont les 2/5 environ ne traversent pas les filtres de porcelaine. La chaux combinée à la caséine s'élève à $0^{gr},465$.

La composition chimique des cendres du lait répond à la composition minérale de l'organisme du jeune. Les espèces à développement rapide ont un lait riche en chaux, pour subvenir aux exigences d'une ossification précoce et hâtive ; chez l'homme, au contraire, dont l'ossification est lente, le lait est pauvre en cendres et surtout en chaux ($1^{gr},6$ de chaux pour le lait de vache et seulement $0^{gr},44$ chez la femme). Même constatation pour les albuminoïdes (40 grammes chez la vache, 15 à 20 grammes chez la femme). Les tableaux ci-dessous dus à Bunge font bien ressortir ces différences ; ils se rapportent à la fois au litre et à 100 parties de cendres.

LAIT

	Vache. par litre.			Femme. par litre.		
Potasse (K^2O)........	1^{gr},766	ou 22,1	p. 100	0^{gr},762	ou 32,1	p. 100
Soude (Na^2O)........	1 ,110	13,9	—	0 ,257	11,7	—
Chaux (CaO)........	1 ,599	20,0	—	0 ,342	15,6	—
Magnésie (MgO)......	0 ,210	2,6	—	0 ,065	2,9	—
Oxyde de fer (Fe^2O^3).	0 ,003	0,02	—	0 ,005	0,2	—
Anhydr. ph. (P^2O^5)...	1 ,974	24,7	—	0 ,468	21,4	—
Chlore (Cl)..........	1 ,697	21,2	—	0 ,445	20,3	—
Total des cendres.	8 ,359			2 ,344		

Empruntons encore à Bunge les éléments du tableau suivant :

Espèces.	Durée de la période au bout de laquelle le poids du corps double.	100 parties de lait contiennent :	
		Albumine.	Cendres.
Homme........	180 jours.	1,6	0,2
Cheval........	60 —	2,0	0,4
Chèvre........	22 —	2,67	0,77
Chien..........	9 —	7,44	1,32
Lapin..........	6 —	10,38	2,49

Bunge et Abderhalden ont démontré qu'il existait un parallélisme remarquable entre la composition minérale du lait de la mère et celle des cendres provenant de l'incinération totale de l'animal nouveau-né.

	Lait de chienne. p. 100	Cendres du chien nouveau-né. p. 100	Lait de lapine. p. 100	Cendres du lapin nouveau-né. p. 100
Potasse (K^2O).............	14,98	11,42	10,06	10,84
Soude (Na^2O)......	8,80	10,64	7,92	5,96
Chaux (CaO).............	27,24	29,52	35,65	35,02
Magnésie (MgO)...........	1,54	1,82	2,20	2,19
Oxyde de fer (Fe^2O^3)......	0,12	0,72	0,08	0,23
Anhydride phosph. (P^2O^5).	34,22	39,42	39,86	41,94
Chlore (Cl)...............	16,90	8,35	5,42	4,94

Ce parallélisme, qui se vérifie pour l'ensemble des éléments et probablement chez tous les petits animaux, ne s'observe

pas chez l'homme : c'est ce qui résulte d'expériences faites
par l'auteur de ce livre, en incinérant des fœtus ou des cadavres
d'enfants nouveau-nés et comparant la composition chimique des cendres avec celle du lait de femme. On peut s'en convaincre en jetant les yeux sur le tableau suivant, où l'on a rapproché la composition minérale du lait de femme et celle
des cendres qui proviennent de l'incinération totale d'un fœtus
à terme :

	Lait de femme. (Bunge.)	Fœtus à terme. (L. Hugounenq.)
Potasse (K²O)	32,1 p. 100	6,20 p. 100
Soude (Na²O)	11,7 —	8,12 —
Chaux (CaO)	15,6 —	40,55 —
Magnésie (MgO)	2,9 —	1,51 —
Oxyde de fer (Fe²O³)	0,2 —	0,39 —
Anh. phosphor. (P²O⁵)	21,4 —	35,36 —
Chlore (Cl)	20,3 —	4,26 —

Cette différence entre l'homme et les petits animaux s'explique aisément par ce fait que, chez ces derniers, le lait est
l'aliment exclusif pendant une période relativement longue
du développement : la composition du lait est donc mieux
adaptée que chez l'homme, dont le régime lacté ne dure que
pendant un an, soit un vingtième de la période qui sépare la
naissance de l'âge adulte (L. Hugounenq).

Aliment complet par les albumines, les graisses, la lactose
et les sels, le lait ne se montre insuffisant que sur un point, sa
faible teneur en fer ; cette pauvreté en fer est telle que le lait
ne pourrrait assurer, chez l'enfant, l'élaboration de l'hémoglobine, si celui-ci n'avait accumulé, pendant la vie fœtale, probablement dans la rate, une provision de fer (Bunge).

F. Gaz. — Le lait renferme des gaz, 57 à 86 centimètres cubes
par litre, d'après Thörner, qui en a donné l'analyse suivante :

Acide carbonique	55,5 à 73 p. 100
Oxygène	4,4 à 11 —
Azote	23,0 à 33 —

A l'air, le lait dégage de l'acide carbonique et absorbe beaucoup d'oxygène, surtout quand il est envahi par des ferments. L'ébullition, la stérilisation et la filtration sur porcelaine provoquent le départ de la majeure partie des gaz.

4° Actions diastasiques et propriétés chimiques du lait. — On sait que le repos détermine la séparation des globules butyreux, qui viennent former à la surface une couche blanche, opaque, la *crème*.

L'addition de l'eau au lait paraît augmenter la proportion des albumines coagulables, aux dépens de la caséine.

A l'abri des microbes, le lait se conserve quelque temps, mais non indéfiniment, sans modification appréciable. Babcock et Russel ont montré qu'il subissait, en dehors de toute ingérence microbienne, une véritable autodigestion due à la présence d'une diastase qui préexiste dans le lait aseptique ou y prend naissance, à la longue.

Le lait cuit peut se distinguer du lait cru, grâce à la propriété que possède ce dernier de donner, en présence de l'eau oxygénée et d'un certain nombre de corps aromatiques, des matières colorantes. Cette propriété curieuse est due à un agent diastasique du groupe des oxydases. Ainsi, le lait cru, en présence d'une goutte d'eau oxygénée et d'une solution aqueuse au centième de gaïacol, donne une teinte jaune orangée ; avec l'hydroquinone au dixième, la coloration est rose et le mélange laisse déposer, au bout de trois à quatre minutes, des cristaux verts de quinhydrone ; avec la pyrocatéchine au dixième, la matière colorante est jaune brun ; elle est bleue violacée avec l'α-naphtol et violette intense avec la paraphénylène-diamine. Toutes ces réactions ne se produisent qu'avec le lait cru et au contact de l'eau oxygénée (Dupouy).

On a attribué au lait un grand nombre d'autres actions diastasiques : c'est ainsi qu'on y a découvert une peroxydase, une réductase, une lipase, etc. Il n'est pas certain que tous les auteurs qui ont étudié la question se soient rigoureusement mis à l'abri de l'ingérence des microbes. Leurs résultats ne doivent être acceptés qu'avec réserve.

Le chauffage du lait y produit des altérations : à 60°, après trente minutes, on constate la destruction de 14 p. 100 de lécithine ; à 90°-95°, la perte est de 18 p. 100 ; elle s'élève à 30 p. 100, si la température monte à 105°-110°. Les nucléones, les diastases et même les citrates sont altérés ou détruits par l'ébullition. Quand le lait bout à l'air, la surface se recouvre d'une pellicule dont la nature n'est pas connue.

Vers 130° ou 140°, en vase clos, le lait se coagule ; à cette température, le sucre de lait se caramélise et donne des acides qui entraînent la coagulation du lait. La coagulation du lait peut encore être obtenue par des moyens chimiques, tels que : les acides minéraux, les acides acétique et lactique (sauf pour le lait de femme et celui d'ânesse que l'acide acétique coagule mal), l'alcool, les sels de plomb, de mercure, de cuivre ; par l'action du suc gastrique, des testicules du jeune veau, etc.

La coagulation spontanée du lait abandonné à l'air est due à la fermentation lactique de la lactose, sous l'influence des ferments venus de l'atmosphère : c'est l'acide lactique formé qui, coagulant la caséine, fait *cailler* le lait. Quand la caséine a été coagulée, le sérum liquide constitue le *petit-lait*, lequel contient un peu de matières protéiques (1 p. 100), des graisses (0,1), le sucre et les sels.

5° Variations de la composition chimique. — Elles doivent être étudiées à divers points de vue :

a. *Age de la femme.* — En se reportant au tableau de la page 408, on peut se convaincre que l'âge est un facteur sans importance, du moins dans les limites ordinaires de la vie génitale, de dix-huit à quarante ans.

b. *Age du lait, colostrum.* — Il n'en est pas tout à fait de même de l'âge du lait. Le lait n'est pas sécrété tel quel, de prime abord ; les premiers jours après l'accouchement, la mamelle fournit un liquide jaunâtre, épais, de densité voisine de 1050, de réaction alcaline : c'est le *colostrum*.

Le colostrum tient en suspension des globules butyreux, comme le lait et, en outre, des éléments histologiques particuliers ressemblant à des globules blancs, mais beaucoup plus gros, très granuleux, de surface irrégulière et comme mamelonnée (fig. 64, B). Le colostrum se coagule par la chaleur, mais ne se coagule pas par la présure ; ces deux caractères le distinguent du lait. Il contient une sorte de caséine ; mais celle-ci ne se coagule que si on ajoute au colostrum, pourtant assez riche en chaux, un excès de chlorure de calcium. Le colostrum renferme aussi une globuline et une albumine coagulables, une mucine, la *lactomucine* de LAJOUX, du beurre, du sucre, des sels, diverses matières extractives (cholestérine, lécithine, leucine, tyrosine, urée).

Voici deux analyses de colostrum :

	Femme. (SIMON.)	Vache. (KONAUTH.)
Eau	82,80 p. 100	72,20 p. 100
Résidu fixe	17,20 —	27,80 —
Caséine	4,00 —	4,67 —
Albumines		11,99 —
Sucre	7,00 —	4,48 —
Graisses	5,00 —	5,02 —
Sels minéraux	»	1,94 —

LAJOUX a étudié le colostrum humain chez diverses femmes dont l'accouchement datait de 1 à 10 jours ; il a trouvé :

Eau	893	-811	p. 100
Résidu fixe	107	-489	—
Matières azotées	39	- 89	—
Beurre	14	- 85	—
Lactose	40	- 67	—
Cendres	2,5-	5,80	—

Les cendres sont très riches en phosphate de chaux (7 p. 100) ; le reste est représenté par du chlore, de la soude, de la magnésie et de l'acide sulfurique.

Quand la lactation normale est établie, le lait ne varie presque plus jusqu'à la fin. Le sucre et les sels ne semblent pas subir de changement notable ; les matières protéiques, très élevées au début, baissent ensuite un peu jusqu'au deuxième mois, puis se maintiennent au taux normal (2 à 4 p. 100); il en est de même du beurre.

c. *Menstruation, grossesse.* — Chez les nourrices, le retour des règles et la grossesse passent pour être préjudiciables à la santé du nourrisson ; on ne trouve cependant pas de différence notable, à l'analyse. D'après SCHLICHTER, les différences observées seraient de l'ordre des oscillations normales qu'éprouve le lait, en dehors de la menstruation ou de la grossesse.

d. *Lait dans les maladies.* — Dans les pyrexies, quand la température s'élève, la désassimilation des albuminoïdes s'accroît, les sels augmentent, les hydrates de carbone se comburent plus énergiquement; le lait est, par voie de conséquence, plus riche en matières protéiques, plus pauvre en sucre.

Le tableau suivant est extrait de la *Chimie biologique* de A. GAUTIER :

	État physiologique.	Maladies aiguës.	Maladies chroniques.
Eau......................	889,1	884,9	885,8
Résidu fixe..............	110,9	115,1	114,2
Caséine et extractif......	39,2	50,4	37,1
Sucre	43,6	33,1	43,4
Beurre	26,7	29,9	32,6
Sels.....................	1.38	7,5	5,0

La castration augmente la proportion des matériaux fixes (albumines, graisses, sucre, sels).

Quant à 1'nfluence du système nerveux, elle s'exerce certainement sur le lait, pour en modifier la qualité ; mais les altérations d'ordre chimique nous échappent.

e. *Autres causes de variations.* — On a signalé des modifications accidentelles dans l'aspect, la couleur, les propriétés chimiques du lait : elles sont dues, pour la plupart, à des microorganismes dont quelques-uns, tels que le staphylocoque pyogène, existent dans les laits de femme normaux (HONIGMANN). Le *lait rouge* est envahi par le *Bacterium lactis erythrogenes* ; le *lait bleu* reconnaît pour cause une autre bactérie; c'est aussi un microbe qui donne le *lait savonneux*.

L'ébullition et la stérilisation provoquent dans la composition du lait des modifications chimiques encore peu connues. Les cliniciens admettent, probablement avec raison, que le lait bouilli est moins facile à digérer, bien que l'analyse ne permette pas d'accuser de différence bien sensible.

Cependant, depuis que l'attention a été attirée sur la présence dans le lait de combinaisons organiques phosphorées, instables pour la plupart, on conçoit que l'ébullition, en détruisant ces composés, puisse substituer aux matériaux phosphorés naturels très assimilables des produits d'altération d'une moindre valeur alimentaire. Sans doute, ces modifications n'apparaissent pas à une analyse grossière qui se contente d'évaluer en bloc l'acide phosphorique ou l'azote, le beurre ou la lactose. Mais elles n'en existent pas moins et suffisent pour faire perdre au lait une part de sa digestibilité. Ce qui importe, ce n'est pas tant la nature de l'élément chimique que la molécule dans laquelle cet élément est engagé ; l'organisme utilise le phosphore, quand celui-ci lui est présenté sous la forme d'une combinaison organique déterminée ; la plupart des phosphates minéraux sont, au contraire, presque dénués de valeur nutritive ; l'économie les rejette en grande partie inutilisés.

En résumé, le lait est un aliment complet, apportant à l'organisme de l'enfant les albumines, les graisses, les hydrates de carbone, l'eau et les sels qui lui sont indispensables. Ces éléments sont offerts de telle sorte que le lait est parfaitement adapté aux exigences nutritives d'une espèce déterminée. Toutefois, le lait d'une espèce suffit, la plupart du temps, à assurer l'alimentation d'un jeune d'une autre espèce ; la substitution est donc possible et on sait que, dans la pratique, elle a lieu fréquemment.

Il va de soi que la richesse du lait en principes alimentaires, la variété et les proportions respectives de ceux-ci font du lait un milieu de culture excellent pour les bactéries. De tous les aliments, le lait est le plus altérable, et on sait les conséquences de cette altérabilité sur la mortalité infantile par gastro-entérite.

On a proposé de modifier le lait de vache, pour le rendre semblable au lait de femme, en lui enlevant son excès de chaux à l'aide du citrate de soude (*lait décalcifié, lait humanisé*) ; la pratique n'a pas sanctionné ces tentatives. On a essayé, dans le même ordre d'idées, d'augmenter la teneur du lait de vache en acide phosphorique, en ajoutant des phosphates à l'alimentation des animaux ; mais les phosphates, s'ils sont absorbés, ne passent pas dans le lait (Duclaux).

Du reste, ce que nous avons dit plus haut et ce que nous allons ajouter ci-dessous sur les combinaisons organiques phosphorées du lait, font bien prévoir l'échec de ces diverses tentatives. On ne remplace pas les nucléines ou les nucléones par des phosphates minéraux.

f. *Particularités du lait de femme.* — C'est d'abord la précipitation plus difficile de la caséine ; c'est ensuite une proportion plus élevée de lécithine (1^{gr},6 chez la femme, 1 gramme seulement chez la vache) ; enfin, ce sont surtout les composés organiques phosphorés. Tandis que le lait de vache renferme la moitié environ de son acide phosphorique à l'état de sels minéraux (phosphates de chaux, de magnésie), la totalité du phosphore dans le lait de femme est à l'état de combinaison organique. Le total de P^2O^5, soit 0^{gr},50 environ, dans le lait de femme se répartit comme suit :

P^2O^5 des nucléones .... 0^{gr},195 par litre.
P^2O^5 de la paranucléine de la caséine... 0^{gr},160 —
P^2O^5 des lécithines.................... 0^{gr},150 —

Il ne suffit pas d'ajouter des phosphates minéraux à un lait quelconque pour en augmenter la valeur alimentaire ; le lait humain a tout son phosphore engagé dans des combinaisons organiques très complexes, peut-être spécifiques (Stoklasa).

Citons encore la réaction d'Umikoff dont il est parlé ci-dessous : elle permet de distinguer le lait de femme du lait des diverses espèces animales.

6° Laits préparés. — On soumet fréquemment le lait à des opérations physiques ou chimiques qui ont pour but d'en assurer la conservation ou d'en modifier la composition, la digestibilité, etc.

C'est d'abord l'action de la chaleur : le *lait pasteurisé* est du lait chauffé cinq minutes à 70°, puis refroidi vers + 2°. Les microbes sont détruits, mais non les spores ; la conservation est assurée pendant vingt-quatre heures. Si on chauffe à 98° et qu'on maintienne cette température pendant quarante minutes, le lait est dit *soxhletisé* : le lait se conserve plus longtemps, mais les spores ne sont pas tuées. Pour avoir du *lait stérilisé*, il faut chauffer vingt-cinq minutes à 120°. Les germes et leurs spores sont détruits, mais certains principes du lait sont altérés, comme on l'a vu plus haut.

On prépare pour l'alimentation des enfants des laits dits maternisés, auxquels on a fait subir diverses modifications. Ainsi, le *lait de Backhaus* est obtenu en faisant digérer vingt-cinq minutes à 40° par de la pepsine-présure du lait de vache écrémé à la centrifugeuse ; la moitié de la caséine se précipite, le reste est digéré et dissous. On ajoute 20 à 25 grammes de lactose, on rajoute une quantité de crème suffisante pour avoir 30 grammes de beurre par litre et on stérilise à 105°.

Le *babeurre* se prépare en laissant du lait s'aigrir à 18°-20° pendant vingt-quatre heures. On sépare le beurre par barrattage ; ce qui reste, c'est le babeurre, qu'on mélange à de la farine de blé ou d'autres céréales pour en faire des soupes destinées aux enfants débiles. Le babeurre est un liquide opalescent, aigrelet, qui contient par litre 5 à 9 grammes de beurre, 25 à 27 grammes de caséine, 30 à 35 grammes de lactose, 6 à 9 grammes d'acide lactique.

Le *yogourt* ou *yohourt* est un lait fermenté qui nous vient d'Orient et plus spécialement d'Arménie ; il est obtenu par l'action de différents ferments lactiques et de deux levures. Le lait, d'abord concentré à chaud jusqu'à réduction aux deux tiers de son volume, est soumis pendant huit à dix heures à l'action du ferment, à 40° ; il se caille. Le yohourt contient 10 grammes par litre environ d'acide lactique. C'est un aliment acidulé, préconisé en raison des ferments lactiques et des matériaux nutritifs qu'il renferme.

Le *képhir* est un produit tout différent ; c'est une boisson alcoolique obtenue en faisant fermenter avec un ferment spécial (grains de képhir) du lait de vache. La fermentation képhirienne est à la fois alcoolique et lactique. Le képhir est un liquide mousseux, crémeux, acidulé et alcoolique.

Le *koumys*, préparé dans l'Asie centrale et la Russie méridionale, est aussi une boisson alcoolique préparée avec un ferment spécial, alcoolique et lactique agissant sur du lait de jument (c'est le koumys vrai, primitif), auquel on substitue fréquemment aujourd'hui le lait de vache. Le koumys ressemble au képhir ; il a un léger goût d'amandes.

Voici la composition de ce deux liquides :

	Képhir. (Hammarsten.)		Koumys. (Vieth.)	
Eau....................	882,6 p. 1000		923,8 p. 1000	
Beurre.................	33,5	—	11,4	—
Caséine et albumines....	31,7	—	17,1	—
Lactose................	27,8	—	0,9	—
Acide lactique..........	8,1	—	10,3	—
Peptones	0,4	—	0,5	—
Alcool	7,0	—	32,6	—
Sels...................	7,9	—	4,4	—

Koumys et képhir sont prescrits fréquemment aujourd'hui, (troubles digestifs, sujets débilités, tuberculeux). Ils passent pour être d'une digestion facile, et la présence des ferments lactiques leur confère certains avantages (voir p. 170).

7° Analyse du lait. — Nous examinerons d'abord un premier point.

A. QUESTIONS PRATIQUES. — Ce sont celles qui se présentent e plus souvent en clinique.

a. *Lait de femme*. — On le reconnaît par la réaction d'UMI-KOFF qui est spécifique du lait humain : on chauffe 5 centimètres cubes de lait et 2cc,5 d'une solution à 1/10e d'ammoniaque, pendant vingt minutes, au bain-marie, à 60° ; le lait de femme se colore en rose violacé ; le lait de vache en gris brun.

La réaction d'Umikoff est due aux proportions respectives de fer et d'acide citrique que renferme le lait de femme (Sieber).

b. *Lait frais.* — Plus un lait est frais, moins vite il décolore une goutte de sulfate d'indigo ajoutée à 5 ou 10 centimètres cubes de lait. A la température de 15°, avec un lait frais, la décoloration n'est obtenue qu'après dix ou douze heures.

c. *Lait cru ou cuit.* — Le lait cru additionné d'une goutte d'eau oxygénée bleuit la paraphénylène-diamine en présence d'une petite quantité de carbonate de soude ; si l'on ajoute de l'α-naphtol, la réaction est plus brillante. Le lait cru donne avec l'hydroquinone à 1 p. 100 et une goutte d'eau oxygénée une teinte rose, puis un précipité vert ; on obtient une coloration rouge avec le gaïacol. Le lait chauffé au delà de 80° ne donne pas ces réactions.

d. *Lait stérilisé ou non.* — Le lait stérilisé ne se coagule pas quand on le mélange à son volume d'alcool à 68° centésimaux (Weber).

e. *Age du lait.* — La réaction d'Umikoff donne avec les laits de divers âges des teintes différentes et qui permettent d'apprécier l'âge d'un lait par comparaison avec un lait dont l'âge est exactement connu.

On peut s'en rendre compte par l'examen de la planche coloriée qui montre bien la gradation des teintes obtenues par la réaction d'Umikoff avec les laits de divers âges.

B. Lactoscope. — Pour des examens sommaires, on a imaginé, sous les noms de *lactoscopes, crémomètres*, etc., des instruments destinés à déterminer la valeur approximative du lait d'après sa teneur en matière grasse.

Les crémomètres sont des éprouvettes graduées spéciales. On les remplit de lait jusqu'à un trait de jauge et on abandonne au repos, à une température de 15° à 20°, pendant vingt-quatre heures. On lit la hauteur de la couche de crème, qui, avec un bon lait, doit occuper 10 à 16 divisions.

C. Méthodes scientifiques. — Les méthodes scientifiques comportent plusieurs déterminations.

a. *Densité.* — La densité se mesure à l'aide du *lacto-densi-*

mètre de QUEVENNE et BOUCHARDAT. C'est un aréomètre dont la tige porte, au sommet, 14, et, à la base, 42, chiffres correspondant aux deux densités extrêmes, 1014 et 1042. On prend la température ; des tables jointes à l'appareil permettent de faire les corrections pour avoir la densité à + 15°.

b. *Extrait et sels.* —Pour déterminer l'extrait et les sels, on évapore pendant trois heures, au bain-marie, dans une capsule de platine plate tarée au préalable, 5 centimètres cubes de lait qu'on coagule par quelques gouttes d'alcool absolu. On pèse l'extrait et on l'incinère pour obtenir le poids des cendres.

c. *Appareil Adam.* — Le beurre, la caséine et la lactose sont dosés à l'aide de l'appareil d'ADAM qui, en France, est un des plus employés. C'est un tube à robinet dont la partie supérieure est munie de deux boules inégales : la grande boule porte à sa partie la plus large un trait de jauge (32 centimètres cubes) ; à l'étranglement qui sépare les deux boules, seconde graduation marquée 10 (l'espace compris entre ce trait et le robinet inférieur est égal à 10 centimètres cubes) ; le tube qui sépare la petite boule du robinet est également gradué.

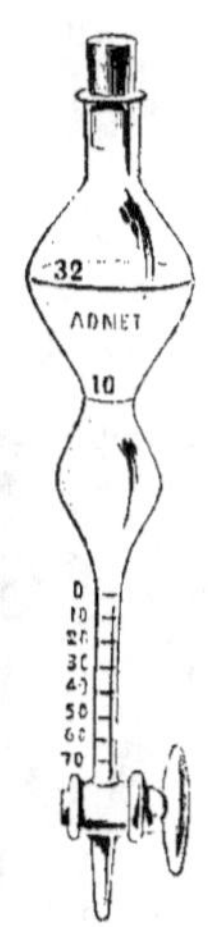

Fig. 69.
Galactomètre
d'ADAM.

Le robinet étant ouvert, on aspire par l'ouverture supérieure 10 centimètres cubes de lait, jusqu'au trait 10. On parfait le volume à 32 centimètres cubes avec un mélange éthéro-alcoolique composé de 833 centimètres cubes d'alcool à 90° et 30 centimètres cubes d'ammoniaque étendu au litre, puis additionné de 1100 centimètres cubes d'éther pur à 65°. Le tube étant bouché, on retourne l'appareil sans secousse, pour effectuer dans la grande boule le mélange de lait et d'éther-alcool ammoniacal. Après cinq minutes de repos, l'appareil étant vertical, le liquide est partagé en deux couches : une supérieure, très mince (le beurre) ; la seconde, opaline, contenant les autres principes. En débouchant l'appareil et ouvrant doucement le robinet, on fait tomber la petite quantité de lait qui était restée dans le tube effilé, au-dessous du robinet, sans perdre de liquide éthéro-ammoniacal, bien entendu. La séparation étant complète, on soutire dans une éprouvette graduée le liquide inférieur, puis on roule entre les mains l'appareil maintenu vertical ; une nouvelle quantité de liquide opalin gagne le fond, on la soutire dans l'éprouvette, sans que le beurre s'engage dans le robinet ; on verse alors dans l'appareil, en les faisant glisser sur les parois, 10 centimètres cubes d'eau distillée qu'on soutire, après cinq minutes de repos, dans l'éprouvette graduée.

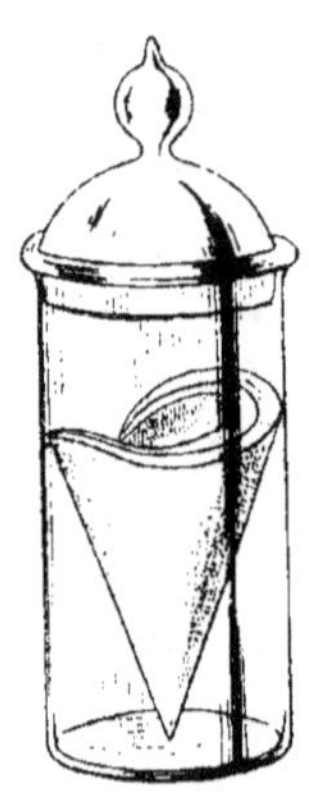

Fig. 70.

Flacon pèse-filtre.

Ce lavage à l'eau est suivi d'un traitement à l'acide acétique à 15 p. 100, qu'on verse jusqu'au trait supérieur marqué 32 ; l'appareil est alors porté dans un bain-marie dont la température est élevée graduellement jusqu'à 90°. Nouveau soutirage (mais cette fois dans un récipient autre que l'éprouvette graduée), jusqu'à ce que le beurre soit descendu dans la partie moyenne de la petite boule. L'appareil est encore une fois immergé dans le bain à 90°, jusqu'à limpidité parfaite du beurre. On achève de soutirer aussi complètement que possible le liquide inférieur jusqu'à la dernière goutte ; on replonge le tube dans le bain, dont la température a été ramenée à 80° et, après quelques minutes d'attente, on fait la lecture. Le beurre occupe, dans le tube inférieur, un certain nombre de divisions ; chacune correspond à 1 gramme de beurre par litre.

Quant aux liquides décantés dans l'éprouvette graduée, on les additionne de 2 centimètres cubes d'acide acétique à 15 p. 100 et on parfait le volume à 100 centimètres cubes. En agitant, il se dépose des flocons qu'on recueille sur un filtre taré ; après lavages et dessiccation, on pèse pour avoir la caséine. Pour le lait de femme, il est prudent de précipiter la caséine avec un peu de présure, d'attendre une heure au moins avant de filtrer et surtout de ne pas laver à l'eau distillée ; on se contente d'exprimer soigneusement le magma.

La liqueur filtrée d'où la caséine a été précipitée, réunie aux eaux de lavage, contient la lactose. On mesure le volume et dose le sucre de lait, soit par la liqueur de Fehling, soit au polarimètre.

d. *Méthode officielle* [1]. — Dans le tube cylindrique taré d'un appareil à centrifugation (2 000 tours au minimum), placer 25 centimètres cubes d'alcool à 65° centésimaux, acidulé à 1/1000e par l'acide acétique. Y verser *goutte à goutte* 10 centimètres cubes de lait exactement mesurés. Éviter de remuer le mélange. Centrifuger une minute; une fois l'appareil arrêté, boucher le tube de verre et le retourner quatre ou cinq fois sans agitation brusque, de façon à rendre le lacto-sérum homogène ; abandonner au repos pendant un quart d'heure. Centrifuger et décanter tout de suite le liquide clair dans un ballon jaugé de 100 centimètres cubes. Laver le coagulum resté au fond du tube en le délayant à l'aide d'un agitateur dans 25 centimètres cubes d'alcool à 50°-55° centésimaux. Centrifuger une dernière fois, décanter le liquide dans le ballon jaugé et parfaire le volume à 100 centimètres cubes avec de l'eau distillée. Agiter pour assurer l'homogénéité du mélange.

Ce liquide, versé goutte à goutte, à l'aide d'une burette graduée, dans un ballon contenant 10 centimètres cubes de liqueur de Fehling et 20 centimètres cubes d'eau, servira au dosage de la lactose.

Délayer à l'aide d'un agitateur le coagulum resté dans le tube avec 10 centimètres cubes d'alcool à 95° centésimaux et 20 centimètres cubes d'éther à 65°. Centrifuger et décanter le liquide éthéro-alcoolique dans un ballon taré. Laver l'insoluble au fond du tube en le délayant avec 20 centimètres cubes d'éther à 65°. Centrifuger et verser l'éther dans le ballon taré où a déjà été versé le liquide éthéro-alcoolique du lavage précédent. Chasser par distillation l'éther et l'alcool du ballon. Sécher le ballon à 100°, à l'étuve, et le peser. La différence avec la tare donnera le poids du beurre de 10 centimètres cubes de lait.

1. Arrêté ministériel du 18 janvier 1907.

Diviser avec un agitateur la masse de caséine restée dans le tube à centrifugation. Sécher d'abord à la température ordinaire, puis à 100°. Peser le tube taré. Par différence avec la tare, on obtient le poids de la caséine, plus les matières minérales

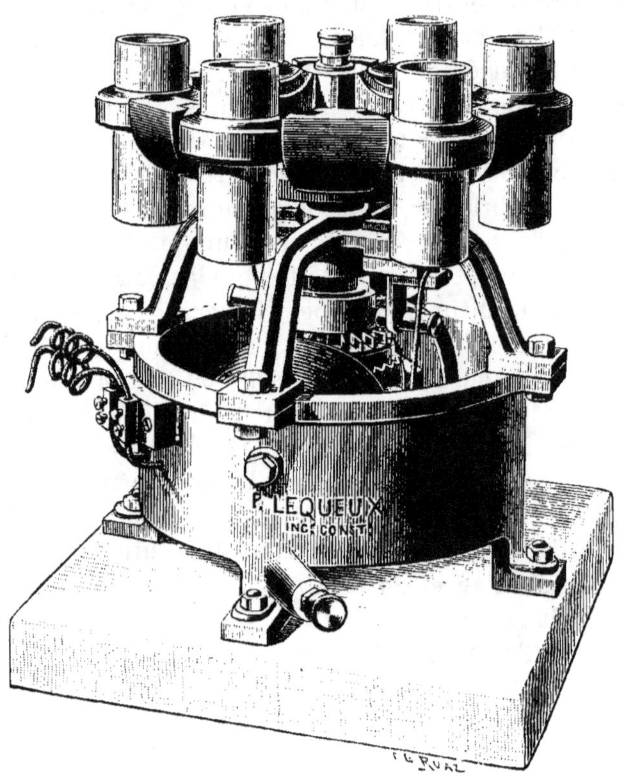

Fig. 71.

Machine à centrifuger.

qu'elle a entraînées. Ce résidu sec se détache facilement, on l'incinère pour obtenir le poids des cendres, qu'on déduit; ce qui donne le poids de la caséine pure, privée de sels.

Dans ces manipulations, on peut remplacer l'éther par l'acétone; cette substitution offrirait quelques avantages, d'après BORDAS et TOUPLAIN.

Le dosage de la caséine dans le lait de femme présente des difficultés dont on ne vient à bout qu'en employant la technique indiquée par Et. BARRAL. On ajoute à l'alcool à 65° C. acidulé à 1/1000° par l'acide acétique, 2 p. 100 de formol du commerce à 40 p. 100. On chauffe au bain-marie à 70° et dans ce mélange, placé dans le tube à centrifugation,

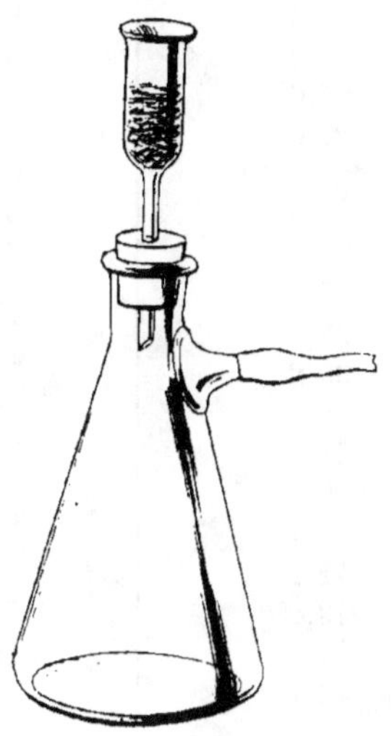

Fig. 72.

Appareil pour séparer l'oxyde cuivreux.

on fait tomber goutte à goutte les 10 centimètres cubes de lait. On continue l'opération comme ci-dessus.

Au lieu de doser la lactose par le procédé habituel, on peut avec avantage avoir recours au procédé de G. BERTRAND, dont on trouvera la description détaillée au chapitre consacré au dosage du sucre dans l'urine. Ce procédé est basé sur la réduction de l'oxyde cuivrique en oxyde cuivreux. Ce dernier est dissous dans du sulfate ferrique qu'il transforme en sel ferreux. On titre le sel ferreux au permanganate.

Voici un tableau qui donne la quantité de lactose en fonction de la quantité de cuivre réduit :

Lactose en milligrammes.	Cuivre en milligrammes.	Lactose en milligrammes.	Cuivre en milligrammes.
10	14,4	56	76,2
11	15,8	57	77,5
12	17,2	58	78,8
13	18,6	59	80,1
14	20,0	60	81,4
15	21,4	61	82,7
16	22,8	62	83,9
17	24,2	63	85,2
18	25,6	64	86,5
19	27,0	65	87,7
20	28,4	66	89,0
21	29,8	67	90,3
22	31,1	68	91,6
23	32,5	69	92,8
24	33,9	70	94,1
25	35,2	71	95,4
26	36,6	72	96,6
27	38,0	73	97,9
28	39,4	74	99,1
29	40,7	75	100,4
30	42,1	76	101,7
31	43,4	77	102,9
32	44,8	78	104,2
33	46,1	79	105,4
34	47,4	80	106,7
35	48,7	81	107,9
36	50,1	82	109,2
37	51,4	83	110,4
38	52,7	84	111,7
39	54,1	85	112,9
40	55,4	86	114,1
41	56,7	87	115,4
42	58,0	88	116,6
43	59,3	89	117,9
44	60,6	90	119,1
45	61,9	91	120,3
46	63,3	92	121,6
47	64,6	93	122,8
48	65,9	94	124,0
49	67,2	95	125,2
50	68,5	96	126,5
51	69,8	97	127,7
52	71,1	98	128,9
53	72,4	99	130,2
54	73,7	100	131,4
55	74,9		

e. *Dosage de l'azote total.* — On dose fréquemment l'azote total du lait. Pour cela, on introduit 10 centimètres cubes de lait dans un matras à long col, en verre d'Iéna, de 150 centimètres cubes. On ajoute 5 grammes de bisulfate de potasse et 20 centimètres cubes d'un mélange à parties égales d'acide

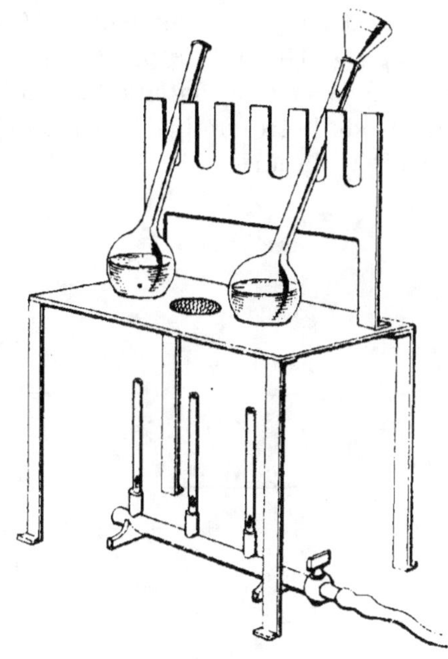

Fig. 73.

Attaque des matières organiques pour le dosage de l'azote
par la méthode de Kjeldal.

sulfurique ordinaire et d'acide sulfurique fumant, enfin 5 grammes de bioxyde de manganèse granulé. On chauffe jusqu'à décoloration complète, ce qui exige plusieurs heures. Le liquide décoloré est versé dans un ballon contenant 250 centimètres cubes d'eau ; on verse rapidement un excès de lessive de soude et on distille, en recueillant l'ammoniaque dans un volume connu d'acide sulfurique normal, 20 centimètres cubes par exemple ; un fragment de coke régularise l'ébullition. Un titrage à la soude normale en présence d'orangé III donne par différence la proportion d'ammoniaque et, par conséquent, d'azote (Meillère). A 1 centimètre cube de SO^4H^2 neutralisé par le liquide distillé correspond $0^{gr},014$ d'azote. Si, par exemple, pour saturer après distillation les 20 centimètres cubes $SO^4H^2 n$, il a fallu seulement $16^{cc},4$ de $NaOH n$, la quantité d'azote contenue dans 10 centimètres cubes de lait sera $p = (20 - 16,4) \times 0.014$. En multipliant p par 100, on aura le poids d'azote contenu dans un litre de lait.

L'analyse chimique doit être complétée par la dégustation et l'examen microscopique du lait.

QUATRIÈME PARTIE

L'URINE

Le rein sécrète, par un mécanisme que nous n'avons pas à étudier ici, un liquide chargé des déchets azotés de l'organisme, qu'il s'agisse des produits excrémentitiels de la vie cellulaire ou des dérivés ultimes de la transformation intra-organique des aliments. Il faut faire cependant une exception : l'acide carbonique évacué par les poumons et entraînant avec lui une certaine quantité d'eau. L'étude de l'urine est liée étroitement aux mutations azotées; elle les résume et permet de les évaluer avec précision ; de là découle l'importance capitale en chimie physiologique de l'urologie.

Ce n'est pas tout. Un grand nombre d'états pathologiques retentissent sur la composition de l'urine qui, à côté des éléments normaux, tient alors en dissolution du sucre, des albumines, de l'acétone, etc., ou entraîne des microorganismes et des éléments histologiques provenant des voies urinaires. A défaut de substances anormales, les principes normaux subissent, au cours de la maladie, des variations d'un grand intérêt au point de vue de la physiologie pathologique et du diagnostic, et ici apparaît l'importance toujours grandissante de l'urologie, en pathologie et en clinique.

C'est à ce double point de vue que nous étudierons l'urine, en exposant successivement ses propriétés générales, l'histoire chimique et physiologique de ses principes immédiats, les méthodes analytiques qui s'y rattachent. Un chapitre spécial sera consacré aux éléments pathologiques, aux procédés de recherche qui permettent de les reconnaître et de les doser.

CHAPITRE PREMIER

PROPRIÉTÉS GÉNÉRALES

L'urine est un liquide complexe, d'aspect très variable et dont parfois les caractères généraux reflètent assez bien la nature et l'activité de certains procès pathologiques. Il est essentiel de connaître la moyenne autour de laquelle oscillent les variations des propriétés chimiques ou physiques les plus intéressantes ; c'est ce à quoi le présent chapitre est consacré.

1° Propriétés physiques. — A cause de leur grande importance dans les examens cliniques, les propriétés physiques des urines doivent être étudiées en premier lieu.

A. VOLUME. — Quand on recueille les urines de vingt-quatre heures et qu'à l'aide d'éprouvettes graduées on en détermine le volume, on constate que ce dernier est compris, chez l'adulte normal, du moins dans les conditions moyennes de nos pays, entre 1 200 et 1 600 centimètres cubes pour l'homme, 1 000 et 1 400 centimètres cubes pour la femme. Chez l'enfant, on évalue comme suit la sécrétion urinaire :

1 jour après la naissance...........	12 cent. cubes.
3 jours — —	23 —
5 — — —	35 —
7 — — —	51 —
10 — — —	64 —
5 mois — —	1000 —

La quantité d'urine émise augmente : à la suite de l'ingestion de grandes quantités d'eau, par l'action du froid sur la circulation périphérique, à la suite de certains phénomènes psychiques (joie, anxiété), etc. Le volume de l'urine peut s'élever au quadruple du volume normal et au delà, dans le diabète et la polyurie essentielle, par exemple. Au contraire, le régime sec, la sudation qui accompagne la marche et les exercices violents diminuent la sécrétion urinaire ; on urine moins l'été que l'hiver. Les vomissements, la diarrhée font baisser la quantité d'urine.

B. POIDS SPÉCIFIQUE. — Il oscille généralement autour de 1 020 chez l'homme, de 1 018 chez la femme. On observe de nombreuses variations, suivant le régime, la nature des ingesta solides ou liquides. Dans les pyrexies, la densité s'élève, par suite de la concentration de l'urine ; il en est de même chez les albuminuriques. On peut évaluer, d'après la densité, le poids des matériaux solides en dissolution dans une urine, en multipliant par le coefficient 2,2 les deux derniers chiffres de la densité. Si, par exemple, un sujet élimine par vingt-quatre heures 1 500 centimètres cubes d'urine, de densité 1 016 à + 15°, le poids du résidu fixe sera 16 × 2,2 = 35^{gr},2 par litre et, par conséquent, 35,2 × 1,5, soit 52^{gr},8 par vingt-quatre heures.

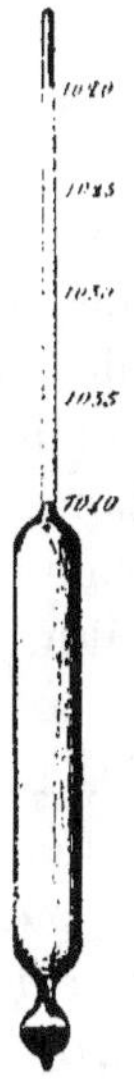

Pour déterminer la densité des urines, on a recours à un petit aréomètre spécial, dit *urinomètre*, dont les chiffres correspondent aux densités successivement croissantes. L'appareil étant gradué à + 15°, il est nécessaire, pour toutes les mesures précises, de plonger l'éprouvette dans de l'eau à 15°, avant de prendre le poids spécifique.

Fig. 74.

Urinomètre.

C. COULEUR. — Elle est soumise à de très grandes variations, depuis le jaune le plus pâle à peine sensible jusqu'au brun noir, en passant par le jaune clair, le jaune franc, le jaune rouge, le rouge jaune, le rouge, le rouge brun et le brun rouge. Cette gamme suffit pour évaluer toutes les teintes de l'urine, teintes que représente bien la planche coloriée ci-contre.

En général, l'urine des diabétiques, comme celle qui est émise après les crises hystériques, est pâle ; l'urine des fébricitants est plus ou moins rouge ; elle est blanchâtre et opalescente dans les cas de chylurie ; rouge pâle, lavure de chair, si elle contient du sang en proportion notable, mais dans ce cas seulement. La méthémoglobine s'accuse par une teinte brune ; même couleur dans les cas d'empoisonnement par les phénols, après l'ingestion des salicylates, de la résorcine, du gaïacol, etc. L'indigo communique aux urines une teinte bleue sale ; les malades qui prennent de la rhubarbe, du séné ou de la santonine, ont des urines jaunes que la soude caustique fait virer au rouge ; l'antipyrine donne souvent aux urines une teinte orangée.

Les alcaptonuriques ont des urines qui, fraîches et encore acides, ne présentent rien de particulier ; mais, alcalinisées par la soude et agitées à l'air, elles se colorent en brun. Cette coloration se produit spontanément à la longue, si on abandonne l'urine à la fermentation ammoniacale qui rend le liquide alcalin.

D. LIMPIDITÉ. — A l'état physiologique, l'urine fraîchement émise est limpide. A la longue, par le refroidissement, surtout par l'effet des basses températures de l'hiver, elle abandonne des dépôts ou *sédiments* formés de mucus, d'urates, d'oxalate, de sels divers (alimentation trop sèche, diathèse urique).

Certaines urines sont émises troubles d'emblée (catarrhe vésical, urines purulentes, chylurie).

E. CONSISTANCE. — La consistance est celle des solutions salines faibles, sauf pour les urines albumineuses qui, par agitation, donnent une mousse persistante.

Les auteurs italiens ont signalé des urines filantes ; elles doivent cette propriété à la présence d'une matière analogue à la gomme et dont l'origine paraît être due à un ferment spécial, un *Gliscobacterium* (ALBERTONI, MALERBA, SANNA-SALARIS).

F. ODEUR. — L'odeur de l'urine normale est faible et non

désagréable ; elle rappelle l'odeur de l'amande. A la suite de l'infection de la cavité vésicale, l'urine exhale souvent l'odeur de l'ammoniaque ; l'acide chlorhydrique y produit alors une effervescence. Dans les cas de cancer de la vessie ou de cystite avec putréfacton intravésicale, l'odeur peut devenir fétide. Après ingestion d'essence de térébenthine, de cubèbe, de copahu, de safran, l'urine exhale une odeur aromatique agréable qui rappelle celle de la violette. L'ail donne également une odeur spéciale. Tout le monde connaît l'odeur des urines d'asperges ; elle est due à un produit sulfuré volatil, le méthylmercaptan $CH^3.SH$, ou à une huile essentielle.

2° Cryoscopie des urines. — L'abaissement du point de congélation de l'urine est compris entre — 1°,30 et — 2°,20. Cet abaissement se mesure à l'aide de l'appareil figuré ci-après.

Dans un mélange réfrigérant pourvu d'un agitateur et placé dans une enceinte protectrice on a disposé une éprouvette contenant de l'alcool. Dans l'alcool est immergé un tube de verre mince concentrique à l'éprouvette. C'est dans ce tube qu'on verse l'urine à refroidir ; un thermomètre cryoscopique donnant le $1/20^e$ de degré est immergé dans l'urine et permet de déterminer la température à laquelle l'urine se congèle sous l'influence du refroidissement.

Rappelons, une fois pour toutes, que l'abaissement du point de congélation d'une solution diluée telle que l'urine est proportionnel au nombre des molécules dissoutes. Déterminer l'abaissement du point de congélation d'une solution ou, comme on le dit quelquefois, *cryoscoper* une solution revient donc à évaluer le nombre des molécules dissoutes dans cette solution ; quelle que soit d'ailleurs la nature des molécules (urée, NaCl, etc.), la cryoscopie les évalue en bloc. L'influence des molécules dépend de leur nombre et est indépendante de leur poids : ainsi, une molécule d'urée CH^4N^2O, qui pèse 60, agit comme une molécule d'acide urique $C^5H^4N^4O^3$ qui pèse 168, pour abaisser le point de congélation ; elle l'abaisse de la même quantité.

Cette notion étant acquise, si nous convenons d'exprimer par l'abaissement du point de congélation Δ d'une urine le nombre des molécules que contient un centimètre cube de cette urine, V étant le volume d'urine par vingt-quatre heures et P le poids du corps, l'expression $\dfrac{\Delta \times V}{P}$ exprimera la *diurèse moléculaire*

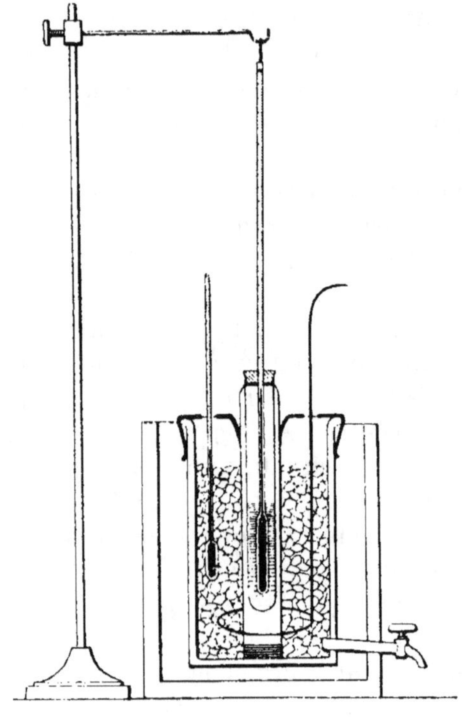

Fig. 75.

Appareil à cryoscoper.

totale, c'est-à-dire le nombre des molécules qui, par vingt-quatre heures et pour un kilogramme de poids vivant, s'éliminent par le rein.

Dans cette formule est compris l'abaissement dû à NaCl, facile à calculer quand on a dosé le chlore et qu'on sait que la solution de sel marin à 1 p. 100 se congèle à — 0°,602. Soit Δ' l'abaissement imputable à NaCl. La valeur

$$(\Delta - \Delta')\frac{V}{P} \quad \text{ou} \quad \delta\,\frac{V}{P}$$

exprimera la *diurèse des molécules élaborées*, c'est-à-dire l'évaluation du nombre des molécules qui constituent les principes urinaires proprement dits, abstraction faite de NaCl. On entend en effet par *molécules élaborées* celles qui proviennent de la régression, de l'hydrolyse, de l'oxydation et, en général, de toutes les réactions chimiques effectuées par l'organisme sur les matériaux endogènes et exogènes qu'il transforme.

Si on connaît le poids p des matières organiques contenues dans 100 centimètres cubes d'urine et δ, l'abaissement du point de congélation dû à ces matières, la formule

$$M = \frac{Kp}{\delta},$$

dans laquelle K est une constante égale à 18,5, donne le poids M de la *molécule élaborée moyenne*, c'est-à-dire la grosseur moyenne des fragments que l'organisme élimine après avoir hydrolysé, oxydé, réduit, broyé les matériaux quaternaires de nos aliments et de nos tissus. Nous verrons plus tard quel parti Bouchard a tiré de cette notion.

3º Propriétés chimiques. — La question de l'acidité urinaire n'a pas encore été élucidée avec une netteté parfaite ; la mesure précise de cette acidité n'a pas été réalisée, non plus, d'une façon absolument satisfaisante, du moins par les procédés chimiques.

A. Réaction. — A l'état normal, chez l'homme et les carnivores, l'urine est acide, et cette acidité, évaluée arbitrairement en acide chlorhydrique, varie entre 1^{gr},15 et 2^{gr},30 HCl par litre.

Aux méthodes physico-chimiques qui mesurent la proportion des ions H libres, l'urine est un liquide à peu près neutre ; sa teneur en ions libres H est inférieure à celle d'une solution qui contiendrait moins de $0^{mgr},05$ d'HCl par litre (FOA).

L'acidité augmente par l'alimentation carnée, pendant le jeûne et la fièvre (autophagie). Elle est diminuée, au contraire, et transformée quelquefois en réaction alcaline, par une alimentation végétale prédominante, par suite de la combustion dans l'économie des sels organiques de potasse, très abondants chez les végétaux ; c'est ainsi que l'urine des herbivores est alcaline. Pendant la durée de la digestion stomacale, l'acidité urinaire subit une diminution notable, parallèlement à la sécrétion par la muqueuse gastrique d'une grande quantité d'acide chlorhydrique libre.

Inversement, au moment où le suc pancréatique alcalin se déverse dans l'intestin, l'acidité urinaire se relève. Les troubles pathologiques de la sécrétion gastrique se traduisent également par des variations de l'acidité urinaire en sens inverse des modifications qu'éprouve l'acidité au niveau de l'estomac : l'hyperchlorhydrie s'accompagne d'une baisse de l'acidité dans l'urine. Le chlore de NaCl apparaissant dans l'estomac à l'état de HCl, le sang et l'urine se chargent à l'état de CO^3Na^2 du sodium devenu libre (GLEY, LAMBLING).

Quelquefois, l'urine rougit le papier bleu et bleuit le papier rouge de tournesol : elle est *amphotère*. Cette particularité est due à ce qu'elle renferme alors des quantités équivalentes des deux phosphates mono et disodiques PO^4H^2Na et PO^4HNa^2.

B. AGENTS DE L'ACIDITÉ URINAIRE. — Ce n'est pas un acide libre qui donne à l'urine sa réaction, mais bien un certain nombre de sels acides qui échangent des proportions variables de leurs bases, suivant la nature des corps en présence, le degré de dilution, la température, etc. L'acidité est la résultante de cet état d'équilibre essentiellement instable entre plusieurs facteurs.

Les éléments principaux de l'acidité urinaire sont : le phosphate monosodique PO^4H^2Na provenant de l'action de l'acide urique sur le phosphate disodique PO^4HNa^2, auquel l'acide urique enlève un atome de sodium, les urates acides, l'acide urique lui-même, l'acide hippurique, certains acides aromatiques, des traces d'acides gras, enfin de l'acide carbonique libre ou combiné. Or, ces agents ne se comportent pas de la même manière en présence des réactifs indicateurs : tel principe, alcalin au tournesol, sera neutre ou acide à la phtaléine : dès lors, en opérant sur la même urine avec la phtaléine ou la teinture de tournesol, les résultats pourront varier du simple au double. De plus, pour la plupart des indicateurs, aucun des trois phosphates sodiques, qui sont les agents principaux de la réaction des urines, ne possède une réaction neutre : PO^4Na^3 est fortement alcalin, PO^4HNa^2 possède une alcalinité encore très nette, PO^4H^2Na est franchement acide. De là provient la difficulté de mesurer exactement l'acidité des urines.

On se contente de mesurer 10 centimètres cubes d'urine : on ajoute 100 centimètres cubes d'eau récemment bouillie, V à VI gouttes d'une solution alcoolique de phtaléine à 2 p. 100 et on titre jusqu'à teinte rose avec $NaOH$ $n/10$. On exprime l'acidité en grammes d'hydrogène par litre, en multipliant par 0,01 le nombre de centimètres cubes de la liqueur alcaline décinormale qu'il a fallu verser (MAILLARD).

4° Composition chimique. — La liste des principes immédiats qu'on a rencontrés dans l'urine normalement, accidentellement ou dans divers états pathologiques, en quantités notables ou à l'état de traces, est très longue et s'étend tous les jours. On ne saurait la donner complète ; on se bornera à citer les principaux éléments, d'abord pour les urines normales.

I — COMPOSÉS ORGANIQUES

1° *Corps azotés.*

Urée (20 à 39 grammes par litre), **acide urique** ($0^{gr},6$), **créatinine** ($0^{gr},8$), **acide hippurique**; **peptides et acides aminés** ; xanthine, guanine, hétéroxanthine, paraxanthine, adénine, pseudoxanthine, allantoïne, acide oxalurique, acide sulfocyanique, mucine, pigments. Traces de cystine, taurine, sels biliaires, ferments solubles, etc.

2° *Corps ternaires.*

Acide oxalique, acide glycuronique, acide lactique, acide succinique, acide phospho-glycérique, acides gras ; petites quantités d'hydrates de carbone. Traces d'acétone, d'inosite.

3° *Corps aromatiques.*

Éthers sulfuriques du phénol, du paracrésol, de la pyrocaté-chine ; dérivés sulfuriques du scatol et de l'indol : acides para-oxyphényl-acétique et para-hydro-coumarique, etc.

II. — COMPOSÉS INORGANIQUES

1° *Acides.*

Chlorhydrique (9 grammes), **phosphorique** ($2^{gr},5$), **sulfurique** ($2^{gr},5$) ; traces d'acides nitrés.

2° *Bases.*

Soude (7 à 8 grammes), **potasse** (3 grammes), **ammoniaque** ($0^{gr},7$), magnésie ($0^{gr},05$), chaux ($0^{gr},3$), fer (traces), silice (traces).

3° *Gaz.*

Azote et acide carbonique.

L'urine ne renferme pas d'oxygène : agitée à l'air, elle en absorbe, non par simple dissolution, mais par fixation chimique.

Au cours d'affections diverses, on peut voir apparaître dans l'urine un grand nombre de composés organiques dont voici les plus importants :

1° *Corps azotés.*

Albumines diverses, hémoglobine et dérivés (méthémoglo-bine, etc.), albumoses, **polypeptides,** pigments et acides biliaires, lécithine, leucine, tyrosine, cystine, diamines et alcaloïdes divers (ptomaïnes).

2° *Corps ternaires.*

Glucose, lactose, glycogène, dextrine, laïose, inosite, corps gras, **acétone,** acides lactique, β-**oxybutyrique,** oxyphényl-glycolique, etc.

A ces composés chimiques s'ajoutent fréquemment des glo-bules rouges ou blancs, des tubuli, des cellules et, en général, tous les éléments histologiques du rein et des voies uri-naires, des microorganismes (staphylocoques, bacilles tuber-culeux, etc.), des levures, des parasites (*Bilharzia*), des concrétions (graviers, calculs, etc.). Nous reviendrons ulté-rieurement sur la recherche et la signification de tous ces élé-ments chimiques ou histologiques ; leur présence est parfois d'une importance de premier ordre, dans le diagnostic des maladies des voies urinaires.

Le tableau ci-dessous donne une idée de la composition normale de l'urine, chez un homme du poids moyen de 66 kilogrammes. Les données en sont rapportées au litre, à l'excrétion quotidienne des vingt-quatre heures et au kilogramme de poids vivant. L'analyse ne relate que les composés les plus importants.

	Homme de 66 kilogr.	Par litre.	Par kilogr. de poids vivant.
Eau	1500 gr.	952^{gr},0	23^{gr},000
Résidu fixe	72,00	48,0	1,100
Urée	33,18	22,10	0,500
Acide urique	0,55	0,36	0.008
— hippurique	0,40	0,26	0,006
Corps puriques	0,005	0,003	»
Créatinine	0,94	0,60	0,014
Acide oxalique	0,025	0,017	»
Pigments divers et autres matières organiques	10,00	6,66	»
Acide glycéro-phosphorique	0,015	0,010	»
Acide phosphorique	3,16	2,40	0,048
— sulfurique	2,01	1,36	0,030
Chlore	7,0-8,0	4,66-5,33	0,126
Ammoniaque	0,77	0,51	
Potassium	2,50	1,66	
Sodium	11,09	7,39	
Calcium	0,26	0,17	
Magnésium	0,21	0,14	

On doit à MAILLARD des recherches intéressantes sur l'élimination de l'azote urinaire chez de jeunes sujets vivants d'une existence normale et soumis à un régime alimentaire mixte. C'étaient dix soldats venus à l'École militaire de gymnastique et d'escrime de Joinville-le-Pont pour y accomplir un stage d'instruction de trois mois. De ses nombreuses déterminations, l'auteur a déduit les moyennes suivantes rapportées au litre :

Volume......................................	1810 cc.
	Gr.
Acidité en hydrogène........................	0,045
Ammoniaque.................................	1,11
Urée......................................	27,64
Acide urique...............................	0,68
Purines basiques (en xanthine)..............	0,10
Azote total................................	15,87
Azote ammoniacal...........................	0,91
— de l'urée............................	12,90
— purique (noyau)......................	0,262
— de l'acide urique....................	0,227
— des bases puriques (noyau)...........	0,035
— silicotungstique.....................	0,090
Part de NH³ p. 100 de N total...............	5,73
— de l'urée p. 100 de N total..........	81,29
— des purines p. 100 de N total........	1,65
— de l'acide urique p. 100 de N total..	1,43
— des purines basiques p. 100 de N total...	0,22
— des silicotungstates p. 100 de N total...	0,57
Fractions déterminées p. 100 de N total.....	88,85
Fractions indéterminées p. 100 de N total...	11,15
Anhydride phosphorique P²O⁵................	2,19
Phosphore des phosphates...................	0,96
Rapport atomique P : N = 1 : 37,9.	

L'azote silicotungstique est celui des bases alcaloïdiques de l'urine précipitables par l'acide silicotungstique.

LAMBLING et ses collaborateurs avaient déjà publié des résultats semblables.

L'urine de la femme est moins chargée en matériaux solides que celle de l'homme, ainsi que le montre ce tableau comparatif d'YVON et BERLIOZ :

	Homme.	Femme.
Volume par jour........	1 360 cc.	1 100 cc.
Poids spécifique........	1 022 —	1 021 —
Urée...................	26ᵍʳ,50 par jour.	20ᵍʳ,50 par jour.
Acide urique...........	0,60 —	0,57 —
Acide phosphorique.....	3,20 —	2,60 —

Pour être complet, joignons encore à la liste des principes

immédiats de l'urine, mais à l'état de traces, de l'eau oxygénée, des nitrites, des sels de cuivre et de manganèse, enfin $0^{mgr},5$ de fer.

5° Altération des urines.

— Complètement soustraite à l'action de tout germe vivant, l'urine se conserve indéfiniment, ainsi que l'ont établi les expériences mémorables de PASTEUR. A l'air libre, elle se conserve à peu près intacte un à deux jours en été, trois à quatre jours en hiver, puis s'altère rapidement. L'acidité diminue et fait place à l'alcalinité ; l'urine exhale une odeur ammoniacale marquée, elle fait effervescence avec les acides et bleuit le tournesol : c'est la fermentation ammoniacale. Elle se traduit par une simple hydratation de l'urée, qui se transforme en carbonate d'ammoniaque :

$$CO.(NH^2)^2 + 2H^2O = CO^3.(NH^4)^2$$

Urée.   Carbonate
                            d'ammoniaque.

Un grand nombre de microbes très répandus dans l'atmosphère sont les agents de cette fermentation (PASTEUR, VAN TIEGHEM, MIQUEL, LEUBE) : ce sont le *Micrococcus ureæ*, le *Bacterium ureæ* et beaucoup d'autres espèces. Ces ferments agissent par l'intermédiaire d'une diastase que l'alcool précipite de ses solutions aqueuses et qui, en l'absence des microbes, transforme si complètement l'urée en carbonate d'ammoniaque qu'on a pu utiliser cette diastase pour le dosage de l'urée (MUSCULUS, MIQUEL). La fermentation ammoniacale

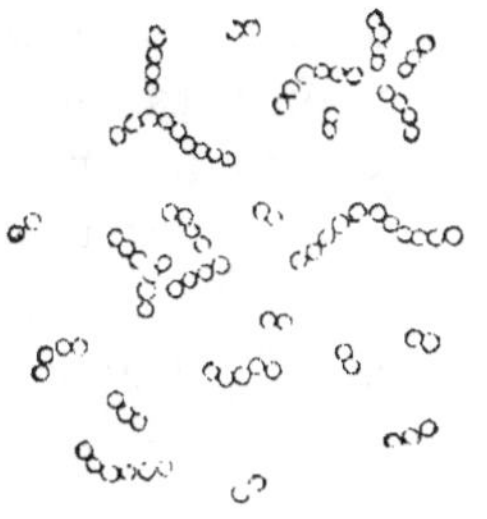

Fig. 76.

Micrococcus ureæ.

entraîne des modifications secondaires : les carbonates et phosphates terreux se précipitent ; on voit se déposer, à l'état cristallin, de l'urate ammonique, du phosphate ammoniaco-magnésien ; les sédiments augmentent.

Il arrive quelquefois que l'urine, immédiatement après son

émission, présente tous les caractères des urines précédentes :
elle est alcaline, fait effervescence avec les acides, exhale
l'odeur d'ammoniaque : c'est que la fermentation ammoniacale a eu lieu dans la vessie (ammoniurie).

Au lieu de s'alcaliniser, les urines riches en glucose s'acidi-
fient parfois ; cette acidification est due à la fermentation
lactique du sucre.

6° Conservation des urines. — Afin de soustraire les urines
à toute cause d'altération, quand on veut les soumettre ultérieurement à une analyse qu'on ne peut faire tout de suite, on
peut avoir recours à la stérilisation à 120° ; mais il est plus
simple, comme le recommande Huguet, d'additionner les
urines de vingt-quatre heures de 2 centimètres cubes d'une solution au dixième de cyanure mercurique. On peut aussi employer 2 centimètres cubes de l'une des solutions suivantes : 5
grammes d'iodure mercurique et 10 grammes d'iodure de potassium pour 100 centimètres cubes d'eau, ou encore : 10 grammes
de sublimé et 1 gramme de chlorure de sodium pour 100 centimètres cubes d'eau. L'addition à l'urine de ces solutions ne
modifie pas sensiblement les résultats analytiques et assure
une conservation parfaite pendant plusieurs semaines.

Néanmoins, la présence de l'iode ou du mercure gêne quelque peu le dosage de l'acide urique par les sels d'argent et la détermination de l'azote par la méthode de Kjehldal. De plus
l'urine additionnée de cyanure mercurique réduit un peu la
liqueur de Fehling : il en est de même de l'urine additionnée de
chloroforme.

Il arrive parfois que la conservation d'un grand volume
d'urine est impossible, même après addition de cyanure de
mercure à doses plus élevées que celles qui ont été indiquées,
surtout s'il s'agit d'urine très chargée de sucre. L'urine fermente et se recouvre d'un voile épais de moisissures, malgré la
présence du composé mercuriel. Dans ce cas, on n'a d'autre
ressource que la stérilisation par la chaleur.

7° Toxicité urinaire. — L'urine physiologique est toxique, et sa toxicité varie, comme l'a montré BOUCHARD, suivant qu'il s'agit de l'urine de la veille ou de celle du sommeil : celle-ci est convulsivante, celle-là narcotique. Peut-être faut-il voir dans cette différence d'action physiologique une des causes de la succession régulière des périodes de veille et de sommeil, l'urine de la nuit provoquant le réveil, les déchets fabriqués pendant le jour ayant, au contraire, des propriétés narcotiques.

Mesurée en bloc, la toxicité urinaire est telle qu'un adulte élimine par vingt-quatre heures, pour un kilogramme de son propre poids, une quantité de poison suffisante pour tuer 465 grammes de cobaye. Une bonne partie de cette toxicité revient aux sels de potasse.

Dans les états pathologiques, la toxicité urinaire subit des variations qualitatives et quantitatives qui ont été étudiées surtout par BOUCHARD et ses élèves. Nous n'avons pas à nous en occuper ici.

CHAPITRE II

COMPOSÉS AZOTÉS DE L'URINE

Nous aborderons l'étude des éléments normaux de l'urine en commençant par le plus important, l'urée.

§ 1. — URÉE

L'urée a été découverte, en 1773, par Rouelle le jeune, qui l'a préparée à l'état impur. C'est Fourcroy et Vauquelin qui, en 1799, l'ont obtenue pure.

L'urée n'existe pas seulement dans l'urine, mais encore dans presque tous les organes et probablement dans tous les liquides de l'économie : c'est ainsi qu'on l'a trouvée dans le foie, la rate, les reins, les muscles, le cerveau, le sang, la lymphe, le chyle, la sueur, le lait, le liquide amniotique, etc.

Chez les oiseaux, l'élimination urinaire de l'azote a lieu surtout sous forme d'acide urique : l'urine des oiseaux granivores ne contient pas d'urée ; celle des oiseaux carnivores en contient très peu. Chez tous les mammifères, y compris la chauve-souris, les quatre cinquièmes de l'azote total sont éliminés à l'état d'urée.

1° Extraction. — On extrait l'urée de l'urine, en évaporant à consistance sirupeuse et ajoutant de l'acide nitrique exempt de composés nitreux ; le nitrate d'urée, peu soluble, cristallise ; on le dissout dans l'eau bouillante, et, après décoloration par le noir animal, on décompose la liqueur par le carbonate de baryte. Le mélange, évaporé à sec, abandonne à l'alcool bouillant l'urée pure.

L'urine de vingt-quatre heures peut fournir de 25 à 30 grammes d'urée.

2° Modes de production. — L'urée prend naissance par transformation intramoléculaire de l'isocyanate ammonique (WÖHLER) :

$$CON.NH^4 = CO.(NH^2)^2$$
Isocyan. amm.   Urée.

Cette synthèse, due à WÖHLER, date de 1828. Elle a une importance historique de premier ordre : c'était la première fois que les chimistes préparaient de toutes pièces un principe organique fabriqué à même les tissus par les êtres vivants.

Depuis lors, la synthèse de l'urée a été faite par d'autres procédés.

L'urée se forme encore par l'action des alcalis sur les guanidines (créatine, arginine) et sur l'allantoïne. On la rencontre parmi les produits d'oxydation des uréides en général, de l'acide urique, de certaines purines, etc.

$$C^4H^9N^3O^2 + H^2O = CO.(NH^2)^2 + C^3H^7NO^2$$
Créatine.   Urée.   Sarcosine.

$$C^5H^4N^4O^3 + O + H^2O = C^4H^2N^2O^4 + CO.(NH^2)^2$$
Acide urique.   Alloxane.   Urée.

Enfin, il faut citer comme un mode de production important de l'urée l'oxydation *in vitro* des matières albuminoïdes par divers oxydants, tels que permanganates, persulfates, etc. (BÉCHAMP, HUGOUNENQ).

Ces mêmes oxydants fournissent de l'urée aux dépens d'un grand nombre de composés organiques azotés (acides aminés) et même aux dépens de composés ternaires (alcools, acétone, acides), pourvu que l'oxydation se poursuive en présence de l'ammoniaque (HOFMEISTER, JOLLES). Ce qu'il faut retenir, c'est que l'urée est un produit de destruction pour beaucoup de corps quaternaires et même pour des substances non azotées, pourvu que, dans ce dernier cas, la réaction s'opère en présence d'ammoniaque. Mais ces expériences ne prouvent nullement que la formation de l'urée, *in vivo*, soit uniquement le résultat d'un procès d'oxydation.

3° Propriétés physiques. — L'urée ou carbodiamide, $CO.(NH^2)^2$, est en prismes quadratiques allongés, incolores, fusibles à 132°, volatils dans le vide, très solubles dans l'eau

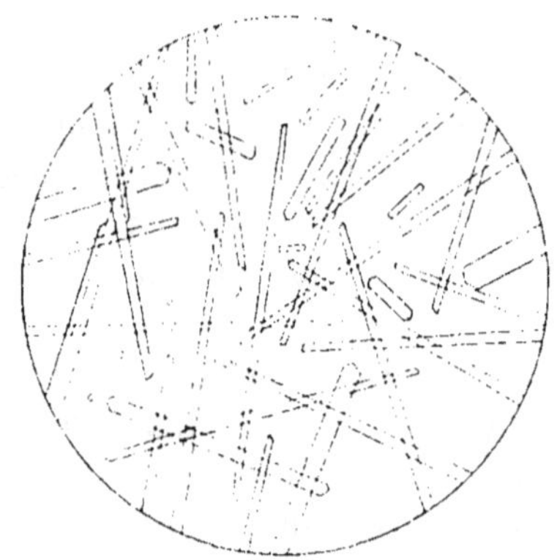

Fig. 77.
Urée.

(100 p. 100 à froid), solubles dans l'alcool (20 p. 100), à peu près insolubles dans l'éther, complètement insolubles dans la benzine et le chloroforme.

4° Propriétés chimiques. — L'urée, étant la diamide de l'acide carbonique, fixe aisément de l'eau pour donner du carbonate d'ammoniaque :

$$CO.(NH^2)^2 + 2\,H^2O = CO^3.(NH^4)^2$$

Urée.   Carbonate
d'ammoniaque.

Cette transformation s'effectue par l'action de l'eau, au delà de 140°, par l'ébullition avec les acides ou les alcalis, sous l'influence de plusieurs bactéries et de leurs diastases.

L'acide azoteux détruit l'urée, avec production d'azote, d'anhydride carbonique et d'eau :

$$CO.(NH^2)^2 + Az^2O^3 = CO^2 + 4\,N + 2\,H^2O$$

Il en est de même de l'hypobromite de soude :

$$CO.(NH^2)^2 + 3\,NaBrO = 3\,NaBr + CO^2 + 2\,N + 2\,H^2O$$

L'urée se combine avec un grand nombre d'acides minéraux

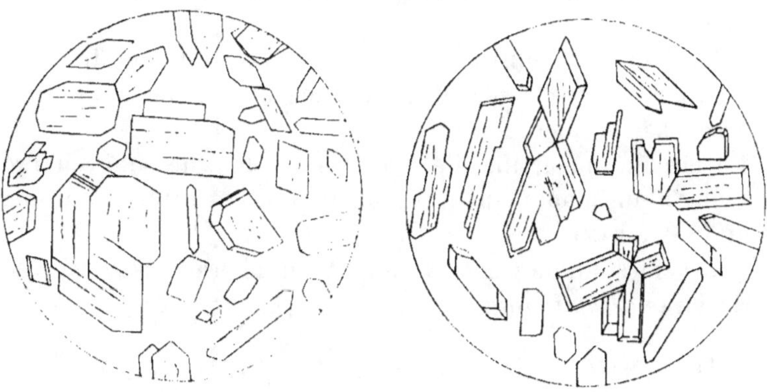

<table>
<tr><td>Fig. 78.
Nitrate d'urée.</td><td>Fig. 79.
Oxalate d'urée.</td></tr>
</table>

ou organiques pour former de véritables sels ; le nitrate et l'oxalate, peu solubles et bien cristallisés, sont utilisés pour la recherche de petites quantités d'urée. Plusieurs bases et divers sels, tels que le nitrate mercurique, s'unissent aussi à l'urée. On connaît des composés où le copule $(NO^3)^2Hg + CO.(NH^2)^2$ a fixé diverses proportions d'oxyde mercurique HgO.

Si on traite un cristal d'urée par 2 centimètres cubes d'une solution aqueuse concentrée et fraîche de furfurol, puis qu'on ajoute V à VI gouttes d'acide chlorhydrique, on voit se produire, après quelques instants, une coloration violette : c'est la réaction de Schiff.

5° Formation de l'urée. — L'urée provient de la destruction

dans l'organisme des protéiques de l'alimentation et des tissus ;
car, à l'état physiologique, l'azote de l'urée correspond normalement à l'azote alimentaire, c'est-à-dire qu'il y a parallélisme entre l'excrétion uréique et la quantité d'azote ingérée.

Quand on augmente la proportion des albumines dans la
ration, l'urée s'élève dans l'urine ; elle baisse, si les albumines
diminuent. Or, comme les albumines, qu'elles proviennent de
l'alimentation ou des tissus, qu'elles soient d'origine exogène
ou endogène, se dégradent par hydrolyse en donnant des
acides aminés, ceux-ci doivent dans l'organisme se transformer
en urée.

Effectivement, Schultzen et Nencki ont montré que
l'ingestion de glycocolle et de leucine augmente la quantité
d'urée, chez le chien.

La circulation artificielle à travers le foie de sang chargé
d'acides aminés augmente la quantité d'urée contenue dans ce
sang (Salaskin).

Les acides aminés interviennent en libérant leur groupe
NH^2, en *se désaminant* :

$$CH^2.NH^2 - COOH + H^2 = NH^3 + CH^3 - COOH$$
Glycocolle.   Ac. acétique.

$$COOH - CH.NH^2 - CH^2 - COOH + H^2 = NH^3$$
Acide glutamique.

$$+ COOH - CH^2 - CH^2 - COOH$$
Acide succinique.

ou bien, au lieu de faire intervenir l'action de l'hydrogène (réduction), on peut invoquer une hydratation :

$$CH^3 - CH.NH^2 - COOH + H^2O = NH^3$$
Alanine.

$$+ CH^3 - CH.OH - COOH$$
Acide lactique.

Des réactions de cet ordre s'accomplissent constamment au

cours des putréfactions par l'action réductrice des bactéries ou quand on met au contact, à l'étuve, des amino-acides ou des purines avec des tissus et des extraits d'organes. D'autre part, après injection sous-cutanée d'alanine, le lapin élimine par le rein de l'acide lactique.

Comme on l'a vu plus haut (p. 195), la désamination s'effectuerait, d'après BLUM, FLATOW, FRIEDMANN, NEUBAUER, suivant un mécanisme un peu différent :

L'acide aminé $R - CH.NH^2 - COOH$ donnerait par oxydation :

$$\begin{array}{c} R \\ | \quad \diagup OH \\ C \diagdown \\ | \quad \diagdown NH^2 \\ COOH \end{array}$$

lequel, par perte de NH^3, se transformerait en acide acétonique :

$$\begin{array}{c} R \\ \\ CO \\ | \\ COOH \end{array}$$

Celui-ci, toujours par oxydation, perdrait CO à l'état de CO^2 et donnerait d'abord un acide gras $R - COOH$, puis, par combustion totale, sous l'action de l'oxygène : $CO^2 + H^2O$.

Le désamination est, de toutes façons, un procès général qui détache NH^2 des amino-acides et transforme ces derniers en acides ternaires, lesquels, ultérieurement, brûlent à leur tour, en donnant CO^2 et HO^2. Quant à l'ammoniaque libérée, c'est elle qui est la source de l'urée. En effet, l'ingestion des sels ammoniacaux augmente la quantité d'urée (VON KNIERIM), et le sang, chargé de carbonate ou de formiate d'ammoniaque, circulant à travers le foie, se charge d'urée (VON SCHRÖDER).

Pour donner de l'urée, l'ammoniaque, provenant de la désagrégation par hydrolyse des amino-acides, doit s'unir à l'acide carbonique qui abonde partout dans l'économie. Cette réaction paraît se faire en deux phases :

26.

1º Une molécule d'acide carbonique et une molécule d'ammoniaque s'unissent pour donner l'acide *carbamique* :

$$CO_2 + NH_3 = CO \diagdown^{NH_2}_{OH}$$

Acide carbamique.

Aussitôt formé, l'acide carbamique fixe une seconde molécule d'ammoniaque et donne un sel ammoniacal, le *carbamate ammonique* :

$$CO \diagdown^{NH_2}_{OH} + NH_3 = CO \diagdown^{NH_2}_{ONH_4}$$

Carbamate
d'ammoniaque.

Le carbamate d'ammoniaque existe constamment dans le sang (Drechsel, Nencki). Chez les animaux dont le foie a été isolé de la circulation par l'opération de la fistule d'Eck et par la ligature de l'artère hépatique, le carbamate d'ammoniaque augmente et les animaux présentent des symptômes toxiques (convulsions, analgésie, cécité) qu'on peut reproduire en faisant ingérer à des chiens du carbamate de sodium.

2º Dans une seconde phase de l'uréopoïèse, le carbamate ammonique perd de l'eau et se transforme en urée :

$$CO \diagdown^{NH_2}_{ONH_4} - H_2O = CO \diagdown^{NH_2}_{NH_2}$$

Carbamate   Urée.
d'ammoniaque.

C'est surtout dans le foie que se produisent les réactions qui aboutissent à la production de l'urée.

Nous avons vu qu'en faisant circuler à travers le foie du sang chargé d'acides aminés ou de sels ammoniacaux, on constatait la formation d'une certaine quantité d'urée.

Nencki, Pawlow et Zaleski ont montré que le sang venu

de l'intestin par la veine porte contient plus d'ammoniaque que
le sang sus-hépatique ; de l'ammoniaque a été fixée par le foie,
et lorsque le foie, isolé de la circulation comme dans l'expérience citée plus haut, ne peut plus arrêter au passage cette
ammoniaque, des phénomènes toxiques graves apparaissent,
consécutifs à l'ammoniémie. Ces auteurs évaluent à $0^{gr},47$ par
heure la quantité d'ammoniaque retenue par le foie, ce qui
correspond à $0^{gr},83$ d'urée, soit $19^{gr},82$ par jour. Du reste,
RICHET et CHASSEVANT ont trouvé dans le foie une diastase qui
produit de l'urée ou une substance voisine.

Ainsi se trouve démontré par tous ces faits concordants le
rôle du foie dans l'uréopoïèse : le foie n'est sans doute pas le
siège unique de la production de l'urée, mais il en est le foyer
principal, et cette activité spéciale se rattache à sa fonction
antitoxique : le foie fait de l'urée, corps inerte, pour protéger
l'organisme contre l'intoxication ammoniacale.

En résumé, on peut schématiser ainsi la production de l'urée

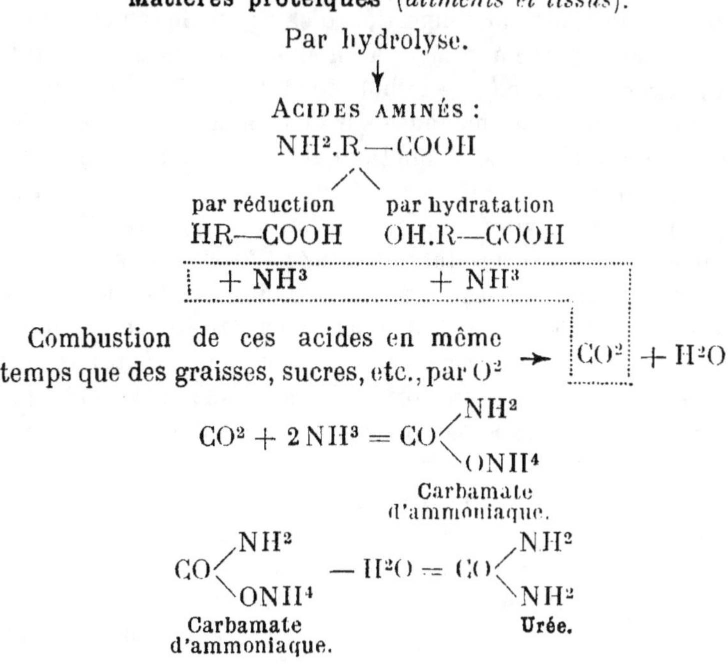

Pour compléter ce schéma, il faudrait faire une place à part à l'arginine, produit constant de l'hydrolyse des protéiques, qui contient, en sa qualité de guanidine, le groupement $NH=C-NH^2$ transformable directement en urée $NH^2-CO-NH^2$ par hydrolyse. Comme nous l'avons vu (p. 141), une diastase intestinale, l'arginase, qu'on a retrouvée d'ailleurs dans le foie et dans d'autres organes, effectue cette transformation et contribue ainsi à l'uréopoïèse.

6° Variations de l'excrétion uréique. — A l'état physiologique, l'excrétion de l'urée est avant tout sous la dépendance d'un facteur prépondérant, l'alimentation : celle-ci est-elle riche en albumines, l'urine est très chargée d'urée ; elle contient moins d'urée, dans le cas contraire. En moyenne, l'urée représente les 82/100 de l'azote total, de 0,789 à 0,835, d'après LAMBLING, DONZÉ et BOUCHEZ.

En outre, la sécrétion uréique est sous la dépendance d'un autre facteur, l'activité des glandes du tube digestif : si on excite ces glandes par l'ingestion d'eau pure, le taux de l'urée s'élève. Si on donne à manger à un chien porteur d'une fistule œsophagienne et bien que le bol alimentaire s'échappe entièrement par la fistule ménagée sur la face latérale du cou, les glandes du tube digestif fonctionnent activement, comme s'il s'agissait d'une alimentation effective, ainsi que l'a montré PAWLOW : à l'activité des glandes (estomac, pancréas) correspond aussitôt une surproduction d'urée (RJASANTZEFF). Inversement, si, par une fistule gastrique, on introduit du lait ou de la viande dans l'estomac d'un chien, sans attirer l'attention de l'animal, l'estomac ne sécrète pas et l'urée n'augmente pas dans l'urine. A égale teneur en azote, le pain donne plus d'urée que la viande, parce que le pain provoque plus que la viande la sécrétion gastrique (KHIGINE).

Par le jeûne absolu, l'urée diminue peu à peu, mais ne disparaît jamais complètement de l'urine, qui en contient, au minimum, de 5 à 6 grammes par jour. Cette urée endogène provient de la destruction des tissus, au cours de l'inanition.

Chez la femme, l'urée est plus abondante par rapport au poids du corps avant qu'après l'établissement de la menstruation. Pendant les périodes menstruelles, l'urée diminue (MARRO).

Le travail musculaire est sans action sur l'élimination de l'urée.

L'urée diminue au cours des affections du foie (cirrhose, stéatose post-toxique du phosphore, atrophie jaune aiguë) ; mais ce n'est pas, comme on l'a cru longtemps, par suite d'une insuffisance fonctionnelle de l'organe. Ces maladies s'accompagnent d'une production exagérée d'acides et l'organisme se défend contre cette acidose en augmentant aux dépens de l'urée la production de l'ammoniaque, pour saturer l'excès d'acide. Tandis qu'à l'état normal l'urée représente 82 et l'ammoniaque moins des 6 p. 100 de l'azote total, WEINTRAUB et DEHON ont vu ces chiffres s'abaisser à 71 et même à 52 pour l'urée, dans des cas d'atrophie jaune aiguë, alors que le rapport pour l'ammoniaque s'élevait respectivement à 18 et 37. Ajoutons que cette diminution de l'urée n'est pas constante et que des lésions étendues du foie sont compatibles avec une excrétion uréique normale. De plus, chez les malades qui présentent cet abaissement du coefficient uréogène, on peut faire remonter l'excrétion uréique par l'ingestion de bicarbonate de soude qui sature les acides.

L'urée diminue également chez les leucémiques : une fraction notable de l'azote est rejetée sous forme d'acide urique (jusqu'à 10 p. 100, dans certains cas) : l'organisme est obligé de maintenir l'alcalinité du milieu intérieur par une hyperproduction compensatrice d'ammoniaque.

7° Dosage de l'urée. — Les procédés sont très nombreux : ils répondent tantôt aux nécessités de la clinique, tantôt aux exigences de la recherche scientifique.

A. PROCÉDÉS CLINIQUES. — Ils sont fondés sur la destruction de l'urée par l'hyprobromite de soude, avec formation d'acide carbonique, absorbé par l'excédent de soude du réactif, et d'azote qui se dégage ; le volume de ce dernier permet de déterminer la quantité d'urée.

$$CO.(NH^2)^2 + 3\,BrONa + 2\,NaOH = CO^3Na^2$$
$$+ 3\,NaBr + 3\,H^2O + N^2$$

On se sert d'une solution d'hypobromite pour laquelle beaucoup de formules ont été indiquées ; en voici une qui donne un réactif se conservant assez longtemps sans altération. A 120 grammes de lessive de soude à 1°,36 Beaumé, on ajoute 70 centimètres cubes d'eau bouillie, puis 10 centimètres cubes de brome. Bien que ce réactif se conserve mieux que d'autres, il est bon toutefois de renouveler la liqueur fréquemment, au moins toutes les semaines.

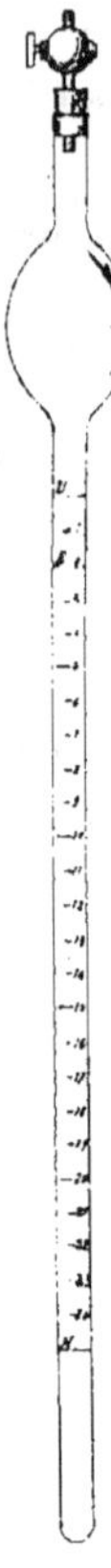

Plusieurs appareils ont été imaginés. Voici le dispositif d'un des plus usités.

Appareil de Dannecy. — Cet appareil est un tube gradué muni d'un renflement mélangeur et fermé par un bouchon de caoutchouc que traverse un tube à robinet. Sur l'appareil, on a gravé trois traits : H, E et U. On verse de l'hypobromite jusqu'en H, de l'eau jusqu'en E, puis 2 centimètres cubes d'urine qui viennent affleurer au trait U ; il faut éviter avec le plus grand soin, tant que le tube n'est pas fermé, de mélanger les trois couches liquides superposées. On place le bouchon, le robinet étant ouvert, puis on ferme ce dernier et on agite *doucement* pour bien mélanger. Après quelques minutes, on renverse le tube, le bouchon en bas, et on ouvre le robinet ; le liquide comprimé par l'azote s'échappe avec force ; quand il a cessé de couler, on redresse l'appareil, l'ouverture en haut, et on regarde à quelle division s'arrête la colonne de liquide. Le chiffre obtenu indique le volume de gaz en dixièmes de centimètre cube ; en multipliant les centimètres cubes et dixièmes de centimètre cube par 1,35, on obtient, en grammes, le poids d'urée par litre.

Fig. 80.

Appareil de DANNECY.

Cette méthode présénte des causes d'erreur. L'hypobromite ne décompose que 90 p. 100 environ de l'urée, le reste se transformant en acide isocyanique ; en outre, l'acide urique, la créatinine et peut-être d'autres corps sont décomposés par l'hypobromite. Ces deux causes d'erreur sont bien de sens opposés, mais ne se compensent pas rigoureusement. Les résultats ne sont pas précis ; ils sont cependant comparables et suffisent la plupart du temps aux déterminations cliniques.

O. Monod et Morel ont perfectionné la méthode primitive de Schöndorff. Ils défèquent l'urine à l'acide phosphotungstique pour éliminer presque tous les matériaux azotés autres que l'urée, transforment l'urée en ammoniaque par chauffage prolongé au contact de l'acide phosphorique et titrent l'ammoniaque formée en la dégageant à l'ébullition par un excès de soude, pour la recevoir dans un volume connu d'acide titré. Voici quelques indications sur la technique préconisée par les auteurs du procédé :

Verser 5 centimètres cubes d'urine filtrée dans un petit tube à centrifugation ; y ajouter, goutte à goutte, 5 centimètres cubes de réactif phosphotungstique :

Acide phosphotungstique................	9 grammes.
— sulfurique concentré...............	7 —
Eau..........................	Q. S. p. 100 cent. cubes.

Centrifuger, décanter le liquide dans un ballon de 500 centimètres cubes en verre d'Iéna. Délayer le résidu, à l'aide d'un fil de platine, dans 5 centimètres cubes de réactif. Centrifuger et joindre le liquide clair au liquide de la première centrifugation. On ajoute aux liquides recueillis et mélangés 50 centimètres cubes d'eau et on alcalinise, en présence de II ou III gouttes de phtaléine, par de la lessive de soude à 30 p. 100, ajoutée goutte à goutte avec précaution. On verse ensuite 20 centimètres cubes d'acide phosphorique sirupeux. On chauffe à l'étuve à 150° pendant six heures au moins.

Après refroidissement, verser 100 centimètres cubes d'eau, saturer rapidement par un excès de soude en présence de phtaléine ou de tournesol; ajouter un fragment de grenaille de zinc et distiller dans l'appareil SCHLŒSING-AUBIN pendant une demi-heure. Recevoir les vapeurs dans 20 centimètres cubes de SO^4H^2 décinormal et, à la fin de l'opération, titrer à la soude décinormale l'acide en excès en présence de tournesol ou d'orangé III. Soit n le nombre de centimètres

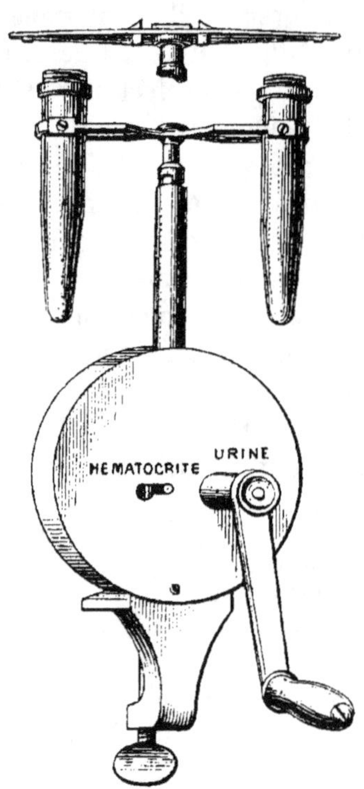

Fig. 81.

Appareil à centrifuger.

cubes de NaOH $n/10$ employés ; $(20 - n) \times 29,96$ donnera le poids en milligrammes de l'urée de 5 centimètres cubes d'urine. Il suffira de multiplier par 200 pour avoir la proportion rapportée au litre.

Si l'urine a une densité supérieure à 1020, on la dilue avec de l'eau distillée. Si l'urine était ammoniacale, il faudrait, pour la déféquer, substituer le sous-acétate de plomb à l'acide phoshotungstique.

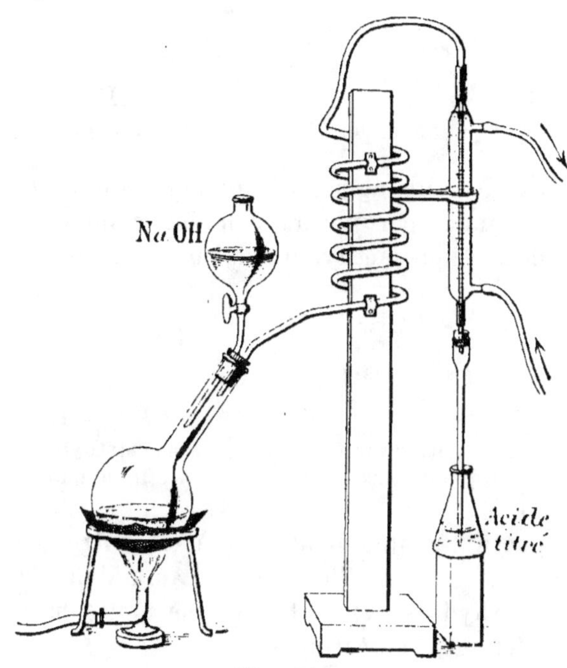

Fig. 82.

Appareil de Schloesing-Aubin.

Par ce procédé, quel que soit le déféquant employé, on titre l'acide hippurique en même temps que l'urée.

§ 2. — Créatinine

L'urine contient, en moyenne $0^{gr},5$ à $1^{gr},5$ par litre d'un corps azoté, basique, en prismes blancs, solubles dans l'eau, peu solubles dans l'alcool : c'est la créatinine $C^4H^7N^3O$.

1º Généralités. — Cette base est un dérivé de l'acide cyanique ; les formules suivantes permettent de s'en rendre compte :

$$CN.OH \qquad CN.ONH^4 \qquad CN.NH^2, ou\ C\diagup \!\!\!\!\!\overset{NH^2}{\underset{N}{}}$$

Acide cyanique.   Cyanate ammonique.   Cyanamide.

La cyanamide, en se combinant avec l'ammoniaque NH^3, donne la guanidine :

$$C{<}^{NH^2}_{N} \quad + NH^3 = C{<}^{NH^2}_{NH^2}{=}NH$$

Cyanamide.   Guanidine.

Si, au lieu de faire agir l'ammoniaque ordinaire NH^3, on traite la cyanamide par une ammoniaque composée, la *sarcosine* ou acide acétique méthyl-aminé, on aura :

$$C{<}^{NH^2}_{N} \quad + \quad {}^{CH^3.NH.CH^2}_{CO^2H} \quad = \quad C{<}^{NH^2}_{N(CH^3)-CH^2-CO^2H}{=}NH$$

Cyanamide.   Ac. méthyl-amino-   Acide méthyl-guanidine
acétique ou sarcosine.   acétique, ou **créatine**.

L'acide méthyl-guanidine-acétique n'est autre que la créatine des muscles, qui, d'ailleurs, existe aussi dans l'urine. Les agents de déshydratation enlèvent une molécule d'eau à la créatine et donnent la créatinine :

$$NH = C{<}^{NH^2}_{N(CH^3)-CH^2}{\underset{CH^2}{\overset{COOH}{|}}} \quad - H^2O =$$

Créatine.

$$NH = C{<}^{NH - CO}_{N(CH^3)-CH^2}{\underset{CH^2}{\overset{CO}{|}}}$$

Créatinine.

Cette déshydratation peut avoir lieu sous l'influence d'une diastase que Gérard a trouvée dans le rein.

2° Propriétés physiques et chimiques. — La créatinine est un corps bien cristallisé, soluble dans l'eau, surtout à chaud, se combinant avec les acides et avec certains chlorures métalliques (or, platine, mercure, zinc, cadmium).

En s'hydratant, la créatinine régénère la créatine. Par l'action prolongée des bases, elle se dédouble en urée et sarcosine :

$$C^4H^7N^3O + 2\,H^2O = C^3H^7NO^2 + CO.(NH^2)^2$$

Créatinine.   Sarcosine.   Urée.

La créatinine réduit la liqueur de Fehling. Elle donne avec le nitroprussiate de soude et la soude une teinte rouge que l'acide acétique, à chaud, fait virer au vert (WEYL). On obtient également avec l'acide picrique et la soude une coloration rouge qui vire lentement au jaune. Enfin, la créatinine donne avec le chlorure de zinc une combinaison double $(C^4H^7N^3O)^2$, $ZnCl^2$ en aiguilles blanches, à peu près insolubles dans l'alcool.

3° Origine. — Autrefois, on considérait la créatinine comme un produit de la dégradation intra-organique des pro-

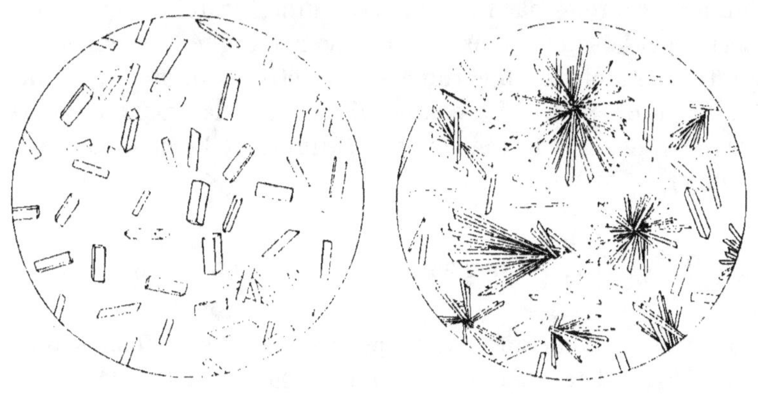

Fig. 83.   Fig. 84.

Créatinine.   Chlorure de zinc et de créatinine.

téiques alimentaires et, plus spécialement, de la chair musculaire. On sait aujourd'hui qu'il n'en est rien ; la créatinine est, au contraire, un produit de désassimilation endogène provenant de l'usure de nos tissus. Le jeûne, loin d'abaisser le taux de l'élimination créatinique, l'augmente plutôt ; toutes les causes qui augmentent l'activité fonctionnelle des organes exagèrent aussi la formation de créatine et, par conséquent, l'élimination de la créatinine. C'est probablement à cette usure générale des tissus, à ce surmenage de l'organisme tout entier plutôt qu'au travail musculaire spécialement, qu'il faut attribuer la teneur élevée de la chair en créatine, chez les animaux forcés à la chasse, suivant une observation restée classique de LIEBIG.

On a noté, chez des typhiques, pendant la période préagonique, une véritable décharge de créatinine par le rein. Cette élimination s'accompagne d'une sensation d'euphorie.

4° Dosage. — A 100 centimètres cubes d'urine, ajouter 0^{gr},24 d'acide picrique et 1 centimètre cube de soude à 5 p. 100. On mélange par agitation et examine parallèlement au colorimètre l'urine ainsi traitée et une solution de bichromate de potasse à 25^{gr},54 par litre, dont la teinte correspond à une solution à 2 grammes par litre de créatinine traitée par l'acide picrique et la soude, dans les conditions indiquées ci-dessus. La solution étalon de bichromate doit être examinée sous une épaisseur de 8^{mm},1. La comparaison entre les deux liqueurs permet d'évaluer la teneur en créatinine de l'urine examinée (FOLIN).

§ 3. — CORPS PURIQUES ET ACIDE URIQUE

Le groupe important des corps puriques, dont l'acide urique fait partie, est formé par les dérivés de la purine $C^5H^4N^4$.

$$
\begin{array}{ccccc}
_1N & = & _6CH & & \\
| & & | & & \\
_2CH & & _5C & - & _7NH \\
|| & & || & & \diagdown \\
& & & & {}_8CH \\
_3N & - & _4C & - & _9N \diagup
\end{array}
$$

En numérotant les atomes de carbone et d'azote comme l'indique la formule précédente, on peut représenter avec précision la configuration des corps puriques. Les principaux d'entre eux sont les suivants :

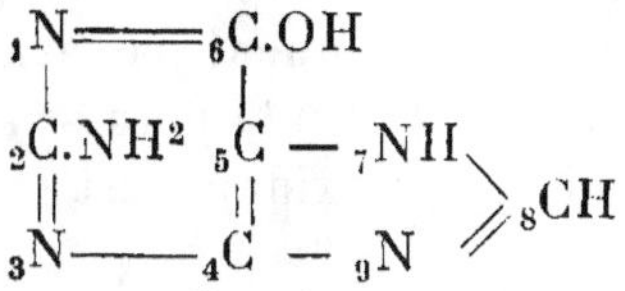

$$
\begin{array}{l}
_1N \!=\!\!=\!_6C.OH \\
\;|\qquad\quad| \\
_2C.NH^2 \;\; _5C \!-\!_7NH \\
\;\|\qquad\;\;\| \qquad\qquad \big\rangle_8CH \\
_3N \!-\!\!-\!_4C \!-\!_9N
\end{array}
\qquad
\begin{array}{l}
_1N \!=\!\!=\!_6C.NH^2 \\
\;|\qquad\quad| \\
_2CH \;\; _5C \!-\!_7NH \\
\;\|\qquad\;\;\| \qquad\qquad \big\rangle_8CH \\
_3N \!-\!\!-\!_4C \!-\!_9N
\end{array}
$$

Guanine,
2-amino-6-oxypurine
$C^5H^5N^5O$

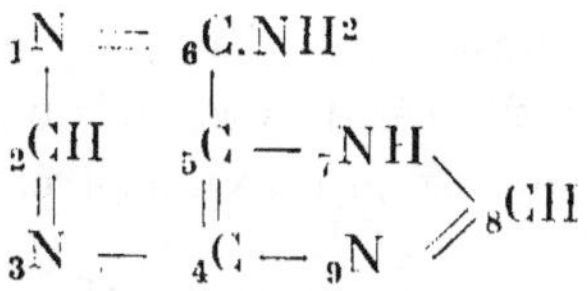

Adénine,
6-amino-purine
$C^5H^5N^5$

Ces deux premiers composés sont des amino-purines. Les suivants appartiennent au groupe des oxypurines :

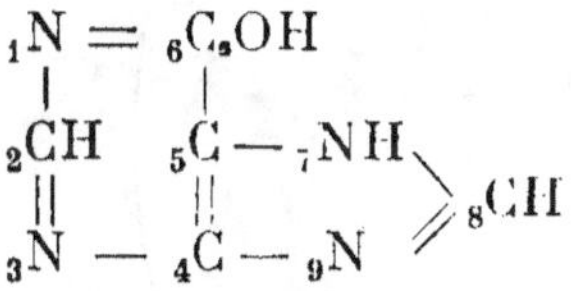

$$
\begin{array}{l}
_1N \!=\!_6C.OH \\
\;|\qquad\quad| \\
_2CH \;\; _5C \!-\!_7NH \\
\;\|\qquad\;\;\| \qquad\qquad \big\rangle_8CH \\
_3N \!-\!_4C \!-\!_9N
\end{array}
\qquad
\begin{array}{l}
_1N \!=\!\!=\!_6C.OH \\
\;|\qquad\quad| \\
_2C.OH \;\; _5C \!-\!_7NH \\
\;\|\qquad\;\;\| \qquad\qquad \big\rangle_8CH \\
_3N \!-\!\!-\!_4C \!-\!_9N
\end{array}
$$

Hypoxanthine,
6-oxypurine
$C^5H^4N^4O$

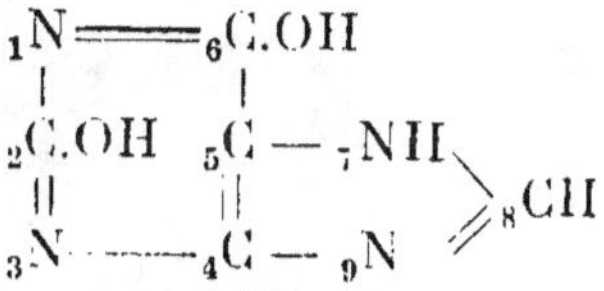

Xanthine,
2-6-dioxypurine
$C^5H^4N^4O^2$

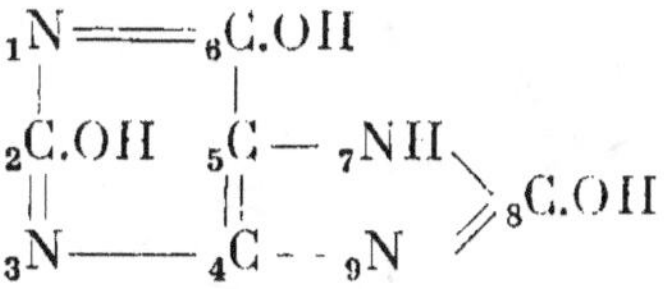

$$
\begin{array}{l}
_1N \!=\!\!=\!_6C.OH \\
\;|\qquad\quad| \\
_2C.OH \;\; _5C \!-\!_7NH \\
\;\|\qquad\;\;\| \qquad\qquad \big\rangle_8C.OH \\
_3N \!-\!\!-\!_4C \!-\!_9N
\end{array}
$$

Acide urique,
2-6-8-trioxypurine
$C^5H^4N^4O^3$

A. Purines

1° Propriétés générales. — Tous ces corps et d'autres dont il ne sera pas question ici, forment une famille très naturelle et ont beaucoup de propriétés communes : ils sont blancs, peuvent cristalliser, mais se présentent souvent à l'état amorphe ou vaguement cristallin ; leur solubilité dans l'eau est faible (quelques millièmes, pour la plupart d'entre eux). Ils se combinent avec les alcalis et les acides, s'unissent avec l'acide picrique, le chlorure mercurique, l'acétate de cuivre et l'azotate d'agent, avec lequel plusieurs donnent des combinaisons bien cristallisées, peu solubles dans l'acide nitrique. Quelques-uns, traités par l'acide nitrique, donnent par évaporation un résidu orangé que l'ammoniaque ou la potasse font virer au rouge ou violet (réaction de la murexide): c'est le cas

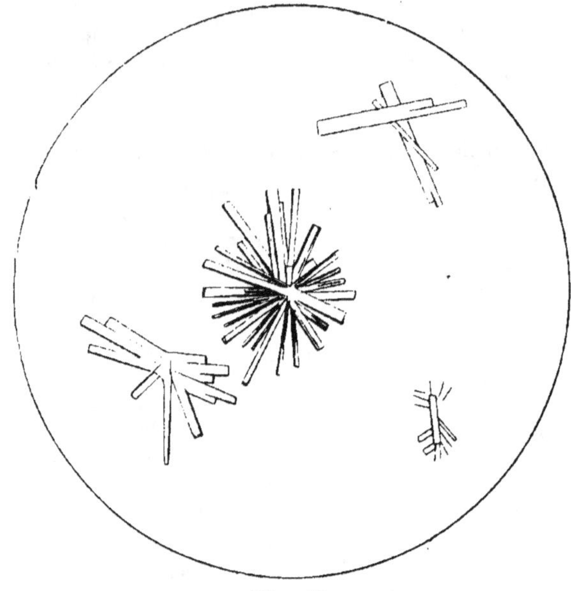

Fig. 85.

Guanine, d'après A. Morel.

de l'acide urique par exemple. Si on substitue à l'acide nitrique l'eau de chlore ou un mélange de chlorate de potasse et d'acide chlorhydrique et qu'on évapore puis qu'on traite enfin le résidu par l'ammoniaque, on obtient également avec certaines purines (xanthine, guanine) une matière colorante rouge : c'est la réaction de Weidel.

2° Description des purines. — On trouvera ci-dessous la description des purines les plus importantes.

a. *Guanine.* — La guanine $C^5H^5N^5O$ accompagne la xanthine et l'hypoxanthine et, comme elles, est très répandue dans l'économie (muscles, poumons, pancréas, glandes, etc.). Elle est solide, blanche, amorphe, fort peu soluble dans l'eau, insoluble dans l'alcool. Les acides et les bases la dissolvent et forment avec elle des combinaisons définies ; la guanine se comporte, en effet, comme un alcaloïde faible, susceptible de fournir des sels, de donner un chloroplatinate, de précipiter

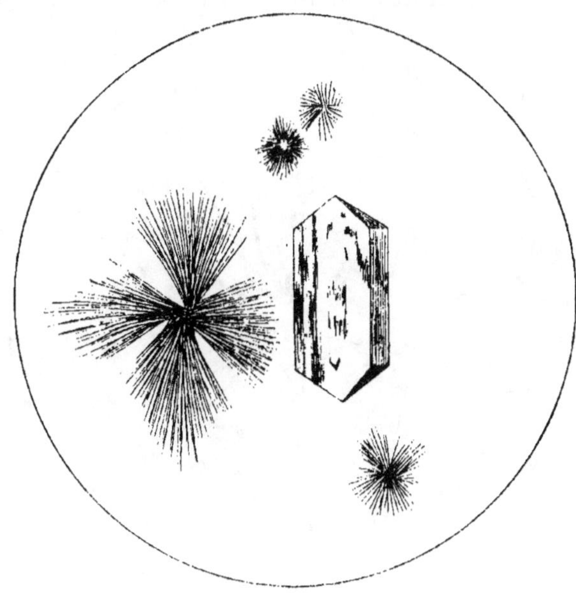

Fig. 86.
Nitrate de guanine, d'après A. MOREL.

par l'acide picrique, le sublimé, etc. Elle se combine à l'azotate d'argent.

Traitée à chaud par l'acide nitrique aux 2/3, elle fournit par évaporation un résidu qui, dissous dans la potasse puis évaporé de nouveau, donne une matière colorante bleue indigo qui vire ensuite au rouge et au jaune. Oxydée, elle fournit de la guanidine :

$$NH = C\begin{cases} NH^2 \\ NH^2 \end{cases}$$

b. *Adénine*. — L'adénine $C^5H^5N^5$ a été découverte par
Kossel dans le pancréas du bœuf ; mais, depuis, sa présence a
été reconnue dans tous les tissus végétaux et animaux, comme
un produit habituel de la décomposition des principes immédiats des noyaux cellulaires. L'apparition de l'adénine semble
se rattacher à la fécondation et aux phénomènes qui l'accompagnent (karyokinèse) ; c'est ainsi que la nucléine du
jaune d'œuf ne fournit d'adénine qu'après l'incubation.

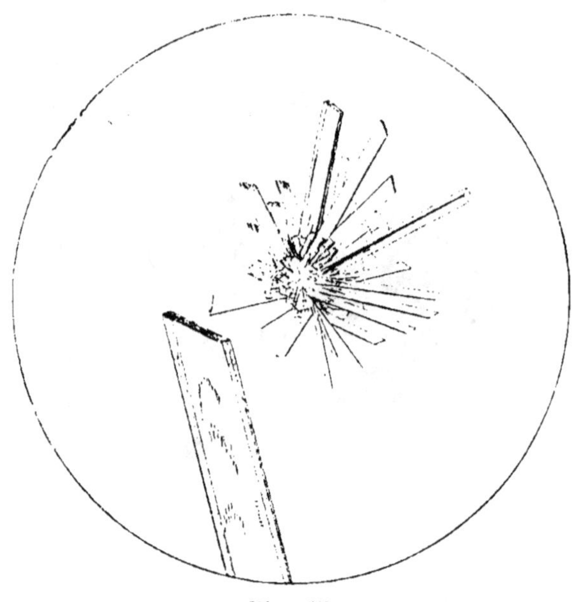

Fig. 87.

Chlorhydrate de guanine, d'après A. Morel.

L'adénine est en cristaux incolores, transparents, bien formés, de formule $C^5H^5N^5,3H^2O$, se déshydratant à 100°, peu
solubles dans l'eau (un peu moins d'un gramme par litre),
solubles dans l'alcool et l'acide acétique concentrés.

Par ses caractères physiques, elle s'éloigne sensiblement des
autres bases de la nucléine ; mais elle s'en rapproche par ses
réactions chimiques. Elle est soluble dans les alcalis et les acides,
forme avec eux des combinaisons dont elle est tantôt l'acide

(adéninates d'argent, de zinc, de baryum, etc.), tantôt la base (sulfate, nitrate, oxalate d'adénine) ; ces derniers dérivés sont solubles et bien cristallisés. Elle se change facilement en hypoxanthine sous l'influence de l'acide azoteux.

L'adénine est, de par sa formule, un polymère de l'acide prussique : $C^5H^5N^5 = 5\,CHN$; aussi, à chaud, en présence des alcalis, donne-t-elle facilement des cyanures.

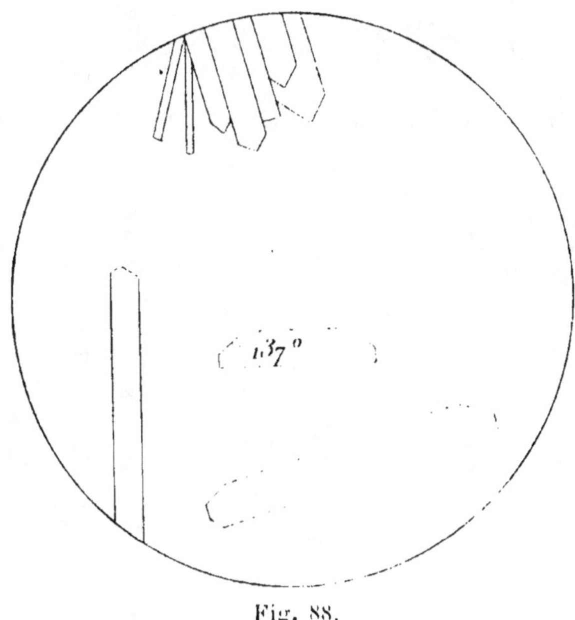

Fig. 88.

Chlorhydrate d'adénine, d'après A. Morel.

Évaporée avec de l'acide nitrique, l'adénine fournit un résidu qui, au contact de la soude, ne vire pas au jaune, comme cela a lieu pour la xanthine.

c. *Hypoxanthine*. — L'hypoxanthine ou *sarcine* $C^5H^4N^4O$ se présente en cristaux microscopiques blancs, un peu solubles dans l'eau froide (plus de 3 grammes par litre), presque insolubles dans l'alcool, solubles dans les alcalis et les acides, avec lesquels l'hypoxanthine se combine. L'hypoxanthine forme un chloroplatinate, précipite par le sublimé, l'acétate de cuivre

27.

bouillant, l'acide phosphomolybdique, mais non par le sous-acétate de plomb et l'ammoniaque. Elle donne avec l'azotate d'argent ammoniacal une combinaison argentique et prend une coloration rose, quand, après l'avoir évaporée à sec avec de l'eau de chlore et une trace d'acide azotique, on expose le résidu aux vapeurs ammoniacales.

Oxydée, elle donne de la xanthine :

$$C^5H^4N^4O + O = C^5H^4N^4O^2$$
Hypoxanthine.   Xanthine.

d. *Xanthine.* — La xanthine $C^5H^4N^4O^2$, très répandue dans

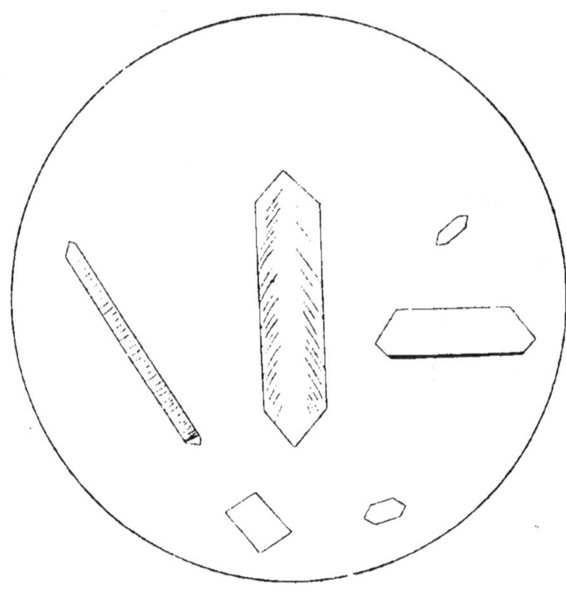

Hypoxanthine, d'après A. Morel.

tout l'organisme, existe également dans l'urine qui l'abandonne quelquefois sous forme de calculs vésicaux, très rares d'ailleurs. Nulle part, du reste, on ne la trouve en abondance.

C'est une poudre amorphe, jaune pâle, presque insoluble dans l'eau froide, peu soluble dans l'eau bouillante (moins de

1 gramme par litre), insoluble dans l'alcool et l'éther. Les alcalis et les acides la dissolvent en se combinant avec elle. Le composé argentique, obtenu par l'action de l'azotate d'argent sur la xanthine ammoniacale, cristallise de l'acide azotique bouillant en petites aiguilles. La xanthine précipite à chaud par l'acétate de cuivre, à froid par le chlorure mercurique et le sous-acétate de plomb ammoniacal. Elle donne la réaction de WEIDEL.

GAUTIER l'a obtenue par condensation de l'acide prussique et de l'eau, en vase clos, à 145°.

Nombre de corps puriques se rencontrent dans l'urine

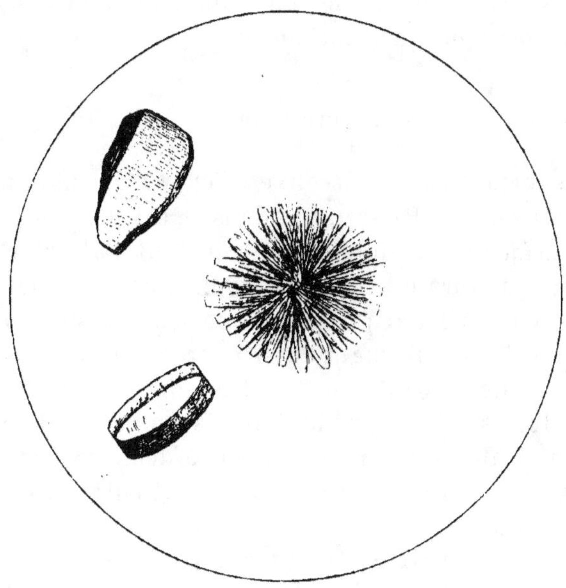

Fig. 90.

Nitrate d'hypoxanthine, d'après A. MOREL.

d'abord, l'acide urique, la guanine ; puis, mais en plus petites quantités, les corps suivants qui ont été extraits de 10 000 litres d'urine, soit 10 mètres cubes :

$31^{gr},28$ de méthylxanthine.................. $C^6H^6N^4O^2$
$22 \ \ ,34$ d'hétéroxanthine .... $C^6H^6N^4O^2$
$15 \ \ ,31$ de paraxanthine................. $C^7H^8N^4O^2$
$10 \ \ ,11$ de xanthine..................... $C^5H^4N^4O^2$
$\ \ 8 \ \ ,5 \ \ $ d'hypoxanthine.................. $C^5H^4N^4O$
$\ \ 3 \ \ ,54$ d'adénine..................... $C^5H^5N^5$
$\ \ 3 \ \ ,40$ d'épiguanine.................. $C^6H^7N^5O$

Tous ces dérivés, en y joignant la guanine et l'acide urique, forment le groupe des corps puriques de l'urine. Il est intéressant d'ajouter qu'au volume d'urine considéré ci-dessus correspondaient 4 à 5 kilogrammes d'acide urique. D'ordinaire, dans la langage urologique, on met à part l'acide urique et réserve plus spécialement la désignation de *corps puriques* aux autres termes de la série, bien que l'acide urique soit, lui aussi, un corps purique, une purine.

B. ACIDE URIQUE

L'acide urique a été découvert, en 1776, simultanément par SCHEELE et par BERGMANN, dans les calculs urinaires, d'où le nom d'*acide lithique* qui lui fut donné tout d'abord. PEARSON démontra la nature uratique des tophus goutteux (1798). De nos jours, c'est à HORBACZEWSKI que sont dues les premières synthèses de l'acide urique et aussi les premières notions exactes sur l'origine de ce composé. Les travaux de SCHITTENHELM, BURIAN, JONES en ont établi d'une façon précise le mode de formation. Enfin, c'est FISCHER qui a défini le groupe de la purine et montré les rapports qu'affectent entre eux les corps qui le composent.

L'acide urique $C^5H^4N^4O^3$ est très répandu dans l'économie : on a signalé sa présence dans le sang, le foie, la rate, les muscles et la plupart des tissus ; l'homme, à l'état de santé, en élimine de $0^{gr},5$ à $0^{gr},7$ par vingt-quatre heures.

Chez les oiseaux et les serpents, l'acide urique constitue le principe azoté prédominant de l'urine.

1° Préparation et synthèse. — On l'extrait habituellement des excréments de serpents, qu'on fait bouillir avec de la soude étendue ; le liquide filtré chaud est additionné d'acide chlorhydrique ; l'acide urique se dépose. On le purifie en le dissolvant dans l'acide sulfurique concentré, d'où on le préci-

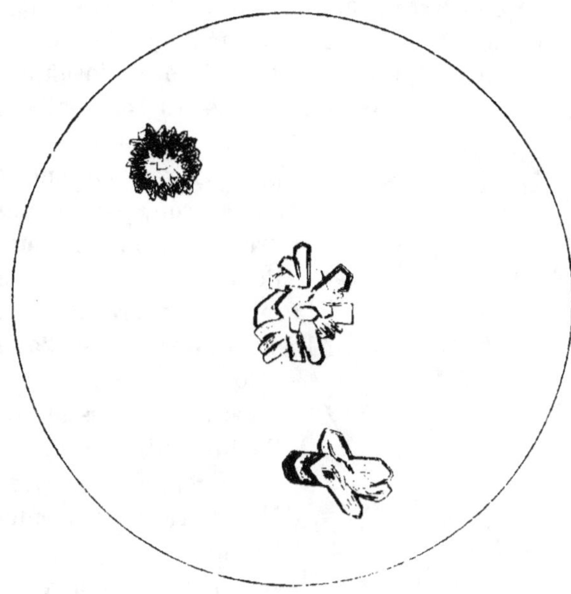

Fig. 91.

Nitrate de xanthine, d'après A. Morel.

pite en versant la solution sulfurique dans un grand excès d'eau.

L'acide urique a été obtenu synthétiquement par plusieurs procédés, entre autres les deux suivants :

a. L'action du glycocolle sur l'urée, à 200° (Horbaczewki) :

$$CH^2.NH^2 — CO^2H + 3\,CO.(NH^2)^2 = C^5H^4N^4O^3$$

Glycocolle.   Urée.   Acide urique.

$$+\ 3\,NH^3 + 2\,H^2O$$

b. En faisant agir sur l'urée l'acide ou l'amide trichloro-lactiques (Horbaczewski) :

$$CCl^3 - CH.OH - COOH + 2\,CO.(NH^2)^2 = C^5H^4N^4O^3$$

Ac. trichlorolactique   Urée.   Ac. urique.

$$+\,3\,HCl + 2\,H^2O$$

2° Propriétés physiques. — L'acide urique est une poudre cristalline blanche, extrêmement peu soluble dans l'eau (1/15000° à froid, 1/1800° à l'ébullition), insoluble dans l'alcool, l'éther, le chloroforme. Dans les sédiments, l'acide urique est toujours coloré, le plus souvent en rouge orangé ou en brun, par des pigments urinaires ; même quand on l'extrait chimiquement, il retient encore des matières colorantes. Pour l'avoir incolore, il faut, à plusieurs reprises, le dissoudre dans l'acide sulfurique concentré et le reprécipiter par l'eau. Il est très polymorphe : tantôt, il se dépose sous forme de prismes allongés portant des pointements à leurs extrémités et ressemblant à des pierres à aiguiser ; tantôt ce sont des prismes réguliers, plus ou moins allongés; quelquefois ce sont des grains amorphes.

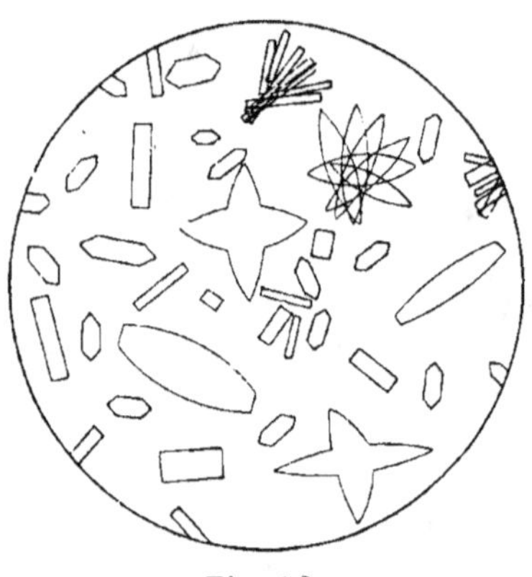

Fig. 92.

L'acide urique se dissout un peu dans l'eau chargée de phosphate ou de carbonate de soude ; les sels de lithium favorisent également sa dissolution ; il se dissout bien dans la pipérazine ou éthylène-imine $C^2H^4 = NH$ et, mieux encore, dans la méthyl-glyoxalidine, ou lysidine $C^2H^4.N^2.CH.CH^3$ (LADENBURG). Tous ces corps n'augmentent la solubilité de l'acide urique qu'en donnant des combinaisons comparables à des sels (urates) et plus solubles que l'acide libre. L'acide sulfurique concentré dissout bien l'acide urique ; par addition d'eau, il l'abandonne inaltéré.

Solubilité à la température de 37° de divers urates
(d'après VICARIO).

	Quantité d'eau nécessaire pour dissoudre 1 gr.
Urate neutre de potasse	39
— de lithine	48
— de chaux	1353
— de soude	35
Urate acide de soude	581
— de chaux	487
— de lithine	362
— de potasse	345
Urate de pipérazine	44
— de formine	45
— de lysidine	17
— de diméthylpipérazine	16

La proportion d'acide urique qu'on trouve dans l'urine est supérieure à la quantité d'acide que l'eau peut dissoudre : c'est qu'en effet l'acide urique urinaire est en partie à l'état d'urate. D'autre part, l'acide urique libre est plus soluble dans l'urine que dans l'eau ; c'est l'urée qui favorise sa solution. Tandis que la solubilité à froid dans l'eau pure ne dépasse pas $0^{gr},070$ p. 1000 à la température ordinaire, elle s'élève à 0,529 p. 1000 dans une solution d'urée à 2 p. 100. La présence d'un pigment normal de l'urine, l'urochrôme, augmente encore cette solubilité.

3° Propriétés chimiques. — L'acide urique réagit au tournesol comme un acide faible : il donne deux séries de dérivés métalliques qui ne sont pas de véritables sels, l'acide urique n'étant pas un acide, puisqu'il ne contient pas de carboxyle COOH caractéristique des acides organiques. On connaît des urates mono et bibasiques, tous peu solubles, à l'exception de ceux de pipérazine et de lysidine. Les sels neutres sont, du reste, décomposés par l'acide carbonique.

Oxydé, l'acide urique donne des uréïdes (alloxane, allantoïne), seuls ou mélangés d'urée (LIEBIG et WÖHLER).

A l'air, l'acide urique fermente en présence du *B. urcæ* et du *B. fluorescens,* en donnant de l'urée puis du carbonate d'ammoniaque (F. et L. Sestini). Il réduit, en milieu alcalin, l'azotate d'argent et la liqueur de Fehling ; celle-ci est décolorée, mais il ne se forme pas de précipité jaune ou rouge d'oxyde cuivreux.

Évaporé à sec, au bain-marie, avec quelques gouttes d'acide azotique, il donne un résidu qui passe au rouge pourpre par l'ammoniaque et au violet par la potasse (*réaction de la murexide*) (voir planche III, p. 228). On obtient aussi une réaction colorée de l'acide urique, en évaporant une petite quantité de cet acide avec de l'acide azotique ou de l'eau de brôme. On opère avec précaution en s'arrêtant avant la formation du produit rouge. Sur le résidu, on verse une ou deux gouttes d'acide sulfurique concentré et une ou deux gouttes de benzine commerciale (contenant du thiophène) ; une belle coloration bleue intense se produit aussitôt (Denigès).

Si l'on dissout de l'acide urique dans une solution de carbonate de soude et qu'on fasse tomber quelques gouttes du liquide sur du papier filtre imprégné d'azotate d'argent, on observe la formation d'une tache brune, puis noire (Schiff).

Une solution d'acide urique ou d'un urate alcalin, traitée par la mixture magnésienne (voir p. 495) et une solution ammoniacale d'azotate d'argent, donne un précipité blanc jaunâtre qui s'altère à la longue, à la lumière.

4° Origines exogène et endogène de l'acide urique. — Jusqu'à ces dernières années, on attribuait généralement la formation de l'acide urique à une oxydation incomplète des matières albuminoïdes et on accusait l'alimentation carnée d'élever le taux de l'élimination uratique. Ces conceptions qui ont dominé longtemps l'étiologie et la thérapeutique de la gravelle et de la goutte sont erronées.

α) Il n'est pas exact qu'une alimentation riche en protéiques provoque une hyperexcrétion d'acide urique. Si on choisit des protéiques exempts de nucléo-protéides, le taux de l'excrétion uratique ne s'élève pas. Quand on demande au pain, aux œufs, au lait et au fromage exclusivement l'aliment quaternaire de la ration quotidienne, on peut, comme l'a fait Siven, porter de $18^{gr},5$ à $145^{gr},3$ la quantité d'albumine détruite en vingt-quatre heures sans constater d'augmentation sensible dans le poids de l'acide urique éliminé. A 18^{gr},5 d'albumine détruite correspondaient 0^{gr},433 d'acide urique ; avec une ration sept à huit fois plus forte (145^{gr},3), l'élimination uratique était de 0^{gr},478, c'est-à-dire qu'elle se maintenait à peu près au même niveau.

Des expériences du même ordre répétées par de nombreux auteurs ont toujours donné le même résultat (HESS et SCHMOLL, UMBER, WEINTRAUB).

β) Mais si, au lieu de faire un choix parmi les aliments azotés pour en éliminer ceux qui contiennent des nucléo- protéides, on fait entrer la viande dans la ration, l'excrétion uratique augmente et d'autant plus que la teneur de la viande en nucléo-protéides est elle-même plus élevée. A

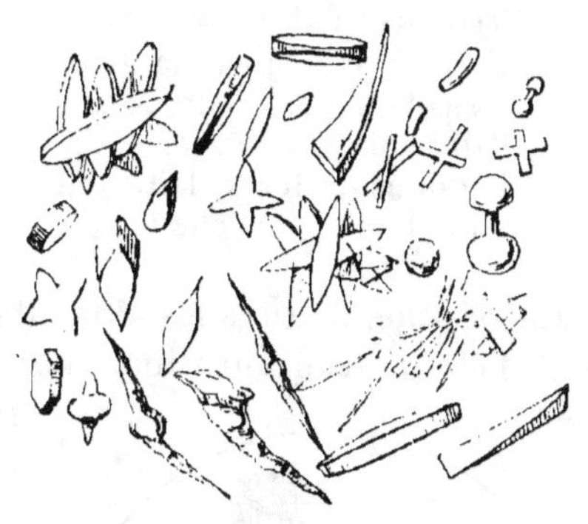

Fig. 93.

Acide urique.

poids égal, la chair musculaire produit moins d'acide urique que le foie et celui-ci moins que le pancréas ou le thymus. C'est ainsi que, suivant une observation de LÜTHJE, un diabétique, après ingestion de 1 500 grammes de pancréas, organe très riche en nucléines, éliminait jusqu'à 6^{gr},70 d'acide urique. Pour les mêmes raisons, le ris de veau est une source abondante d'acide urique.

L'élimination de l'acide urique suit une marche parallèle aux variations des nucléo-protéides ou, plus exactement, des purines (guanine, adénine, hypoxanthine, etc.) de l'alimentation ; car les nucléo-protéides n'agissent que par les purines qui font partie intégrante de leur molécule et que libère leur décomposition (voir p. 37).

On peut à volonté accroître l'acide urique en ajoutant à la ration des purines libres.

Le tableau suivant permet de classer divers aliments dans l'ordre de leur pouvoir uricogène :

	Purines pour 100 grammes de substance fraîche.
Thymus de veau..................	1^{gr},28 à 1^{gr},44
Pancréas de porc et de bœuf.....	0^{gr},36 à 0^{gr},55
Rate.	0^{gr},48
Foie de veau....................	0^{gr},36
Viande (bœuf, cheval, veau).......	0^{gr},16 à 0^{gr},21
Farines d'avoine, de pois, de haricots.........................	0^{gr},06 à 0^{gr},07
Pain noir.......................	0^{gr},03
Pommes de terre, lait, œufs....	0,0 ou traces insigni-
Pain blanc, riz, choux, etc.....	fiantes.

En résumé, de tous les aliments azotés, ceux-là seuls influencent l'élimination uratique qui contiennent des nucléo-protéides, c'est-à-dire des protéiques susceptibles de fournir par dédoublement des corps puriques, et l'action de ces aliments azotés est d'autant plus marquée qu'ils sont plus riches en nucléo-protéides, sources de purines (PIETTRE, COLLOT).

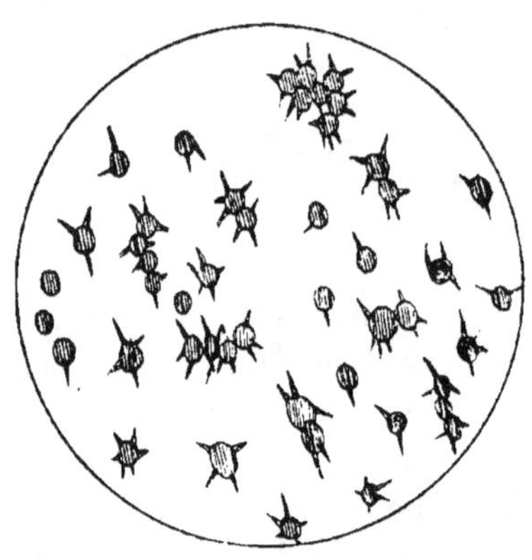

Fig. 94.

Urate d'ammoniaque (sédiments urinaires).

Il est bien entendu que les aliments qui contiennent des purines libres (café, thé, chocolat, bouillon, extrait de viande) augmentent aussi l'excrétion d'acide urique (BURIAN et SCHUR, FAUVEL).

L'alimentation intervient donc et dans les conditions que nous venons de préciser, pour faire varier la quantité d'acide urique éliminé; elle intervient par les purines qu'elle apporte, et l'acide urique qui en provient, venu du dehors, est désigné sous le nom d'acide urique *exogène*. Mais, ce que font les nucléo-protéides et les purines de nos aliments et en particulier de la viande, les nucléo-protéides et les purines des tissus sont aptes à le faire également : leurs transformations doivent aussi donner lieu à la production d'une certaine quantité d'acide qui, formé dans l'économie et aux dépens de ses propres matériaux, sera de l'acide urique *endogène*.

γ) HORBACZEWSKI a montré que, si on prend de la boue splénique, très riche en éléments nucléaires, et si on la fait digérer avec du sang, à 40°, on voit apparaître des corps puriques; si on fait passer un courant d'air à travers la masse, c'est de l'acide urique qui se forme. Dans ces conditions, la boue splénique transforme en acide urique la xanthine et l'hypoxanthine qu'on incorpore au mélange.

Cette remarquable expérience est confirmée par l'observation. Si l'organisme contribue par les matériaux de ses tissus à l'uricopoïèse, la suppression des aliments qui contiennent des nucléo-protéides et des purines ne doit pas supprimer l'excrétion uratique : c'est ce que l'expérience vérifie. L'acide urique qui s'écoule alors par le rein, en l'absence de tout apport alimentaire de purine et de nucléo-protéide, représente la fraction *endogène* de l'acide urique éliminé, celle qui a sa source uniquement dans les tissus. Elle s'élève en moyenne à 0^{gr},40 *pro die*, c'est-à-dire à la moitié à peu près de l'acide urique total; encore n'est-ce là qu'une approximation, étant données les variations dues au régime, aux conditions individuelles, etc., etc.

5° Modes de formation et de destruction de l'acide urique: uricopoïèse et uricolyse. — C'est, nous l'avons vu, par les sucs digestifs que les nucléo-protéides alimentaires sont décomposées avec mise en liberté de deux purines : l'adénine et la guanine. Dans les tissus, les nucléo-protéides endogènes subissent une décomposition analogue sous l'influence d'une diastase très répandue dans l'économie et en général, chez tous les êtres vivants (rate, poumon, capsules surrénales, végétaux divers, etc.). Comme celle de l'intestin, cette histo-nucléase ne donne que de l'adénine $C^5H^5N^5$ et de la guanine $C^5H^5N^5O$. Une nouvelle action diastasique s'exerce alors sur ces deux purines, qui a pour résultat de **substituer**, par hydrolyse, de l'oxygène au groupe NH de leur molécule.

$$C^5H^4N^4(NH) + H^2O = NH^3 + C^5H^4N^4O$$

Adénine.   Hypoxan-
thine.

$$C^5H^4N^4(NH)O + H^2O = NH^3 + C^5H^4N^4O^2$$

Guanine.   Xanthine.

On ne sait pas exactement si cette désamination met en jeu deux diastases distinctes (*adénase, guanase*) ou si elle procède d'un agent unique : ce qui est certain, c'est que la pulpe de la plupart des organes et peut-être de tous sans exception transforme l'adénine et la guanine respectivement en hypoxanthine et en xanthine. L'hypoxanthine, à son tour, oxydée par une diastase non moins répandue que les diaminases se transforme en xanthine (JONES).

Celle-ci représente le terme commun de cette évolution qui ne dépasse pas la xanthine tant qu'on opère à l'abri de l'air ; mais, en présence de l'air, une nouvelle diastase intervient, une oxydase, qui fixe l'oxygène sur la xanthine et donne de l'acide urique (SCHITTENHELM) :

$$C^5H^4N^4O^2 + O = C^5H^4N^4O^3$$

Xanthine.   Ac. urique.

La xanthinoxydase, rencontrée chez le bœuf, dans la rate, le poumon, le foie, le muscle et aussi chez l'enfant nouveau-né, est inégalement répartie dans les autres espèces : c'est ainsi que la rate du porc ne transforme pas la guanine en acide urique. Or, le porc accumule parfois dans ses tissus et particulièrement dans ses cartilages de la guanine cristallisée (*goutte guanique* de VIRCHOW).

De tous ces faits, il convient de retenir surtout la grande diffusion des diverses diastases qui agissent sur les purines : nucléases, désaminases (adénase et guanase), oxydases de l'hypoxanthine et de la xanthine. On pourra dès lors interpréter par le tableau suivant le schéma de l'uricopoïèse :

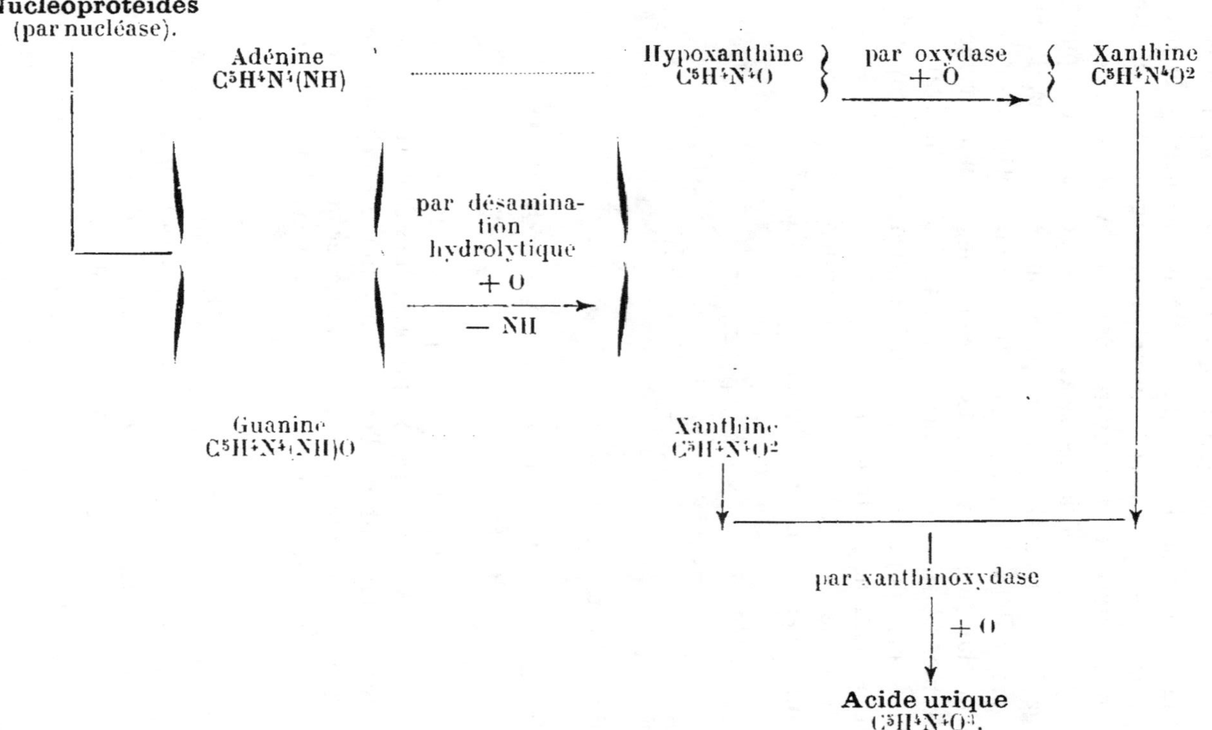

Nucléoprotéides
(par nucléase).
Adénine
C⁵H⁴N⁴(NH)
Hypoxanthine
C⁵H⁴N⁴O
par oxydase
+ O
Xanthine
C⁵H⁴N⁴O²
par désamina-
tion
hydrolytique
+ O
— NH
Guanine
C⁵H⁴N⁴(NH)O
Xanthine
C⁵H⁴N⁴O²
par xanthinoxydase
+ O
Acide urique
C⁵H⁴N⁴O³.

L'acide urique une fois formé n'a pas la stabilité qu'on serait disposé à lui attribuer : ainsi, en solution étendue, il disparaît rapidement, à la température ordinaire, en dehors de toute ingérence microbienne (LÉVIGNE). Dans l'organisme, il en va de même (RICHET et CHASSEVANT, STOKVIS, ASCOLI).

Si, dans les expériences relatées plus haut avec des pulpes organiques, on continue à faire passer un courant d'air, l'acide urique se détruit; mais, si on interrompt l'action de l'air et qu'on lui substitue l'acide carbonique, l'acide urique se reforme. L'uricopoïèse succédant à l'uricolyse qu'avait précédée l'uricopoïèse nous offre un bel exemple de la réversibilité des actions diastasiques.

Mais que devient l'acide urique détruit? Chez certains animaux (chien, lapin), il se transforme en allantoïne :

$$\mathrm{HO.C}\!\!\begin{array}{c}\diagup \mathrm{N} \!-\!\!-\!\!-\! \mathrm{CH} \!-\!\!-\!\!-\! \mathrm{N} \diagdown \\ \\ \diagdown \mathrm{NH} \!-\! \mathrm{COH} \!-\! \mathrm{NH} \diagup \end{array}\!\!\mathrm{C.OH}$$

suivant l'équation :

$$C^5H^4N^4O^3 + H^2O + O = CO^2 + C^4H^6N^4O^3$$

Ac. urique.　　　　　　　　　　　　　Allantoïne.

Mais, chez l'homme, on n'est pas fixé sur le sort de l'acide urique : certaines expériences précises, dues à SCHITTENHELM et à SCHMID, montrent que l'organisme humain a un pouvoir urolytique considérable et semblent indiquer qu'en se détruisant l'acide urique donne de l'urée, par un mécanisme qu'on n'a pas encore saisi.

Il résulte de tous ces faits que l'acide urique excrété ne représente, en somme, qu'un résidu soustrait à la destruction : c'est la différence entre l'acide urique produit et l'acide urique décomposé, entre l'uricopoïèse et l'uricolyse.

Le métabolisme de l'acide urique varie suivant les espèces dans de larges limites : peut-être n'est-il pas identique aux diverses périodes de la vie, chez le même individu.

Chez les oiseaux et les serpents, qui éliminent la majeure partie de leur azote à l'état uratique, il est manifeste que les purines nucléaires sont loin de suffire à cette production. Certaines expériences font penser à une production synthétique aux dépens de l'acide lactique et de l'urée, comme dans la synthèse d'Horbaczewski, citée plus haut.

Si, à l'exemple de Minkowski, on extirpe le foie, chez une oie, la composition des urines change du tout au tout. Tandis que, chez l'animal sain, 60 à 70 p. 100 de l'azote total sont éliminés à l'état d'acide urique, chez l'oiseau privé de foie, l'azote uratique ne représente plus que 3 à 6 p. 100 ; c'est l'ammoniaque qui prédomine, en même temps que l'acide lactique apparaît en proportion notable, ce qui semblerait prouver que, chez l'oie, l'acide urique provient de l'union, dans le foie ou sous son influence, de l'acide lactique avec l'ammoniaque ou des composés susceptibles de fournir de l'ammoniaque. Et, de fait, en faisant passer à travers des foies d'oie extirpés du sang additionné de lactate d'ammoniaque ou de composés azotés plus complexes, tels que l'arginine, on constate que le sang s'enrichit en acide urique (Kowalewski et Salazkine).

Chez l'homme, aucune preuve décisive ne démontre l'intervention d'une production uratique supplémentaire par voie de synthèse : le métabolisme des purines normalement élaborées suffit, même chez le nourrisson qui élimine beaucoup d'acide urique, même chez l'enfant qui fait fréquemment de la lithiase uratique. A cette période de la vie, la suractivité fonctionnelle des cellules en général et des globules blancs en particulier a pour conséquence une hyperproduction d'acide urique, incomplètement compensée par l'uricolyse.

6º L'acide urique dans les états pathologiques. — Tout est à rejeter dans les conceptions anciennes établies sur des procédés de dosage qui, absolument inexacts, avaient le grave inconvénient de prêter à des résultats faux le relief d'une précision illusoire. Il faut arriver aux méthodes analytiques modernes, aux garanties qu'elles présentent, enfin à la critique serrée des observations et des expériences pour constater qu'en dépit des travaux accumulés, on sait peu de chose sur les variations imprimées au métabolisme de l'acide urique par des procès pathologiques et, tout spécialement, par la goutte. Mais cette ignorance relative, si laborieusement acquise, c'est après tout une conquête ; si elle laisse le problème sans solution, du moins elle en pose exactement les termes.

A. Leucémie. — Un fait est certain aujourd'hui : c'est que, dans la leucémie, à l'augmentation du nombre des globules

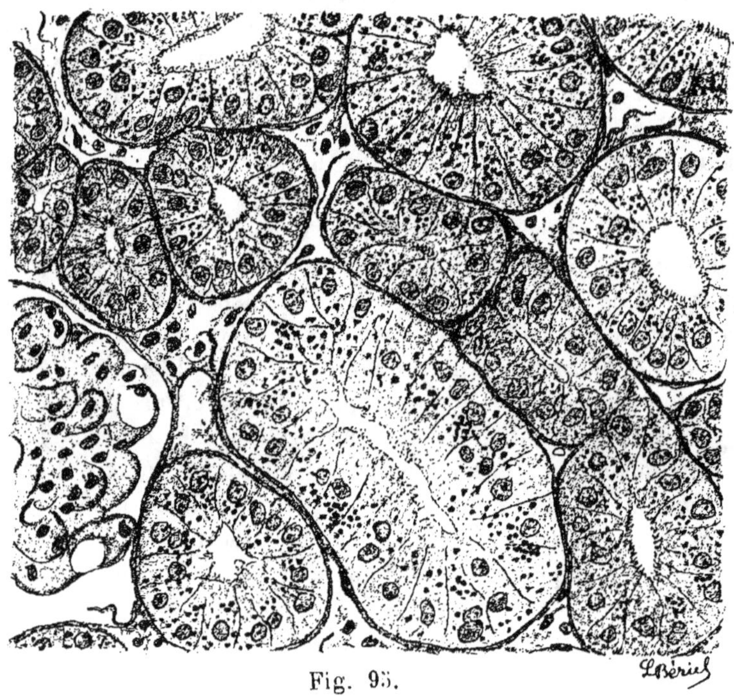

Fig. 95.

Coupe du rein montrant des granulations de purines et peut-être d'acide urique colorées à l'argent (J. Courmont et Ch. André).

blancs correspond un accroissement important de l'excrétion uratique qui, dans certains cas, représente jusqu'à dix fois le taux de l'élimination normale. Bartels, Schulzen, Magnus Levy ont vu des leucémiques excréter 6 et 8 grammes d'acide urique par vingt-quatre heures. Cette hyperexcrétion se rattache naturellement à la présence dans le sang d'un surcroît d'éléments nucléaires et, par conséquent, de purines.

B. GOUTTE. — La question est ici beaucoup plus complexe.

En dehors de l'accès, chez le goutteux soustrait à l'intervention des purines alimentaires, l'acide urique endogène atteint à peine le niveau d'une excrétion réduite et lui est même inférieur dans la plupart des cas : $0^{gr},25$ à $0^{gr},90$, rarement au-dessus, plus souvent au-dessous (BRUGSCH, SCHITTENHELM, LABBÉ et HANCU). L'élimination de l'acide urique exogène présente des variations irrégulières. Tandis que le sujet sain restitue à l'état d'acide urique environ 50 p. 100 des purines qu'il reçoit, le goutteux n'en rend que 23 à 25 p. 100 : l'élimination est lente, irrégulière ; elle ne s'effectue pas, comme à l'état normal, dans un délai déterminé et assez constant ; elle survient quelquefois plus tôt ; elle apparaît dans certains cas tardivement ; elle peut même faire défaut.

L'acide urique qui manque ne se retrouve pas dans le sang. Bien plus, tandis que les aliments riches en purines provoquent, chez le sujet normal, une augmentation temporaire de l'acide urique (WEINTRAUB, STRAUSS, BLOCH, SCHUR), rien de pareil ne se produit chez le goutteux (BRUGSCH et SCHITTENHELM), ce qui semblerait indiquer ou bien que l'uricolyse est plus intense, ou bien que l'acide urique soustrait à la destruction s'accumule dans les tissus.

Avant l'accès, l'acide urique endogène baisse un peu, puis augmente pendant la crise et se maintient deux ou trois jours ; après quoi, l'excrétion redevient peu à peu normale ; encore cette donnée, généralement exacte, comporte-t-elle des exceptions. LAMBLING réunit les résultats d'une observation de BRUGSCH dans le tableau suivant :

	Acide urique en 24 heures.
Au moment de l'accès...............	$0^{gr},708$ et $0^{gr},675$
Intervalle de 4 jours (moyenne).......	$0^{gr},376$
Autre accès (1 jour).................	$0^{gr},648$
Après l'accès......................	$0^{gr},375$
Petit accès (moyenne de deux jours).	$0^{gr},585$

Quant à l'acide urique exogène, il ne s'élimine qu'imparfaitement pendant la période aiguë : tandis qu'à l'état normal la moitié des purines alimentaires apparaît dans l'urine à l'état d'acide urique, le rendement tombe à 19 p. 100 pendant l'accès, d'après SCHLIEP.

On pourrait croire que l'étude du sang doit fournir un complément décisif à l'examen de l'urine et éclaircir le problème de l'acide urique ; il n'en est rien.

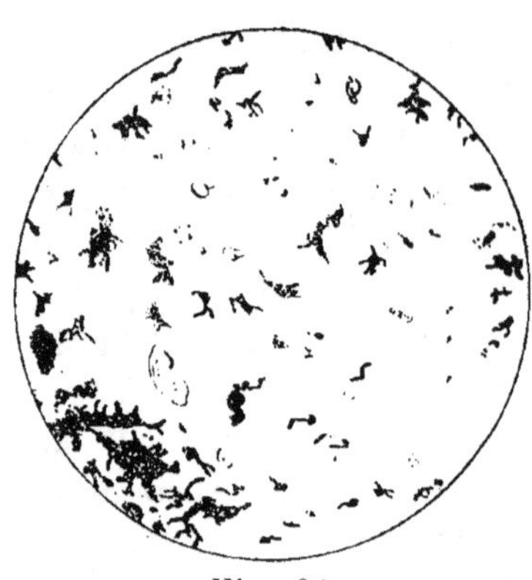

Fig. 96.

Urate acide de sodium des sédiments de l'urine.

Le sang des goutteux a toujours passé pour plus chargé d'acide urique que le sang normal, et on sait que le sérum des goutteux acidifié par l'acide acétique laisse déposer des cristaux d'acide urique sur un fil de soie qu'on y maintient quelques heures. Des recherches plus précises ont bien confirmé cette ancienne observation de GARROD ; mais cette augmentation n'est ni considérable ni spécifique, et l'influence de l'accès ne s'accuse pas nettement ; les résultats sont irréguliers et incertains.

L'impression qui résulte de tous ces faits est plutôt favorable à une rétention uratique, avec décharge au moment de l'accès. Peut-être s'est-on trop exclusivement préoccupé d'étudier le sang et l'urine ; il ne semble pas qu'une enquête rigoureuse ait porté sur les tissus. La rétention des purines chez le goutteux fait penser à une fixation d'acide urique sous une forme inconnue. GOTO a montré que l'acide urique et l'acide nucléique contractaient des combinaisons dans lesquelles l'acide urique n'est précipité ni par les acides ni par le réactif argentico-magnésien. C'est peut-être à l'état de combinaison avec les nucléo-protéides ou leurs dérivés que l'acide urique se dérobe et s'accumule, invisible jusqu'à ce qu'une décharge le libère et le fasse apparaître au voisinage d'une articulation à l'état de tophus, dans les voies urinaires sous forme de concrétion, dans l'urine pendant l'accès.

7° Dosage global de l'acide urique et des purines. — La méthode par précipitation directe, ou méthode de Heintz, donne des résultats absolument faux et ne doit être suivie en aucun cas.

Nous donnerons ici deux procédés : l'un pour doser en bloc l'acide urique et les corps puriques (Haycraft-Denigès); l'autre pour évaluer séparément l'acide urique seul (Folin-Shaffer).

En soumettant une urine à ces deux méthodes d'analyse, on obtient deux déterminations dont la différence représente le poids des purines autres que l'acide urique. On peut exprimer directement ce résultat en acide urique, ou le calculer en xanthine $C^5H^4N^4O^2$.

Procédé Haycraft-Denigès. — Denigès a heureusement modifié la méthode Haycraft. Il précipite l'acide urique par un volume connu d'une solution titrée d'argent, en présence du chlorure de magnésium ammoniacal; dans la liqueur filtrée, il détermine la quantité d'argent non précipitée et en déduit par différence la quantité d'argent précipitée à l'état d'urate argentico-magnésien et, par suite, le poids de l'acide urique resté sur le filtre à l'état de composé argentique insoluble. Le titrage de l'argent en excès s'effectue par le cyanure de potassium, en présence de l'iodure de potassium comme indicateur.

Solutions :

α) Dissoudre 100 grammes de chlorure de magnésium et 150 grammes de chlorure ammonique dans 600 à 700 centimètres cubes d'ammoniaque concentrée, à la température de 30°. Laisser refroidir, parfaire au litre avec de l'ammoniaque également très concentrée.

Mesurer 500 centimètres cubes de ce liquide et y ajouter 500 centimètres cubes d'une solution $n/10$ d'azotate d'argent, à 17 grammes par litre. Conserver en flacon jaune ou noir.

β) Dans un flacon de plus d'un litre, dissoudre 16 à 18 grammes de cyanure de potassium dans 500 centimètres cubes d'eau; après dissolution, ajouter 550 à 600 centimètres cubes d'eau et 10 centimètres cubes de lessive de soude à 30 p. 100.

On titre cette solution sur 10 centimètres cubes additionnés de 100 centimètres cubes d'eau, 10 centimètres cubes d'ammoniaque et 1 centimètre cube d'iodure de potassium à 10 p. 100, en y versant goutte à goutte du nitrate d'argent décime-normal jusqu'à opalescence, soit t centimètres cubes. La différence $(t - 10)$ indique la quantité d'eau qu'il faudra ajouter à chaque 10 centimètres cubes de liquide cyanuré pour avoir une solution de cyanure de potassium exactement $n/10$.

γ) Iodure de potassium à 10 p. 100 alcalinisé avec 2 p. 100 d'ammoniaque.

δ) Azotate d'argent $n/10$.

Mode opératoire. — On mélange, dans un verre à expérience 25 centimètres cubes de solution α et 100 centimètres cubes d'urine. Agiter, filtrer et prélever sur le filtrat 100 centimètres cubes de liquide, qui correspondent à 80 centimètres cubes d'urine. A ces 100 centimètres cubes ajouter 10 centimètres cubes de solution β, puis **XX** gouttes de γ et, enfin, verser goutte à goutte la liqueur δ jusqu'à louche persistant. En multipliant par $0^{gr},21$ le nombre de centimètres cubes d'azotate d'argent employés pour obtenir un louche persistant, on aura le poids, calculé en acide urique, de l'acide urique *et* des corps puriques contenus dans un litre d'urine.

8° Dosage de l'acide urique seul. — On connaît plusieurs procédés ; un des plus précis est celui de SALKOWSKI-LUDWIG. Nous donnerons le plus simple, celui de FOLIN-SHAFFER.

On défèque 200 centimètres cubes d'urine avec un volume suffisant et exactement connu d'acétate d'urane. Sur le filtrat prélever un volume qui représente 100 centimètres cubes d'urine, en tenant compte du volume du réactif déféquant qu'on a employé. Ajouter 10 grammes de chlorhydrate d'ammoniaque cristallisé pur. Alcaliniser par l'ammoniaque. On agite et, après trois heures de repos, on filtre pour recueillir l'acide urique qui s'est précipité ; laver avec une solution à 10 p. 100 de sulfate d'ammoniaque jusqu'à disparition du chlore dans les eaux de lavage. Dissoudre l'acide urique resté sur le filtre dans 100 centimètres cubes d'eau bouillante ;

saturer le liquide par l'acide sulfurique en léger excès ; ajouter 15 centimètres cubes d'acide sulfurique et, en maintenant la température entre 55° et 65°, titrer avec une solution de permanganate $n/20$. Un centimètre cube de permanganate représente $3^{mgr},75$ d'acide urique. En ajoutant comme correction 3 milligrammes d'acide urique au chiffre obtenu, le résultat est exact. Il donne la quantité d'acide urique seul.

§ 4. — MATIÈRES ORGANIQUES AZOTÉES DIVERSES ET AMMONIAQUE

Sans parler des dérivés aromatiques (acide hippurique, phénols, etc.) qui seront étudiés au chapitre suivant, l'urine contient un certain nombre de composés qu'on peut classer comme suit :

1° Des polypeptides ($0^{gr},50$ à 1 gramme par vingt-quatre heures), difficilement dialysables (A. GAUTIER, et Mme ELIACHEFF). Ces composés représentent des fragments volumineux des protéiques endogènes ou exogènes ayant échappé à la destruction ; ils correspondent peut-être à l'antipeptone de KÜHNE. Ce sont des corps toxiques et, comme ils augmentent dans certaines maladies, il y aurait le plus grand intérêt à être fixé sur leur nature et leurs variations.

2° Des composés azotés et sulfurés complexes, riches en oxygène et résultant vraisemblablement de l'oxydation de polypeptides. Par hydrolyse, ils se résolvent en acides aminés : glycocolle, phénylalanine, etc.

Ces dernières substances représentent une fraction importante des déchets azotés de l'urine (4,3 à 6,8 p. 100), en poids 6 grammes au moins par vingt-quatre heures. On les a désignées sous le nom d'*acides oxyprotéiques* (BONDZYNSKI). Leur constitution n'est pas connue avec précision. Peut-être faut-il chercher dans ce groupe le principe auquel il faut rattacher la diazo-réaction d'Ehrlich que présentent certaines urines pathologiques (fièvre typhoïde, granulie).

3° Des acides aminés, et, parmi eux, le glycocolle et la cystine ; l'acide oxalurique $C^3H^4N^2O^4$, l'allantoïne $C^4H^6N^4O^3$,

l'acide sulfocyanique, des ptomaïnes découvertes par A. Gautier et Pouchet, toxiques pour la plupart; diverses bases
organiques telles que la choline

$$(CH^3)^3 = N - C^2H^4.OH$$
$$| $$
$$OH$$

enfin, la plus simple des bases azotées, l'ammoniaque.

4° L'élimination moyenne de l'ammoniaque varie entre
$0^{gr},40$ et 1 gramme par jour. L'ammoniaque est le résultat
d'une réaction défensive de l'économie menacée par l'intoxication acide. Ammoniaque et urée proviennent de la même
source, la dégradation des albumines et il y a entre les deux
déchets une sorte de balancement. Quand les acides augmentent, l'ammoniaque s'accroît aux dépens de l'urée, qui diminue ; si, au contraire, le taux de l'alcalinité monte, l'ammoniaque subit une baisse que compense un surcroît d'urée.

Seuls, à l'état normal, les acides minéraux et certains acides
organiques stables qui traversent l'économie sans se décomposer, l'acide benzoïque par exemple, exercent cette influence
sur les variations de l'azote uréique et de l'azote ammoniacal;
mais la plupart des acides organiques sont brûlés et transformés en H^2O, CO^2 et finalement en carbonates qui augmentent l'alcalinité de l'urine. Dans certaines circonstances, par
suite de troubles transitoires ou profonds de la nutrition,
des acides organiques échappent à la destruction que normalement ils devraient subir : c'est le cas des corps acétoniques (acides acétylacétique et β-oxybutyrique) chez les diabétiques et, à l'état physiologique, chez les sujets soumis au
jeûne hydrocarboné. L'excrétion de l'ammoniaque monte
alors à des chiffres très élevés (5 grammes et plus) ; c'est
même ce qui a conduit Stadelmann, préoccupé de rechercher l'acide qui fixait des doses d'ammoniaque aussi élevées,
à découvrir un acide qu'il crut être l'acide crotonique et qui
était en réalité l'acide β-oxybutyrique lévogyre.

Pour doser l'ammoniaque, la méthode la plus exacte est celle
de Folin qui est fondée sur l'entraînement de l'ammoniaque à

froid par un violent courant d'air ; l'ammoniaque est fixée par de l'acide sulfurique titré.

Le bain-marie M est chauffé à 35° par le bec G et maintenu

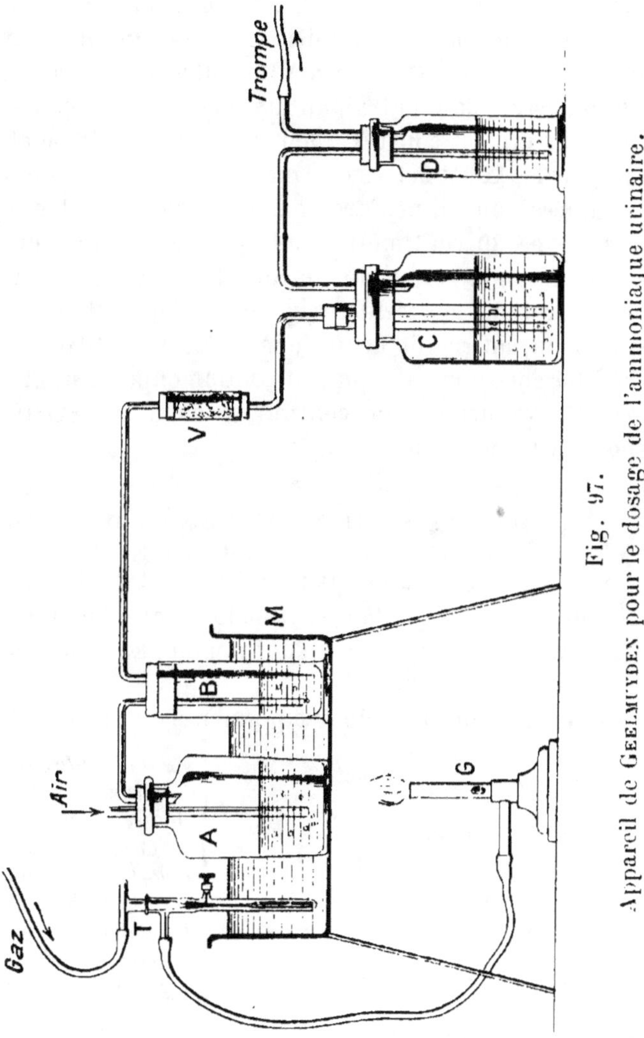

Fig. 97.

Appareil de GEELMUYDEN pour le dosage de l'ammoniaque urinaire.

à température constante par le régulateur T. Un violent courant d'air, aspiré par une trompe qui débite au moins 400 litres à l'heure, fait pénétrer l'air à travers un premier flacon A où il se débarrasse des traces d'ammoniaque qu'il peut contenir en barbottant à travers l'acide sulfurique dilué que contient A. L'air pénètre ensuite dans le flacon B qui a 25 centimètres de haut sur 5 centimètres de large. Il contient 25 centimètres cubes de l'urine à analyser, additionnés de 7 grammes NaCl, 1 gramme CO^3Na^2 et 10 centimètres cubes de pétrole pour éviter la mousse. L'air, entraînant l'ammoniaque urinaire, traverse un tube gros et court V, plein de coton non tassé et destiné à retenir les gouttelettes d'urine alcalinisée qui pourraient être entraînées ; puis il pénètre dans un flacon C contenant un peu d'eau avec 30 centimètres cubes d'acide sulfurique $n/5$ qui fixe l'ammoniaque [1] ; un flacon d'eau pure D termine l'appareil : il retient les dernières vapeurs. L'opération dure une heure ; à la fin, on réunit l'eau de D à l'acide $n/10$ de C et on titre : la différence donne la quantité d'ammoniaque des 25 centimètres cubes d'urine. Un centimètre cube de SO^4H^2 $n/5$ correspond à $0^{gr},0034$ de NH^3.

§5. — Pigments et chromogènes de l'urine

L'urine contient des pigments tout formés et des corps chromogènes qui, s'oxydant à l'air, se transforment en matières colorantes. Les pigments urinaires sont nombreux, et il s'en faut que tous soient bien définis.

Voici le tableau des principaux pigments ou chromogènes :

I. Chromogènes et pigments indoliques...	*Acide indoxylsulfurique.* *Acide indoxylglycuronique* (contesté). *Rouge de scatol ; Uroséine.*
II. Pigment spécial................	*Urochrôme*, composé azoté et sulfuré, de constitution inconnue.
III. Chromogène et pigments dérivés des pigments biliaires et, par conséquent, de l'hématine et de l'hémoglobine..........	*Urobilinogène* et *Urobiline.*

1. Le flacon C est muni d'un tube à dégagement entouré par un

1° Urochrôme. — C'est le pigment typique le plus important de l'urine normale : il constitue une matière colorante qui se dissout dans l'alcool avec une belle teinte jaune. Il brunit par les alcalis ; il ne devient pas fluorescent par addition de chlorure de zinc. Il absorbe la région violette du spectre, mais ne présente pas de bande d'absorption bien limitée.

L'urochrôme a une réaction acide et contient, indépendamment du carbone, de l'oxygène et de l'hydrogène, de l'azote (11,1 p. 100) et du soufre (5,1). Il faut le considérer comme étant une polypeptide, probablement riche en cystine et en composés aromatiques. L'acide chlorhydrique le dédouble en donnant, entre autres produits, un pigment noir (uromélanine).

2° Urobiline. — Ce pigment existe presque toujours dans l'urine (0^{gr},3 à 0^{gr},13 *pro die*). Il s'y rencontre habituellement à l'état de chromogène (*urobilinogène*) que les agents d'oxydation transforment en pigment ; les rayons actiniques de la lumière bleue provoquent également cette transformation.

a. *Préparation*. — On a donné plusieurs modes de préparations (BINET, SALKOWSKI) : ils utilisent la précipitation de la matière colorante par le sous-acétate de plomb. Du précipité plombique le pigment est régénéré par l'acide sulfurique ou chlorhydrique, en présence de l'alcool. On dilue avec de l'eau et enlève l'urobiline à l'aide du chloroforme.

b. *Propriétés*. — Poudre amorphe, rouge brune ou rouge jaunâtre, à reflets verts, peu soluble dans l'eau pure, plus soluble en présence de quelques sels neutres ; le sulfate d'ammoniaque ajouté à saturation et l'addition d'un peu d'acide sulfurique précipitent l'urobiline (MÉHU) ; l'alcool, le chloroforme, l'éther acétique surtout (FLORENCE) enlèvent l'urobiline ; les alcalis la dissolvent également. En solution alcoolique neutre, l'urobiline est jaune ou jaune brunâtre, avec une

tube plus gros, concentrique, qui porte des ouvertures circulaires un peu au-dessus de l'extrémité inférieure. L'air est obligé de barbotter deux fois ; il se débarrasse ainsi complètement de l'ammoniaque au contact de l'acide.

fluorescence verte marquée. **En liqueur acide, la fluorescence disparaît** ; la liqueur est rouge ou rose en solution diluée et présente, en avant de la raie F, une large bande d'absorption (planche III, p. 228). Au contact des alcalis, le dichroïsme reparaît, la coloration vire au jaune verdâtre. En ajoutant du chlorure ou de l'acétate de zinc à la solution ammoniacale du pigment, la coloration devient rouge par transparence et verte par réflexion (beau phénomène de dichroïsme); la bande d'absorption persiste en avant de F.

L'urobiline donne la réaction du biuret.

Elle est décolorée par l'hydrogène naissant : elle se recolore par agitation au contact de l'air.

L'urobiline n'est pas, comme on l'avait cru, identique avec l'hydrobilirubine obtenue en réduisant la bilirubine de la bile par l'hydrogène naissant ; les deux corps diffèrent par plusieurs de leurs propriétés et par leur teneur en azote (HOPKINS et GARROD). La formule $C^{32}H^{40}N^4O^7$ qu'on a attribuée à l'urobiline est au moins douteuse et appellerait une nouvelle confirmation.

Il est possible, du reste, que l'urobiline ne soit pas un composé chimique, mais un mélange de corps voisins. STOKVIS, NENCKI, LE NOBEL et HOPPE-SEYLER ont obtenu des composés *urobilinoïdes* en partant de divers pigments hématiques et biliaires ou de leurs dérivés.

c. *Origine et modes de production.* — L'urobiline dérive par réduction de la bilirubine, comme le démontrent les faits suivants :

α) *In vitro,* quand on réduit, à chaud, une solution alcaline de bilirubine par l'hydrure de palladium et l'hypophosphite de soude, on observe une production abondante d'urobilinogène que les oxydants (I, NO^3H) transforment en urobiline (J. VILLE).

β) A l'état normal, *in vivo*, la formation de l'urobiline est liée à la réduction de la bilirubine par les bactéries de l'intestin. Quand la bile ne s'écoule pas dans l'intestin, on ne trouve d'urobiline ni dans l'urine ni dans les fèces : on n'en trouve pas davantage dans le méconium du nouveau-né dont l'intestin est stérile. L'ingestion de bilirubine provoque ou augmente l'urobilinurie (LADAGE).

Il est difficile de rendre compte de toutes les particularités que présente pour le physiologiste et le clinicien l'élimination de l'urobiline. On admet qu'il y a circulation d'urobiline entre l'intestin qui la produit et le foie où elle est ramenée par la veine porte. Or, le foie retient l'urobiline à l'état normal et la transforme en bilirubine : si on extirpe le foie, l'urobiline passe (LESIEUR, MONOD et MOREL). Mais il est bien d'autres circonstances où l'urobiline peut apparaître dans l'urine, c'est quand le foie est insuffisant ou lorsque, capable de subvenir à une élimination normale, il est débordé par l'hémoglobine que libère une hémolyse excessive. C'est ainsi que l'injection dans les veines de l'eau et, en général, des hémolysants provoque l'urobilinurie, laquelle s'observe également quand le foie est le siège de troubles fonctionnels ou de lésions anatomiques, consécutives à une intoxication par exemple (alcool, chloroforme) (DOYON, GAUTIER et POLICARD).

Toutes les causes qui favorisent les oxydations intra-organiques diminuent l'urobiline. Ainsi, toutes choses égales d'ailleurs, l'urobilinurie est plus fréquente l'été que l'hiver ; mais on peut la faire disparaître pendant l'été quand on se livre à un exercice violent (MOREL et LESIEUR).

Comme la bilirubine dont elle dérive et qu'elle accompagne souvent, l'urobiline peut prendre naissance à même les tissus, aux dépens de l'hémoglobine (ecchymoses, foyers hémorragiques) : c'est l'*urobiline hémolytique*.

Enfin, on la rencontre normalement dans la bile et dans les fèces, ce qui n'a rien que de très naturel, en raison du cycle entéro-hépatique parcouru par l'urobiline.

d. *Recherche.* — La technique de cette recherche a fait, dans ces derniers temps des acquisitions importantes dues à GRIMBERT.

Quand l'urine est riche en pigments biliaires, il convient de les éliminer en ajoutant au liquide quelques gouttes de chlorure de baryum. Le précipité barytique entraîne les pigments de la bile ; on filtre, on centrifuge. Comme l'urine contient le plus souvent, non pas l'urobiline elle-même, mais son chromogène, on procède d'abord à la recherche de l'urobilinogène, puis à celle de l'urobiline.

On acidule 60 centimètres cubes d'urine avec quelques gout-

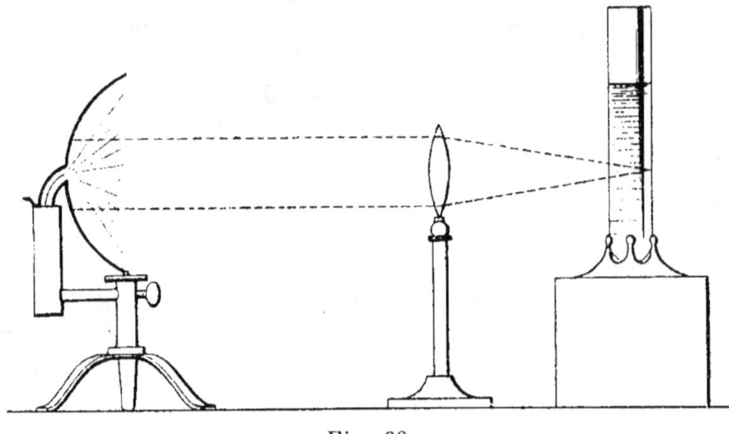

Fig. 98.

Dispositif pour constater la fluorescence de l'urobiline zincique par la flamme du magnésium.

tes d'acide phosphorique dilué, et on agite avec 60 centimètres cubes de chloroforme, qu'on décante ensuite et filtre sur un tampon de coton.

A 2 ou 3 centimètres cubes de chloroforme on ajoute X gouttes du réactif suivant : solution alcoolique à 2 p. 100 de para-diméthylaminobenzaldéhyde additionnée d'un égal volume d'acide chlorydrique concentré. On chauffe quelques secondes au bain marie et verse dans le tube 1 ou 2 centimètres cubes d'alcool pour obtenir un liquide homogène. La présence de l'urobilinogène est accusée par l'apparition d'une belle teinte rouge. Rappelons que cette réaction n'est pas spécifique du chromogène de l'urobiline : l'indol la présente également (voir p. 175).

On prélève 5 centimètres cubes de la solution chloroformique filtrée sur coton et on les porte à l'ébullition après addition d'une goutte d'acide nitrique à 10 p. 100, afin d'oxyder le chromogène[1]. On obtient, s'il s'est formé de l'urobiline, une coloration rose et, au spectroscope, on aperçoit la bande caractéristique entre E et F.

Si on ajoute à cette solution chloroformique colorée en rosé et qui vient d'être examinée au spectroscope une solution alcoolique à 1 p. 1000 d'acétate de zinc jusqu'à ce que le trouble qui se produit tout d'abord disparaisse, puis qu'on alcalinise par de l'alcool ammoniacal (alcool à 95° : 2 parties ; ammoniaque : 1 partie), on obtient une belle fluorescence verte.

Plus simplement, on peut ajouter directement à l'urine son volume d'alcool, I goutte de teinture d'iode diluée au dixième, une pincée d'acétate de zinc en cristaux et filtrer. En ajoutant au filtrat goutte à goutte du chloroforme jusqu'à ce qu'il se sépare, ce dissolvant entraîne l'urobiline à l'état de composé zincique fluorescent (MOREL).

La réaction devient très sensible si, disposant le liquide chloroformique dans un tube à essais qu'on place dans l'obscurité, on dirige à travers ce tube un faisceau lumineux intense produit par la flamme du magnésium et concentré par une lentille. Quand le tube est au foyer, la tranche liquide traversée par le faisceau s'illumine d'un éclat vert très brillant.

Il est évident que, si l'urine contient de l'urobiline, les réactions du pigment seront d'emblée positives, sans qu'on ait besoin d'oxyder l'urobilinogène par l'acide nitrique ou l'iode.

3° Autres pigments urinaires. — On a décrit d'autres pigments tels que l'uroroséine qui proviennent de la désinségration du tryptophane ; leur description trouvera sa place naturelle au chapitre suivant (Chromogènes indoxyliques, (p. 513). La plupart de ces pigments sont, du reste, encore mal déterminés.

Dans certains états pathologiques, on voit apparaître dans l'urine d'autres pigments, bruns ou noirs : la *mélanine* (tuberculose, tumeurs mélaniques) et des matières colorantes *hu-*

---

1. L'acide nitrique est préférable à l'iode, qui a l'inconvénient de colorer légèrement le chloroforme et de gêner, dans certains cas, l'observation (GRIMBERT).

miques mal connues (tuberculose, cachexies, maladies infectieuses, etc.). Il ne faut pas confondre ces pigments avec la
matière noire qui colore les urines après l'administration des
phénols.

§ 6. — Azote total

Étant donné que l'urée, l'acide hippurique, l'acide urique
la créatinine, les pigments, les corps puriques et bien d'autres
substances, connues et inconnues, contiennent de l'azote, on
s'est préoccupé de déterminer en bloc la quantité d'azote provenant de tous ces composés, en un mot, de doser l'azote urinaire total.

L'azote de l'urée ne représente guère que 80 ou 85 pour 100
de l'azote total ; aussi, quand on veut se rendre compte de la
désassimilation des matières albuminoïdes, faut-il doser en bloc
l'azote des urines. Les substances protéiques renfermant 15
à 16 pour 100 d'azote, pour savoir à quelle quantité d'albumine
correspond l'azote total, il suffit de multiplier ce dernier par
6,45. En moyenne, la quantité d'azote excrétée par vingt-quatre
heures s'élève, pour l'homme sain, entre 12 et 15 grammes.

1° Variations physiologiques et pathologiques. — Le
taux de l'azote urinaire n'est pas constant ; les variations
qu'il éprouve du fait des divers facteurs physiologiques et
pathologiques, ont fait l'objet de nombreuses recherches.
L'azote total est d'abord influencé par l'alimentation. Il atteint
son maximum cinq à six heures après le repas ; pendant
l'inanition, il se maintient les deux ou trois premiers jours,
puis s'abaisse brusquement et reste ensuite à peu près inva-
riable (2 grammes environ par vingt-quatre heures), avec
une légère tendance à la diminution.

Les diabétiques qui consomment généralement beaucoup
d'albumines des deux sources endogène et exogène sont azo-
turiques.

Les lésions du foie (cirrhose, stéatose post-toxique) diminuent l'excrétion uréique, mais cette diminution s'accompa-

gne d'une augmentation compensatrice d'ammoniaque : l'organisme se défend contre l'acidose. L'azote total n'est pas sensiblement modifié.

2° Rapport azoturique. — L'azote uréique a été comparé

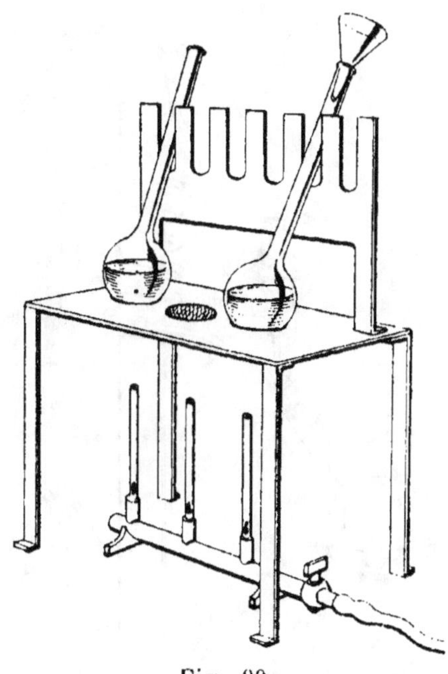

Fig. 99.

Appareil pour doser l'azote total par la méthode de KJEHLDAL.

paré à l'azote total et le rapport entre ces deux valeurs a reçu le nom de rapport azoturique.

Le rapport azoturique subit des variations autour du chiffre de 0,85, qu'on peut considérer comme une moyenne. MAILLARD l'a vu osciller entre 0,610 et 0,873. Dans deux séries d'expériences, LAMBLING et ses collaborateurs ont trouvé des valeurs comprises entre 0,789 et 0,835, 0,804 et 0,844.

3° Dosage de l'azote total. — Pour doser l'azote total des urines, on se sert d'une méthode imaginée par KJEHLDAL et basée sur la transformation en ammoniaque, par l'acide sulfurique concentré et bouillant, de l'azote de presque tous les corps organiques azotés. L'ammoniaque, mise en liberté par la potasse, est dosée volumétriquement; on en déduit l'azote.

Dans un ballon à fond rond, de 200 centimètres cubes de capa-

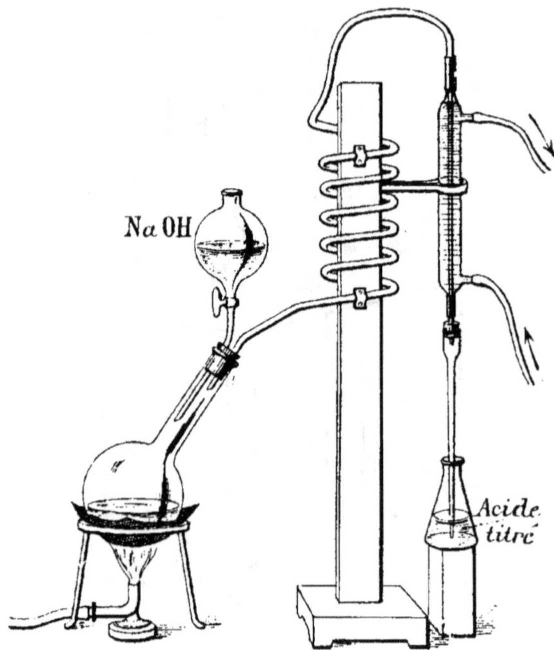

Fig. 100.

Appareil de Schloesing-Aubin, pour la distillation et le titrage de l'ammoniaque provenant du dosage de l'azote par la méthode de Kjehldal.

cité environ, ou, mieux encore, dans un matras d'essayeur en *verre d'Iéna*, on verse 10 centimètres cubes exactement mesurés d'urine et 10 centimètres cubes d'acide sulfurique très concentré et pur[1]; on ajoute $1^{gr},50$ d'oxalate de potasse pur et, à l'aide d'un brûleur, on chauffe le ballon un peu incliné et placé sur une

1. On emploie avec avantage un mélange de 2 parties d'acide sulfurique à 66° et 1 partie d'acide sulfurique fumant.

toile métallique légèrement excavée (fig. 99). L'eau s'évapore peu à peu ; le liquide noircit et mousse ; si la mousse menaçait de déborder, on la ferait tomber en versant quelques gouttes d'alcool. Quand toute l'eau est chassée du ballon, des fumées blanches se dégagent ; on le ferme incomplètement à l'aide d'un petit entonnoir de verre et on règle l'ébullition tranquille jusqu'à décoloration complète du liquide résiduel.

On laisse refroidir et verse dans un ballon d'un litre et demi à deux litres contenant 300 centimètres cubes d'eau distillée ; on lave le matras à plusieurs reprises et introduit dans le ballon les eaux de lavage. On sature le contenu du ballon par de la lessive concentrée de soude jusqu'à ce qu'une bandelette de papier de tournesol, qu'on laisse tomber dans le ballon, vire au bleu : on ajoute alors un fragment de grenaille de zinc ; en opérant rapidement, on adapte le ballon au serpentin figuré ci-contre (fig. 100) et on distille jusqu'à ce que toute l'ammoniaque soit passée (habituellement trente à quarante-cinq minutes). La figure 100 représente un dispositif qui permet de saturer l'acide par la lessive alcaline contenue dans un entonnoir à brôme. On opère ainsi en vase clos et évite, par conséquent, toute perte d'ammoniaque.

Le produit de la distillation se condense dans un tube à boules ou dans une fiole contenant 20 centimètres cubes d'acide sulfurique normal. A la fin de l'opération, on titre à la soude normale l'acide resté libre, en présence du tournesol ou de l'orangé III comme indicateurs ; par différence, on a la quantité d'ammoniaque et, par conséquent, d'azote. Chaque centimètre cube d'acide normal disparu par saturation représente $0^{gr},014$ d'azote.

CHAPITRE III

CORPS AROMATIQUES, TERNAIRES ET MINÉRAUX DE L'URINE

Dans ce chapitre nous grouperons des corps disparates, dont l'étude présente un grand intérêt au double point de vue scientifique et pratique.

§ 1. — CORPS AROMATIQUES

La plupart des acides aminés issus des protéiques se détruisent complètement dans l'organisme ; on ne les retrouve dans les excreta qu'à l'état d'urée, d'acide carbonique et d'eau. Il est difficile de saisir leurs transformations : elles échappent à l'observation directe. Seuls de ces dérivés, ceux qui contiennent un copule aromatique doivent à la présence de ce noyau une résistance toute particulière qui les soustrait à une désagrégation totale. On les retrouve dans l'urine plus ou moins modifiés et ces modifications nous permettent de suivre le cycle de leurs transformations à travers l'organisme ; par là, elles sont d'une très grande importance. D'autre part, ces composés se prêtent généralement à des réactions nettes, parfois brillantes, qui en rendent la recherche relativement aisée. C'est assez pour faire de l'histoire des dérivés aromatiques de l'urine un des chapitres les plus intéressants de la biochimie.

1° Acide hippurique. — L'urine humaine entraîne, en moyenne par vingt-quatre heures, de $0^{gr},5$ à 1 gramme d'acide hippurique, ou benzoylglycocolle $(C^6H^5.CO)\,NH.CH^2 — CO^2H$.

L'urine des herbivores en contient davantage. On l'utilisait même autrefois à la fabrication industrielle de l'acide benzoïque, en la faisant bouillir avec de l'acide chlorhydrique qui décompose l'acide hippurique.

On a réalisé depuis longtemps la synthèse de l'acide hippurique, en chauffant à 160°, en vase clos, l'acide benzoïque avec le glycocolle (DESSAIGNES) :

$$\begin{array}{c} CH^2.NH^2 \\ | \\ COOH \end{array} + C^6H^5.COOH = H^2O + \begin{array}{c} CH^2.NH(CO.C^6H^5) \\ | \\ COOH \end{array}$$

Glycocolle.   Acide benzoïque.   Acide hippurique.

Cette synthèse a été effectuée par d'autres procédés encore.

a. *Propriétés physiques et chimiques.* — L'acide hippurique cristallise en beaux prismes incolores, fusibles à 187°,5, très peu solubles à froid dans l'alcool et dans l'eau (1/600°), beaucoup plus solubles à chaud, insolubles dans la benzine et l'éther de pétrole.

Les acides minéraux le dédoublent, à l'ébullition, en acide benzoïque et glycocolle :

$$(C^6H^5.CO)NH.CH^2 - CO^2H + H^2O = C^6H^5.CO^2H$$

Acide hippurique.   Ac. benzoïque.

$$+ CH^2.NH^2 - CO^2H$$

Glycocolle.

Chauffé vers 200°, l'acide hippurique se décompose en dégageant des vapeurs d'acide benzoïque, puis une forte odeur d'acide prussique ; il reste un charbon poreux. Quand on évapore l'acide hippurique avec de l'acide nitrique fumant, on perçoit l'odeur de l'essence d'amandes amères, par suite de la formation d'un peu de nitrobenzine. Ces caractères, joints à son insolubilité dans l'éther de pétrole, achèvent de distinguer l'acide hippurique de l'acide benzoïque.

b. *Origine.* — Le glycocolle est un produit de dédoublement des matières protéiques ; il disparaît, d'ordinaire, dans l'économie, à moins qu'il ne s'unisse à un copule qui, formant avec lui un composé stable, le soustrait à la destruction : c'est le cas pour l'acide cholalique et pour l'acide benzoïque. Ce dernier provient des végétaux alimentaires, surtout des fruits. L'alimentation carnée exclusive n'arrête pas d'ailleurs complètement la formation de l'acide benzoïque et, partant, celle de l'acide hippurique : dans ce cas, l'acide benzoïque dérive probablement de la phénylalanine :

$$C^6H^5 — CH^2 — CH.NH^2 — COOH + O^5 = NH^3 + 2CO^2 + H^2O$$
Phénylalanine.
$$+ C^6H^5 — COOH$$
Ac. benzoïque.

L'acide hippurique est le type d'une série de combinaisons que l'organisme réalise en unissant au glycocolle : 1° non seulement l'acide benzoïque et les corps susceptibles de se transformer par oxydation en acide benzoïque (l'acide quinique si répandu chez les végétaux, des carbures benzéniques, etc.); 2° mais aussi des acides différents de l'acide benzoïque : nitro-benzoïque, amino-benzoïque, chloro-benzoïque, anisique, salicylique, mésytilénique, etc., etc., qui, soudés au glycocolle, donnent

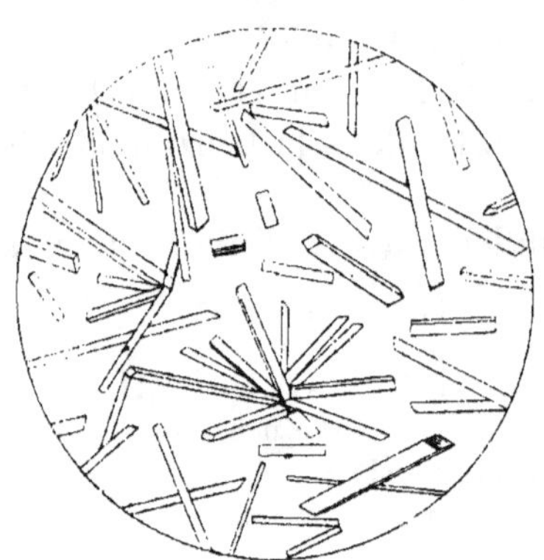

Fig. 101.
Acide hippurique.

autant d'acides hippuriques correspondants, dans lesquels le radical $C^6H^5.CO$ est remplacé par le radical de ces divers acides.

La formation de ces dérivés met à jour le glycocolle qui se forme constamment dans l'économie, mais se détruit sans qu'on puisse le saisir autrement qu'en le fixant à un noyau aromatique stable. En même temps, l'organisme se défend contre l'action toxique de l'acide benzoïque en substituant à ce dernier corps une substance moins toxique, l'acide hippurique. Dans cette voie, l'organisme peut mettre en œuvre de grandes quantités de glycocolle. SERTOLI avait pu augmenter l'excrétion d'acide hippurique, en administrant des quantités suffisantes d'acide benzoïque. Après l'ingestion de 24^{gr},6 d'acide benzoïque, IWAHO TSUCHIYA a constaté que 11^{gr},58, soit 47 p. 100, passaient dans l'urine à l'état d'acide hippurique, lequel montait alors à 17 grammes. D'autres expérimentateurs ont vu l'azote hippurique s'élever chez le mouton et le lapin à 62 p. 100 de l'azote total. L'hippurisation a lieu même chez les brightiques, que LEWINSKI a vu transformer en acide hippurique 12 grammes d'acide benzoïque.

BUNGE et SCHMIEDEBERG ont établi que, chez le chien l'acide hippurique se forme dans le rein aux dépens de ses deux constituants ; l'acide benzoïque seul peut suffire, les protéiques du sang ou du parenchyme rénal fournissent alors le glycocolle. L'intégrité des cellules est indispensable ; avec du tissu rénal dont les cellules ont été dilacérées, la synthèse n'a plus lieu ; la présence du sang est également nécessaire, mais non celle des globules, le sang peut avoir été laqué. Toutefois, il faut qu'il soit chargé d'oxygène.

ABELOUS et RIBAUT ont réussi à extraire par l'eau du tissu rénal une diastase qui peut souder le glycocolle à l'acide benzoïque, mais il faut que celui-ci soit présenté à l'état d'alcool benzylique. Ce composé, en s'oxydant pour donner de l'acide benzoïque, libère sans doute l'énergie exigée par la réaction diastasique de l'hippurisation.

2° Chromogènes indoxyliques. — On avait observé depuis longtemps la formation dans certaines urines d'une matière colorante bleue, et HOPPE-SEYLER avait essayé sans succès d'isoler le chromogène qui fournit ce pigment. En 1876, BAUMANN démontrait qu'il s'agissait de l'acide indoxyl-sulfurique :

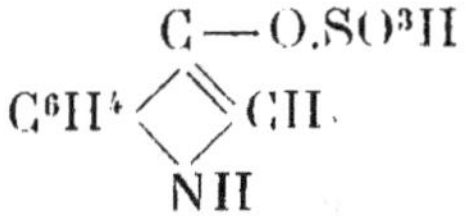

$$C^6H^4 \diamondsuit \begin{matrix} C\!-\!O.SO^3H \\ \| \\ CH \\ NH \end{matrix}$$

éther sulfurique de l'indoxyle :

$$C^6H^4 \diagup\diagdown \begin{matrix} C-OH \\ CH \\ NH \end{matrix}$$

Parfois, l'indoxyle est éliminé en combinaison avec l'acide glycuronique $C^6H^{10}O^7$ à l'état d'acide indoxyl-glycuronique :

$$C^6H^4 \diagup\diagdown \begin{matrix} C-O.C^6H^9O^6 \\ CH \\ NH \end{matrix}$$

Mais ce dernier dérivé n'a jamais été isolé à l'état de pureté ; sa présence n'est pas constante, elle a même été contestée et, quand on parle de chromogène indoxylique, c'est toujours à l'acide indoxyl-sulfurique qu'on fait allusion.

La proportion de ce dernier chromogène, variable d'ailleurs, paraît être de $0^{gr},012$ à $0,031$, d'après MAILLARD. Elle est plus considérable chez les herbivores.

a. *Origine*. — Ce que nous savons de l'hydrolyse des protéiques sous l'influence des sucs digestifs et des actions microbiennes nous montre le tryptophane ou indolalanine :

$$C^6H^4 \diagup\diagdown \begin{matrix} C-CH^2-CH-COOH \\ CH \qquad\quad | \\ NH \qquad\quad NH^2 \end{matrix}$$

comme un copule préexistant dans la plupart des albumines. Cet acide aminé est un corps cristallisé en paillettes blanches, éclatantes, nacrées, ressemblant à de la cholestérine. Le suc pancréatique détache ce groupement, et la réaction du brôme (coloration rouge) en démontre la présence dans les liquides de digestion pancréatique. Or, sous l'influence des putréfactions intestinales, dans le gros intestin, le tryptophane se désamine, se décompose graduellement et finit par donner l'indol des fèces :

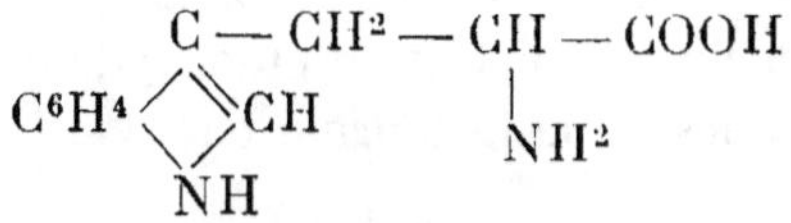

$$C^6H^4 \diagup\!\!\diagdown \begin{array}{l} C - CH^2 - CH - COOH \\ \;\;\;\;\;\;\;\;\;\;\;\;\;| \\ CH NH^2 \\ NH \end{array}$$

Tryptophane ou acide indol-amino-propionique.

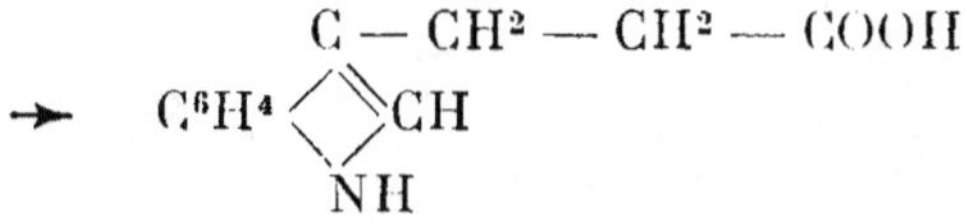

$$\rightarrow \quad C^6H^4 \diagup\!\!\diagdown \begin{array}{l} C - CH^2 - CH^2 - COOH \\ CH \\ NH \end{array}$$

Acide indol-propionique.

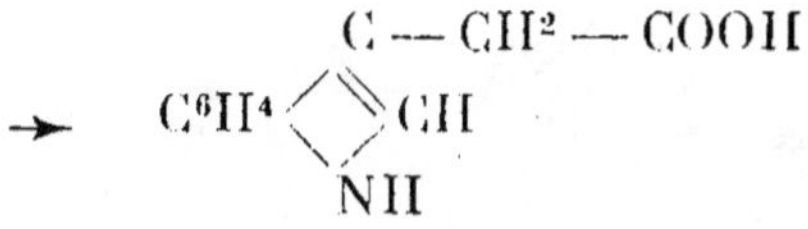

$$\rightarrow \quad C^6H^4 \diagup\!\!\diagdown \begin{array}{l} C - CH^2 - COOH \\ CH \\ NH \end{array}$$

Ac. indol-acétique.

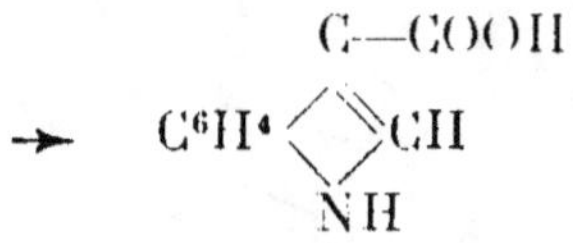

$$\rightarrow \quad C^6H^4 \diagup\!\!\diagdown \begin{array}{l} C - COOH \\ CH \\ NH \end{array}$$

Ac. indol-carbonique.

$$\rightarrow \quad C^6H^4 \diagup\!\!\diagdown \begin{array}{l} CH \\ CH \\ NH \end{array}$$

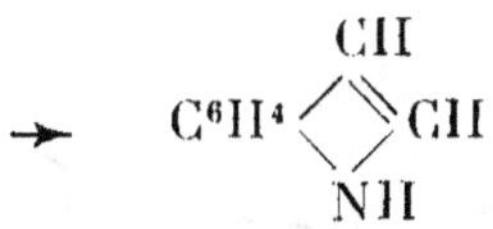

Indol.

Ce dernier se transforme dans le foie (PORCHER et HERVIEUX) en acide indoxyl-sulfurique :

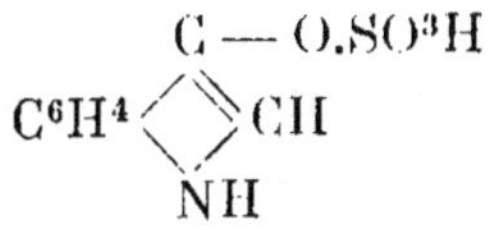

$$C^6H^4 \diagup\!\!\diagdown \begin{array}{l} C - O.SO^3H \\ CH \\ NH \end{array}$$

dont le sel potassique est en écailles blanches, nacrées, solubles dans l'eau, peu solubles dans l'alcool froid.

b. Recherche. — Pour rechercher le chromogène de l'indigo, ajouter à 50 centimètres cubes d'urine 5 centimètres cubes de sous-acétate de plomb du Codex, agiter, filtrer. Mélanger parties égales du filtrat et d'acide chlorhydrique pur ; ajouter 3 centimètres cubes de chloroforme en ayant soin de ne pas

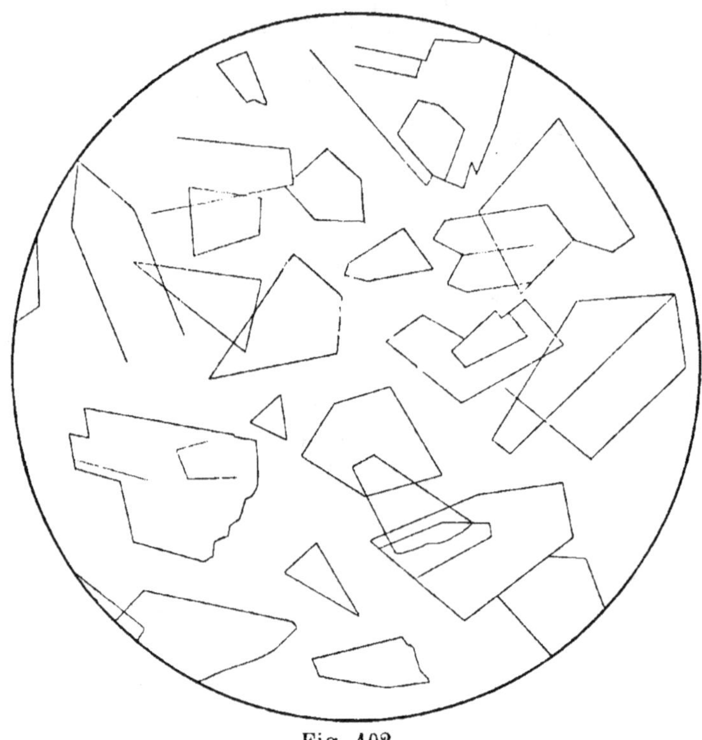

Fig. 102.

Tryptophane ou acide indol-amino-propionique.

remplir complètement le tube pour y laisser de l'air. Boucher et agiter énergiquement. Quand le chloroforme se sépare, il est ou n'est pas coloré. Si aucune coloration ne s'est produite, ajouter une goutte d'eau oxygénée commerciale diluée au dixième, agiter et renouveler goutte à goutte les additions d'eau oxygénée, en agitant chaque fois. Le chloroforme prend une belle coloration bleue ou pourpre, formée par un colorant d'origine indoxylique. En décantant la liqueur aqueuse acide et en la remplaçant par de la soude à 1 p. 100, on assure, après agitation, la conservation de la matière colorante formée. Cette méthode, qui est de MAILLARD, est la plus sensible et la meilleure.

On peut aussi obtenir rapidement des pigments indoxyliques en déféquant l'urine avec 5 à 10 p. 100 de sous-acétate et agitant le liquide filtré avec son volume d'acide chlorhydrique concentré additionné de 1 ou 2 p. 1000 de perchlorure de fer, en présence de quelques centimètres cubes de chloroforme. La plupart des urines ainsi traitées communiquent au chloroforme une belle coloration bleue ou rouge dont on assure la conservation en remplaçant l'acide par une solution faible de soude (OBERMEYER).

En prenant les précautions qui viennent d'être indiquées, on obtient toujours des pigments indoxyliques, mais la couleur peut en être différente, bleue, rouge ou violette (mélange de de rouge et de bleu) : la matière colorante bleue est de l'*indigotine*, la rouge est un isomère ou un polymère, l'*indirubine* [1]. La présence des acides favorise le passage de la couleur bleue à la couleur rouge : en présence des alcalis, la matière bleue se conserve bien (MAILLARD).

La formation de l'indigotine s'explique aux dépens de l'acide indoxylsulfurique par la formule suivante :

$$C^6H^4 \underset{NH}{\overset{C - O.SO^3H}{\diamondsuit}} CH \quad + \quad HC \underset{NH}{\overset{H^3OS.O - C}{\diamondsuit}} C^6H^4 + O^2 = 2SO^4H^2$$

$$+ C^6H^4 \underset{NH}{\overset{CO - C = C - CO}{\diamondsuit}} \underset{NH}{} C^6H^4$$

Indigotine.

c. *Variations.* — L'ingestion d'indol, de tryptophane et de di-

---

1. L'indirubine se forme parfois spontanément dans certaines urines (indirubinurie).

vers composés du groupe indigotique augmente la proportion d'indoxyle excrété. L'indoxyle augmente également après un repas de viande ; mais il n'y a pas proportionnalité entre l'intensité des putréfactions intestinales et l'élimination de l'indoxyle, comme on l'avait cru autrefois : les conditions qui président à la formation de l'indoxyle sont trop complexes pour être exprimées par une relation simple. En outre, une fraction de l'indoxyle ne vient pas de l'intestin, mais des tissus ; c'est la fraction d'origine endogène.

Quand on traite l'urine par son volume d'acide chlorhydrique concentré en présence de HCl ou de H^2O^2 et qu'on agite avec du chloroforme, ce dissolvant entraîne des colorants bleu ou rouge (indigotine, indirubine) ; si on décante le chloroforme et qu'on traite la liqueur aqueuse acide par de l'alcool amylique, il arrive souvent que l'alcool amylique se colore en rouge. PORCHER et HERVIEUX ont désigné cette matière colorante sous le nom de *rouge de scatol* et ont décrit ses propriétés. Ce composé a un spectre caractérisé par une bande à droite de D, entre $\lambda = 577$ et $\lambda = 550$. Le nom de *rouge de scatol* a été donné à ce produit, parce que l'ingestion du scatol provoque l'apparition du rouge scatolique dans l'urine. En réalité, ce pigment et d'autres encore ont pour chromogènes des dérivés du tryptophane.

Ainsi, le rouge de scatol de PORCHER et HERVIEUX serait, d'après MAILLARD, un produit de condensation de l'indol avec l'acide indol-carbonique :

$$C^6H^4 \diamondsuit \begin{matrix} CH \\ CH \\ NH \end{matrix} \qquad C^6H^4 \diamondsuit \begin{matrix} C-COOH \\ CH \\ NH \end{matrix}$$

Indol.   Ac. indol-carbonique.

Une autre couleur très voisine du scatol par ses propriétés, l'*uroroséine*, rangée depuis longtemps au nombre des pigments de l'urine, dérive, comme l'a montré HERTER, de l'acide indol-acétique :

$$C^6H^4 \begin{array}{c} C - CH^2 - COOH \\ \diagdown \diagup \\ CH \\ NH \end{array}$$

Ce dernier vient lui-même du tryptophane par l'action oxydante de l'acide nitreux que l'acide chlorhydrique, ajouté à l'urine, libère des nitrites produits par les bactéries.

D'autres dérivés du tryptophane, peut-être l'acide indolpropionique

$$C^6H^4 \begin{array}{c} C - CH^2 - CH^2 - COOH \\ \diagdown \diagup \\ CH \\ NH \end{array}$$

sont des chromogènes de l'urine. Les oxydants en font sortir des couleurs souvent brillantes, encore mal définies et dont une synonymie multiple et fâcheuse a rendu si confuse cette difficile question. Il semble que les produits de dégradation du tryptophane, les acides indolpropionique, indolacétique, indolcarbonique et enfin l'indol (voir les formules p. 515) puissent, par des transformations diverses (oxydations, réductions, condensations), donner lieu à la production de plusieurs chromogènes et pigments.

3° Éthers sulfuriques. — Ce sont d'abord, à l'état de sels alcalins cristallisés en écailles nacrées, les éthers acides : l'éther *phénolsulfurique* ou *sulfate acide de phényle* $C^6H^5.O.SO^3H$, les éthers *ortho-crésolsulfurique* ou sulfate acide d'*ortho-crésyle* $CH^3_1.C^6H^4.(O.SO^3H)_2$ et *para-crésolsulfurique* ou sulfate acide de *paracrésyle* $CH^3_1. C^6H^4.(O.SO^3H)_4$, ce dernier prédominant (BAUMANN).

On ne trouve guère plus de $0^{gr},09$ à $0^{gr},62$ de ces composés dans l'urine de vingt-quatre heures ; ils proviennent, comme nous l'avons dit, des phénols produits par les putréfactions intestinales et transformés ultérieurement en dérivés sulfuriques. Quant aux phénols eux-mêmes, ils dérivent de la tyrosine

$$OH_1.C^6H^4 - (CH^2 - CH.NH^2 - COOH)_4$$

Cet amino-acide, abandonnant progressivement les groupements de la chaîne latérale, donne le paracrésol $OH_1.C^6H^4.CH^3$, et le phénol $OH.C^6H^5$. L'ingestion du phénol et d'autres corps aromatiques augmente l'excrétion des acides phénolsulfuriques, laquelle s'élève également, quand la putréfaction est plus intense dans l'intestin ; au contraire, l'antisepsie intestinale, réalisée par le calomel par exemple, fait disparaître de l'urine ces dérivés.

L'urine humaine renferme quelquefois des traces de pyrocatéchine $C^6H^4.(OH)^2_{1.2}$ libre ou combinée à l'acide sulfurique ; l'hydroquinone $C^6H^4.(OH)^2_{1.4}$ y apparaît aussi, après l'administration du phénol (BAUMANN). Ces corps, en s'oxydant à l'air, donnent aux urines une teinte noire.

4° Oxacides aromatiques. — Ce sont : *l'acide para-oxyphényl-acétique*

$$OH_1.C^6H^4 - (CH^2 - COOH),$$

et *l'acide para-oxyphényl-propionique*

$$OH_1.C^6H^4 - (CH^2 - CH^2 - COOH),$$

cristallisés, solubles et fusibles, le premier à 148°, le second à 125°. Le réactif de Millon les colore en rouge.

Ces acides ne proviennent pas des putréfactions intestinales, mais bien du groupe tyrosique de la molécule albuminoïde (BAUMANN). Ce qui le prouve, c'est que, chez les jeunes animaux dont les aliments et le tube digestif sont maintenus rigoureusement aseptiques, les phénols disparaissent de l'urine, mais non les oxacides (THIERFELDER et NUTTAL).

La dégradation de la tyrosine conduit, en effet, aux oxacides aromatiques :

$$OH.C^6H^4 - CH^2 - CH.NH^2 - COOH$$
Tyrosine.

$$OH.C^6H^4 - CH^2 - CH^2 - COOH$$
Ac. oxyphényl-propionique.

$$OH.C^6H^4 - CH^2 - COOH$$
Ac. oxyphényl-acétique.

On a encore signalé dans l'urine, mais à l'état de trace, la présence des acides gallique, oxy-hydro-para-coumarique, oxy-quinoléine-carbonique (kynurénique), etc.

5° Alcaptonurie. — L'alcaptonurie est un syndrome urinaire qui traduit un trouble assez rare de la nutrition. Chez quelques sujets en parfait état de santé, les urines, alcalinisées et agitées à l'air, se colorent en noir. Le principe chromogène est l'*acide homogentisique* ou dioxyphényl-acétique

$$(OH)^2.C^6H^3 — CH^2 — COOH$$

(BAUMANN et WOLKOW), en gros prismes hydratés, transparents, s'effleurissant à l'air, un peu rougeâtres, fusibles à 146°5, solubles dans l'eau, l'alcool et l'éther, susceptibles de fermenter.

L'alcaptonurie a été quelquefois rapportée à un acide *uroleucique*, qui serait ou bien l'acide trioxyphényl-propionique $(OH)^3.C^6H^2 — C^2H^4 — CO^2H$, ou bien l'acide dioxyphényl-lactique $(OH)^2.C^6H^3 — C^2H^3.OH — CO^2H$. L'acide uroleucique fondrait à 133°. Son existence a été très contestée et on n'admet généralement qu'une seule *alcaptone*, l'acide homogentisique :

$$(OH)^2.C^6H^3 — CH^2 — COOH.$$

Bien que les cas d'alcaptonurie soient peu nombreux, ils paraissent être un peu plus fréquents qu'on ne l'avait cru tout d'abord. DENIGÈS, qui en a publié une observation, a donné, à cette occasion, un procédé de dosage rapide et exact des alcaptones. Néanmoins, cette curieuse anomalie de la nutrition, qui persiste toute la vie, est, somme toute, assez rare : GARROD en a relevé 31 cas, dont 23 hommes ; PAVY a observé l'alcaptonurie chez quatre sœurs, dans une famille de 14 enfants ; BAUMANN a vu un cas analogue.

L'alcaptonurie se rattache à un trouble dans la destruction normale de la tyrosine (BAUMANN) : l'ingestion de la tyrosine et de la phénylalanine augmente, en effet, les alcaptones ; un régime pauvre en albumine les diminue.

On comprend aisément que la tyrosine :

$$OH.C^6H^4 — CH^2 — CH.NH^2 — COOH$$

et la phénylalanine :

$$C^6H^5 — CH^2 — CH.NH^2 — COOH$$

perdant le chaînon $CH.NH^2$ et fixant un OH dans le premier cas, deux OH dans le second, aboutissent à l'acide homogentisique :

$$(OH)^2.C^6H^3 — CH^2 — COOH$$

Les urines alcaptonuriques se reconnaissent aisément : elles noircissent à l'air après alcalinisation ; elles réduisent les sels d'argent et la liqueur de Fehling ; bouillies avec 5 à 6 p. 100 d'acétate neutre de plomb cristallisé, elles abandonnent, après filtration et refroidissement, le sel de plomb de l'acide homogentisique, cristallisé en belles aiguilles.

§ 2. — CORPS TERNAIRES

A l'état physiologique, l'urine ne renferme que fort peu de corps organiques non azotés. On y trouve cependant les acides oxalique, glycuronique et lactique, des traces d'acides gras volatils et de petites quantités d'hydrates de carbone.

1° Acide oxalique. — L'oxalate de chaux se dépose en prismes octaédriques, dans l'urine abandonnée au repos ; on évalue à $0^{gr},02$ par vingt-quatre heures la quantité d'acide ainsi excrétée à l'état de sel calcique.

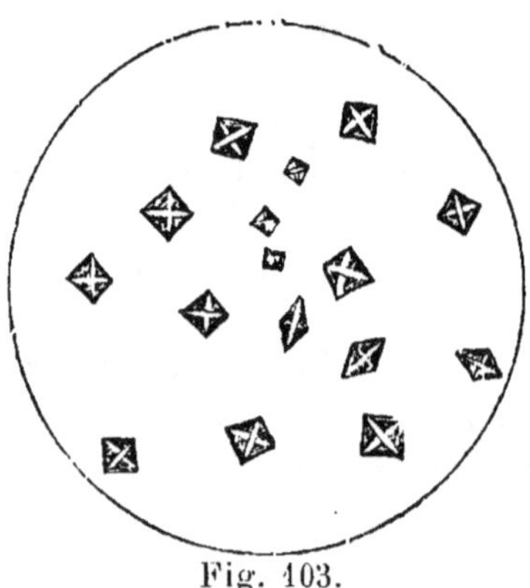

Fig. 103.
Oxalate de chaux.

Tous les aliments paraissent contribuer à la formation de l'acide oxalique ; car, il provient des végétaux riches en acide oxalique et peut-être de la régression des protéiques.

L'acide oxalique donne parfois naissance à des calculs vésicaux d'oxalate de chaux.

D'après JASTROWITZ, l'acide urique se formerait aux dépens de l'acide urique, des acides aspartique et glutamique venus des protéiques et des hydrates de carbone. Un accroissement de la formation de l'acide lactique serait la conséquence d'une anomalie du métabolisme des nucléines (goutte, leucémie); on l'observerait parfois aussi dans le diabète.

2° Acide glycuronique. — Ce corps, de formule

$$CHO - CH.OH - CH.OH - CH.OH - CH.OH - CO^2H$$

est un sirop épais, acide, soluble dans l'eau et l'alcool, dextrogyre, non fermentescible, susceptible de se combiner à la phénylhydrazine ; c'est un produit de l'oxydation incomplète du glucose.

A l'état normal, l'acide glycuronique est brûlé dans l'organisme et n'apparaît dans l'urine qu'à l'état de traces; mais, après l'ingestion d'un certain nombre de substances organiques stables, celles-ci, plus ou moins modifiées, forment avec l'acide glycuronique des combinaisons qui échappent à l'oxydation et s'éliminent par le rein ; ces combinaisons sont lévogyres. C'est ainsi que le chloral se transforme dans l'économie en alcool trichloré $CCl^3—CH^2.OH$, lequel se combine à l'acide glycuronique, pour donner *l'acide urochloralique*. Avec le camphre $C^{10}H^{16}O$, on obtient deux produits isomériques en $C^{10}H^{16}O^2$ qui, se combinant avec l'acide glycuronique, forment les *acides campho-glycuroniques*. L'essence de térébenthine, l'aldéhyde benzoïque, l'ortho-nitro-toluène, l'acétanilide, la kairine, la morphine, plusieurs oxykétones aromatiques se comportent de la même façon.

Une couleur commerciale assez employée, le *jaune indien*,

est une combinaison magnésienne ou calcique d'un corps aromatique, l'euxanthone

$$OH.C^6H^3 \diagdown \begin{matrix} O \\ CO \end{matrix} \diagup C^6H^3.OH$$

avec l'acide glycuronique. On extrait cette couleur de l'urine des chameaux et des éléphants qui ont mangé des feuilles d'une plante qui croît sous les tropiques.

Pour déceler l'acide glycuronique, on met 2 ou 3 centimètres cubes d'urine dans un tube ; on ajoute III ou IV gouttes d'une solution alcoolique de codéine à 1/20e et 2 centimètres cubes d'acide sulfurique concentré. En chauffant au bain-marie, on observe une belle coloration rouge (DENIGÈS).

3° Autres composés ternaires. — Dans ce groupe de composés, nous citerons l'acide lactique, qui augmente à la suite d'un exercice violent (COLASANTI et MOSCATELLI) et dont la production s'élève aussi dans l'atrophie aiguë du foie (SCHULTZEN et RIESS). Il faut y ajouter de très petites quantités d'acides gras volatils (formique, acétique, propionique, butyrique) ; des traces d'acide succinique et d'acide glycéro-phosphorique.

Enfin, les recherches d'ABELES, BAUMANN, VON UDRANSKY, BAISH ont mis hors de doute l'existence dans l'urine normale d'un peu de glucose, peut-être accompagné d'isomaltose et d'un autre corps analogue aux dextrines.

§ 3. — INDOSÉ DE L'URINE ET SYNTHÈSE DE L'ÉLABORATION URINAIRE

Quand on détermine le poids total des matériaux organiques d'une urine et que, d'autre part, on dose tous les éléments connus accessibles à l'analyse, on trouve un déficit considérable : 10 grammes environ de principes immédiats de l'urine ont échappé à l'analyse sur les 30 ou 35 grammes qui en moyenne **y** préexistaient, soit plus du quart : c'est l'*indosé* de l'urine. Il comprend, en dehors des corps étudiés ou énumérés plus haut : des polypeptides ; des acides aminés ; des composés azotés et sulfurés complexes mal connus, les acides *protéiques* et *oxyprotéiques* ; des bases (méthylguanidine, novaïne, etc.) ; des corps sulfurés comme la taurine ; d'autres qui ne cèdent leur soufre qu'au salpêtre et à la potasse en fusion et qui auraient, suivant certains auteurs, une origine endogène, etc., etc.

Or, les constituants de l'indosé urinaire ne contiennent qu'une assez faible portion de l'azote total, 7 p. 100, mais, par contre, une fraction notable du carbone, en moyenne 40 p. 100 (LAMBLING, BOUCHEZ, DONZÉ). Donc, tandis que les corps connus séparables représentent 93 p. 100 de l'azote et 60 p. 100 du carbone, on trouve dans l'indosé 7 p. 100 de l'azote et 40 p. 100 du carbone.

Si nous étendions cette considération à la totalité des corps azotés connus, mal déterminés ou inconnus de l'urine, nous arriverions, à la suite de BOUCHARD, à d'intéressants résultats. On peut, en effet, considérer l'urine comme étant la mesure de la désassimilation des protéiques. Or, dans l'albumine ($15^{gr},63$ d'azote pour $53^{gr},6$ de carbone), le rapport $C : N = 53,6 : 15,63 = 3,43$. Pour l'urée ($46^{gr},66$ d'azote pour 20 gr. de carbone) le rapport devient $C : N = 20,00 : 46,66 = 0,43$. « Chaque gramme d'azote, dit LAMBLING, qui dans l'albumine était accompagné de $3^{gr},43$ de carbone, n'en emporte plus dans l'urine que $0^{gr},43$. Les 3 grammes de carbone qui manquent ont été évacuées par le bol fécal ou éliminés par le poumon à l'état de CO^2. »

Si tout l'azote urinaire était à l'état d'urée, le rapport $C : N$ serait, avons-nous dit, de 0,43 ; il est, en réalité, compris entre 0,66 et 0,87, et la différence entre ce rapport réel et le rapport théorique mesure l'imperfection de l'élaboration protéique dans l'économie. Il s'ensuit qu'au lieu de trouver dans l'urine la seule molécule de l'urée CH^4N^2O qui pèse 60, on trouve par la cryoscopie une valeur plus élevée : c'est le *poids de la molécule élaborée moyenne*, qui est habituellement de 76 à l'état normal, mais qui, dans certains états pathologiques, peut monter

à 145, quand le broyage moléculaire est moins parfait. Bouchard a montré tout le parti que la clinique peut tirer de ces
déterminations.

§ 4. — Sels minéraux

1° Chlorures. — Le chlore urinaire est combiné au potassium, au magnésium, au calcium, et surtout au sodium. C'est
en chlorure de sodium qu'on évalue la teneur de l'urine en
chlore ; la proportion correspond, en moyenne, à 12 ou 14 grammes de NaCl par vingt-quatre heures.

a. *Variations*. — Ce chiffre varie suivant la proportion de sel
dans les aliments ; il est influencé également par certains états
pathologiques. L'élimination des chlorures est souvent parallèle
à celle de l'urée.

Au cours des maladies fébriles aiguës, la pneumonie par
exemple, les chlorures diminuent au point de disparaître parfois totalement. Ce n'est pas seulement la conséquence de la
diète imposée aux malades ; car, même l'ingestion des chlorures, chez un pneumonique, ne fait pas réapparaître le chlore
dans l'urine. D'après Röhmann, les chlorures seraient retenus
dans le plasma sanguin par les matières albuminoïdes qui s'accumulent dans le sang, dans le cours des maladies aiguës. Ce
qui confirme cette opinion, c'est que, chez les paludéens qui ne
présentent aucune augmentation du taux de l'albumine dans
le sang, l'excrétion des chlorures n'est pas diminuée, mais augmentée plutôt. L'élimination du chlore fléchit, d'ailleurs, à la
suite de la formation, dans les cavités séreuses, d'exsudats ou
de transsudats chargés d'albumine.

En général, dans les maladies aiguës, plus l'état est grave,
plus la diminution du chlore est accusée ; l'augmentation progressive ou subite du chlore dans l'urine est un symptôme
excellent qui signale la défervescence.

On sait l'importance de la rétention des chlorures dans la
production de l'œdème (Widal). Le dosage des chlorures urinaires a pris, de ce fait, une plus grande importance.

b. *Dosage*. — On l'effectue par la méthode de Mohr, en

brûlant l'extrait urinaire au rouge, avec du nitrate de potasse et dosant le chlore dans les cendres, à l'aide d'une solution titrée d'azotate d'argent, en présence du chromate jaune de potasse et en liqueur neutre.

On prépare une solution dans 500 centimètres cubes d'eau distillée de 29^{gr},059 d'azotate d'argent cristallisé pur, desséché à 170° ; on ajoute 1 centimètre cube d'acide nitrique pur et on parfait à 1 litre exactement. D'autre part, on prépare une solution à 1/20e de chromate neutre de potassium. En outre, de l'acide nitrique, du carbonate de chaux précipité et du nitrate de potasse parfaitement exempts de chlore sont indispensables.

Dans une capsule de platine, on évapore à siccité, au bain-marie, 10 centimètres cubes d'urine avec 2 ou 3 grammes de nitrate de potasse pur ; le résidu est alors chauffé doucement, puis carbonisé, après addition d'un fragment d'acide stéarique (bougie) destiné à éviter l'odeur désagréable qui se dégage. La matière est enfin portée au rouge sombre et brûlée complè·tement. On reprend le résidu blanc par l'eau chaude additionnée d'un peu d'acide azotique ; puis, après avoir versé le liquide et les eaux de lavage dans un verre de Bohême, on ajoute un léger excès de carbonate de chaux précipité pur, pour saturer l'acide nitrique, et une ou deux gouttes de chromate de potasse. Cela fait, on laisse tomber goutte à goutte la liqueur d'argent jusqu'à l'apparition de la coloration rougeâtre persistant après agitation ; la réaction est alors terminée. Chaque centimètre cube de solution titrée correspond à 0^{gr},01 de chlorure de sodium ou 0^{gr},006068 de chlore.

On peut aussi diluer 10 centimètres cubes d'urine dans 20 centimètres cubes d'eau distillée et neutraliser exactement en présence de la phtaléine, par SO^4H^2 ou PO^4H^3. Ajouter 5 ou 10 centimètres cubes de permanganate de potasse à 3 p. 100. Faire bouillir, ajouter quelques gouttes d'une solution à 1/10e d'azotate de calcium, et, après décoloration complète, filtrer pour séparer le précipité manganeux, laver à l'eau bouillante à plusieurs reprises et dans le filtrat titrer le chlore par l'azotate d'argent décime normal, en présence du chromate de potasse. S'assurer que le filtrat est bien neutre et le neutraliser, si c'est nécessaire, avant de verser la liqueur titrée d'argent.

En présence des iodures ou des bromures, on traite les cendres par l'acide sulfurique et une très petite quantité de nitrite de potassium. Par agitation avec du sulfure de carbone, on enlève l'iode et le brome ; dans la liqueur aqueuse séparée du sulfure de carbone et portée à l'ébullition, puis refroidie, on dose le chlore comme précédemment.

2° Phosphates. — Ils proviennent de l'alimentation et de la désassimilation des tissus ; leur masse totale correspond, par litre d'urine, à 2 grammes ou $2^{gr},5$ d'anhydride phosphorique P^2O^5, uni au sodium, au potassium, au calcium et au magnésium. Les phosphates alcalins (Na, K) représentent les deux tiers de l'anhydride total ; l'autre tiers est combiné aux métaux alcalino-terreux (Ca, Mg).

a. *Variations*. — A l'état physiologique, l'acide phosphorique augmente après le repas, surtout par une alimentation carnée ; les exercices violents et peut-être la fatigue cérébrale exagèrent aussi la production d'acide phosphorique. Néanmoins, il semble que, pendant l'activité cérébrale ou physique, il y ait plutôt une diminution ; l'augmentation ne se manifeste qu'après. Les températures élevées agissent dans le même sens que la fatigue. On admet que l'excrétion est moindre pendant le sommeil qu'à la période de veille.

Plusieurs maladies s'accompagnent d'une hyperexcrétion phosphatique : la méningite (diagnostic différentiel avec la fièvre typhoïde), l'atrophie aiguë du foie, la tuberculose au début, l'ostéomalacie, le rachitisme ; encore le fait a-t-il été contesté pour ces deux dernières affections.

J. Teissier a décrit, sous le nom de *diabète phosphatique*, un trouble de la nutrition qui se traduit par l'élimination de quantités énormes, pouvant atteindre 10 grammes par vingt-quatre heures, d'acide phosphorique. Cette hyperexcrétion est liée tantôt au diabète sucré, tantôt à la cataracte, tantôt à des lésions pulmonaires ou à des affections des centres nerveux.

b. *Dosage*. — On utilise la méthode de Neubauer, basée sur la précipitation des phosphates par l'acétate d'urane ; le ferrocyanure sert à indiquer la fin de la réaction. La technique du dosage exige plusieurs solutions :

1° Une liqueur contenant 50 grammes d'acide acétique et 100 grammes d'acétate de soude, par litre ;

2° Dissoudre 40 grammes d'azotate d'urane du commerce dans 1 litre d'eau, ou bien dissoudre 20 grammes d'oxyde d'urane dans une quantité suffisante d'acide acétique, diluer à 700 centimètres cubes et titrer cette liqueur avec une solution contenant, par litre, $10^{gr},085$ de phosphate disodique pur, PO^4HNa^2, $15H^2O$, non effleuri. Cette solution correspond exactement à 2 grammes par litre, soit $0^{gr},002$ par centimètre cube de P^2O^5.

Pour effectuer le titrage, on verse dans une capsule de porcelaine 50 centimètres cubes exactement mesurés de la liqueur titrée de phosphate de soude ; on ajoute 5 centimètres cubes de la solution d'acétate sodique et on porte à l'ébullition. Dans le liquide maintenu bouillant, on laisse tomber goutte à goutte à l'aide d'une burette graduée la solution uranique ; on agite ·constamment et continue les affusions de liqueur d'urane jusqu'à ce qu'une goutte du mélange bouillant, portée à l'extrémité d'une baguette de verre au contact d'une goutte de ferrocyanure de potassium, produise une teinte rouge brun chocolat. Généralement, on dispose les gouttes de ferrocyanure sur une assiette très légèrement suifée ou sur du papier blanc glacé.

On lit le volume de solution uranique nécessaire pour amener la réaction finale ; ce volume correspond à $0^{gr},002 \times 50$, soit $0^{gr},10$ P^2O^5.

On amène enfin la liqueur uranée à un volume tel que 1 centimètre cube de cette liqueur représente $0^{gr},005$ d'anhydride phosphorique P^2O^5.

3° Une solution à $1/10^e$ de ferrocyanure de potassium.

Pour procéder au titrage de l'acide phosphorique dans l'urine, on prélève 50 centimètres cubes d'urine filtrée et on y ajoute 5 centimètres cubes de la solution d'acétate ; puis, dans le liquide bouillant, on fait tomber goutte à goutte la liqueur d'urane jusqu'à ce qu'une goutte de liquide mise au contact d'une goutte de ferrocyanure déposée sur une assiette légèrement suifée ou sur du papier blanc glacé, prenne une teinte rouge brun chocolat. Si la liqueur uranique est au titre indiqué, il suffit de multiplier par 0,1 le nombre de centimètres cubes employés pour avoir, en grammes, la teneur d'un litre d'urine en anhydride phosphorique P^2O^5.

On a indiqué un certain nombre de modifications à la technique qui vient d'être décrite. Tout d'abord, dans la préparation de la liqueur phosphatique étalon à 2 grammes P^2O^5 par litre, on peut substituer au phosphate disodique PO^4HNa^2 efflorescent, soit $3^{gr},24$ de phosphate acide d'ammoniaque $PO^4H^2NH^4$, soit $5^{gr},887$ de phosphate sodico-ammonique $PO^4HNaNH^4+H^2O$. De plus, au lieu de disposer sur une assiette suifée ou sur du papier blanc glacé des gouttes de ferrocyanure qui serviront à produire par touches successives la réaction finale, on peut ajouter à l'urine 1 centimètre cube de teinture de cochenille qui servira d'indicateur interne. Dès que tout l'acide phosphorique est précipité, un excès de sel d'urane communique à la liqueur bouillante une teinte verte.

Pour doser à part les phosphates terreux, on les précipite par l'ammoniaque et, après douze heures de repos, on les recueille sur un filtre. On lave, on dissout dans l'acide acétique et on titre comme ci-dessus. Dans ce dernier cas, les résultats ne sont jamais très exacts.

3° Phosphore incomplètement oxydé. — Quand on a précipité, par le sulfate de magnésie, le chlorhydrate d'ammoniaque et l'ammoniaque, la totalité des phosphates de l'urine, il reste dans la liqueur filtrée des composés organiques du phosphore que les réactifs habituels ne précipitent pas. La présence de ce phosphore peut être mise en évidence, en évaporant l'urine débarrassée des phosphates par la mixture magnésienne et additionnée d'un excès de nitrate de potasse; on incinère et reprend le résidu par l'eau et l'acide azotique; en ajoutant du molybdate d'ammoniaque, on obtient à chaud, vers 40°, un précipité jaune d'acide phospho-molybdique.

Ce phosphore, incomplètement oxydé, que l'action du nitrate de potasse, au rouge, a transformé en acide phosphorique, préexiste dans l'urine à l'état organique, notamment sous forme d'acide glycéro-phosphorique ; à cet état, il résulte vraisemblablement de la décomposition des lécithines (LÉPINE). Le poids du phosphore organique ne dépasse pas $0^{gr},02$, par vingt-quatre heures.

4° Sulfates. — On les dose rarement dans la pratique urologique; mais il est indispensable d'en préciser l'origine multiple.

a. *Origine*. — Une partie seulement des sulfates urinaires préexiste dans les ingesta ; l'autre provient de l'oxydation du soufre des albumines de nos aliments et de nos tissus. A l'état normal, l'acide sulfurique est neutralisé, soit par les alcalis alimentaires (herbivores), soit par l'ammoniaque produite dans l'organisme aux dépens des matières protéiques (carnivores). Si les aliments ont été, au préalable, déminéralisés, l'acide sulfurique qui se forme dans l'économie n'est plus saturé et la mort arrive plus rapidement qu'à la suite de l'inanition absolue. Dans ces circonstances, l'addition de bicarbonate de soude, mais non pas de chlorure de sodium, aux aliments déminéralisés, permet de prolonger la vie.

L'excrétion des sulfates s'élève à 2 grammes environ, par vingt-quatre heures ; elle est parallèle à celle de l'urée, la formation de ces deux dérivés aux dépens des albumines s'exagérant avec la désagrégation de celle-ci.

b. *Dosage*. — L'acide sulfurique se rencontre, dans l'urine, sous deux états : l'acide des sulfates métalliques ordinaires et celui qui est combiné aux corps aromatiques.

Le premier se dose en acidulant 100 centimètres cubes d'urine par l'acide acétique ; on fait bouillir et on précipite *à l'ébullition* par le chlorure de baryum ajouté goutte à goutte. Le précipité est recueilli après douze heures de repos, lavé, séché, incinéré et pesé ; on en déduit l'acide sulfurique des sulfates, sachant que 1 gramme de SO^4Ba correspond à $0^{gr},4206\ SO^4H^2$ ou $0^{gr},6094\ SO^4Na^2$.

L'acide combiné aux corps aromatiques est resté inaltéré dans le liquide filtré. On fait bouillir ce dernier, pendant une heure, avec 5 p. 100 d'acide chlorhydrique, pour saponifier les éthers aromatiques ; l'acide sulfurique devenu libre se précipite, grâce au chlorure de baryum en excès. Le nouveau précipité de sulfate barytique est recueilli, lavé et pesé, comme précédemment.

1 gramme de sulfate de baryte SO^4Ba correspond à $0^{gr},7467$ de sulfate acide de phényle $SO^4H.C^6H^5$ ou à $0^{gr},8068$ de sulfate de paracrésyle $SO^4H.C^7H^7$, l'éther sulfo-aromatique le plus abondant de l'urine.

Les sulfates phénoliques représentent $0^{gr},20$ environ par vingt-quatre heures.

5° Soufre difficilement oxydable. — Quand on évapore 100 centimètres cubes d'urine avec 15 à 20 grammes de nitrate de potasse pur, qu'on incinère le résidu et qu'on dose l'acide sulfurique total, on obtient un chiffre supérieur à la somme de l'acide libre et de l'acide combiné aux corps aromatiques. La différence est due à la présence d'un corps organique sulfuré difficilement oxydable.

C'est qu'en dehors de l'acide sulfurique combiné aux bases ou aux corps aromatiques, il existe encore dans l'urine des composés organiques sulfurés dont le soufre ne peut être transformé en acide sulfurique que par l'action des oxydants énergiques ; ce soufre difficilement oxydable provient de la taurine, de la cystine et des composés sulfurés résultant de la désassimilation des matières protéiques.

On peut démontrer la présence de ce soufre de la façon suivante. On fait bouillir l'urine avec 5 p. 100 de son volume d'acide chlorhydrique, qui met en liberté l'acide sulfurique des combinaisons aromatiques ; le chlorure de baryum précipite alors la totalité de l'acide sulfurique qui préexistait dans l'urine à l'état de sulfate et à l'état d'éther sulfurique. Après séparation du sulfate de baryte, le liquide filtré, évaporé et incinéré au contact du nitrate de potasse, fournit une nouvelle quantité de sulfate de baryte.

Le soufre urinaire difficilement oxydable existe sous deux états : une partie est oxydée, à chaud, en présence du brôme ;

l'autre ne peut être transformée en acide sulfurique que par le nitrate de potasse, au rouge (Lépine). Cette dernière portion représente 0^{gr},05 de soufre, par vingt-quatre heures ; l'autre, celle que le brôme oxyde, est environ dix fois plus forte et s'élève, par conséquent, à 0^{gr},50.

Ces deux fractions du soufre n'ont pas la même origine : le soufre qui n'apparaît qu'après décomposition au rouge provient peut-être des noyaux cellulaires.

Dans l'ictère et au cours de la pneumonie, la proportion de soufre difficilement oxydable augmente; elle dépasse même, dans certains cas, le soufre des sulfates.

6° Gaz. — L'urine renferme de 20 à 25 centimètres cubes de gaz, par litre. Ils sont formés de :

Acide carbonique....................	67,40 p. 100
Azote................................	32,60 —

On ne connaît que très imparfaitement les variations des gaz de l'urine. On sait seulement que l'urine ne renferme pas d'oxygène, mais qu'elle peut en fixer chimiquement 40 centimètres cubes par litre environ (Berthelot).

CHAPITRE IV

ÉLÉMENTS ANORMAUX DE L'URINE

L'urine contient souvent des produits anormaux dont l'étude est d'une grande importance ; on en trouvera la description dans ce chapitre, où sont étudiés les corps anormaux ternaires et azotés, en même temps que les éléments histologiques et les composés médicamenteux qui passent dans l'urine.

§ 1. — CORPS TERNAIRES

De tous les corps ternaires qui peuvent s'éliminer par le rein, le plus important est le glucose ; nous étudierons avec détail les urines sucrées.

1º Glucose. — A l'état normal, l'urine ne renferme que des traces de glucose ; mais elle peut en contenir des proportions variables et quelquefois très élevées : après l'ingestion d'une grande quantité de sucre, 100 à 200 grammes par exemple (glycosurie alimentaire), à la suite de troubles passagers (glycosurie accidentelle) ou permanents de la nutrition (diabète). CL. BERNARD avait admis qu'il passe du sucre dans l'urine, dès que la glycémie atteint un certain taux (environ 3 grammes de sucre par litre de sang). Mais la glycosurie peut parfois se produire, alors même que le sucre du sang n'atteint pas $1^{gr},8$ (LÉPINE) ; cela dépend de l'état du rein. Dans ces derniers temps, on a montré que la caféine favorise beaucoup, par le mécanisme de la diurèse, le passage du sucre. La phloridzine le favorise encore plus, puisque habituellement, après son administration, il n'y a pas d'hyperglycémie, bien que la glycosurie soit considérable. Mais, en général, il est exact de dire

avec Cl. Bernard que, d'ordinaire, la glycosurie reconnaît
pour cause une hyperglycémie. Celle-ci est le résultat d'un
défaut de la régulation normale ; il peut y avoir désassimilation trop active des réserves de glycogène ou défaut de
consommation du glucose.

A l'état normal, ainsi qu'Hanriot l'a montré, l'ingestion de

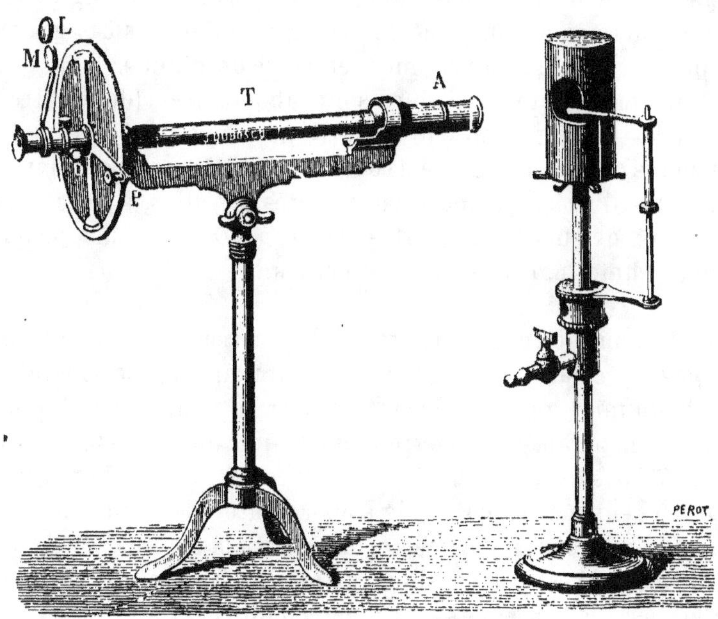

Fig. 104.

Polarimètre de Duboscq.

100 grammes de glucose est suivie d'une énorme exhalation
d'acide carbonique et de la mise en réserve du reste du
sucre sous forme de graisse. Ce phénomène ne se produit pas
chez le diabétique.

En dehors du diabète, le sucre apparaît dans nombre de circonstances : lésions du quatième ventricule, méningite cérébro-
spinale ; affections du cœur, du foie, du poumon ; asphyxie ;
intoxications par l'oxyde de carbone, le curare, le chloroforme,
l'éther, le nitrite d'amyle, la morphine, la pilocarpine, les mer·

curiaux, sans parler de diverses lésions expérimentales des centres nerveux. Comme on l'a vu plus haut, la phloridzine provoque la glycosurie, même chez les animaux inanitiés, ce qui confirme l'opinion généralement admise que les albumines peuvent dans l'économie produire du sucre. Néanmoins, chez les diabétiques au début, l'élimination du sucre est sous la dépendance de l'alimentation : la glycosurie est augmentée par le sucre et les amylacés. Plus tard, et dans les cas graves, la proportion de sucre est indépendante du régime.

Dans le diabète, les urines sont abondantes (de quatre à six litres et plus, par vingt-quatre heures) ; elles sont pâles, de poids spécifique élevé (1040 et au delà) et contiennent un excès d'urée, de matériaux azotés et salins, à côté d'une quantité de sucre qui peut s'élever à 200 et même jusqu'à 800 grammes par vingt-quatre heures.

A. Recherche qualitative. — La recherche du glucose exige au préalable, quand l'urine est albumineuse, la séparation de l'albumine par l'acide acétique et la chaleur ; le liquide, filtré et neutralisé, peut être alors soumis aux essais suivants.

a. *Polarisation*. — On décolore 50 centimètres cubes d'urine par 10 centimètres cubes de sous-acétate de plomb ; le filtra-tum, examiné au polarimètre, dévie vers la droite.

Ce procédé est peu sensible ; de plus, tous les corps actifs sur la lumière polarisée peuvent fausser l'observation.

b. *Potasse caustique*. — L'urine, bouillie avec un peu de potasse caustique, donne une teinte jaune foncée ou brune.

La réaction manque de netteté avec des urines peu sucrées et fortement colorées.

c. *Réduction des sels cuivriques*. — L'urine, alcalinisée par la potasse, est additionnée de sulfate de cuivre, qu'on verse goutte à goutte et en agitant ; en présence du sucre, l'oxyde cuivrique se dissout en bleu. En chauffant vers 95°, le glu-cose s'oxyde aux dépens du composé cuivrique CuO, qui perd de l'oxygène, *qui se réduit*, suivant l'expression consacrée, et on voit se précipiter de l'oxyde cuivreux Cu^2O insoluble, jaune ou rouge, suivant qu'il est plus ou moins hydraté (Trommer).

Cette réaction n'est pas à recommander. La créatinine, l'acide urique et d'autres composés réduisent aussi l'oxyde cuivrique. Enfin, quand on met un excès de sel de cuivre, la liqueur noircit à chaud et le précipité jaune n'apparaît plus aussi nettement.

On évite une partie de ces inconvénients, en préparant à l'avance un réactif où l'oxyde cuivrique reste dissous en présence des alcalis, grâce à un excès de tartrate de soude et de potasse (sel de Seignette) ; c'est la *liqueur de Fehling*, qui est d'un usage général dans tous les laboratoires de clinique. Mais, quelles que soient les formules de préparation, la liqueur de Fehling s'altère toujours à la longue. Il vaut mieux, comme l'a indiqué G. BERTRAND, lui substituer deux solutions séparées qui se conservent indéfiniment et qu'on *mélange volume à volume au moment de s'en servir*. On a l'avantage d'avoir toujours un réactif irréprochable.

A. — Liqueur cuprique.

Sulfate de cuivre pur.................... 40 grammes.
Eau distillée.................... Q. S. p. 1 litre.

B. — Liqueur tartrique alcaline.

Sel de Seignette.................... 200 grammes.
Soude caustique en plaques.......... 150   —
Eau distillée.................... Q. S. p. 1 litre.

Il est bon toutefois de porter à l'ébullition 5 centimètres cubes du mélange à volumes égaux de ces deux réactifs pour s'assurer qu'il ne se réduit pas spontanément. On peut alors ajouter l'urine et chauffer de nouveau ; le sucre fait apparaître un précipité jaune ou rouge d'oxyde cuivreux Cu^2O.

Il vaut mieux ajouter avec une pipette à la liqueur de Fehling déjà chaude un échantillon d'urine filtré et chauffé au préalable. On opère avec précaution pour éviter le mélange des deux liquides et on maintient le tube *une ou deux minutes* au bain-marie bouillant. A la surface de séparation des deux couches, on voit se former une zone jaune ou rouge. Il faut éviter de chauffer trop longtemps ; car, à la longue, la réduction aurait lieu, même en l'absence du sucre. Dans ces conditions, la réaction de Fehling atteint son maximum de sensibilité.

La réduction en *jaune* ou en *rouge* de la liqueur de Fehling est due surtout à l'influence de la température. Si le liquide n'est pas suffisamment chauffé, l'oxyde cuivreux se précipite hydraté et, dans ce cas, il est à l'état de poudre jaune, ténue, restant en suspension dans le liquide. Si, au contraire, la réduction a lieu à l'ébullition, l'oxyde cuivreux est à peu près anhydre et se précipite alors en grumeaux d'un beau rouge, lourds, se déposant rapidement.

L'action de la liqueur de Fehling sur le glucose est très complexe ; elle donne lieu à la formation d'un grand nombre de composés : pyrocatéchine $C^6H^4.(OH)^2$, acides gluconique $C^6H^{12}O^7$, tartronique C^3H^4O'', lactique $C^3H^6O^3$, dioxyphénylpropionique $C^6H^3(OH)^2—C^2H^4—CO^2H$, etc. (ALLEIN et GAUD).

d. *Procédé de Seegen.* — L'emploi de la liqueur cupropotassique n'élude complètement ni les résultats incertains, ni les erreurs : c'est ainsi que la créatinine, l'acide urique, les dérivés de l'acide glycuronique ainsi que certains pigments réduisent le réactif, le décolorent ou donnent des teintes jaunes ou vertes qui laissent l'opérateur indécis.

Dans ces cas douteux, on ajoute à l'urine un peu de noir animal lavé aux acides et conservé sous l'eau ; on agite vivement avec une baguette de verre et, après quelques minutes de contact, à froid, on filtre ; une notable partie du sucre est retenue par le noir. Quand l'urine s'est écoulée complètement, on épuise le noir à l'eau bouillante, à plusieurs reprises. Le liquide chaud qui passe incolore, chauffé vers 95° avec la liqueur de Fehling, donne alors une réduction très nette.

e. *Acide ortho-nitro-phényl-propiolique.* — On trouve dans le commerce cet acide de formule $C^6H^4(NO^2) — C \equiv C — CO^2H$: c'est une poudre ou une pâte jaunâtre. Ce corps est réduit, par des traces de glucose, en liqueur alcaline et à chaud, en donnant de l'indigo bleu :

$$2\,C^9H^5NO^4 + H^4 = C^{16}H^{10}N^2O^2 + 2\,CO^2 + 2\,H^2O$$

Ac. ortho-nitro-phényl-
propiolique.　　　　Indigo.

On a utilisé cette réaction pour reconnaître le sucre dans l'urine ; il suffit d'alcaliniser, d'ajouter une pincée d'acide et de chauffer : l'indigo apparaît tout de suite.

Cette réaction est intéressante, mais elle n'est pas spécifique du glucose.

f. *Phénylhydrazine.* — En chauffant pendant une demi-

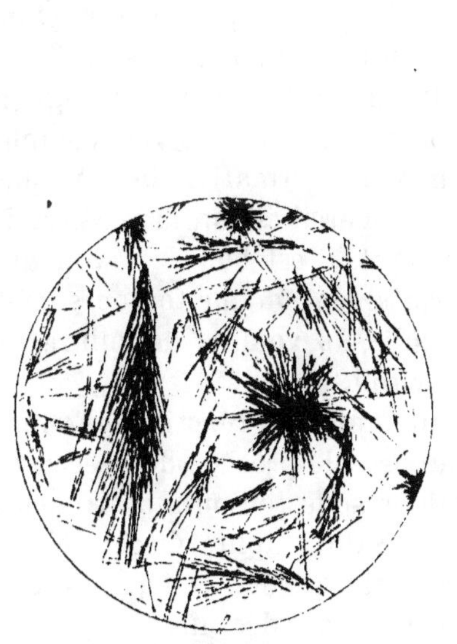

Fig. 105.
Phénylglucosazone.

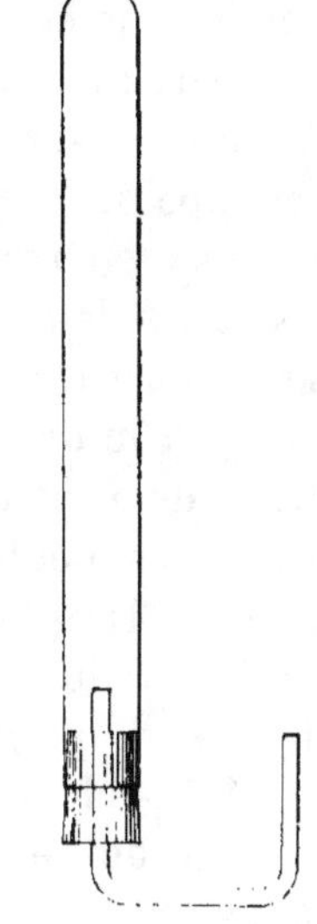

Fig. 106.
Tube pour fermentations.

heure, au bain-marie, 10 centimètres cubes d'urine avec 1 gramme de chlorhydrate de phénylhydrazine et 3 grammes d'acétate de soude cristallisé, on obtient, au fond du tube, un dépôt jaune formé de fines aiguilles microscopiques souvent rayonnées ou enchevêtrées : c'est la phénylglucosazone (fig. 105); après lavages à l'acétone et cristallisations répétées dans l'alcool à 45° centésimaux, la phénylglucosazone fond à 204-205°.

Dans cette expérience, la présence de globules huileux ou de matières jaunes amorphes n'a aucune signification.

g. *Fermentation.* — C'est la plus caractéristique de toutes les réactions et, dans les cas douteux, la plus décisive.

On commence par purifier de la levure de bière par des lavages répétés, suivis d'essorrages entre des doubles de papier filtre. On délaie gros comme un pois de cette levure avec l'urine suspecte, au fond d'un gros tube à essais qu'on remplit ensuite complètement avec de l'urine et qu'on ferme à l'aide d'un bouchon traversé par un tube abducteur deux fois recourbé, comme le montre la figure ci-dessus (fig. 106) ; l'appareil étant redressé, on ne doit pas avoir de bulle d'air au sommet du tube. On porte à l'étuve, vers 35° ; du gaz carbonique se dégage, le liquide s'échappe peu à peu et souvent le tube se vide complètement en deux ou trois heures. La formation de quelques centimètres cubes de gaz dans l'appareil est un indice certain de la présence du sucre. Cependant, il est bon de savoir que l'urine normale, soumise à ce traitement, donne toujours quelques fractions de centimètre cube, le volume de quinze ou vingt grosses têtes d'épingle environ.

h. *Résumé.* — La plupart du temps, le réactif de Fehling suffit ; en cas de réduction douteuse, le procédé de Seegen ou la phénylhydrazine permettent presque toujours de trancher la question. Mais, si le malade a pris du camphre, du chloral, des essences, etc., le doute peut persister ; alors, la fermentation donnera, dans tous les cas, des résultats décisifs.

B. Dosage.— Le dosage du glucose dans l'urine présente un intérêt pratique sur lequel nous n'avons pas besoin d'insister.

Le dosage précis du glucose exige une défécation pour éliminer les matériaux autres que le sucre qui seraient susceptibles de fausser les résultats. On y parvient par le procédé suivant qu'il n'est pas indispensable d'appliquer, hâtons nous de le dire, lorsqu'on opère sur des urines très riches ; il suffit alors de les diluer à 1/10 ou à 1/20 par exemple, pour avoir des liquides à peu près incolores et dont la teneur ne dépasse pas 5 grammes de sucre par 1 000, comme c'est le cas pour les titrages à la liqueur de Fehling ; dans ces derniers cas, les matières autres que le sucre ne gênent pas. Mais, si on ne soumet pas l'urine à la dilution parce qu'on est en présence d'une urine peu chargée en glucose, il vaut mieux passer par la défécation préalable. Voici comment on y procède avec le réactif de PATEIN :

220 grammes d'oxyde jaune de mercure fraîchement préparés et additionnés de 300 centimètres cubes d'eau sont traités par une quantité exactement suffisante d'acide nitrique pur pour dissoudre le tout. Ajouter au liquide limpide de la lessive de soude jusqu'à apparition d'un léger précipité jaune persistant. Compléter au litre après filtration.

Mesurer 100 centimètres cubes d'urine, verser goutte à goutte le réactif précédent jusqu'à cessation de précipité *sans excès de réactif*. Centrifuger. Décanter le liquide ; délayer le résidu dans quelques centimètres cubes d'eau ; centrifuger et réunir ces eaux de lavage au liquide principal. Mélanger et verser goutte à goutte dans le mélange de la soude à 10 p. 100 jusqu'à neutralisation exacte, ajouter 4 grammes de poudre de zinc, agiter à plusieurs reprises. Laisser trois heures au contact ; centrifuger le liquide. Délayer le dépôt dans quelques centimètres cubes d'eau, centrifuger une dernière fois et joindre les eaux de lavage à la liqueur primitive. Agiter pour assurer le mélange et mesurer exactement le volume pour tenir compte, dans le calcul, des résultats de la dilution qu'on a fait subir au cours de ces traitements aux 100 centimètres cubes d'urine primitifs sur lesquels doivent porter les déterminations.

Si les précipités étaient trop abondants, on prendrait 10 centimètres cubes d'urine délayée à 100 centimètres cubes, et on opérerait comme ci-dessus, en tenant compte de la dilution, bien entendu.

On peut, plus commodément, éliminer le mercure par un courant lent et prolongé d'H_2S. On filtre, on centrifuge et enlève l'excès d'H_2S en agitant avec une solution de sulfate de cuivre ajoutée peu à peu jusqu'à ce que le liquide prenne une légère teinte bleue (MOREL). Quand on substitue cette méthode à la précipitation du mercure en excès par la poudre de zinc, il est indispensable d'avoir recours à la méthode de G. BERTRAND pour le dosage du sucre. Il ne saurait être question de l'examen polarimétrique, encore moins du titrage direct au Fehling.

a. *Polarimètre.* — On décolore l'urine, en y ajoutant un dixième de son volume de sous-acétate de plomb et on examine le liquide filtré. Les résultats doivent être majorés d'un dixième. Procédé rapide qui suppose l'absence de tout corps actif autre que le sucre ; de plus, résultats trop faibles, dus à l'entraînement par le sous-acétate d'un peu de sucre.

On a imaginé des appareils désignés sous le nom de *diabétomètres* construits de telle façon que la graduation donne directement par simple lecture la teneur en glucose de l'urine.

b. *Titrage au Fehling.* — On fait dissoudre *séparément* : 130 grammes de soude, 105 grammes d'acide tartrique, 80 grammes de potasse et 40 grammes de sulfate de cuivre cristallisé, pur ; on mélange et complète le volume à un litre (PASTEUR). On conserve la liqueur de Fehling dans des flacons de verre jaune ou noir qu'on bouche avec des bouchons de caoutchouc et qu'on maintient dans une armoire obscure ; il faut, chaque fois, essayer le réactif, afin de s'assurer qu'il ne se réduit pas spontanément, à chaud.

Pour titrer la liqueur de Fehling, on dissout $4^{gr},75$ de sucre candi pur, sec et pulvérisé dans 800 centimètres cubes d'eau additionnés de 100 centimètres cubes d'acide chlorhydrique pur. On chauffe à 70°, au bain-marie, pendant une demi-heure. Le liquide froid est exactement saturé par la soude, puis additionné de 1 centimètre cube d'acide chlorhydrique, pour maintenir la liqueur légèrement acide ; on parfait alors le volume à 1 litre et ajoute un fragment de camphre pour assurer la conservation. Un centimètre cube de cette solution représente $0^{gr},005$ de glucose $C^6H^{12}O^6$. C'est avec cette solution, de richesse en sucre exactement connue, qu'on titre la liqueur de Fehling. Cette solution-type, de conservation assez précaire, malgré l'addition des antiseptiques (camphre, phénol), est, en

réalité, un mélange de glucose et de lévulose (*sucre interverti*)
formé par l'action hydrolysante de HCl sur le sucre de canne :

$$C^{12}H^{22}O^{11} + H^2O = C^6H^{12}O^6 + C^6H^{12}O^6$$

Sucre de canne. Glucose. Lévulose.

Pour titrer la liqueur de Fehling, on en verse 10 centimètres
cubes exactement mesurés dans un ballon, on ajoute 20 centimètres cubes d'eau distillée et dans le liquide maintenu à
l'ébullition on fait tomber goutte à goutte, à l'aide d'une
burette graduée et avec les précautions indiquées ci-dessous,
à propos du titrage de l'urine, la solution de sucre interverti
(à 0^{gr},005 de glucose par centimètre cube) obtenue comme il
vient d'être dit. On s'arrête quand la liqueur de Fehling est
décolorée. Soit n le nombre de centimètres cubes de solution
de sucre qu'il a fallu verser, 10 centimètres cubes du réactif de Fehling correspondent à $n \times 0^{gr}$,005 de glucose
et, par suite, 1 centimètre cube de Fehling correspond à
$n \times 0^{gr}$,0005 de glucose. Il est avantageux, si n est plus grand
que 10, de diluer la liqueur de Fehling en calculant de façon à
l'*ajuster* exactement à la solution sucrée type.

La liqueur de Fehling étant titrée, on dilue l'urine à un titre
connu, de telle sorte que la teneur en sucre ne dépasse pas
0,5 p. 100 (un essai préliminaire approximatif permet d'atteindre ce résultat). Puis, dans 10 centimètres cubes de réactif
étendus de 20 centimètres cubes d'eau et maintenus à l'ébullition, à l'abri de l'air, par conséquent dans un ballon et non
dans une capsule, on fait tomber l'urine goutte à goutte, jusqu'à décoloration complète du réactif. On n'a plus qu'à lire
le volume d'urine employé ; ce volume contenait la quantité
de glucose à laquelle correspondent 10 centimètres cubes de
liqueur de Fehling, soit 0^{gr},05, pourvu que la liqueur de Fehling ait été ajustée à la solution sucrée étalon contenant
0^{gr},005 de glucose par litre. Si les deux solutions ne sont
pas ajustées volume à volume, on calcule d'après la quantité
de glucose à laquelle correspondent les 10 centimètres cubes
de Fehling. Si, en titrant le Fehling, on a trouvé que 10 cen-

timètres cubes de ce réactif sont réduits par 0gr,055 de glucose, par exemple, au lieu de 0gr,050, le volume de l'urine qu'il a fallu verser pour obtenir la décoloration de 10 centimètres cubes de Fehling contenait aussi 0gr,055 de sucre.

L'emploi de la liqueur de Fehling appelle quelques remarques :

1° La teneur en sucre à titrer ne doit *jamais* dépasser 5 grammes par litre : si un essai fournit un chiffre supérieur, il faut diluer l'urine à un titre connu et tel que sa richesse soit inférieure à 5 grammes par litre. On recommence le titrage avec cette nouvelle dilution.

2° L'urine doit tomber lentement, goutte à goutte : c'est *absolument indispensable*, sans quoi une partie de la liqueur bouillante, se refroidissant par des affusions trop abondantes, la réduction donne un précipité *jaune* d'oxyde cuivreux hydraté, très ténu, restant indéfiniment en suspension ; la fin de la réaction ne s'aperçoit plus. L'opération est manquée. Au contraire, l'affusion lente et par gouttes de l'urine donne un précipité *rouge*, grumeleux, d'oxyde cuivreux anhydre, qui se dépose bien et laisse voir la décoloration dans la liqueur limpide qui surnage.

3° Si le dépôt ne s'effectue pas complètement, on peut toujours, en maintenant à l'aide d'une pince le ballon incliné, en pleine lumière, apercevoir, à la surface, sous le ménisque, une tranche de liquide ne contenant plus le précipité et permettant d'observer, soit la couleur bleue, soit la décoloration de la liqueur.

4° Le titrage du sucre au Fehling ne peut pas être effectué à la lumière artificielle. Il faut opérer de jour, derrière une fenêtre bien éclairée.

C'est pour n'avoir pas observé ces diverses précautions que des commençants ont éprouvé des difficultés dans l'exécution, un peu délicate, de cette analyse ; car il existe un autre écueil : si on verse l'urine trop lentement, l'ébullition se fait mal, le liquide soubresaute et peut même se répandre hors du ballon, auquel cas l'essai est naturellement perdu.

Causse a modifié heureusement le procédé classique de

dosage du sucre par la liqueur de Fehling. Pour éviter la formation du précipité rouge qui, malgré tout, reste quelquefois en suspension dans le liquide et gêne l'observation, quand il s'agit de déterminer le moment précis où la liqueur est complètement décolorée, CAUSSE ajoute aux 10 centimètres cubes de liqueur de Fehling 20 centimètres cubes d'eau et 5 centimètres cubes d'une solution à 1/20e de ferrocyanure de potassium. On opère comme à l'ordinaire. Le précipité d'oxydule cuivreux se redissout au fur et à mesure de sa formation ; le contenu du ballon reste limpide, et la décoloration s'observe assez facilement.

Néanmoins, vers la fin, la teinte bleue primitive passe au vert, puis au jaune par une série de dégradations où le terme de la réaction peut laisser place à quelque incertitude. Aussi, vaut-il mieux continuer les additions d'urine sucrée jusqu'à ce qu'une ou deux gouttes provoquent dans la liqueur bouillante une coloration rouge brun très nette qui sert de réaction finale indicatrice (BONNANS).

Bien entendu, la liqueur de Fehling doit être titrée avec le sucre interverti en présence du ferrocyanure, dans des conditions parfaitement identiques : car le pouvoir réducteur est différent dans les deux cas. Le rapport des pouvoirs réducteurs avec ou sans ferrocyanure est de 100 à 82 ; c'est-à-dire que la même quantité de sucre qui réduit 82 parties de liqueur de Fehling ordinaire, en réduit 100 parties en présence du ferrocyanure.

Du reste, un titrage du Fehling, fait une fois pour toutes en présence du ferrocyanure, évite tous ces calculs.

Le procédé de CAUSSE est exact et avantageux : il n'offre pas les inconvénients multiples de la méthode primitive de FEHLING.

Quel que soit le mode opératoire, les urines albumineuses doivent être, au préalable, débarrassées de l'albumine par la chaleur et l'acide acétique.

c. *Méthode de G. Bertrand.* — Elle est fondée, elle aussi, sur la réduction de la liqueur de Fehling; mais l'oxyde cuivreux, recueilli et lavé, est dissous dans une solution de sulfate ferrique qu'il réduit. On dose au permanganate le sulfate ferreux formé par l'action réductrice de l'oxyde cuivreux. C'est une méthode excellente : facile, rapide et exacte.

Liquide déféqué, si c'est nécessaire, par la méthode indiquée ci-dessus (p. 541). Filtrer, s'il y a lieu. Mesurer 20 centimètres

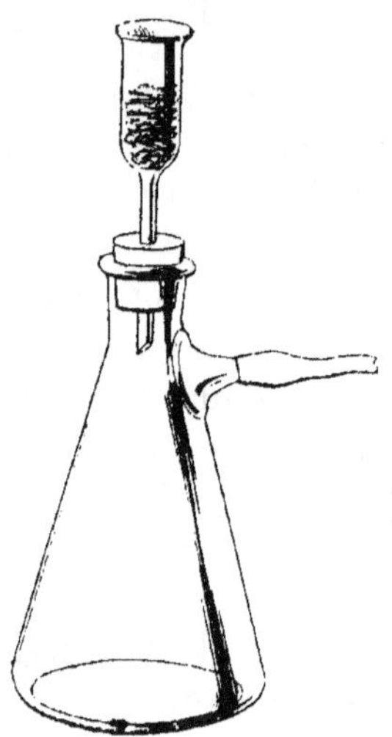

Fig. 107.

Fiole à vide avec filtre, montée pour recueillir l'oxyde cuivreux.

cubes (ces 20 centimètres cubes ne doivent pas contenir plus de 80 à 90 milligrammes de sucre, 100 milligrammes au maximum ; un dosage approximatif préalable permet d'en juger.) Ajouter 20 centimètres cubes d'eau, 20 centimètres cubes de liqueur cuprique A et 20 centimètres cubes de liqueur tartrique alcaline B (p. 537). Faire bouillir exactement trois minutes, montre en main. On laisse déposer quelques instants et on filtre sur un petit entonnoir à amiante monté avec un bouchon de caoutchouc sur une fiole tubulée, en verre épais, destinée à faire le vide (voir pour les détails de la construction de ce filtre, que chacun peut faire soi-même : A. MOREL, *Précis de technique chimique à l'usage des laboratoires médicaux*; O. DOIN, éditeur, p. 339). La filtration, grâce à la pression réduite maintenue par la trompe dans la fiole, se fait très rapidement ; laver le ballon où a eu lieu la réduction avec de l'eau bouillie tiède et entraîner peu à peu sur le filtre d'amiante l'oxyde cuivreux. Le lavage terminé, la fiole est vidée et rincée.

On a préparé, d'autre part, une liqueur contenant :

Sulfate ferrique...................... 150 grammes.
Acide sulfurique..................... 200 --
Eau distillée, q. s. pour..... .. Q. S. p. 1 litre.

Cette liqueur doit être sans action sur le permanganate. S'assurer qu'elle ne le réduit pas.

On en mesure un certain volume (de 5 centimètres cubes à 20 centimètres cubes, suivant les cas) qu'on fait passer par petites quantités, d'abord dans le ballon où la réduction a eu lieu pour dissoudre l'oxyde cuivreux qui y est resté, puis sur le filtre d'amiante. On renouvelle plusieurs fois cette opération de façon à dissoudre tout l'oxyde cuivreux qui a pu rester dans le ballon ou qui a été arrêté par le filtre. On termine par un lavage à l'eau bouillie tiède.

Il n'y a plus alors qu'à procéder dans la fiole même au titrage du sel ferreux provenant de la réduction du sel ferrique par l'oxydule de cuivre. On emploie à cet effet une solution de permanganate à 5 grammes par litre exactement titré avec 0^{gr},250 d'oxalate d'ammoniaque pur. Le nombre de centimètres cubes de permanganate employé pour arriver à la teinte rose persistante équivaut, en cuivre réduit, au poids de l'oxalate d'ammoniaque multiplié par 0,8951. On calcule la valeur en cuivre réduit de 1 centimètre cube de la liqueur de permanganate. La table ci-jointe permet de transformer immédiatement en sucre le poids du cuivre trouvé.

Le titrage par le permanganate de la liqueur ferroso-ferrique se fait avec une netteté remarquable : une goutte suffit pour faire passer le liquide du vert au rose.

Table donnant la quantité de glucose en fonction du cuivre réduit (G. BERTRAND).

SUCRE en milligr.	CUIVRE en milligr.	SUCRE en milligr.	CUIVRE en milligr.
10	20,4	56	105,8
11	22,4	57	107,6
12	24,3	58	109,3
13	26,3	59	111,1
14	28,3	60	112,8
15	30,2	61	114,5
16	32,2	62	116,2
17	34,2	63	117,9
18	36,2	64	119,6
19	38,1	65	121,3
20	40,1	66	123,0
21	42,0	67	124,7
22	43,9	68	126,9
23	45,8	69	128,1
24	47,7	70	129,8
25	49,6	71	131,4
26	51,5	72	133,1
27	53,4	73	134,7
28	55,3	74	136,3
29	57,2	75	137,9
30	59,1	76	139,6
31	60,9	77	141,2
32	62,8	78	142,8
33	64,6	79	144,5
34	66,5	80	146,1
35	68,3	81	147,7
36	70,1	82	149,3
37	72,0	83	150,9
38	73,8	84	152,5
39	75,7	85	154,0
40	77,5	86	155,6
41	79,3	87	157,2
42	81,1	88	158,8
43	82,9	89	160,4
44	84,7	90	162,0
45	86,4	91	163,6
46	88,2	92	165,2
47	90,0	93	166,7
48	91,8	94	168,3
49	93,6	95	169,9
50	95,4	96	171,5
51	97,1	97	173,1
52	98,9	98	174,6
53	100,6	99	176,2
54	102,3	100	177,8
55	104,1		

2° Lactose. — On trouve, d'ordinaire, la lactose dans l'urine des accouchées (40 p. 100 des cas), principalement le quatrième et le cinquième jour après la délivrance. Les accouchées éliminent de la lactose par le rein, quand on leur fait ingérer du glucose (von NOORDEN).

Les urines lactosiques se comportent comme les urines su-

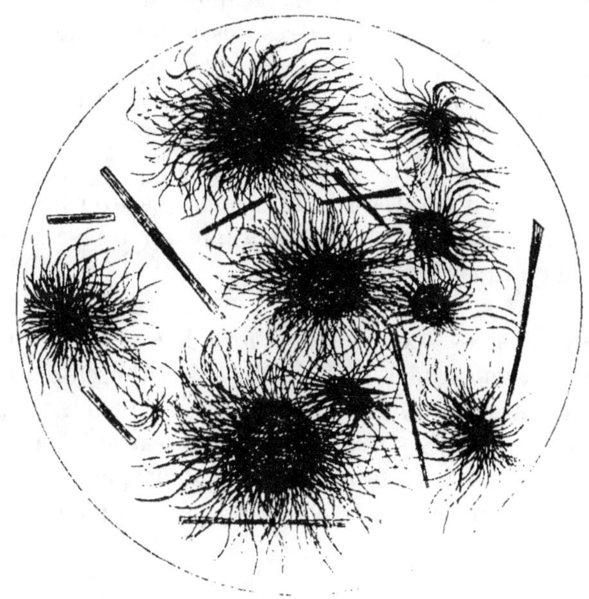

Fig. 108.

Phényllactosazone.

crées vis-à-vis de la plupart des réactifs : elles réduisent la liqueur de Fehling et dévient vers la droite. Elles donnent même un composé cristallin avec la phénylhydrazine ; mais il est en cristaux flexueux, fins, et ne se forme qu'à la longue et après refroidissement (fig. 108).

Pour rechercher rapidement la lactose, chauffer quarante à quarante-cinq minutes au bain-marie 20 centimètres cubes d'urine avec 1 gramme de chlorhydrate de phénylhydrazine et 3 grammes d'acétate de soude. Filtrer bouillant et refroidir le filtrat sous un courant d'eau. S'il y a de la lactose, le liquide se trouble rapidement en donnant lieu à la formation d'un précipité de phényllactosazone soluble à chaud, insoluble à froid (PORCHER). Les caractères des cristaux flexueux de la phényllactosazone aident aussi à la diagnose.

3° Lévulose.

— La lévulose a été signalée dans des cas très rares. Administrée à des diabétiques, elle passe quelquefois inaltérée et augmente, d'autres fois, la proportion de sucre ordinaire.

Pour rechercher la lévulose, faire bouillir 5 centimètres cubes d'urine avec 5 centimètres cubes d'acide chlorhydrique concentré, après avoir ajouté quelques grains de résorcine : teinte rouge (SELIVANOFF). Après refroidissement, saturer par CO^3Na^2 en excès et agiter avec de l'éther acétique qui doit se colorer en jaune (BORCHARDT).

4° Pentoses.

— Les pentoses urinaires peuvent provenir de l'alimentation (prunes, cerises, groseilles, thé, café) : il s'agit alors de la *d*-arabinose. Mais, on trouve parfois chez les morphinomanes et chez les diabétiques de la *r*-arabinose ou arabinose inactive (3 à 10 grammes). Ces deux pentoses, qui ne diffèrent que par leur action sur la lumière polarisée, sont en $C^5H^{10}O^5$.

On reconnaît les pentoses par l'un des procédés suivants :

1° Saturer à chaud de phloroglucine, polyphénol en $C^6H^3.(OH)^3$, 10 centimètres cubes d'acide chlorhydrique concentré, laisser refroidir et ajouter X gouttes d'urine : belle teinte rouge cerise qui passe dans l'alcool amylique et présente deux bandes d'absorption entre D et E.

2° On porte à l'ébullition 5 centimètres cubes de réactif de BIAL (50 centimètres cubes HCl à 1,15 de densité et $0^{gr},10$ d'orcine pure), on ajoute XXV gouttes de chlorure ferrique à 1,28 de densité. On retire du feu et dans le liquide encore bouillant on fait tomber V gouttes d'urine. La présence des pentoses s'accuse par une coloration verte.

3° Si la pentosurie est compliquée de glycosurie, il vaut mieux se débarrasser du glucose par fermentation. On traite le liquide

fermenté par le chlorhydrate de phénylhydrazine et l'acétate
de soude. Après une heure au bain-marie, on recueille la pen-
tosazone et la fait cristalliser à plusieurs reprises dans l'eau
bouillante. Elle fond à 159°, si elle est pure, vers 150° si elle
contient des impuretés (SALKOWSKI). La phénylglucosazone
fond à 204°.

5° Autres hydrates de carbone. — Rappelons enfin
qu'on rencontre quelquefois dans l'urine un sucre gauche,
non fermentescible, la *laïose*, des corps analogues aux dextrines ou amidons solubles, enfin de l'inosite.

6° Corps acétoniques. — Nous avons vu précédemment
sous quelles influences pouvaient apparaître dans l'urine
les corps dits *acétoniques* : l'acide β-oxybutyrique

$$CH^3 - CH.OH - CH^2 - COOH$$

d'où dérive par oxydation l'acide acétylacétique ou diacétique

$$CH^3 - CO - CH^2 - COOH$$

qui, par perte de CO^2, donne naissance à l'acétone. Ces corps
se forment aux dépens des graisses et des protéiques (voir :
p. 192 et 194).

Dans la grande majorité des cas, comme l'a montré DENI-
GÈS, l'acétone ne préexiste pas dans l'urine ; on ne l'y rencontre
que comme un produit de décomposition de l'acide acétylacétique. Mais, comme ce dernier se transforme facilement en acétone déjà à la température ordinaire, et qu'à l'ébullition il se
dissocie rapidement et intégralement en acétone et CO^2, c'est
le plus souvent l'acétone qu'on recherche et qu'on dose. Il
ne faut pas perdre de vue néanmoins qu'elle n'est qu'un produit de décomposition de l'acide acétylacétique.

A. RECHERCHE QUALITATIVE. — Voici quelques réactions,
pour reconnaître ces corps.

a. *Acide acétylacétique.* — La réaction de GERHARDT est la

plus souvent employée. On verse dans 10 centimètres cubes d'urine, goutte à goutte, du perchlorure de fer officinal (de V à XX gouttes, suivant les cas). On observe une coloration rouge Bordeaux intense.

La réaction de LEGAL, suivant la technique indiquée par DENIGÈS, décèle à la fois l'acide diacétique et l'acétone ; mais cela n'a aucune importance pratique dans l'espèce, celle-ci dérivant de celui-là. De plus, la réaction de LEGAL est beaucoup plus intense avec l'acide diacétique (11 à 12 fois à poids égal) qu'avec l'acétone ; il y a donc lieu de l'appliquer spécialement à la recherche de cet acide. Ceci dit, voici le mode opératoire.

On peut prendre l'urine directement ; mais il vaut mieux, au préalable, la déféquer avec 1/10e de sous-acétate de plomb et filtrer. A 6 centimètres cubes ajouter X gouttes de nitro-prussiate de soude à 5 p. 100 (solution fraîche acidulée par 1 p. 100 d'acide acétique et conservée à l'obscurité) ; agiter, verser X gouttes de soude à 30 p. 100. Après mélange, verser 1 centimètre cube d'acide acétique cristallisable. Teinte pourpre ou carmin (sensibilité : $0^{gr},1$ à $0^{gr},2$ par litre).

L'acide salicylique, l'antipyrine et d'autres substances pourraient en imposer pour de l'acide diacétique à la réaction de GEHRARDT, mais non à la réaction de LEGAL qui, *dans l'urine*, ne peut s'appliquer qu'à l'acide diacétique et à l'acétone et qui, du reste, est supérieure à celle de GEHRARDT.

On peut, en distillant l'urine avec 1 p. 1000 d'acide sulfurique, décomposer l'acide diacétique, recueillir l'acétone qui passe et la caractériser :

1° Par la réaction de LEGAL ;

2° Par la réaction non spécifique, il est vrai, mais très utile cependant, de LIEBEN :

A 2 centimètres cubes de liquide distillé on ajoute IV à V gouttes de soude, puis, goutte à goutte, de l'iode à 1 p. 100 dissous dans l'iodure de potassium, jusqu'à coloration jaune brun qu'on fait disparaître par I ou II gouttes de soude : louche ou précipité blanc jaunâtre et odeur safranée de l'iodoforme. Au microscope, cristaux hexagonaux ;

3° En ajoutant à 5 centimètres cubes de distillat quelques cristaux d'ortho-nitro-benzaldéhyde et alcalinisant par la soude, on obtient tout de suite de l'indigo (von Penzoldt) ;

4° Enfin, en faisant bouillir quelques gouttes de distillat avec un grand excès de sulfate mercurique, on obtient, au bout d'un certain temps (une à six ou sept minutes), un précipité blanc cristallin (Denigès).

b. *Acide β-oxybutyrique.* — Quand ce corps est abondant

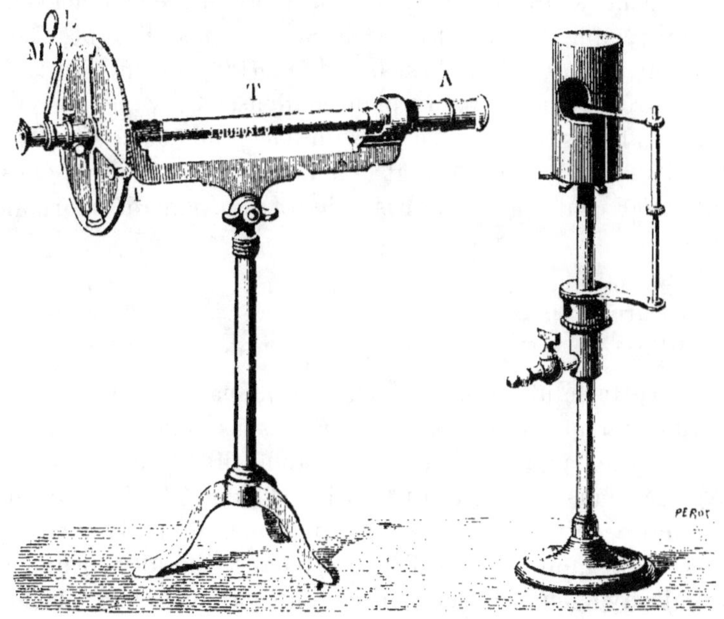

Fig. 109.
Polarimètre de Duboscq.

dans l'urine chargée de sucre, il y a désaccord entre le dosage du glucose au Fehling et le dosage au polarimètre, à cause du pouvoir rotatoire lévogyre et, par conséquent, de sens opposé à celui du glucose que présente l'acide β-oxybutyrique. Il faut préciser, en faisant fermenter l'urine, à 37°-40°, pendant cinq ou six jours avec de la levure de bière. On précipite ensuite par le sous-acétate de plomb ammoniacal, filtre et examine au polarimètre dans des tubes de cuivre à parois intérieures de verre. Une déviation gauche permet de soupçonner la présence de l'acide β-oxybutyrique.

B. Dosages. — On dose, sous forme d'acétone, à la fois l'acide diacétique et l'acétone urinaires, en distillant l'urine acidifiée par 1 p. 100 d'acide acétique.

a. *Acide diacétique et acétone.* — On distille 100 centimètres cubes d'urine acidifiée comme il vient d'être dit, en condensant dans un récipient refroidi avec de la glace jusqu'à obtention de 40 centimètres cubes. Il est bon de mettre à la suite du récipient un réfrigérant à reflux pour condenser les vapeurs.

Le distillat est alors versé dans un flacon de 500 centimètres cubes bouché à l'émeri et dont le bouchon a été vaseliné. On y ajoute 100 centimètres cubes d'une solution décinormale d'iode :

Iode bisublimé..........................	12^{gr},685
Iodure de potassium.....................	20^{gr},00
Eau...................................	Q. S. p. 1 litre.

Pour cette solution décinormale, on ne parfait le volume au litre que lorsque tout l'iode a été dissous dans l'iodure de potassium, en présence d'une *petite* quantité d'eau.

Ajouter dans le flacon qui contient l'iode et le distillat 100 centimètres cubes de potasse à 5 p. 100. Agiter vivement et attendre dix minutes. Acidifier fortement le liquide par de l'acide chlorhydrique à 1/5 et ajouter goutte à goutte une solution d'hyposulfite de soude à 26 grammes par litre ajustée exactement avec la solution décinormale d'iode. Vers la fin du titrage on verse dans le flacon 5 à 6 centimètre cubes d'empois d'amidon frais à 4 grammes d'amidon par litre. On s'arrête dès que le liquide, d'abord noir, puis bleu, est complètement décoloré après agitation. Le nombre n de centimètres cubes, qu'il a fallu verser pour obtenir la décoloration, multiplié par 0^{gr},000967, donne le poids de l'acétone.

On peut calculer l'acétone en acide diacétique, ce qui est plus conforme à la réalité, en multipliant par le facteur 1,7586 le poids de l'acétone trouvée.

b. *Acide β-oxybutyrique.* — Évaporer au bain-marie 50 centimètres cubes d'urine légèrement alcalinisée par CO_3Na_2 jusqu'à réduction à 15 ou 20 centimètres cubes. Ajouter 50 gouttes de SO_4H_2 concentré, puis du plâtre en quantité suffisante pour former, après mélange intime, une farine grossière. Introduire cette poudre dans la douille ou cylindre en papier d'un appareil Soxhlet, recouvrir d'un léger tampon de coton et placer le cylindre de papier dans l'appareil lui-même. Épuiser pendant deux heures à l'éther. Distiller l'éther ; reprendre le résidu par l'eau et verser dans un petit ballon gradué de 50 centimètres cubes. Agiter, mélanger et filtrer s'il y a lieu sur de la terre d'infusoires (kieselguhr). Examiner au polarimètre à la *lumière jaune du sodium*. α, étant la déviation observée, l la longueur en décimètres du tube qui contient le liquide (l = généralement 2 décimètres), P le poids d'acide β oxybutyrique pour 100 centimètres cubes d'urine, 24,12 le pouvoir rotatoire de l'acide. on a :

$$P = \frac{100 \times \alpha}{l \times 24,12}$$

Cette méthode est rapide et suffisamment exacte (GEELMUYDEN).

§ 2. — MATIÈRES PROTÉIQUES

Les albumines urinaires pathologiques les plus fréquentes sont celles du sérum sanguin : en première ligne, la sérine, puis la globuline. On rencontre aussi des nucléo-protéides, de la fibrine (hématurie), des albumoses et des peptones, etc.

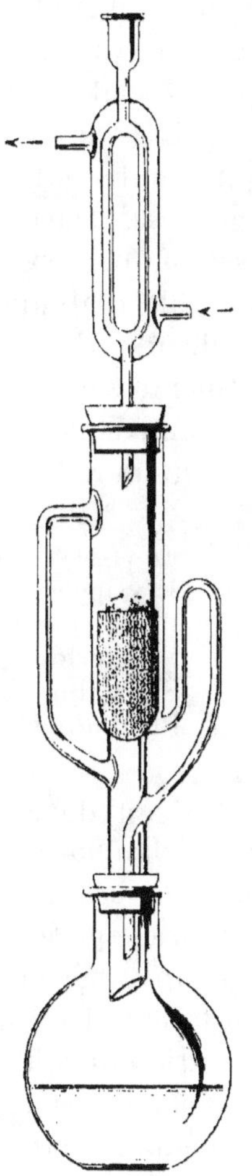

Fig. 110.

Appareil de SOXHLET.

1° Albumine. — Les matières protéiques apparaissent dans l'urine à la suite de troubles fonctionnels ou de lésions anatomiques affectant un grand nombre d'organes et, en première ligne, le rein. Les lésions cardiaques et les troubles circulatoires qui en sont la conséquence, les maladies infectieuses (fièvres éruptives, fièvre typhoïde, diphtérie, pneumonie), les affections qui aboutissent à une déchéance vitale plus ou moins accusée (chlorose, leucocythémie, tuberculose), enfin les lésions du système nerveux central se compliquent avec une fréquence variable d'albuminurie, comme beaucoup d'autres maladies d'ailleurs. Hubener a relevé, dans une statistique dont les éléments sont empruntés au service de Gehrardt, à Berlin, les chiffres suivants qui donnent une idée de la fréquence de l'albuminurie dans quelques maladies aiguës :

Fièvre typhoïde	75,6 p. 100 des cas.	
Érysipèle	66,9	—
Paludisme	75,9	—
Diphtérie	59,0	—
Scarlatine	77,6	—
Pneumonie	74,3	—

Il s'agit, dans tous ces cas, de néphrites toxiques provoquées par l'élimination à travers le rein des toxines élaborées au cours de ces diverses infections.

L'usage prolongé du salicylate de soude et des poisons corrosifs provoque aussi de la néphrite et fait apparaître l'albumine; c'est peut-être à une cause analogue qu'il faut attribuer l'albuminurie qui suit, dans un tiers de cas, l'anesthésie par l'éther et le chloroforme. On a signalé l'albuminurie chez les accouchées immédiatement après la délivrance (Paykull), chez les nouveau-nés (Flensburg) ; elle est due, dans ces deux cas, aux troubles circulatoires consécutifs à la compression.

Sur le cadavre, l'urine est toujours albumineuse (Vibert, Ogier, Alonzo).

Chez les jeunes gens, à l'état physiologique (?), l'albumine se montre quelquefois ; elle est fréquente après les exercices violents (marcheurs, coureurs, rameurs, cyclistes). L'hydrothérapie, les bains froids et le travail cérébral excessif provoquent une albuminurie passagère, de courte durée ; chez quelques sujets, la station debout suffit (*albuminurie orthostatique*).

A l'état normal, l'urine contient toujours une matière protéique, la mucine, provenant des glandes mucipares situées sur le trajet des voies urinaires. L'appareil séminal déverse également de petites quantités de matières protéiques dans l'urine ; la proportion augmente beaucoup au cours des maladies infectieuses, l'épidymite, la tuberculose, la syphilis, du testicule, etc. (L. Hugounenq).

A. Recherche qualitative. — A 10 centimètres cubes d'urine filtrée on ajoute une goutte d'acide azotique à 1/3 et on fait bouillir ; la présence de l'albumine s'accuse par un trouble plus ou moins net. L'acide azotique, dissolvant la mucine en même temps que les phosphates, est préférable à l'acide acétique. Si l'urine était alcaline, il faudrait ajouter assez d'acide azotique pour l'acidifier légèrement.

Il arrive fréquemment que des urines albumineuses précipitent mal ou point du tout par la chaleur et les acides : cette particularité est due le plus souvent à la pauvreté du liquide en sel marin (régime lacté, cure de déchloruration). Aussi vaut-il mieux par précaution dissoudre 1 gramme de NaCl, dans 10 centimètres cubes d'urine, filtrer et faire l'essai.

Quand on fait bouillir de l'urine sans addition d'aucun réactif, elle se trouble fréquemment par suite de la précipitation des phosphates terreux que l'acide carbonique tenait en dissolution. Il faut alors ajouter une goutte d'acide acétique : les phosphates se dissolvent entièrement ; si un louche persiste, il est dû à l'albumine.

En général, on opère de la façon suivante : dans un verre conique à pied, on verse de l'acide azotique concentré, puis, goutte à goutte, à l'aide d'une pipette qui permet de faire glisser le liquide le long des parois, on ajoute l'urine *filtrée au préalable*. A la surface de séparation, on voit se former assez rapidement un anneau trouble ou franchement opaque. Cet anneau se forme en quelques secondes ou, tout au plus, après cinq minutes ; il est facile à distinguer du magma cristallin qui apparaît quelquefois au bout de plusieurs heures, au contact de l'urine et de l'acide ; ce magma est du nitrate d'urée. Ce dernier phénomène ne s'observe, d'ailleurs, qu'avec des urines concentrées, plus particulièrement pendant les froids de l'hiver.

Chez les malades qui prennent de l'essence de térébenthine ou du baume de copahu, l'urine contient des substances résineuses qui peuvent donner lieu à l'apparition d'un trouble, au contact de l'acide azotique ; on distinguerait ce précipité de l'albumine ordinaire par sa solubilité dans l'alcool, sans oublier que l'alcool et l'acide azotique mélangés peuvent donner lieu à des projections et à de véritables explosions. Il vaudrait mieux dissoudre 1 gramme de NaCl dans 10 centimètres cubes d'urine, filtrer et porter à l'ébullition, puis ajouter I goutte d'acide acétique à 30 p. 100. Un trouble persistant accuserait la présence de l'albumine.

Ajoutons qu'on rencontre parfois en abondance des albumines qui précipitent par l'acide azotique et se dissolvent dans l'alcool ; j'ai observé un cas de ce genre, chez un malade atteint de néphrite syphilitique. Mais alors, le trouble provoqué par la présence des albumines ne disparait pas dans l'éther, qui, au contraire, dissout bien les résines.

A la campagne, quand on ne dispose d'aucun appareil pour rechercher l'albumine, on prend de l'urine dans une cuiller de fer, on ajoute du sel et du vinaigre, puis on fait bouillir sur la flamme d'une bougie ; le trouble se manifeste aussitôt. Cette méthode est très sensible.

Signalons encore, parmi les procédés plus rarement employés bien qu'étant les plus sensibles : le ferrocyanure de potassium et l'acide acétique, les acides trichloracétique, métaphosphorique, sulfosalicylique, sulfophénique, etc. Avec l'acide sulfosalicylique, en particulier, on peut déceler $0^{gr},10$ d'albumine dans un litre d'urine, à la condition de dissoudre $0^{gr},10$ d'acide sulfosalicylique dans 10 centimètres cubes d'urine (MODRIN). L'aseptol, employé comme l'acide azotique, décèle également des traces impondérables d'albumine ; il ne présente, en outre, aucun des inconvénients des réactifs habituels (BARRAL).

On a quelquefois à séparer la globuline de la sérine. Il suffit de saturer l'urine, à la température ordinaire, avec du sulfate de magnésie cristallisé ; la globuline se sépare. Du liquide filtré on peut précipiter la sérine par la chaleur et l'acide acétique.

B. DOSAGE. — Nous ne donnerons que deux procédés, choisis parmi les plus expéditifs et les mieux éprouvés.

a. *Procédé d'Esbach.* — Le procédé d'ESBACH, qui permet de doser approximativement l'albumine, est fondé sur une mesure grossière de la hauteur qu'occupe dans un tube le précipité d'albumine obtenu en traitant l'urine par le réactif suivant : acide citrique 2 grammes, acide picrique 1 gramme, pour 100 centimètres cubes d'eau.

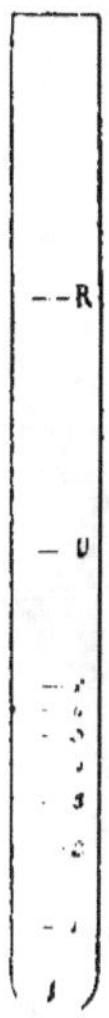

Un tube à essais, en verre résistant, porte deux traits U et R ; au-dessous de U et jusqu'à l'extrémité inférieure du tube, est gravée une graduation. On verse de l'urine jusqu'en U, puis du réactif jusqu'en R : le tube est bouché, retourné plusieurs fois avec précaution, pour mélanger l'urine et le réactif, en *évitant la formation de mousse*, et enfin abandonné vingt-quatre heures au repos. On lit la hauteur du précipité sur la graduation ; les chiffres donnent directement, exprimée en grammes et par litre, la teneur en albumine.

Fig. 111.

Tube d'Esbach.

Ce procédé ne fournit que des résultats à peine comparables et d'une approximation grossière. Avec des urines concentrées, il faut diluer à un titre connu ; enfin, quand le malade prend de l'antipyrine, la méthode est inapplicable. La présence des alcaloïdes (quinine, morphine) peut aussi être le point de départ de graves erreurs, en faisant croire à la présence de l'albumine, alors qu'il n'en existe pas.

b. *Méthodes par pesée.* — On ajoute à l'urine 1 p. 100 de chlorure de sodium. Filtrer, prélever 100 centimètres cubes, ajouter IV à V gouttes d'acide acétique et chauffer au bain-marie jusqu'à coagulation. Continuer à chauffer dix minutes.

Jeter sur un filtre desséché à 100 et taré. Laver à l'eau bouillante jusqu'à ce que l'eau de lavage ne précipite plus par l'azotate d'argent. Laver ensuite à l'alcool et à l'éther ; essorer en comprimant doucement entre des doubles de papier filtre. Dessécher à 110° et peser. Multiplier par 10 pour avoir le poids de l'albumine rapporté au litre.

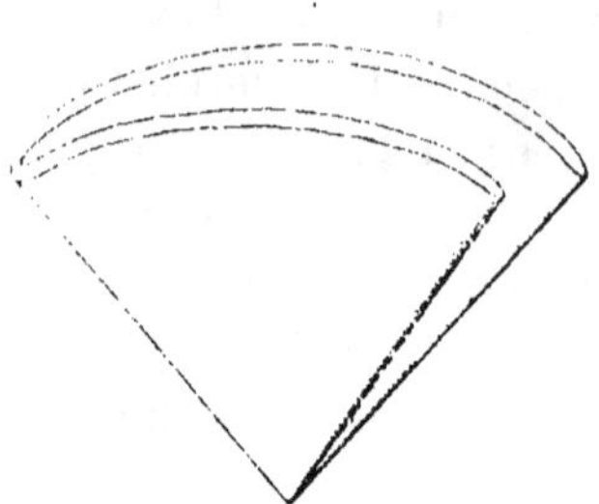

Fig. 112.

Filtre sans plis pour le dosage de l'albumine.

On peut substituer avec avantage à l'acide acétique l'acide trichloracétique à 1/3.

Enfin, il est avantageux de remplacer le filtre par un tube taré dans lequel on introduit le précipité ; on centrifuge, lave par centrifugation, sèche et pèse l'albumine recueillie.

2° Albumine acéto-soluble.

—- Certaines albumines urinaires présentent des caractères anormaux, soit qu'il s'agisse d'albumines vraiment spéciales, soit que la faible teneur de l'urine en sels minéraux et, plus particulièrement, en chlorures imprime à l'albumine ordinaire des réactions spéciales. J. Teissier a signalé la fréquence de l'albumine acétosoluble chez les malades atteints d'insuffisance hépatique. Voici les caractères de l'albumine acétosoluble proprement dite, celle dont les propriétés sont indépendantes de la présence ou de l'absence des sels minéraux.

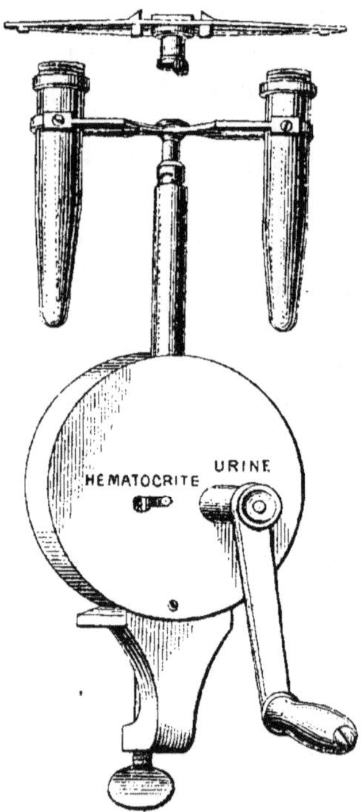

Fig. 113.

Appareil à centrifuger.

1º L'urine additionnée de 1 p. 100 NaCl se trouble à l'ébullition : le coagulum se dissout dans quelques gouttes d'acide acétique. Il reparaît par addition de X gouttes d'acide trichloracétique à 10 p. 100 ;

2º Acidulée simplement avec 1 p. 100 d'acide acétique, l'urine ne précipite pas à l'ébullition ;

3º Si on ajoute 1 p. 100 d'acide acétique et qu'on sature par du sulfate de soude, l'albumine est précipitée.

Pour doser l'albumine acéto-soluble, on sature 100 centimètres cubes d'urine avec du sulfate de soude ; on acidule par 1 p. 100 d'acide acétique, on chauffe au bain-marie et, après coagulation, on achève l'analyse comme à l'ordinaire.

3º Mucine. — La mucine se distingue de l'albumine par les caractères suivants : elle ne donne pas de disque opaque au contact de l'acide azotique ; elle se dépose lentement au fond des vases et sous forme de nuage (*nubecula*), quand on abandonne l'urine au repos, après l'avoir acidulée par l'acide acétique. Le phosphate monosodique PO^4H^2Na précipite également la mucine. Il n'est pas démontré que cette précipitation soit complète.

On peut rechercher la mucine en suivant la technique de GRIMBERT et DUFAU. Verser dans un tube à essais 3 centimètres cubes d'une solution très concentrée d'acide citrique (100 grammes d'acide citrique pour 75 centimètres cubes d'eau). Faire écouler avec soin, pour éviter tout mélange, 4 centimètres cubes d'urine filtrée et parfaitement

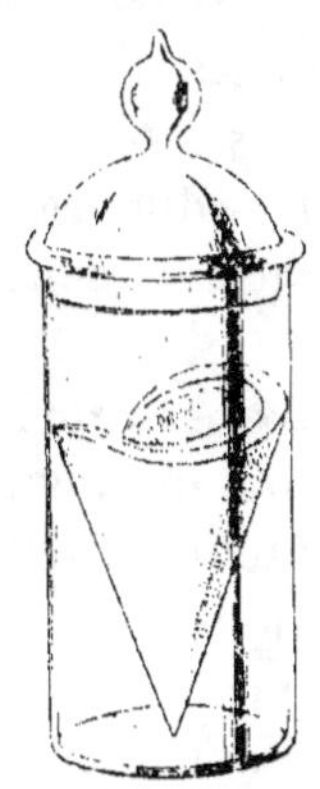

Fig. 114.

Pèse-filtre pour le dosage de l'albumine.

limpide. Au contact de l'acide, la mucine forme un disque nébuleux. Sur une couche d'acide azotique, on n'obtient pas d'anneau opaque, mais une zone nébuleuse *au-dessus* du plan de séparation des deux liquides.

4º Nucléo-protéides. — Pour rechercher les nucléo-protéides, on dilue l'urine avec 3 volumes d'eau et ajoute de l'acide nitrique. Le coagulum, recueilli, lavé et dissous dans la soude étendue, en est précipité à la température de + 20° par l'addition d'un peu de sulfate de magnésie cristallisé ; on jette sur un filtre et, après avoir lavé et séché la substance, on la brûle avec du nitrate de potasse et de la soude. Dans le produit de l'incinération, on reconnaît la présence du phosphore et on le dose par le réactif nitromolybdique ou la mixture magnésienne. De la proportion de phosphore, on préjuge le poids des nucléo-albumines, celles-ci renfermant de 0,5 à 20 p. 100 de phosphore. Il est à peine besoin de dire que cet essai ne saurait être regardé comme un dosage.

Les mucines ne sont pas phosphorées.

5° Fibrine. — La fibrine passe dans l'urine, chez les malades atteints d'hématurie. Elle se présente en petites masses gélatineuses ou sous forme de flocons facilement reconnaissables.

D'ordinaire, on se préoccupe de rechercher le sang dont les caractères sont plus faciles à mettre en évidence.

6° Albumoses et peptones. — Parmi les polypeptides qu'on désignait autrefois sous le nom d'albumoses et de peptones, il en est qui passent parfois dans l'urine ; presque toujours ce sont des albumoses. Pour certains auteurs même, la peptonurie n'existe pas ; l'albumosurie seule existe. Ce que nous savons de la distinction arbitraire des albumoses et des peptones enlève d'ailleurs beaucoup de son importance à cette différenciation.

On trouve les albumoses dans l'urine pendant la grossesse et trois ou quatre jours après l'accouchement ; elles apparaissent aussi au cours d'un grand nombre de maladies aiguës (péritonite, pneumonie, fièvre typhoïde, etc.). L'albumosurie a été signalée encore chez des malades atteints d'ulcère rond (Brieger), chez des cancéreux. L'empoisonnement par le phosphore, diverses affections rénales et hépatiques (Ter Gregoriantz), la leucémie (Kœttnitz) et quelquefois la goutte (von Noorden) se compliquent d'albumosurie.

Les albumoses se formant très facilement et très vite sous l'influence des microbes, dans les urines albumineuses exposées à l'air, leur recherche n'a aucune signification si elle ne porte pas sur des urines fraîchement émises.

α) Faire bouillir l'urine additionnée de 1 p. 100 de NaCl et de V à VI gouttes d'acide trichloracétique à 10 p. 100 ; filtrer pour se débarrasser des albumines. Verser dans 10 centimètres cubes de liquide filtré quelques gouttes de réactif de TANRET. S'il y a des peptones, un louche se produit ; il disparaît à chaud. Cette réaction n'a de valeur que s'il n'y a pas d'alcaloïde dans l'urine.

Le réactif de TANRET se prépare en dissolvant 13^{gr},55 de chlorure mercurique en poudre dans 100 centimètres cubes d'eau ; ajouter 36 grammes d'iodure de potassium, 300 grammes d'eau, puis 200 centimètres cubes d'acide acétique pur. Parfaire au litre. C'est un réactif des albumines et des albumoses.

Après ingestion de santonine et d'autres composés (acide chrysophanique, phtaléine), l'urine donne une teinte violacée avec la liqueur de Fehling comme s'il s'agissait du biuret et donne un louche par le réactif de TANRET. Ces caractères peuvent en imposer pour des albumoses (DENIGÈS). Avec la santonine, l'urine devient rouge par les alcalis.

β) En présence des matières protéiques (albumines, mucines), on opère comme suit : on fait bouillir un demi-litre d'urine avec 10 centimètres cubes d'une solution concentrée d'acétate de soude ; on verse goutte à goutte du perchlorure de fer jusqu'à coloration rouge persistante, puis de la potasse jusqu'à saturation presque complète. Le liquide, porté à l'ébullition et filtré, ne contient plus ni fer ni albumine. On ajoute alors à 50 centimètres cubes du filtratum refroidi X à XX gouttes de sulfate de cuivre à 1 p. 100 et, avec précaution, quelques gouttes de potasse caustique à 10 p. 100. S'il y a dans l'urine des albumoses, le liquide se colore en violet (réaction du biuret). Cette méthode, due à HOFMEISTER, donne de bons résultats.

Il faut ajouter que les urines qui renferment des albumoses précipitent à froid par le ferrocyanure acétique ou par l'acide picrique ; mais, dans ce dernier cas, le précipité se redissout à l'ébullition et réapparaît par refroidissement. Ces caractères ne se manifestent qu'avec des urines exemptes d'albumines ; s'il y a de l'albumine, il faut la séparer par l'un des procédés donnés ci-dessus : par exemple, faire bouillir l'urine acidulée par l'acide acétique et filtrer bouillant.

7° Albumosurie de Bence Jones. — Ce syndrome accompagne parfois et permet de diagnostiquer, habituellement avant tout autre signe objectif, des lésions du squelette (ostéo-sarcomes, plus particulièrement des côtes et du sternum, ostéomalacie, etc.).

L'albumose de Bence Jones présente les caractères des albumoses ordinaires (solubilité à l'ébullition des précipités obtenus par l'acide picrique et par le ferrocyanure acétique); mais elle s'en distingue par cette réaction fondamentale, à savoir que, si on chauffe l'urine *sans addition d'aucun réactif*, elle donne vers 60°-65° un coagulum qui se redissout en totalité ou en partie à 100° et se reforme par refroidissement.

L'urine filtrée bouillante se trouble en refroidissant et en donnant un coagulum poisseux, adhérent. Si on recommence plusieurs fois l'opération, l'albumose finit par être définitivement insoluble, ce qui autorise à penser que l'albumose de Bence Jones est, en réalité, plutôt une albumine qu'une albumose vraie (Magnus Levy).

Si on conserve plusieurs années avec des antiseptiques de l'urine contenant de l'albumine de Bence Jones, peu à peu les caractères spéciaux de cette substance s'atténuent, puis finissent par disparaître. L'albumine de Bence Jones est e tournée au type normal (L. Hugounenq).

L'apparition de l'albumosurie de Bence Jones *vraie, typique* est d'un pronostic très grave : elle est presque toujours corrélative à des affections mortelles. Dans certains cas, les malades éliminent 50 grammes et plus d'albumose par vingt-quatre heures.

L'albumosurie de Bence Jones typique n'est pas très rare, contrairement à l'opinion courante. Beaucoup d'auteurs ont décrit à tort des albumines anormales comme étant des albumoses de BENCE JONES.

Il faut savoir que l'albumosurie de BENCE JONES s'établit sournoisement : on observe d'abord une solubilité partielle à chaud qui, peu à peu, s'accentue et finit, avec le temps, par devenir complète ou à peu près.

§ 3. — AUTRES SUBSTANCES ANORMALES

Les composés que nous allons passer en revue dans ce paragraphe ne se rencontrent dans l'urine qu'exceptionnellement ; mais leur étude n'est pas dépourvue d'intérêt et l'un d'entre eux, la cystine, mérite d'arrêter notre attention.

1° Cystine. — La cystine fait partie intégrante des molécules protéiques et se rencontre dans les produits provenant de l'hydrolyse de ces matériaux ; d'ordinaire, elle est brûlée dans les tissus et ne traverse pas le rein. Quelquefois cependant, unie à d'autres composés et, semble-t-il, protégée par eux contre toute oxydation, elle passe dans l'urine. La cystinurie s'accompagne fréquemment de l'excrétion de bases spéciales d'origine putréfactive, telles que la putrescine ou tétraméthylène-diamine $C^4H^{12}N^2$, la cadavérine ou pentaméthylène-diamine $C^5H^{14}N^2$ (BAUMANN).

En administrant à des chiens des dérivés halogénés de la benzine (la benzine bromée, par exemple), on trouve dans l'urine un dérivé de la cystine contenant le reste (C^6H^4Br) de la benzine bromée : ce dérivé est l'acide bromo-phénylmercapturique, que les acides dédoublent, à l'ébullition, en acide acétique et bromo-phényl-cystéine (BAUMANN).

$$CH^3 - C\langle\substack{NH^2 \\ \\ S} - CO^2H \qquad CO^2H - C\substack{NH^2 \\ \\ S} - CH^3$$

Cystine ou disulfide de l'acide amino-thio-lactique.

$$CO^2H$$
$$| \quad NH^2$$
$$C <$$
$$| \quad SH$$
$$CH^3$$

Cystéine
ou acide amino-thio-lactique.

$$CO^2H$$
$$| \quad NH^2$$
$$C <$$
$$| \quad S(C^6H^4Br)$$
$$CH^3$$

Bromo-phényl-cystéine.

Enfin, la cystine passe aussi parfois dans l'urine, sans qu'on

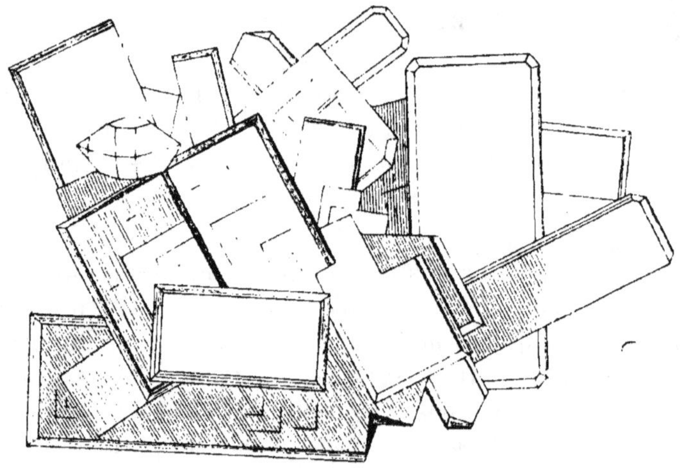

Fig. 115.

Bichlorhydrate d'histidine.

puisse donner une explication plausible de cette particularité. C'est une anomalie de la nutrition, comme l'alcaptonurie ; elle est plus fréquente chez l'homme que chez la femme.

L'urine des chiens empoisonnés par le phosphore contient de la cystine (BAUMANN).

Comme il a été dit plus haut, on trouve parfois, à côté de la cystine, de la cadavérine $CH^2.NH^2 — (CH^2)^3 — CH^2.NH^2$ et de la putrescine $CH^2 — (CH^2)^2 — CH^2.NH^2$, bases qui dérivent de l'arginine et de la lysine par la putréfaction.

a. *Propriétés*. — La cystine cristallise en petites tables microscopiques, incolores, hexagonales, régulières, à peu près insolubles dans l'eau, l'alcool et l'éther, solubles dans les acides et les alcalis, notamment dans l'ammoniaque qui les abandonne, par évaporation, bien cristallisées. Elle est fortement lévogyre.

Chauffée sur une lame de platine, elle brûle avec une flamme vert bleuâtre. Bouillie avec de la potasse et quelques gouttes d'acétate de plomb, elle donne un précipité noir de sulfure de plomb. Avec de la potasse seule, elle fournit, à l'ébullition, un sulfure alcalin, colorable en violet par le nitro-prussiate de soude.

b. *Recherche.* — Pour rechercher la cystine, on précipite l'urine par un peu d'acide acétique et, après vingt-quatre heures, on examine les sédiments déposés : au

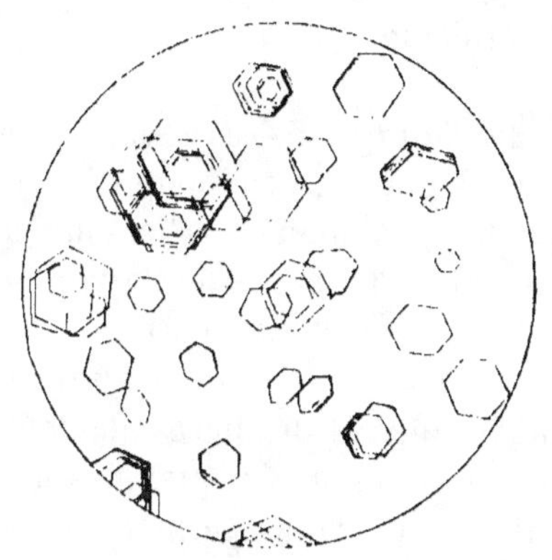

Fig. 116.

Cystine.

microscope, on reconnaît les cristaux hexagonaux caractéristiques et on vérifie s'ils sont solubles dans l'ammoniaque.

On peut aussi caractériser la cystine, en traitant le sédiment par la potasse et un sel de plomb, comme ci-dessus : on obtient un précipité noir de sulfure de plomb.

2° Graisse. — Les urines, qui renferment de la graisse, la contiennent quelquefois à l'état d'émulsion : elle sont alors troubles, laiteuses, chyleuses ; dans d'autres cas, les corps gras forment à la surface des gouttes étalées, d'assez grande dimension. Les cachexies tuberculeuse et cancéreuse, la gangrène, les tumeurs malignes, principalement du pancréas, les fractures des os longs, des lésions du foie, des reins et du cœur, certaines formes de catarrhe vésical, l'intoxication par le phosphore et l'oxyde de carbone, plusieurs affections parasitaires (filaire, distome), provoquent l'élimination de la graisse par le rein.

L'aspect du liquide fait reconnaître la graisse ; par l'éther, on peut l'extraire de l'urine. L'évaporation de l'éther abandonne un résidu insoluble dans l'eau, soluble dans le chloroforme et le sulfure de carbone ; ce résidu, chauffé à feu nu avec un peu de bisulfate de potasse, donne des vapeurs irritantes d'acroléine.

3° Composés divers. — On a signalé, dans les urines pathologiques, beaucoup d'autres composés. Nous ne citerons que les principaux : la leucine, la tyrosine apparaissent simultanément, au cours de l'atrophie jaune aiguë du foie.

Baumann et von Udransky, Brieger, Lépine et Guérin, Villiers, Bouchard, Pouchet et d'autres expérimentateurs ont découvert des bases alcaloïdiques dans les urines normales ou pathologiques ; quelques-unes de ces bases sont des produits de l'activité fermentative des bactéries pathogènes. Les mieux connues figurent dans le groupe des diamines (cadavérine, putrescine) ; elles forment avec le chlorure de benzoyle en présence de la soude des combinaisons benzoylées cristallines.

4° Diazo-réaction d'Ehrlich. — C'est une réaction empirique de l'urine qui s'observe au début de la fièvre typhoïde, au premier septénaire généralement, dans la granulie et, en général au point de vue clinique, dans les cas d'hémolyse brusque et intense. Elle est caractérisée par la formation d'une matière colorante rouge groseille d'un ton très vif, qui s'obtient en présence de l'acide sulfanilique et de l'acide azoteux ; il se produit, dans ces conditions, un diazoïque, d'où le nom de *diazo-réaction*.

Liqueur A. — Dissoudre 1 gramme d'acide sulfanilique en poudre dans un mélange de 100 centimètres cubes d'eau et de 5 centimètres cubes de HCl.

Liqueur B. — Solution aqueuse à 1 p. 100 de nitrite de soude.

On met dans un tube 5 centimètres cubes d'urine, 5 centimètres cubes de liqueur A, II gouttes de liqueur B et quelques gouttes d'ammoniaque. On agite : la réaction est positive quand la *mousse* est colorée en rose rouge. La coloration jaune ou orangée du liquide ne signifie rien ; la coloration rose rouge de la mousse seule doit entrer en ligne de compte, le liquide étant presque toujours coloré en jaune plus ou moins rougeâtre, que l'essai soit positif ou négatif.

On a attribué la réaction d'Ehrlich à l'*acide antoxyprotéique*, un de ces complexes mal définis qui proviennent de la désagrégation incomplète des albumines (BONDZYNSKI). Il est possible cependant que l'histidine intervienne dans la réaction ; le noyau des imidazols, qui existe dans l'histidine, présente, en effet, une réaction colorée analogue à celle d'Ehrlich. D'autre part, en clinique, la réaction d'Ehrlich accompagne, comme nous l'avons dit, les crises d'hémolyse intense de la granulie et de la fièvre typhoïde. Or, de tous les protéiques, l'hémoglobine est de beaucoup le plus riche en histidine (10,9 p. 100). Il est possible que dans la régression de l'hémoglobine l'histidine soit emportée dans le complexe antoxyprotéique, lequel provoquerait alors dans l'urine la réaction d'Ehrlich :

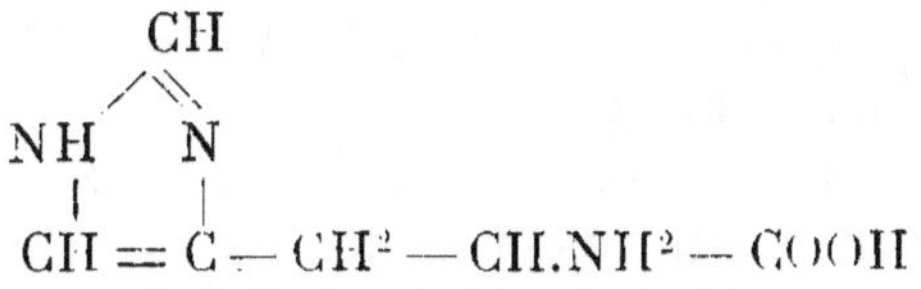

$$\begin{array}{c} CH \\ \diagup \diagdown \\ NH \quad N \\ | \qquad | \\ CH = C - CH^2 - CH.NH^2 - COOH \end{array}$$

Histidine ou imidazol-alanine.

A défaut d'urine donnant naturellement la diazo-réaction d'Ehrlich, on peut se faire une idée de celle-ci, en opérant sur une urine additionnée d'α-napthylamine (DENIGÈS).

§ 4. — POISONS ET MÉDICAMENTS

Il importe souvent de rechercher dans les urines la présence de telle ou telle substance médicamenteuse ou toxique introduite dans l'organisme. Les exemples suivants ont trait aux recherches qui se présentent avec le plus de fréquence dans la pratique du clinicien ou dans le laboratoire du physiologiste,

1° Bromures alcalins. — Ils passent très rapidement dans l'urine. Pour les rechercher, on évapore à siccité 300 centimètres cubes d'urine, en présence de 5 grammes de carbonate de soude pur ; le résidu est incinéré au rouge sombre. On dissout les cendres dans l'eau et on neutralise par de l'acide sulfurique dilué ; on traite ensuite, après avoir ajouté du chloroforme, par l'eau de chlore fraîchement préparée ; en agitant doucement, le chloroforme se colore en jaune.

2° Iodures alcalins. — On peut opérer, comme nous venons de l'indiquer, sur le résidu de l'évaporation et de l'incinération de l'urine. D'ordinaire, on se contente de traiter directement l'urine par deux ou trois gouttes d'acide nitrique fumant ; en agitant le mélange avec un peu de chloroforme, celui-ci se colore en violet ou en rose.

3° Arsenic. — Évaporer 50 centimètres cubes d'urine additionnés de 2 grammes de carbonate et de 2 grammes de nitrate de soude. Détacher le résidu sec des parois de la capsule et faire tomber dans un creuset d'assez grande capacité. Faire déflagrer en chauffant doucement à feu nu jusque vers le rouge sombre. Après refroidissement, reprendre par l'eau acidulée avec HCl et filtrer pour avoir un liquide parfaitement limpide qu'on additionne alors de réactif de BOUGAULT ; ce réactif est obtenu en dissolvant 20 grammes d'hypophosphite de soude dans 20 centimètres cubes d'eau et ajoutant 200 centimètres cubes de HCl à 1.17. Il se dégage des vapeurs nitreuses ; on continue les affusions de réactif jusqu'à cessation du dégagement. On ajoute alors un excès de réactif ; on filtre, si c'est nécessaire, et on chauffe une heure au bain-marie. S'il y a de l'arsenic, teinte brune, puis précipité brun noir.

4° Mercure et autres métaux toxiques. — De tous les appareils imaginés pour rechercher le mercure dans l'urine, un des plus simples est celui qu'a préconisé CAZENEUVE. Un entonnoir à robinet et à douille allongée et élargie est muni, dans la douille large, d'un petit manchon de toile métallique en laiton. L'appareil étant plein d'urine légèrement acidulée par l'acide chlorhydrique, on ouvre le robinet et règle l'écoulement goutte à goutte ; tout le mercure se dépose sur le laiton. Le manchon, lavé et séché, est introduit dans une large tube en verre vert, fermé à un bout et muni, à l'autre extrémité, d'une effilure où le mercure vient se condenser, quand on chauffe le manchon métallique. En faisant passer sur l'anneau mercuriel des vapeurs d'iode, on obtient un enduit rouge d'iodure mercurique.

La recherche des autres métaux toxiques s'effectue en détruisant le résidu de l'évaporation de l'urine par le chlorate de potasse et l'acide chlorhydrique. Dans la liqueur acide, on recherche les métaux par les procédés habituels de l'analyse et de la toxicologie.

5° Plomb. — On évapore en sirop 500 centimètres cubes d'urine : l'extrait est traité par l'acide azotique et évaporé à sec. On recommence quatre fois l'opération. Le résidu est épuisé par le tartrate neutre d'ammoniaque ; on filtre, évapore, acidule par l'acide chlorhydrique et précipite enfin par l'hydrogène sulfuré (ZA-NARDI).

Ce procédé permet de reconnaître moins de 1 milligramme de plomb par litre, dans l'urine des saturnins.

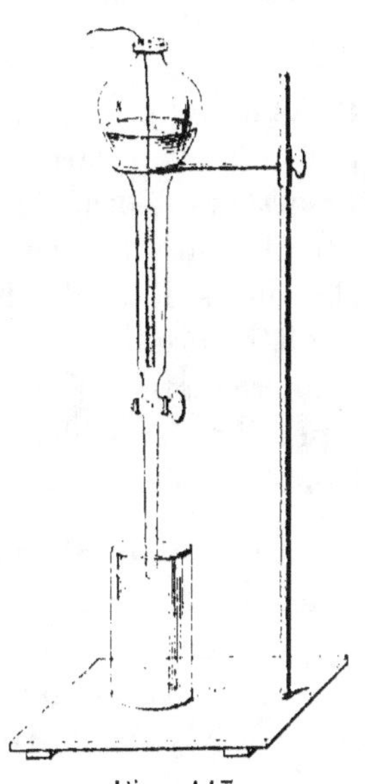

Fig. 117.

Appareil de CAZENEUVE.

6° Bleu de méthylène. — Quand le bleu s'élimine en nature, on le reconnaît facilement à la teinte bleue ou verte qu'il communique à l'urine. On peut concentrer la couleur par agitation de l'urine avec du chloroforme qui enlève la matière colorante.

Quelquefois, le bleu se trouve dans l'urine à l'état de chromogène incolore : on acidule alors l'urine avec quelques gouttes d'acide acétique ; la teinte bleue apparaît. On peut traiter par le chloroforme, comme ci-dessus, l'urine acidulée.

7° Chloral. — Après l'ingestion du choral, l'urine renferme de l'*acide urochloralique* provenant de l'union avec perte d'eau, de l'alcool trichloré $CCl^3 — CH^2.OH$ avec l'acide glycuronique $CHO — (CH.OH)^4 — CO^2H$.

L'urine réduit alors la liqueur de Fehling, mais non le réactif de Nylander (2 grammes de sous-nitrate de bismuth, 4 grammes de sel de Seignette dissous dans Q. S. de lessive de soude à 10 p. 100). Elle ne fermente pas et dévie vers la gauche le plan de polarisation de la lumière.

8° Antipyrine. — On pourrait extraire l'antipyrine du résidu de l'évaporation de l'urine, en épuisant celui-ci par la benzine. On se borne, le plus souvent, à ajouter à l'urine un peu de perchlorure de fer dilué : en présence de l'antipyrine, mais seulement si le médicament a été pris en proportion notable, on voit se produire une teinte rouge, persistant à l'ébullition (caractère distinctif avec l'acide acétyl-acétique).

Après l'ingestion de doses un peu élevées d'antipyrine, l'urine est quelquefois dichroïque.

9° Acide salicylique. — Cet acide passe en nature dans l'urine, mais pas complètement : la majeure partie est unie au glycocolle, à l'acide glycuronique ou à l'acide sulfurique, pour donner les combinaisons suivantes :

Avec le glycocolle $CH^2.NH^2 — CO^2H$, un acide oxy-hippurique :

$$CH^2.NH.(CO — C^6H^4.OH)$$
$$|$$
$$CO^2H$$

Avec l'acide glycuronique $C^6H^{10}O^7$, une combinaison en : $C^6H^9O^7 — C^7H^5O^2$;

Avec l'acide sulfurique, un éther sulfurique de l'acide salicylique, de formule

$$SO^2 \begin{cases} O.C^6H^4—CO^2H \\ OH \end{cases}$$

On recherche l'acide salicylique qui passe inaltéré, en agitant avec de l'éther l'urine acidulée. L'éther, décanté, filtré et évaporé, abandonne un résidu qui, repris par l'eau, se colore en violet au contact du perchlorure de fer.

10° Phénols et corps aromatiques. — Le phénol s'élimine en combinaison avec l'acide sulfurique, à l'état d'éther, $C^6H^5O.SO^3H$; il en est de même de la pyrocatéchine, de la résorcine et, généralement, de tous les phénols. L'urine est fortement colorée en brun, quand elle contient des corps phénoliques ou leurs dérivés.

La plupart des acides aromatiques s'unissent, dans l'économie, avec le glycocolle, et donnent des acides hippuriques plus ou moins complexes, analogues à l'acide hippurique normal ou benzoyl-glycocolle.

11° Morphine et strychnine. — On admet que les alcaloïdes passent inaltérés dans l'urine ; mais ce n'est vrai qu'en partie.

Pour extraire de l'urine un alcaloïde fixe, le mieux est d'évaporer au bain-marie le liquide acidulé et de soumettre le résidu à la série des opérations qui constituent le procédé général de DRAGENDORFF, procédé dont la description ne saurait trouver place ici (voir : traités de toxicologie). Une fois isolés, les corps sont caractérisés par leurs réactions.

Voici cependant des procédés qui permettent de reconnaître : 1° la morphine et l'oxymorphine qui, dans l'économie, se forme aux dépens de la morphine ; 2° la strychnine. Nous reproduisons intégralement les indications de GUIART et GRIMBERT dans leur livre *Diagnostic* (p. 886) :

a. *Morphine.* — « On ajoute à 300 centimètres cubes d'urine « 30 centimètres cubes d'HCl et on fait digérer le tout au « bain-marie pendant deux heures. On alcalinise avec de l'am- « moniaque et l'on agite le mélange à plusieurs reprises avec « de l'alcool amylique *saturé d'ammoniaque*, seul dissol- « vant pratique de l'oxymorphine (LAMAL). L'alcool amylique « séparé est agité avec de l'eau acidulée par de l'acide « chlorhydrique pur.

« La solution chlorhydrique est épuisée de nouveau, après
« addition d'ammoniaque, avec de l'alcool amylique ammonia-
« cal et ce dernier est finalement distillé.

« Une trace du résidu de l'évaporation est étalée sur les
« parois d'une capsule de porcelaine et on promène à la sur-
« face une baguette de verre trempée dans un réactif obtenu
« en ajoutant XX gouttes de formol à 30 centimètres cubes
« d'acide sulfurique pur (Marquis). La morphine donne une
« coloration foncée rouge violacée et l'oxymorphine une cou-
« leur verte. Si les deux substances existent ensemble, on
« observe des traînées vertes et violettes.

« Quand on a obtenu ainsi la réaction de la morphine, on
« peut, comme vérification, sur une autre partie du résidu,
« faire agir l'acide azotique qui donne une coloration rouge,
« le mélange de ferricyanure de potassium et de perchlorure
« de fer qui se colore en bleu, ainsi que le réactif de Frœhde
« qui prend une couleur violette.

b. *Strychnine.* — « Pour la recherche de la strychnine, le
« dissolvant de choix est le chloroforme qu'on fait agir sur
« l'urine alcalinisée par l'ammoniaque.

« Le chloroforme séparé est agité avec de l'eau acidulée par
« de l'acide sulfurique et la solution acide est de nouveau
« traitée par l'ammoniaque et le chloroforme.

« Finalement, ce dernier est évaporé dans une capsule de
« porcelaine. On ajoute au résidu une trace de bichromate de
« potasse pulvérisé, qu'on écrase avec une baguette de verre
« trempée dans l'acide sulfurique. S'il y a de la strychnine, on
« obtient de belles stries violettes. »

CHAPITRE V

SANG, PUS ET BILE

On a réuni, dans ce chapitre, les éléments urinaires anormaux provenant du passage à travers le rein, non plus de composés chimiques, mais de liquides organiques plus ou moins modifiés.

§ 1. — SANG

L'urine est quelquefois mélangée à du sang en nature ; parfois, aussi, elle tient en dissolution seulement la matière colo-

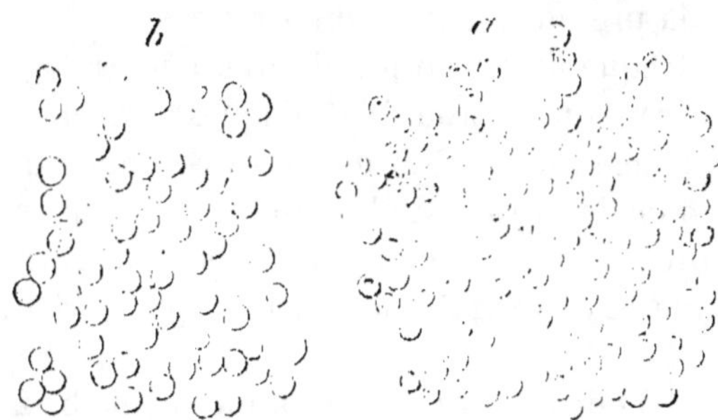

Fig. 118.

Globules rouges.

a, globules intacts. — *b*, globules décolorés par extravasation de l'hémoglobine.

rante du sang, plus ou moins altérée. Dans le premier cas, il s'agit d'une hémorragie siégeant sur un point quelconque de l'appareil urinaire (néphrite cantharidienne, déchirure superficielle de l'uretère ou de la vessie par un calcul ; plus rarement, intervention des parasites, tels que la filaire, etc.). Dans le second cas, l'hémoglobinurie est liée à une altération du sang ayant entraîné la dissolution de l'hémoglobine dans le plasma, puis son élimination par le rein (hémoglobinurie paroxystique ; maladies infectieuses diverses, telles que la variole, le purpura, le typhus exanthématique ; brûlures étendues ; intoxication par les phénols, les dérivés de l'arsenic, de l'antimoine et du soufre, etc.). L'injection de bile dans le sang, l'injection dans le torrent circulatoire du sang d'un animal d'une autre espèce provoquent également l'hémoglobinurie.

1° Sang. — Nous nous occuperons d'abord de la recherche du sang lui-même, puis des pigments qui en dérivent.

A. Recherche histologique. — Quand l'urine ne contient qu'une petite quantité de sang, la couleur normale peut n'être pas sensiblement modifiée ; si la proportion s'élève, l'urine prend la teinte rosée ou rouge franc. En l'abandonnant au repos pendant quelques heures dans un verre conique et décantant le liquide, on recueille des sédiments où le microscope décèle la présence des globules rouges.

On se sert fréquemment aujourd'hui du centrifugeur représenté ci-contre : on introduit quelques centimètres cubes d'urine dans chacun des tubes de verre coniques qui entrent exactement dans les tubes d'aluminium qu'on aperçoit sur le dessin et, après quelques minutes de centrifugation, on décante le liquide et on examine au microscope les globules sédimentés (fig. 119).

Ces deux méthodes d'examen ne s'appliquent, bien entendu, qu'au sang en nature ; les deux procédés suivants permettent de mettre en évidence l'hémoglobine.

B. Recherche chimique. — La caractérisation chimique du sang dans l'urine présente des difficultés assez grandes.

La méthode Kastle Meyer, même perfectionnée par la technique de Telmon et Sardou, ne fournit pas de résultats sur lesquels on puisse compter. La réaction est trop sensible : elle donne des résultats positifs avec des urines qui ne contiennent pas de sang (Labat).

Indiquons-la cependant à titre de renseignement. Dissoudre 2 grammes de phtaléine du phénol dans 100 centimètres cubes d'une lessive de potasse à 20 p. 100. Ajouter 10 grammes de zinc en poudre et faire bouillir la liqueur rouge intense jusqu'à décoloration complète. Filtrer bouillant et conserver en flacon bouché à l'émeri en présence d'un peu de zinc en poudre : c'est le réactif de Meyer.

A 3 centimètres cubes d'urine on ajoute 3 centimètres cubes d'alcool à 90° acidulé par 2 p. 100 d'acide acétique, 1 centimètre cube de réactif de Meyer et III gouttes de H^2O^2. En présence d'une trace de matière colorante du sang, le liquide prend une teinte rouge plus ou moins intense.

Cette réaction, extrêmement sensible, n'est pas spécifique et ne mérite pas la confiance qu'on lui accorde d'ordinaire. Elle peut servir cependant comme preuve de contrôle.

L'obtention directe des cristaux d'hémine dans l'urine étant incertaine, comme l'a montré FLORENCE, cet auteur place l'urine dans une éprouvette étroite et y ajoute quelques centimètres

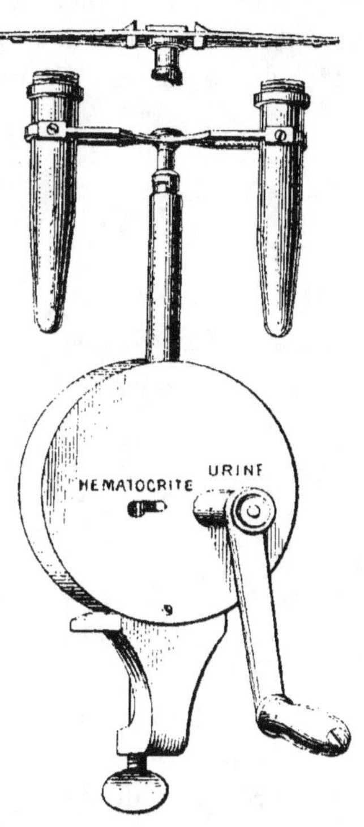

Fig. 119.

Appareil à centrifuger.

cubes d'une solution saturée d'acide picrique contenant 1 p. 100 d'acide acétique. On sépare par centrifugation les flocons qui se forment ; ils sont jaune franc s'ils ne contiennent que des protéines, brun rouge s'il y a des pigments sanguins.

Sur une parcelle du précipité enlevée avec la pointe d'une aiguille ou d'un bistouri, on prépare les cristaux d'hémine en délayant cette parcelle du précipité dans NaCl à 0,1 p. 1000 et évaporant à la température ordinaire. Recouvrir la lame d'une lamelle, faire glisser par capillarité une goutte d'acide acétique cristallisable, chauffer sur une flamme presque jusqu'à ébullition de l'acide. Refroidir, introduire dans la préparation une nouvelle goutte d'acide, chauffer à nouveau. Après refroidissement, on trouve au microscope des cristaux d'hémine, surtout sur les bords de la préparation.

Une autre portion du précipité picro-citrique est lavée avec

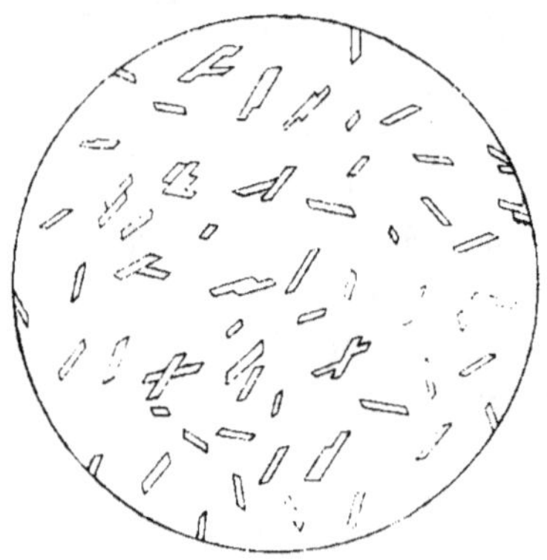

Fig. 120.

Cristaux d'hémine humaine.

soin et centrifugée. On la dissout dans la potasse caustique et ajoute deux gouttes de sulfure ammonique. La solution devient rouge et donne le spectre de l'hémochromogène. (Voir les planches de la page 228.)

C. ANALYSE SPECTRALE. —Quand l'urine contient une quantité suffisante de sang, on l'examine au spectroscope, dans une petite cuve de verre à faces parallèles. Après avoir observé les bandes d'absorption caractéristiques de l'oxyhémoglobine, on traite le liquide par un agent réducteur, le tartratef erreux alcalin par exemple : la couleur vire, se fonce et devient dichroïque. Dans le spectre, se montre la bande de Stokes. (Voir les planches de la page 228.)

Il est bon de savoir que, dans une urine contenant du sang,

le spectre et les caractères de l'hémoglobine s'effacent et disparaissent assez vite : le sang est *occlus* (FLORENCE). D'où la nécessité d'avoir recours à la technique indiquée plus haut : car il ne faut pas trop compter sur les procédés directs.

2° Pigments dérivés du sang. — Le spectroscope permet aussi de reconnaître la présence dans l'urine de l'hématine, de la méthémoglobine et de l'hématoporphyrine.

a. *Hématoporphyrine.* — Ce dernier pigment a été rencontré : au cours du rhumatisme (en l'absence de sang dans l'urine), de la cirrhose hépatique, de quelques pneumonies graves, après l'usage longtemps prolongé du sulfonal (SALKOWSKI). MAC CALL ANDERSON a relaté l'observation d'un malade sujet depuis l'enfance à des éruptions bulleuses récidivant tous les étés et déterminant une sensation de prurit et de brûlure ; l'urine de ce malade était colorée en rouge Bordeaux par l'hématoporphyrine. L'urine normale renferme des traces d'hématoporphyrine.

On recherche cette matière colorante, en alcalinisant l'urine par de la soude, qui précipite les phosphates et l'hématoporphyrine ; le précipité, recueilli et lavé, est abandonné quelques temps au contact de l'alcool chlorhydrique ; on filtre et examine la liqueur ; elle présente le spectre de l'hématoporphyrine acide (voir planche II, p. 228).

b. *Méthémoglobine.* — La méthémoglobine se rencontre fréquemment dans les cas d'hémoglobinurie ou à la suite de diverses intoxications (chlorate de potasse, phénols polyatomiques tels que la résorcine, etc.). On la caractérise par son spectre (voir planche II, p. 228).

c. *Hématine.* — L'hématine ne se rencontre que très rarement. HUPPERT l'a signalée dans l'urine d'un malade qui avait ingéré de l'acide sulfurique concentré. Elle possède des caractères spectroscopiques très nets (voir planche II, p. 228).

§ 2. — PUS

Le pus qui apparaît dans l'urine provient d'un foyer d'infection situé sur le trajet des voies génito-urinaires. Suivant VON

Jacksch, il pourrait y avoir passage dans l'urine d'un grand nombre de leucocytes par simple diapédèse à travers le rein sans processus inflammatoire concomitant.

On reconnaît le pus en centrifugeant l'urine ou en la laissant déposer dans un verre à pied et examinant le dépôt au micro-

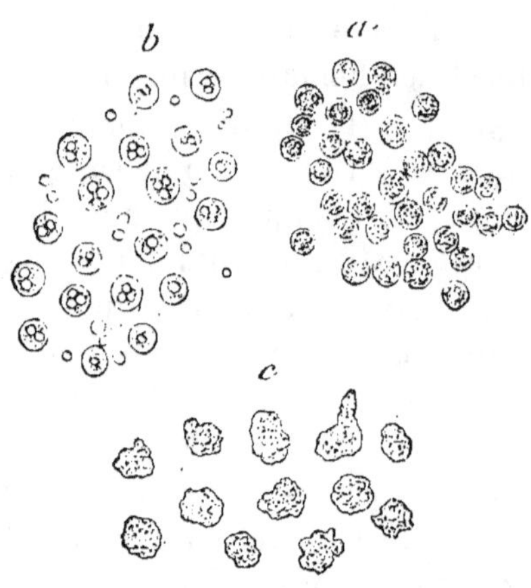

Fig. 121.

Globules blancs.

a, globules intacts. — *b*, globules traités par l'acide acétique. — *c*, globules déformés et altérés.

scope : les globules blancs apparaissent. Les colorants habituels font mieux ressortir leurs noyaux. En ajoutant au sédiment urinaire de l'ammoniaque et agitant, on obtient une masse gélatineuse, épaisse et filante, qui se produit spontanément, quand l'urine a subi la fermentation ammoniacale (Donné).

Mais ce n'est pas là un caractère analytique bien précis; c'est par le microscope qu'il faut rechercher et reconnaître le pus.

Qu'elles contiennent du pus ou du sang, les urines sont toujours albumineuses. Quand la proportion d'albumine est très faible, il est actuellement impossible de dire si l'albumine provient du sang ou du pus, ou si elle résulte d'une albuminurie essentielle. Mais, quand l'albuminurie dépasse 0^{gr},20 ou

0^{gr},30 par litre, il y a de l'albumine indépendamment du pus, c'est-à-dire albuminurie et pyurie simultanées.

Les matières protéiques qu'on peut rencontrer dans les urines purulentes sont d'abord les albumines ordinaires (sérine, globuline, nucléo-albumine) puis protéides dérivés (albumoses, etc.).

§ 3. — BILE

De tous les éléments biliaires, ce sont les pigments qui passent le plus fréquemment dans l'urine et qui, en urologie, sont les plus importants.

1° Pigments biliaires. — Toutes les variétés d'ictère provoquent le passage à travers le rein des pigments de la bile, par un mécanisme qui a déjà été étudié (voir p. 157). L'urine est alors diversement colorée, depuis le brun jusqu'au vert pur, en passant par le rouge, le jaune et le jaune verdâtre ; elle mousse abondamment et forme des bulles irisées.

a. *Réaction de Gmelin.* — La réaction de Gmelin est la plus employée pour déceler les pigments biliaires : elle consiste à verser au fond d'un verre conique de l'acide nitrique concentré contenant des vapeurs nitreuses, puis, au-dessus et avec précaution, pour éviter tout mélange, on laisse couler l'urine suspecte. A la limite des deux liquides, on voit se produire un anneau vert ; au-dessous, d'autres anneaux (bleu, violet, rouge et jaune) se forment ensuite. Pour avoir de l'acide nitrique renfermant des vapeurs nitreuses et convenant très bien à la réaction de Gmelin, il suffit d'exposer de l'acide nitrique ordinaire à l'action de la lumière solaire ou de l'additionner d'un peu d'acide nitrique fumant.

La réaction de Gmelin est une réaction infidèle ; elle manque de netteté et ne mérite aucune confiance. Il faut l'abandonner définitivement.

b. *Méthode d'Huppert-Grimbert.* — Grimbert a modifié heureusement la technique primitive d'Huppert. Voici comment il opère :

A 10 centimètres cubes d'urine ajouter 10 centimètres cubes

de chlorure de baryum à 10 p. 100. Centrifuger ; laver le précipité barytique en le délayant avec un peu d'eau : centrifuger à nouveau. Décanter l'eau de lavage et dissoudre le précipité dans 5 centimètres cubes d'alcool à 95° contenant 5 p. 100 de son volume d'acide chlorhydrique. Chauffer une minute au bain-marie. Le liquide se colore en vert, s'il y a des pigments biliaires. Si on observait une coloration brune, on ajouterait II gouttes d'eau oxygénée ordinaire. Chauffer de nouveau une minute. La teinte verte apparaît.

2° Acides biliaires. — On les recherche par la réaction de HAY. La fleur de soufre, ajoutée à l'urine qui contient des acides biliaires, gagne le fond du vase, au lieu de rester à sa surface. Cet essai doit être fait avec de l'urine aussi fraîche que possible. Il n'est pas absolument spécifique ; le phénol, les résines et aussi, suivant CHAUFFARD et GOURAUD, les pigments biliaires donneraient également la réaction de HAY, beaucoup moins que les acides cependant.

CHAPITRE VI

SÉDIMENTS ET CALCULS URINAIRES

L'urine tient fréquemment en suspension des éléments chimiques ou organisés ; par refroidissement, elle abandonne encore presque toujours des composés chimiques qu'elle tenait en solution. Ce sont les sédiments urinaires.

A l'état pathologique, ces sédiments peuvent s'accumuler, s'agglomérer en une ou plusieurs masses parfois volumineuses et constituer des calculs.

§ 1. — SÉDIMENTS

Quand on abandonne pendant quelque temps l'urine dans un verre à pied, on ne tarde pas à voir se former, au fond du vase, une couche trouble, plus ou moins épaisse, constituée par de la mucine qui, en se déposant, a entraîné les éléments en suspension dans l'urine et ceux qui se sont formés par refroidissement ou à la suite de réactions chimiques diverses. Ce dépôt ou *sédiment* n'est complet qu'après douze ou vingt-quatre heures ; on peut, d'ailleurs, en accélérer la formation, en soumettant l'urine fraîche à l'action d'un appareil à centrifuger.

Examinés au microscope, les dépôts urinaires apparaissent formés d'éléments organisés (hématies, leucocytes, cellules épithéliales, parasites, microbes, etc.) ou de composés chimiques (acide urique, urates, phosphates, etc). De là découle une division très nette des sédiments en organisés et inorganisés.

1° Sédiments organisés. — Nous en parlerons brièvement, leur description et la détermination de leur origine ressortissant plutôt à l'anatomie pathologique qu'à l'urologie. On trou-

vera, du reste, dans ce chapitre, des dessins et des planches qui
éclaireront mieux que toutes les descriptions théoriques l'aspect

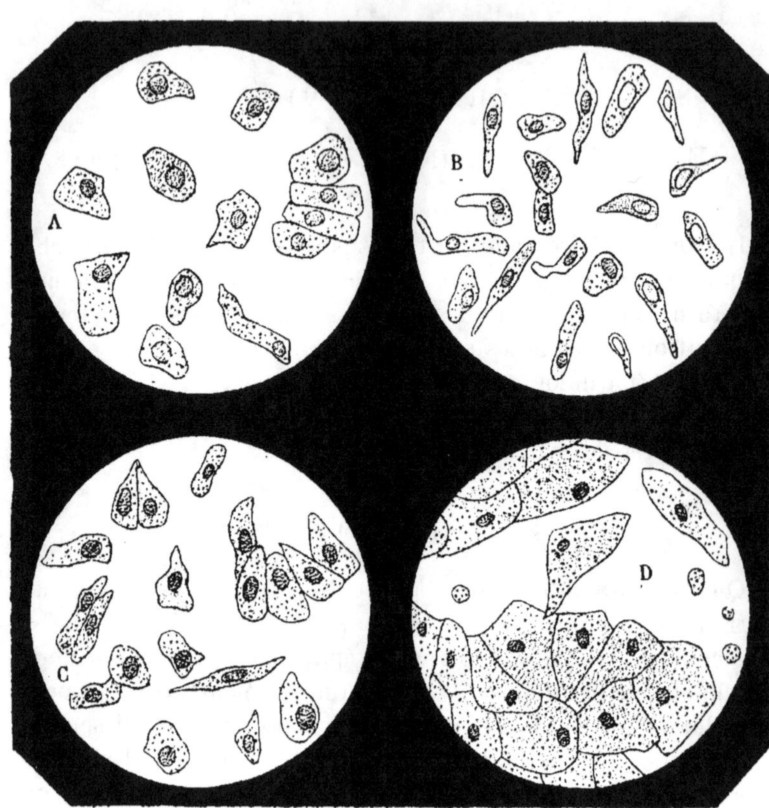

Fig. 122.

Cellules épithéliales des sédiments urinaires normaux.

A, cellules épithéliales du rein. — B, cellules épithéliales de la vessie. — C, cellules
épithéliales du col de la vessie. — D, cellules épithéliales du vagin.

et les caractères des principaux éléments qui se déposent dans
les sédiments urinaires, normaux ou pathologiques.

a. *Sang et pus.* — Les globules du sang sont fréquemment
altérés dans leur forme ; cependant, ils restent la plupart du
temps recónnaissables, soit par leur aspect, soit par leur faible
coloration jaune. Les globules blancs sont réfringents, granu-

leux ; l'acide acétique et les couleurs basiques (bleu de méthylène, bleu de gentiane) font apparaître leurs noyaux.

b. *Cellules épithéliales*. — Les figures 122 et 124 représentent
quelques cellules épithéliales provenant des voies urinaires ou
des glandes annexes (glande de Cowper). Toutes ces cellules
n'ont pas la même signification, au point de vue du pronostic : la
présence de cellules du revêtement épithélial de la vessie, de

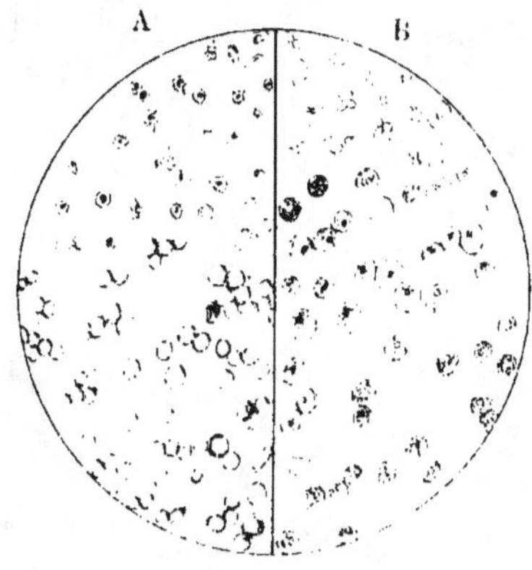

Fig. 123.

Globules rouges.   Globules blancs.

l'uretère ou de l'urètre est banale et, en soi, n'a aucune importance. Il n'en est pas de même des cellules qui tapissent les
canalicules du rein. Quand ils proviennent du parenchyme
rénal, les éléments histologiques révèlent presque toujours un
degré plus ou moins prononcé de néphrite ; l'urine est alors
albumiueuse.

c. *Cylindres*. — L'apparition dans les sédiments des cylindres hyalins ou contenant des gouttelettes graisseuses n'a cependant pas la gravité qu'on lui attribuait autrefois. Les
cylindres granuleux, remplis de leucocytes et de globules
rouges, ou tapissés de cellules épithéliales (fig. 125 et planches
IV et V), comportent un pronostic plus sérieux (néphrite toxique, infectieuse, etc.) ; leur présence s'accompagne d'albuminurie.

Chez l'homme, le microscope fait parfois reconnaître la pré-

33.

sence de spermatozoïdes dans l'urine. Chez la femme, on trouve souvent des éléments empruntés à l'utérus, au vagin ou même au tube digestif, à cause de la proximité de l'anus et de la vulve ; ces divers éléments n'ont aucune importance, au point de vue du diagnostic.

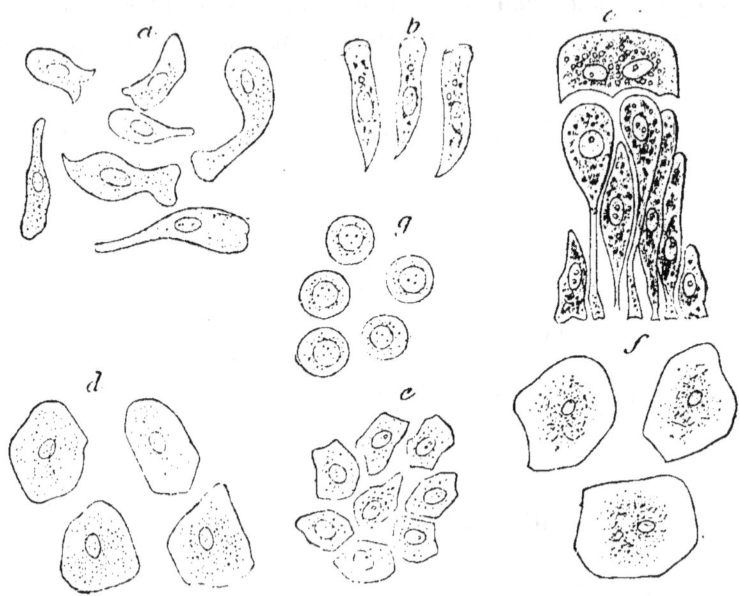

Fig. 124.

Cellules épithéliales des sédiments urinaires, d'après YVON.

a et *d*, vessie. — *b*, urètre. — *c*, épithélium des *tubuli contorti*. — *f*, vagin. — *g*, bassinet. — *e* représente une coupe schématique de l'épithélium des voies urinaires.

d. *Parasites divers.* — Parmi les parasites inférieurs, il faut citer le *Trichomonas vaginalis*, fréquent dans l'urine des femmes, et enfin de nombreux microbes.

A l'état normal, il existe, dans l'urètre de l'homme, plusieurs espèces microbiennes, qui ont été étudiées par BUMM, LEGRAIN, LUSTGARTEN et MANNABERG, etc. Signalons, parmi ces espèces : des sarcines, de nombreux diplocoques, plus rarement la forme bacillaire, du moins à l'état normal, enfin, des levures dont quelques-unes donnent des colonies colorées en rouge vif. Presque

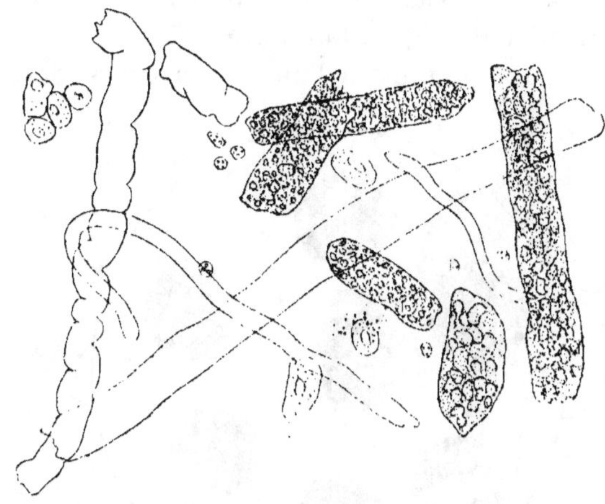

Fig. 125.

Cylindres hyalins et cylindres granuleux ; cellules épithéliales du rein et de l'urètère ; leucocytes. Néphrite interstitielle ; artériosclérose (d'après RIEDER).

tous les microbes de l'urètre de l'homme se décolorent par la mé-

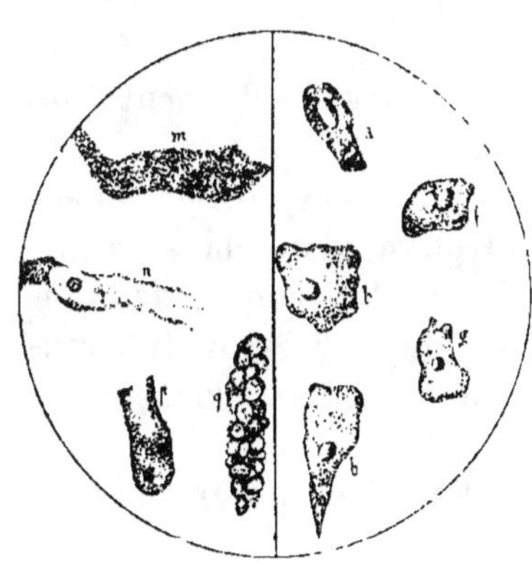

Fig. 126.

Cylindres   Cellules
urinaires.   épithéliales.

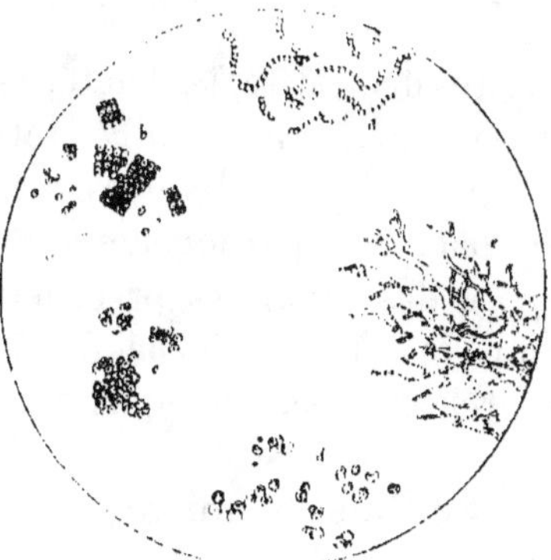

Fig. 127.

Microbes et ferments divers
de l'urine.

thode de Gram, comme le gonocoque (L. HUGOUNENQ et J.

ERAUD). Chez la femme, les microbes sont encore plus nombreux ; la plupart proviennent des voies génitales, où les microbes se rencontrent en grand nombre.

Dans l'urine abandonnée à l'air et au cours de certaines

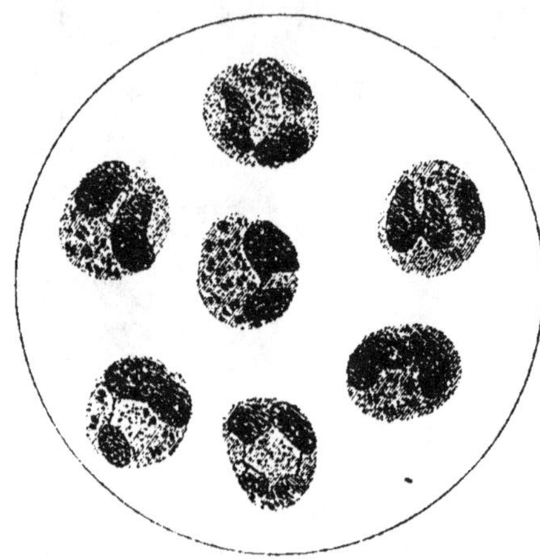

Fig. 128.

Pus blennorragique montrant des gonocoques inclus dans les
globules blancs.

variétés de cystite, les bactéries urophages se développent rapidement (*M. ureæ, B. ureæ.*, etc., etc.).

Aux infections diverses des voies urinaires correspondent
des bactéries pathogènes qu'on retrouve alors dans l'urine
à côté des microbes précédents : le staphylocoque, dans les
urines purulentes ; le bacille de Koch, dans les cas de tuberculose rénale ; le gonocoque, au cours de la blennorragie, etc.

2° Sédiments non organisés. — Parmi les principaux sédiments, nous citerons les suivants :

a. *Dans les urines acides :*

1° L'oxalate de chaux, très fréquent, le plus souvent formé
d'octaèdres qui apparaissent, vus par en haut, sous la forme
d'enveloppes de lettres. Insoluble dans l'acide acétique, soluble dans les acides chlorhydrique et azotique

2º L'urate acide de sodium, coloré d'ordinaire en jaune orangé ou en rouge. Poudre amorphe ou en grains mal cristallisés ;

3º L'acide urique, plus rare que le précédent, coloré en brun,

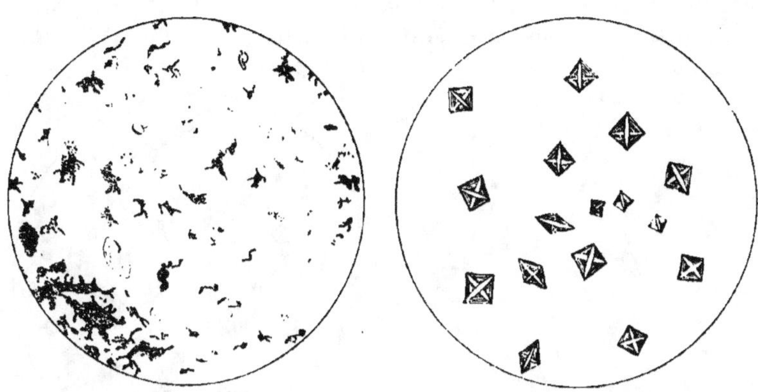

Fig. 129.
Urate acide de sodium.

Fig. 130.
Oxalate de chaux.

affectant des apparences cristallines diverses (pierres à aiguiser, prismes isolés ou groupés en croix, en rosette, etc.).

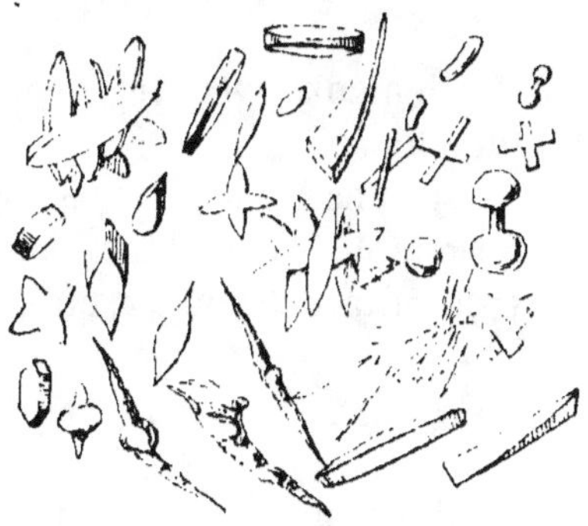

Fig. 131.
Acide urique.

b. *Dans les urines alcalines :*

1º Le phosphate ammoniaco-magnésien, en prismes incolores qu'on a comparés, à cause de leur forme, à des cercueils. Ce phosphate est très soluble dans l'acide acétique dilué ;

2° L'urate d'ammoniaque, coloré en jaune et se présentant sous la forme de petites sphères terminées en pointe ;

3° Le carbonate et le phosphate de chaux tribasique se déposent quelquefois dans les urines alcalines. Ce sont des grains sphériques, irréguliers, amorphes, blancs ou peu colorés. L'acide

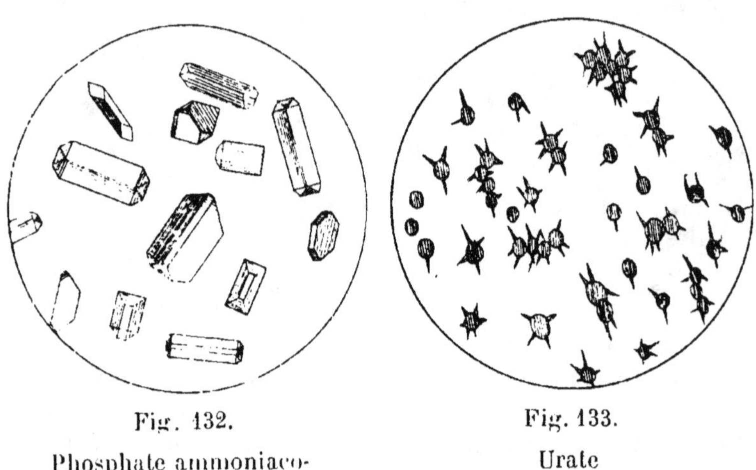

Fig. 132.

Phosphate ammoniaco-
magnésien.

Fig. 133.

Urate
d'ammoniaque.

acétique les dissout facilement, avec dégagement gazeux, s'il s'agit du carbonate de chaux.

On peut trouver aussi dans les sédiments urinaires, mais à titre tout à fait exceptionnel : la xanthine, l'indigo, la leucine, la tyrosine, la graisse, le sulfate de chaux, etc., etc.

§ 2. — CALCULS

Dans le trajet des voies urinaires se forment assez souvent des concrétions dont la grosseur varie depuis celle d'une tête d'épingle jusqu'à celle d'un œuf de poule et au delà. Ces concrétions portent le nom de *graviers*, quand elles ne dépassent pas les dimensions d'un grain de chènevis, de *calculs*, quand elles sont plus grosses.

1° Caractères physiques. — Leur couleur varie du blanc

à peu près pur au brun presque noir ; leur consistance est tantôt crayeuse, tantôt très dure ; leur surface est lisse ou rugueuse ; la cassure en est souvent mate, parfois cristalline ou rayonnée. Quand on scie un calcul suivant sa plus grande section, on le voit formé de couches concentriques, distinctes par leur couleur, leur densité et souvent leur composition chimique. Au centre, existe un noyau autour duquel ces couches successives sont venues se mouler. Si ce noyau est constitué par un sédiment qui s'est déposé dans une urine acide, le calcul est dit de *formation primaire* ; il est classé parmi les

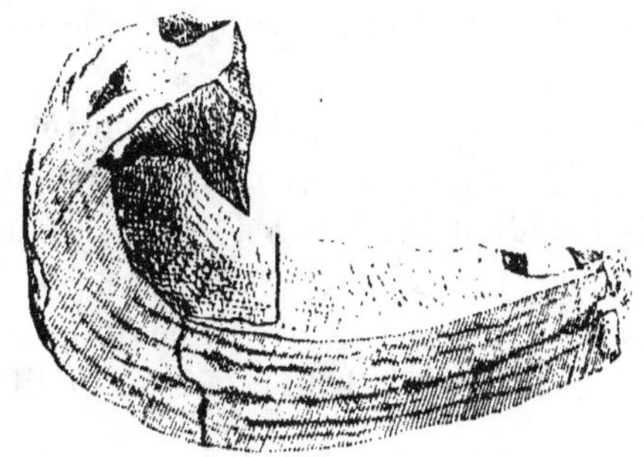

Fig. 134.

Calcul fragmenté montrant la disposition en couches concentriques.
(Acide urique.)

calculs de *formation secondaire*, quand le noyau est formé par un dépôt ayant eu pour origine une urine alcaline ou encore par un des nombreux corps étrangers qui peuvent tomber accidentellement dans la cavité vésicale.

Il arrive souvent que les calculs ne sont pas homogènes : leur mode de formation fait comprendre comment, sous l'influence des modifications du milieu chimique intravésical, les couches superposées peuvent avoir une composition différente. Si, par exemple, une vessie contenant un calcul uratique s'infecte, l'infection entraînera la fermentation de l'urée ; le liquide devient alcalin et des phosphates terreux se déposent en couches sur un noyau d'acide urique. Il faut donc s'attendre

à trouver des calculs offrant à l'analyse une composition hété,
rogène. Néanmoins, c'est presque toujours un composé chimique déterminé qui prédomine, et c'est celui qui donne son
nom au calcul.

Les substances qui figurent le plus souvent dans les concrétions urinaires sont, par ordre de fréquence : l'acide urique
et les urates, l'oxalate de chaux, les phosphates et carbonates
terreux (chaux, magnésie, magnésie et ammoniaque) ; enfin,
parmi les raretés, la cystine, la xanthine, l'indigo, les substances albuminoïdes, la cholestérine, les savons (HORBACZEWSKI, FOUQUET) une matière mal connue, voisine des cires
ou des savons, soluble dans l'éther, saponifiable par les alcalis-
l'*urostéalithe*.

Ce sont les calculs uratiques qui viennent en tête de la statistique. Sur 545 cas, ULTZMANN a relevé la nature des calculs : il
a trouvé 441 fois l'acide urique ou les urates, 47 fois les phosphates ; puis viennent les oxalates (31 fois) ; 8 fois seulement la
cystine a été caractérisée. KUKULA a relevé, en Bohême, sur
une période de vingt ans (1871-1891), 177 cas de lithiase :

Acide urique et urates.....................	173 cas.
Oxalate de chaux..........................	2 —
Phosphates................................	4 —
Carbonate de chaux........................	1 —
Cystine....................................	5 —
Cholestérine..............................	1 —
Corps étrangers...........................	21 —

Les calculs de cystine sont relativement fréquents en Bohême,
et, dans nos pays, ils ne sont pas aussi rares qu'on le croyait
autrefois.

Le mécanisme de la formation des calculs n'est pas encore
connu avec précision. Voici cependant une expérience de
SCHADE qui est à cet égard assez instructive. Elle montre l'intervention active des colloïdes dans la genèse des concrétions.
On prend du plasma oxalaté qu'on additionne de son poids d'un
des sels insolubles suivants : phosphate tricalcique, phosphate
ammoniaco-magnésien, carbonate de chaux. On agite pour

bien mélanger et on ajoute ensuite une petite quantité de chlorure de calcium pour déterminer la coagulation du fibrinogène. On abandonne à l'étuve à 37° ; peu à peu le magma durcit ; après un mois, il a l'aspect d'une pierre ; après deux mois, il faut un couteau pour le couper, et cependant le calcul artificiel ainsi formé ne contient que 1 p. 100 de fibrine.

Les colloïdes de l'urine (mucine, etc.) doivent jouer un rôle analogue dans la formation des calculs.

2° Caractères chimiques. — Aux différences dans la composition chimique, correspondent des variations dans l'aspect et les propriétés physiques des calculs. Ces particularités sont étudiées ci-dessous, en même temps que les caractères chimiques.

A. Calculs uratiques. — Les calculs uratiques sont de grosseur très variable (du grain de sable au volume de l'œuf), rougeâtres, quelquefois bruns ou jaunes, mais presque toujours colorés ; leur surface est lisse ou peu rugueuse. A l'intérieur, ils sont formés de couches concentriques. Dans l'échelle de dureté, ils viennent immédiatement après les calculs d'oxalate.

Pulvérisés, ils donnent une poudre grise ou jaune brun, qui brûle sur la lame de platine en ne laissant qu'un résidu très faible. Un peu de cette poudre chauffée au bain-marie, jusqu'à siccité, avec de l'acide azotique concentré, laisse un dépôt rouge qui, au contact de l'ammoniaque, passe au rouge violacé magnifique : c'est la réaction de la murexide). La poudre du calcul se dissout, à chaud, dans la soude caustique ; on observe un dégagement d'ammoniaque, s'il s'agit d'urate d'ammoniaque et non d'acide urique.

Les calculs d'urate d'ammoniaque sont beaucoup plus fréquents chez l'enfant que chez l'adulte.

B. Calculs oxaliques. — Les calculs d'oxalate sont, eux aussi, de dimensions très variables : leur surface est irrégulière, présente des aspérités qui provoquent fréquemment des déchirures de la muqueuse vésicale et, par conséquent, des hémorragies ; aussi, la surface des calculs oxalatiques est-elle, d'ordinaire, colorée en brun ; l'intérieur, qui montre des couches concentriques, est de nuance plus claire. Ces calculs sont les plus durs ; ils sont très difficiles à attaquer par la lithotritie.

La poudre des calculs oxalatiques est insoluble dans l'acide

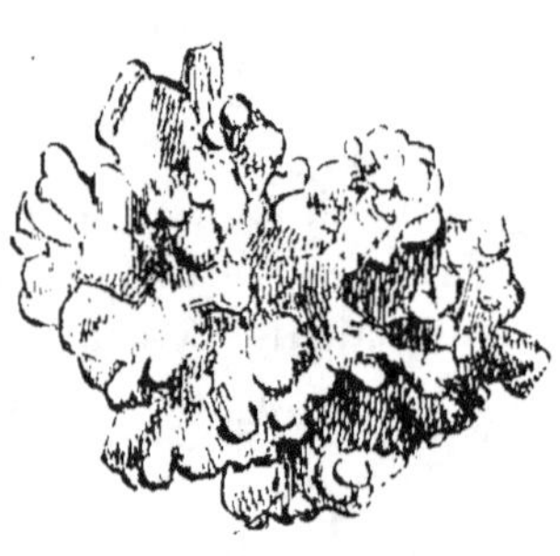

Fig. 135.

Calcul
d'oxalate de chaux.

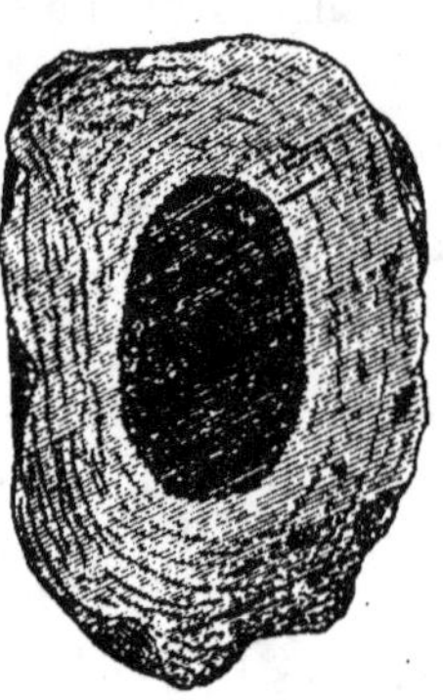

Fig. 136.

Calcul de phosphate ammoniaco-
magnésien.

acétique, soluble sans dégagement gazeux dans l'acide chlorhydrique. Incinérée au rouge sombre naissant, sur la lame de platine, elle donne un résidu blanc de carbonate de chaux qui fait effervescence avec les acides et présente toutes les réactions des sels calciques : la dissolution acétique avec un excès d'acide acétique précipite par l'oxalate d'ammoniaque : ce précipité est soluble dans l'acide chlorhydrique.

Si on dissout dans de l'acide azotique étendu un peu de matière provenant du calcul pulvérisé, la liqueur filtrée précipite par un excès d'acétate de soude, ajouté en quantité suffisante pour que l'acide azotique soit remplacé complètement dans la dissolution par l'acide acétique.

C. Calculs phosphatiques. — Les calculs de phosphate peuvent acquérir d'assez grandes dimensions : leur centre est souvent formé par un noyau d'urate ou d'oxalate, autour duquel se sont déposées des couches de phosphate tricalcique, le plus souvent mélangé de phosphate ammoniaco-magnésien. Quelquefois, ce dernier existe presque seul, et le calcul présente alors une structure cristalline, rayonnée, assez caractéristique. Le plus souvent, les calculs phosphatiques sont blancs ou gris, quand ils n'ont pas été imprégnés de pigments, comme le rouge d'indigo, qui les teint en rose ou en violet. Leur surface est rugueuse, leur structure plutôt granuleuse que cristalline (sauf l'exception dont il vient d'être parlé). Ces calculs sont les moins durs ; ils s'écrasent aisément au lithotriteur.

Les calculs de phosphates ne brûlent pas ; ils se dissolvent facilement, mais sans effervescence, dans les acides faibles, l'acide acétique par exemple ; un excès d'ammoniaque les reprécipite.

On peut dissoudre un peu de poudre de calcul dans l'acide nitrique et faire agir le réactif nitro-molybdique ; mais, comme tous les calculs, quelle que soit leur composition, sont imprégnés d'urine, ils renferment plus d'acide phosphorique qu'il n'en faut pour donner une réaction positive. L'essai ne serait démonstratif que si on prenait une solution diluée de la poudre et si on obtenait avec quelques gouttes de cette solution un précipité jaune abondant.

D. CALCULS DE CARBONATES. — Les calculs de carbonates sont d'un blanc sale. Assez faciles à pulvériser, ils ne brûlent pas et se dissolvent avec effervescence dans les acides dilués.

E. CALCULS DE PHOSPHATE AMMONIACO-MAGNÉSIEN. — Les calculs de phosphate ammoniaco-magnésien donnent, à chaud, avec de la soude, un dégagement d'ammoniaque. Il est facile d'y mettre en évidence la présence d'une forte proportion d'acide phosphorique.

F. CALCULS PLUS RARES. — Parmi les calculs beaucoup plus rares que les précédents, figurent :

La *cystine* : calculs légers, blancs jaunâtres, d'aspect résisnoïde, brûlant avec une flamme bleue, une odeur vive particulière.

Si on dissout un peu de poudre de calcul dans la soude

diluée et qu'on ajoute une goutte d'acétate de plomb, on obtient à l'ébullition un précipité noir de sulfure de plomb.

En dissolvant une petite quantité de poudre de calcul dans de l'ammoniaque et abandonnant plusieurs heures à l'évaporation spontanée, on obtient de magnifiques cristaux hexagonaux,

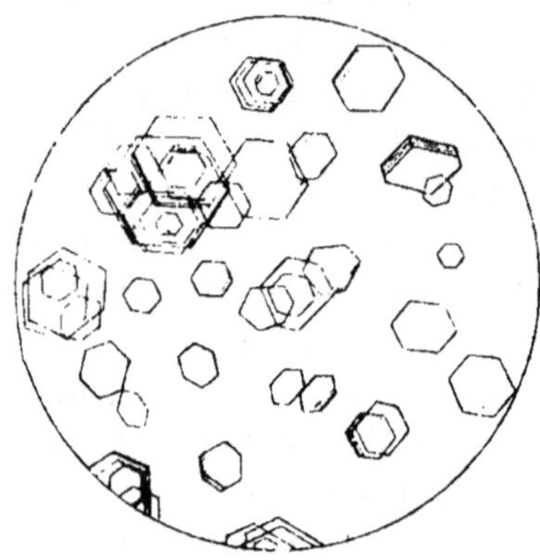

Fig. 137.

Cystine.

visibles au microscope à un faible grossissement. Ces cristaux, insolubles dans l'eau, sont solubles dans l'ammoniaque et l'acide chlorhydrique.

La *xanthine* (très rare). Brûle complètement. En ajoutant, dans une petite capsule, à un mélange de soude caustique et de chlorure de chaux un peu de xanthine, on voit se former, autour des parcelles de xanthine, une zone vert sombre qui passe au brun, puis disparaît (HOPPE-SEYLER).

Si on dissout un peu de xanthine dans l'acide nitrique à chaud et qu'on évapore à siccité, il reste une tache jaune qu'une goutte de soude fait virer à l'orangé. En évaporant de nouveau, la tache passe au rouge, à l'indigo, puis au violet. Cette réaction est commune à la xanthine et à la guanine.

Les calculs d'*urostéalithe* sont mous, élastiques, combustibles, solubles en grande partie dans l'éther.

Les calculs d'indigo, extrêmement rares d'ailleurs, donnent,

CHAUFFÉ SUR UNE LAME DE PLATINE, LE CALCUL,
RÉDUIT EN POUDRE,

N'est pas combustible.
Traité par HCl dilué,
la poudre

Est combustible
sans résidu notable,

Ne fait pas effervescence. On calcine au rouge sombre et traite le résidu par HCl dilué :

Avec flamme :

Sans flamme :

Donne la réaction de la murexide :

A chaud, avec une solution concentrée de potasse, on obtient :

Pas d'ammoniaque. **Acide urique.**

Dégagement d'ammoniaque........ **Urate d'ammoniaque.**

Ne donne pas la réaction de la murexide.................... *Xanthine* (très rare).

Flamme bleue. La poudre est soluble dans l'ammoniaque et donne avec le sous-acétate de plomb et la potasse, à l'ébullition, un précipité noir..................... **Cystine.**

A la combustion, odeur de corne brûlée. Poudre soluble à chaud dans la potasse concentrée.................... *Fibrine* (très rare).

A la combustion, odeur de résine brûlée. La poudre est soluble dans l'éther.................... *Urostéalithe* (très rare).

Fait effervescence.................... *Carbonate de chaux.*

Il y a effervescence.................... **Oxalate de chaux.**

Il n'y a pas effervescence.

Le calcul pulvérisé donne, à chaud, avec une lessive de potasse, un dégagement d'ammoniaque.................... **Phosphate ammoniaco-magnésien.**

Pas d'ammoniaque, avec la potasse........ **Phosphate tricalcique.**

quand on les chauffe, des vapeurs bleues et un sublimé cristallin, de teinte foncée, soluble en bleu dans l'acide sulfurique fumant.

Nous ferons observer, en terminant, que même les calculs exclusivement formés de sels minéraux (phosphates, carbonates) noircissent toujours quand on les chauffe, à cause de la petite quantité de matière organique dont ils se sont imprégnés dans la vessie, au contact de l'urine.

FIN

INDEX ALPHABÉTIQUE

TABLE DES MATIÈRES

QUATRIÈME PARTIE
L'URINE

CHAPITRE IV. — ÉLÉMENTS ANORMAUX DE L'URINE.. 534

CHAPITRE V. — SANG, PUS ET BILE................... 575

CHAPITRE VI. — SÉDIMENTS ET CALCULS URINAIRES. 583

15990. — CORBEIL. Imprimerie CRÉTÉ.